新世纪全国高等中医药院校创新教材

穴位埋线系列丛书

丛书主编　石学敏　杨才德

# 埋线在神经康复中的应用

徐　珺　杜光勇　杨才德　主编

中国中医药出版社
·北京·

**图书在版编目（CIP）数据**

埋线在神经康复中的应用 / 徐珺, 杜光勇, 杨才德
主编 . -- 北京 : 中国中医药出版社, 2024. 9. -- ( 穴
位埋线系列丛书 ). -- ISBN 978-7-5132-8954-2

Ⅰ. R244.8

中国国家版本馆 CIP 数据核字第 2024Z6V810 号

**中国中医药出版社出版**

北京经济技术开发区科创十三街 31 号院二区 8 号楼
邮政编码　100176
传真　010-64405721
北京盛通印刷股份有限公司印刷
各地新华书店经销

开本 787×1092　1/16　印张 31.5　字数 572 千字
2024 年 9 月第 1 版　2024 年 9 月第 1 次印刷
书号　ISBN 978 - 7 - 5132 - 8954 - 2

定价　128.00 元
网址　www.cptcm.com

**服 务 热 线　010-64405510**
**购 书 热 线　010-89535836**
**维 权 打 假　010-64405753**

微信服务号　**zgzyycbs**
微商城网址　**https://kdt.im/LIdUGr**
官 方 微 博　**http://e.weibo.com/cptcm**
天猫旗舰店网址　**https://zgzyycbs.tmall.com**

# 《埋线在神经康复中的应用》
# 编委会

主　编　　徐　珺（苏州高新区人民医院）

杜光勇（榆林市中医医院）

杨才德（兰州大学第一医院东岗院区）

副主编　　偶鹰飞（太仓市第一人民医院）

张　昆（中山大学附属第三医院）

杨　颖（苏州高新区人民医院）

宋宇锋（山西医科大学第二医院）

晏锦胜（苏州职业卫生学院）

王　娟（西安交通大学第一附属医院榆林医院）

郑　爽（四川护理职业学院）

唐　媛（四川中江县人民医院）

李登科（宁夏医科大学附属中医医院）

杜晨宇（西安交通大学第一附属医院榆林医院）

胡白波（苏州市相城人民医院）

余清华（苏州高新区中医医院）

李　华（江油市人民医院）

桑婷婷（苏州高新区人民医院）

顾尽晖（苏州市中医医院）

李　源（北京中医药大学附属护国寺中医医院）

王永强（甘肃省和政疗养院）

# 前言一

在这个中医药宝藏日益焕发新生命的时代，作为一名长期致力于神经康复领域的医务工作者，我深感埋线技术在神经康复领域中的潜力和价值。我撰写本书，以期与同行们共同探讨、分享这一技术的新进展与实践经验。

在神经康复的广阔天地中，我因师从吴门陆氏内科姚一航老先生关门弟子杨颖，得以窥见针药结合在神经康复中的新道路。在跟随老师学习的过程中，我常感叹于老一辈医务工作者深厚的医学造诣。更重要的是，我感受到了无私奉献、勇于探索的精神传承。这种精神一直激励着我，促使我在医学道路上不断前行。

在撰写本书的过程中，我与老师时常回忆起与姚一航老先生共度的时光，那些点点滴滴，都成了我宝贵的财富和动力。我将自己的临床实践经验与老师的教诲相结合，力求在本书中呈现出埋线技术在神经康复中的独特魅力与价值。

在此，我要感谢我的家人、同事和朋友们在我撰写本书的过程中给予的支持和鼓励。愿本书能为神经康复领域的发展贡献一份力量，也愿每一位读者都能从中受益，共同推动神经康复事业的进步与发展。最后，我要再次向姚一航老先生表达我最深的敬意和感激之情。他的教诲和榜样将永远激励我在医学道路上不断前行，贡献自己的力量。

徐珺

2024 年 6 月 13 日于苏州

# 前言二

中医药是中华民族在几千年生产生活实践和与疾病做斗争的过程中逐步形成并不断丰富发展的科学，是人类文明的瑰宝，一直在传承与创新中前行。神经康复医学作为现代医学的重要组成部分，对于帮助患者恢复神经系统功能、提高生活质量具有不可替代的作用。近年来，随着现代医学模式的转变和康复医学的快速发展，神经康复领域对治疗方法的多样性和精准性提出了更高的要求。埋线作为一种融合了传统中医穴位治疗手段和现代医学技术的独特疗法，其在神经康复中的应用正逐渐展现出独特优势和巨大潜力，得到了越来越多的关注。

《埋线在神经康复中的应用》这本著作，正是在这样的背景下应运而生。本书旨在系统地阐述埋线技术在神经康复领域的理论基础、实践方法和应用成果，为广大医务工作者和患者提供一本既具科学性又具实用性的参考书籍。

本书在编写过程中，力求做到理论与实践相结合，既深入剖析埋线的历史渊源、技术原理，又详细介绍其在神经系统疾病康复中的具体应用，不仅是对埋线技术在神经康复领域的一次系统梳理和总结，还是对未来研究方向和应用前景的一次展望和探索。本书不仅向读者介绍了埋线技术在神经系统疾病康复中的基本原理、技术方法和操作要点，还探讨了其在临床实践中的应用效果和存在的问题。本书在介绍埋线技术的同时，还注重强调其与其他康复方法的结合和互补，旨在为读者提供一个更加全面和综合的治疗思路。我们相信，中西医结合跨学科的融合和创新，将促使神经康复领域实现新的突破和更大进步。

值得一提的是，本书在编写过程中得到了众多专家的悉心指导和大力支持。他们不仅为本书的编写提供了宝贵的意见和建议，还为本书的出版和推广付出了辛勤的努力。在此，我们对他们表示衷心的感谢和崇高的敬意。

《埋线在神经康复中的应用》是一部集理论、实践和创新于一体的著作，它将为神经康复医学的发展注入新的活力和动力。我们期待这本著作能够引起广大医务工作者和患者的关注和认可，为神经康复领域的发展贡献智慧和力量。

　　谨以此序，向所有为医学事业奋斗的人们致以崇高的敬意和美好的祝愿！

杜光勇

2024 年 6 月 10 日于榆林市中医医院

针灸之道源远流长

以针引线守正创新

甲辰年夏 李佃贵书

国医大师李佃贵题词

# 姚一航寄语

　　主编徐珺系我孙媳，亦是吾门"九芝学派"嫡传第六代弟子，我指定的学术继承人，很喜欢地在此书中看到其轩岐之术日见精进，对神经系统常见病的理绖方法论述详尽，条理清晰，中西并重，收效颇捷，希再接再励不负九芝公济世之志。

姚一航　時年九十六岁
2024年4月26日

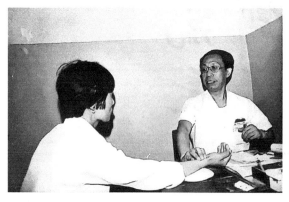

姚一航先生为患者诊脉

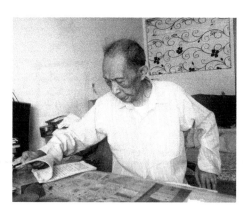

姚一航先生整理临床医案

# 目 录

— · — **上篇　基础篇** — · —

—●— 下篇 疾病篇 —●—

## 附篇 肌骨超声结合埋线应用

上篇 基础篇

SHANG
PIAN

# 第一章

# 埋线疗法概述

穴位埋线疗法是在传统中医学理论指导下，结合现代物理学所产生的一种融多种疗法为一体的针灸治疗技术，是在针具和针法基础上建立和发展起来的，是针灸技术的延伸，同属于中医外治法范畴。

针灸学的"留针"理论是穴位埋线疗法的理论基础之一，故穴位埋线又被称为"长效针灸"。前人的"留针"理论和实践开启了针感延续的大门，而穴位埋线疗法则真正实现了长效针灸。

## 第一节　埋线疗法的历史沿革及发展

### 一、埋线技术发展的第一次飞跃——埋线针具创新

早期的穴位埋线主要用于消化道溃疡、哮喘和小儿脊髓灰质炎等的治疗，方法有切埋法、割埋法、结扎法等，要求局部麻醉，而后应用埋线器械操作治疗。不可否认，这些治疗方式还是有一定疗效的，而且较每日针灸要方便得多，但操作比较复杂，而且容易发生感染，现临床上已较少应用。20世纪80年代以后，穴位埋线的发展基本处于停滞状态，其中埋线工具的局限成为制约这项技术发展的瓶颈之一。

因为穴位埋线疗法的长效和便捷性优势，临床工作者们从未放弃对该技术的改进。他们将腰穿针改良为埋线针具，在此基础上进一步创新，研制了专门用于穴位埋线的埋线针。一次性专用埋线针的研制成功，标志着埋线疗法具备了专用针具，不但使用方便，而且软组织创伤大大减小，麻醉的复杂流程也可以省去，操作时间缩短，感染机会减少。穴位埋线从此进入了微创操作技术时代。在此基础上，埋线疗法不仅在许多慢性

疾病方面取得了更为良好的效果，治疗病种也扩展到了内、外、妇、儿、皮肤等各科多种疾病的预防和治疗，以及美容、瘦身、塑形、亚健康等领域。

## 二、埋线技术发展的第二次飞跃——埋线线体的创新

穴位埋线疗法，除了针具的创新发展，埋植材料也是一个关键点，埋植材料的发展也使埋线疗法具有了更为广阔的发展空间。穴位埋线疗法源自穴位埋藏，埋藏的物品种类很多，如动物组织、药物、钢圈、磁块等，影响因素多，操作复杂，疗效不一。

早期埋线疗法所用材料仅限于羊肠线，虽然价格较为便宜，但可吸收性差，组织反应大，体内吸收速度、刺激强度也难于控制。近年来发展起来的医用高分子生物降解材料是一类能够在体内分解的材料。在应用中，能够根据不同的需要，使用复合材料和选择降解速度合适的材料，来调节线体材料的降解速度，以及线体与机体相互作用的方式。目前，生物可降解材料在外科医学方面的应用已经相当成熟，因此选择各种新型材料进行改进，或进行功能化，可减少患者针刺治疗的痛苦和就诊次数，达到方便、微创、有效和可控的要求。因此，埋线线体的创新，成为穴位埋线发展的第二次飞跃。

## 三、埋线技术发展的第三次飞跃——埋线操作技术的创新

传统的穴位埋线疗法主要是作为传统针刺的延伸，使穴位产生"长效针感"，因此仅仅是简单的进针刺入，而后推针埋线。

近年来，杨才德等专家在埋线针具上再次进行了改进，提出了埋线针刀整合医学的思路，在穴位埋线的同时，引入了针刀松解，进行了针刀的操作手法，在埋线操作过程中有意识地增加了刺、切、摆动作，让穴位埋线疗法跳出了纯粹的"长效针感"，进入了一个全新的领域。同时，杨才德教授还总结了"线体对折旋转埋线术""三点一线式蝶腭神经节穿刺术""手卡指压式星状神经节穿刺术""分筋拨脉式颈动脉窦埋线术""推寰循经式迷走神经穿刺技术"等操作技术，突破了传统操作不得在血管、神经附近埋线的禁区，使得穴位埋线疗法达到了全新的高度。

全新的理念——长效针灸结合即刻松解，全新的穴位——特殊作用的节点，全新的技术——刺、切、摆，全新的技巧——穿刺入路和术式，让穴位埋线技术实现了第三次飞跃。

# 第二节　埋线疗法理论基础

## 一、埋线疗法的中医针灸学理论基础

著名医家章太炎曰："医之始，出于巫。古者，巫彭初作医。"《素问·移精变气论》曰："古之治病，惟其移精变气，可祝由而已。"其后智慧萌动，知巫事不足任，术始分离。其近于巫者，流而为神仙家；远于巫者，流而为医经、经方两家。穴位埋线疗法隶属于针灸学操作技术，针灸学的原理、理论源自医经家，其在中国古代朴素的唯物论和辩证法思想指导下，经过长期的临床实践，逐步形成了系统、独特、辨证的医学理论体系。中医学理论体系广泛吸收了当时的政治、经济、文化、哲学、社会、人文等知识，并用以解释人体的生理、病理，指导医学养生、保健、治疗实践，取得了丰硕的学术成就。中医学理论体系的基本特点是指这一理论体系在医学观和方法论层次上的根本特点，是由中医学的气一元论、阴阳学说、五行学说所决定的。气一元论和阴阳学说、五行学说是中国古代哲学的唯物论和辩证法。因此，以整体的、运动的、辩证的观点认识生命、健康和疾病等医学科学问题，是中医学理论体系的根本特点，是中国古代朴素的唯物论和辩证法思想在中医学理论体系中的具体体现。

### （一）整体观念

#### 1. 整体观念的基本概念

从自然界到人类社会，任何事物都是由各种要素以一定方式构成的统一整体。整体是由其组成部分以一定的联系方式构成的。一般说来，各组成部分（元素）之间相对稳定的本质的联系称为结构关系。具有一定结构关系的整体则谓系统。整体性就是统一性、完整性、系统性和联系性。整体性表现为整体联系的统一性，即整体与部分、部分与部分、系统与环境联系的统一性。人类对整体性的认识，经历了漫长的过程，中国古代朴素的整体观念，是与对世界本源的认识联系在一起的。中国古代哲学——气一元论、阴阳学说、五行学说，把自然界看成是由某些要素相辅相成组成的有机整体，在一定程度上揭示了客观事物的整体性及辩证的层次关系。中国古代朴素的整体观念是建立在气一元论和阴阳学说、五行学说基础之上的思维方式。整体思维是中国古代所具有的独特的思维形态，强调整体、和谐与协调。但中国古代的整体观念带有自发性、直观性和思辨性，不能与辩证唯物主义的整体观，即科学的、系统的整体观念相提并论。整体观念是关于事物和现象的完整性、统一性和联系性的认识。

中国古代哲学以气一元论哲学体系为基础，以天、地、人三才为立论基点，强调天人合一、万物一体，人、自然、社会是一个有机整体，整个世界处于一种高度和谐与协调之中，即所谓"天人合一"观。中医学以阴阳五行学说来阐明人体脏腑组织之间的协调完整性，以及机体与外界环境的统一关系，从而形成了独具特点的中医学的整体观念。中医学的整体观念是关于人体自身及人与环境之间的统一性、完整性和联系性的认识，是古代唯物论和辩证法思想在中医学的体现，是中医学的基本特点之一。它贯穿中医学生理、病理、诊法、辨证、治疗等整个理论体系之中，具有重要的指导意义。

**2. 整体观念的内容**

中医学把人体内脏和体表各部组织、器官看成是一个有机的整体，同时认为四时气候、地土方宜、周围环境等因素对人体生理、病理有不同程度的影响，既强调人体内部的统一性，又重视机体与外界环境的统一性。这就是中医学整体观念的主要内容。

（1）人是一个有机整体

其一，就形体结构言，人体是由若干脏腑器官构成的。这些脏腑器官在结构上是不可分割、相互关联的。每一脏腑都是人体有机整体中的一个组成部分，都不能脱离整体而独立存在，属于整体的部分。

其二，就生命物质言，气、血、精、津、液是组成人体并维持人体生命活动的基本物质，分言之，则为气、为血、为精、为津、为液，实则均由一气所化。它们在气化过程中，相互转化，分布、运行于全身各脏腑器官。这种物质的同一性，保证了各脏腑器官功能活动的统一性。

其三，就功能活动言，形体结构和生命物质的统一性，决定了功能活动的统一性，使各种不同的功能活动互根互用，协调和谐，密切联系。人体各个脏器、组织或器官，都有各自不同的生理功能，这些不同的生理功能又都是整体功能活动的组成部分，从而决定了机体的整体统一性。人体各个组成部分之间，在结构上是不可分割的，在生理上是相互联系、相互制约的，在病理上是相互影响的。机体整体统一性的形成，是以五脏为中心，配合六腑，通过经络系统"内属脏腑，外络肢节"的作用实现的。五脏是构成整个人体的五个系统，人体所有组织器官都包括在这五个系统之中。人体以五脏为中心，通过经络系统，把六腑、五体、五官、九窍、四肢百骸等全身组织器官有机地联系起来，构成一个表里相关、上下沟通、密切联系、协调共济、井然有序的统一整体，并且通过精、气、神的作用来完成机体统一的功能活动。这种五脏一体观充分地反映出人体内部各组织器官不是孤立的，而是相互关联的、有机的统一整体。

（2）人与外界环境关系密切

1）外界环境与人体：中医学的整体观念强调人体内外环境的整体和谐、协调和统一，认为人体是一个有机整体，既强调人体内部环境的统一性，又注重人与外界环境的统一性。所谓外界环境是指人类赖以存在的自然和社会环境。天人关系是中国古代哲学的基本问题，在中国古代哲学中，天的含义大体有三：一是指自然之天，二是指主宰之天，三是指义理之天；人的含义大体有二：一是指现实中认知的主体或实践主体，二是指价值意义上的理想人格。天人关系实质上包括了人与自然、社会的关系。中国古代哲学气一元论认为，天人一气，整个宇宙都统一于气。天和人有着物质的统一性，有着共同的规律。中医学根据朴素的唯物主义"天人一气"的"天人合一"说，用医学、天文学、气象学等自然科学材料，论证并丰富了天人合一说，提出了"人与天地相参"（《素问·咳论》）的天人一体观，强调"善言天者，必有验于人"（《素问·举痛论》），把人的需要和对人的研究放在天人关系理论的中心地位。

2）自然环境与人体：人与自然有着统一的本原和属性，人产生于自然，人的生命活动规律必然受自然界的规定和影响。人与自然的物质统一性决定生命和自然运动规律的统一性。人类生活在自然界之中，自然界存在着人类赖以生存的必要条件。自然界的运动变化又可以直接或间接地影响着人体，机体则相应地出现生理和病理上的变化。这种"天人一体观"认为，天有三阴三阳、六气和五行的变化，人体也有三阴三阳、六经六气和五脏之气的运动。自然界阴阳五行的运动变化，与人体五脏六腑之气的运动是相互收受通应的。所以，人体与自然界息息相通，密切相关。人类不仅能主动地适应自然，而且能主动地改造自然，从而保持健康，生存下去，这就是人体内部与自然环境的统一性。其具体体现在如下几个方面。

①人禀天地之气而生存：中医学认为，世界本源于气，是阴阳二气相互作用的结果。天地是生命起源的基地，天地阴阳二气的对立统一运动为生命的产生提供了最适宜的环境，故曰："天覆地载，万物悉备，莫贵乎人。""人生于地，悬命于天，天地合气，

命之曰人。(《素问·宝命全形论》)"生命是自然发展到一定阶段的必然产物。人和天地万物一样，都是天地形气阴阳相感的产物，是物质自然界规律变化的结果。人类产生于自然界，自然界为人类的生存提供了必要条件，故曰："天食人以五气，地食人以五味。(《素问·六节藏象论》)"新陈代谢是生命的基本特征。生命必须和外界环境不断地进行物质、能量和信息交换。气是构成人体的基本物质，也是维持生命活动的物质基础，它经常处于不断自我更新和自我复制的新陈代谢过程中，从而形成了气化为形、形化为气的形气转化的气化运动。没有气化运动就没有生命活动。升降出入是气化运动的基本形式，故曰："非出入，则无以生长壮老已，非升降，则无以生长化收藏。""出入废则神机化灭，升降息则气立孤危。(《素问·六微旨大论》)"总之，人类是自然界的产物，又在自然界中生存。

②自然界对人体的影响：人和自然相统一，人与自然有着共同规律，均受阴阳五行运动规律的制约，而且在许多具体的运动规律上又有相互通应的关系。人的生理活动随着自然界的运动和自然条件的变化而发生相应的变化。"人之常数"亦即"天之常数"(《素问·血气形志》)，"天地之大纪，人神之通应也"(《素问·至真要大论》)。倘若违背了自然规律，将导致不良后果，所谓"至数之机……其往可追，敬之者昌，慢之者亡"(《素问·天元纪大论》)。

3）季节气候与人体："人能应四时者，天地为之父母。(《素问·宝命全形论》)"一年四时气候呈现出春温、夏热、秋燥、冬寒的节律性变化，因而人体也就相应地发生适应性的变化，如"春弦夏洪，秋毛冬石，四季和缓，是谓平脉"(《濒湖脉学·四言举要》)。天气炎热，则气血运行加速，腠理开疏，汗大泄；天气寒冷，则气血运行迟缓，腠理固密，汗不出。这充分地说明了四时气候变化对人体生理功能的影响。人类适应自然环境的能力是有一定限度的。如果气候剧变，超过了人体调节功能的一定限度，或者机体的调节功能失常，不能对自然变化做出适应性调节时，人体就会发生疾病。有些季节性的多发病或时令性的流行病有着明显的季节倾向，如"春善病鼽衄，仲夏善病胸胁，长夏善病洞泄寒中，秋善病风疟，冬善病痹厥"(《素问·金匮真言论》)。此外，某些慢性宿疾，如痹证、哮喘等，往往在气候剧变或季节更迭时发作或加剧。

4）昼夜晨昏与人体：天地有五运六气的节律性的周期变化，不仅有"年节律""月节律"，还有"日节律"。人体气血阴阳运动不仅随着季节气候的变化而变化，还随着昼夜的变化而发生节律性的变化。如人体的阳气，随着昼夜阳气的朝始生、午最盛、夕始弱、夜衰的波动而出现规律性的波动。故曰："阳气者，一日而主外，平旦人气生，日中而阳气隆，日西而阳气已虚，气门乃闭。(《素问·生气通天论》)"在病理上，一般而言，大多白天病情较轻，傍晚加重，夜间最重，呈现出周期性的起伏变化，故曰："百病者，多以旦慧昼安，夕加夜甚。(《灵枢·顺气一日为四时》)"

5）地区方域与人体：地理环境是自然环境中的重要因素。地理环境包括地质水土、地域性气候和人文地理、风俗习惯等。地理环境的差异在一定程度上，影响人们的生理功能和心理活动。中医学非常重视地区方域对人体的影响。生长有南北，地势有高低，体质有阴阳，奉养有膏粱藜藿之殊，更加天时有寒暖之别，故"一州之气，生化寿夭不同"(《素问·五常政大论》)，受病亦有深浅之异。一般而言，东南土地卑弱，气候多湿热，人体腠理多疏松，体格多瘦削；西北地处高原，气候多燥寒，人体腠理多致密，体格多壮实。人们长期生活在特定地理环境之中，逐渐形成了功能方面的适应性变化。一旦易地而居，环境突然改变，个体生理功能难以迅即发生相应的适应性变化，故初期会感到不太适应，有的甚至会因此而发病。所谓"水土不服"，指的就是这种情况。总之，地理环境不同，形成了生理上、体质上的不同特点，因而不同地区的发病情况也不尽一致。

6）人与社会的统一性：人的本质，在现实上是一切社会关系的总和。人既有自然属性，又有社会属性。社会是生命系统的一个组成部分。人从婴儿到成人的成长过程就是由生物人变为社会人的过程。人生活在社会环境之中，社会生态变迁与人的身心健康和疾病的发生有着密切关系。社会角色、地位的不同，以及社会环境的变动不但影响人们的身心功能，而且疾病谱的构成也不尽相同。《医宗必读·富贵贫贱治病有别论》云："大抵富贵之人多劳心，贫贱之人多劳力；富贵者膏粱自奉，贫贱者藜藿苟充；富贵者曲房广厦，贫贱者陋巷茅茨；劳心则中虚而筋柔骨脆，劳力则中实而骨劲筋强；膏粱自奉者脏腑恒娇，藜藿苟充者脏腑恒固；曲房广厦者玄府疏而六淫易客，茅茨陋巷者腠理密而外邪难干。故富贵之疾，宜于补正，贫贱之疾，利于攻邪。"太平之世多长寿，大灾之后，必有大疫，这是朴素的社会医学思想。随着科学的发展、社会的进步、社会环境的变迁，其对人身心功能的影响也在发生变化。现代社会的抑郁症、慢性疲劳综合征等的发生与社会因素有着密切关系。总之，中医学从天人合一的整体观念出发，强调研究医学应上知天文，下知地理，中知人事，治病宜不失人情，"不知天地人者，不可以为医"(《医学源流论》)。

7）人对环境的适应能力：中医学的天人合一观强调人与自然的和谐一致，人和自然有着共同的规律，人的生长壮老已受自然规律的制约，人的生理病理也随着自然的变化而产生相应的变化。人应通过养生等手段，积极主动地适应自然。此外，还要加强人性修养，培养"中和"之道，建立理想人格，与社会环境相统一。但是，人的适应能力是有限的，一旦外界环境变化过于剧烈，或个体适应调节能力较弱，不能对社会或自然环境的变化做出相应的调整，人就会进入非健康状态，乃至发生病理变化而罹病。

### 3. 整体观念的意义

中医学的整体观念，对于观察和探索人体及人体与外界环境的关系和临床诊治疾病，具有重要指导意义。

#### （1）整体观念与生理

中医学在整体观念指导下，认为人体正常生命活动一方面要靠各脏腑发挥自己的功能，另一方面要靠脏腑间相辅相成的协同作用才能维持。每个脏腑各自协同的功能，又是整体活动下的分工合作，这是局部与整体的统一。这种整体作用只有在心的统一指挥下才能生机不息，"凡此十二官者，不得相失也。故主明则下安……主不明则十二官危"（《素问·灵兰秘典论》）。经络系统则起着联系作用，它把五脏、六腑、肢体、官窍等联系成为一个有机的整体。精气神学说则反映了功能与形体的整体性。中医学还通过"阴平阳秘"和"亢则害，承乃制，制则生化"的理论来说明人体阴阳维持相对的动态平衡。五行相制是正常生理活动的基本条件，五行生克制化理论则揭示了脏腑之间的相辅相成、制约互用的整体关系。这种动态平衡观、恒动观、制约观，与现代系统论有许多相通之处，对发展生理学有重要的意义。

#### （2）整体观念与病理

中医学不但从整体来探索生命活动的规律，而且在分析疾病的病理机制时，首先着眼于整体，着眼于局部病变所引起的病理反应，把局部病理变化与整体病理反应统一起来，既重视局部病变和与之直接相关的脏腑，又强调病变与其他脏腑之间有关系，并根据生克制化理论来揭示脏腑间的疾病传变规律。用阴阳学说来综合分析和概括整体功能失调所表现出来的病理反应。阳胜则阴病，阴胜则阳病；阳胜则热，阴胜则寒；阳虚则寒，阴虚则热。阴阳失调是中医学对病理的高度概括。

在病因学和发病学上，中医学十分强调机体正气对于疾病发生与否的决定作用。"正气存内，邪不可干"（《素问·刺法论》），"邪之所凑，其气必虚"（《素问·评热病论》)，"两虚相得，乃客其形"（《灵枢·百病始生》）。这种病因学、发病学的整体观，对医疗实践有重要的意义。

（3）整体观念与诊断

在诊断学上，中医学强调诊断疾病必须结合致病的内外因素加以全面考察，对任何疾病所产生的症状，都不能孤立地看待，应该联系到四时气候、地方水土、生活习惯、性情好恶、体质、年龄、性别、职业等，运用四诊的方法，全面了解病情，加以分析研究，把疾病的病因、病位、性质及致病因素与机体相互作用的反应状态概括起来，然后才能做出正确的诊断。故曰："圣人之治病也，必知天地阴阳，四时经纪，五脏六腑，雌雄表里，刺灸砭石，毒药所主，从容人事，以明经道，贵贱贫富，各异品理，问年少长，勇怯之理，审于分部，知病本始，八正九候，诊必副矣。(《素问·疏五过论》)"人体的局部与整体是辩证的统一，人体的任一相对独立部分，都寓藏着整个机体的生命信息。所以人体某一局部的病理变化，往往蕴含着全身脏腑气血阴阳盛衰的整体信息。如舌通过经络直接或间接与五脏相通。

（4）整体观念与防治

中医防治学强调人与外在环境的统一，以及人体的整体性。预防和治疗疾病必须遵循人体内外环境相统一的客观规律。人的机体必须适应气候季节的变化，和昼夜阴阳变化相适应，"春夏养阳，秋冬养阴"，方能保持健康，预防疾病。治病"必知天地阴阳，四时经纪"（《素问·疏五过论》），"必先岁气，无伐天和"（《素问·五常政大论》），否则"治不法天之纪，不用地之理，则灾害至矣"（《素问·阴阳应象大论》）。故曰："凡治病不明岁气盛衰，人气虚实，而释邪攻正，实实虚虚，医之罪也；凡治病而逆四时，生长化收藏之气，所谓违天者不祥，医之罪。(《医门法律》)"所以，治疗疾病必须以天人一体观为指导思想，采取适宜的治疗方法，才能取得预期的疗效。

人体是一个有机整体，局部和整体之间保持着相互制约、相互协调的关系。因此，治疗疾病必须着眼于全局，注意对整体的调节，避免"头痛医头，脚痛医脚"。如"从阴引阳，从阳引阴"，"以右治左，以左治右"（《素问·阴阳应象大论》），"病在上者下取之，病在下者上取之"（《灵枢·终始》）等，都是在整体观念指导下而确定的治疗原则。

总之，中医治疗学强调治病要因时、因地、因人制宜，要从整体出发，全面了解和分析病情，不但要注重病变的局部情况、病变所在脏腑的病理变化，而且更要注重病变脏腑与其他脏腑的关系，把握整体阴阳气血失调的情况，并从协调整体阴阳、气血、脏腑平衡关系出发，扶正祛邪，消除病邪对全身的影响，切断病邪在机体脏腑之间所造成的连锁病理反应，通过整体作用于局部，从而达到消除病邪、治愈疾病的目的。辨证论治实质上就是整体治疗观的体现。

人既有自然属性，又有社会属性。天、地、人三才一体，人生活在天地之间、时空之内，人的生命活动必然受到自然环境和社会环境的影响。因此，置人于自然、社会环境的变化之中，以分析其功能状态，结合环境变化的各种因素进行诊断、治疗、预防、康复等一系列医学实践活动，是中医学的基本原则。所以要求医生必须上知天文，下知地理，中知人事。中医学基于中国古代哲学"天人合一观"的"人与天地相参"的整体观念具有重要的现实意义。

首先，中医学的整体观念强调人与自然的和谐统一，对于纠正那种把人与自然对立起来，片面强调人是自然的主人，一味"征服自然"，向自然索取，破坏生态平衡的错误观点，有重大教育意义，并对建立现代环境科学有启迪作用。

其次，中医学的整体观念强调天、地、人三才一体，把认识世界同认识人的自身统一起来，是对主体与客体辩证统一关系的朴素认识，对建立、发展现代医学模式具有重要意义。

最后，中医学的整体观念在强调天、地、人三才一体的同时，又特别注重"天覆地载，万物悉备，莫贵于人"，把人作为处理三者关系的核心，把提高人的精神境界、保持身心健康当作重要任务，对认识和解决当代"科技理性过度膨胀"，重视物质文明而忽视精神文明的社会病，也有所裨益。

### （二）辨证论治

#### 1. 辨证论治的基本概念

辨证论治为辨证和论治的合称，是中医学的整体观念、恒动观念和辨证观念的具体体现，既是中医学认识疾病和治疗疾病的基本原则，又是诊断和防治疾病的基本方法，是中医学术特点的集中表现，也是中医学理论体系的基本特点之一。

（1）症、证、病的概念

任何疾病的发生、发展，总是通过一定的症状、体征等疾病现象而表现出来的，人们也总是透过疾病的现象去揭示疾病的本质。中医学认为，疾病的临床表现以症状、体征为基本组成要素。

症状是疾病的个别表面现象，是患者主观感觉到的异常感觉或某些病态改变，如头痛、发热、咳嗽、恶心、呕吐等。能被觉察到的客观表现则称为体征，如舌苔、脉象等。广义的症状包括体征。

证，又称证候。证是中医学的特有概念，是中医学认识和治疗疾病的核心。其临床表现是机体在致病因素作用下，机体与周围环境之间及机体内部各系统之间相互关系紊乱的综合表现，是一组特定的具有内在联系的、全面揭示疾病本质的症状和体征。其本质是对疾病处于某一阶段的各种临床表现，结合环境等因素进行分析、归纳和综合，从而对疾病的致病因素、病变部位、疾病的性质和发展趋势，以及机体的抗病反应能力等所做的病理概括。它标志着机体对病因的整体反应状态，抗病能力、自我调控的反应状态。如脾阳虚证，其病位在脾，病因是寒邪为害，病性为寒，病势属虚。这样，病位之脾，病因病性之寒，病势之虚，有机地组合在一起，就构成了脾阳虚证。证是由症状组成的，但它不是若干症状的简单相加，而是透过现象抓住了具有本质意义的辨证指标（症状），弄清其内在联系，从而揭示疾病的本质。由此可见，证比症状更全面、更深刻、更正确地揭示了疾病的本质，所以症与证的概念不同。

病是由证体现出来的，反映了病理变化的全过程，疾病发生、发展、变化的基本规律。病，又称疾病，是在病因的作用下，机体邪正交争，阴阳失调，出现具有一定发展规律的演变过程，具体表现出若干特定的症状和各阶段的相应证候。

症、证、病的关系：症、证、病三者既有联系又有区别，三者均统一在人体病理变化的基础之上；但是，症只是疾病的个别表面现象，证则反映了疾病某个阶段的本质变化，它将症状与疾病联系起来，从而揭示了症与病之间的内在联系，而病则反映了病理变化的全部过程。

（2）辨证和论治的含义及其关系

所谓辨证，就是将四诊（望、闻、问、切）所收集的资料、症状和体征，通过分析、综合，辨清疾病的原因、性质、部位，以及邪正之间的关系，概括、判断为某种性质的证候。辨证的关键是"辨"，辨证的过程是对疾病的病理变化做出正确、全面判断的过程，即从感性认识上升为理性认识，分析并找出病变的主要矛盾。

所谓论治，又称施治，就是根据辨证的结果，确定相应的治疗原则和方法，也是研究和实施治疗的过程。合而言之，辨证论治是在中医学理论指导下，对四诊所获得的资料进行分析综合，概括判断出证候，并以证为据确立治疗原则和方法，付诸实践的过程。辨证是决定治疗的前提和依据，论治是治疗疾病的手段和方法。通过论治可以检验辨证的正确与否。辨证论治的过程，就是认识疾病和解决疾病的过程。辨证和论治，是诊治疾病过程中相互联系、不可分割的两个方面，是理论和实践相结合的体现，是理、法、方、药在临床上的具体运用，是指导中医临床工作的基本原则。

**2. 辨证论治的运用**

辨证论治的过程，就是中医临床思维的过程。

（1）常用的辨证方法

在临床实践中常用的辨证方法有八纲辨证、脏腑辨证、气血津液辨证、六经辨证、经络辨证、卫气营血辨证、三焦辨证、病因辨证等。这些辨证方法，虽有其各自的特点，在对不同疾病的诊断上各有侧重，但又是互相联系和互相补充的。埋线疗法作为针灸技术的一种，主要以经络辨证为主。

（2）辨证论治的过程

在整体观念指导下，运用四诊对患者进行仔细的临床观察，将人体在病邪作用下反映出来的一系列症状和体征，根据"审证求因"的原理进行推理，判断其发病的病因。再结合地理环境，时令，气候，患者的体质、性别、职业等情况具体分析，从而找出疾病的本质，得出辨证的结论，最后确定治疗法则，选方遣药进行治疗。这是中医临床辨证论治的基本过程。

（3）辨证与辨病的关系

在辨证论治中，必须掌握病与证的关系，既要辨病，又要辨证，而辨证更重于辨病。证是疾病不同阶段、不同病理变化的反映。因此，在疾病发展过程中，可出现不同的证候，要根据不同证候进行治疗。如温病的卫分证、气分证、营分证、血分证，就是温病过程中四个不同阶段的病理反映，应分别治以透表、清气、清营、凉血等法。同病可以异证，异病又可以同证。如同为黄疸病，有的表现为湿热证，治当清热利湿；有的表现为寒湿证，又宜温化寒湿，这就是所谓同病异治。再如，不同的疾病，在其发展过程中，由于出现了性质相同的证，因而可采用同一方法治疗，这就是异病同治。如久痢、脱肛、子宫下垂等，是不同的病，但如果均表现为中气下陷证，就都可以用升提中气的方法治疗。由此可见，中医治病主要的不是着眼于"病"的异同，而是着眼于"证"的区别。相同的证，用基本相同的治法；不同的证，用基本不同的治法。此即所谓"证同治亦同，证异治亦异"。这种针对疾病发展过程中不同质的矛盾用不同方法去解决的原则，就是辨证论治的精神实质。

中国古代的科学思维主要是直观综合的思维方式。观察是中国传统思维的起点，由现象以辨物是其重要的观察方式，而这种现象是建立在感觉器官基础之上的。事物的现象是宏观与微观的统一，随着科学技术的进步，人们的观察已从宏观世界进入微观世界，既立足于感官的观察，又借助于科学仪器，延伸感官的直觉观察，以弥补其不足。医学在辨证过程中所取得的四诊资料，是靠感官直接观察而获得的，人们感觉器官直接观察的局限性决定了望、闻、问、切四诊资料的局限性。因此，辨证既要基于感官直接观察，从宏观、整体上把握疾病的现象，又要不囿于感官的直接观察，而应用各种科学方法和手段去获取感官直接观察难以取得的资料，使观察更科学、更全面，把辨证的水平提高到一个新的高度，这也是中医学现代化的一项重要任务。

### （三）久留针

埋线疗法的技术手段和方法是和传统针灸疗法一脉相承的，主要表现为治疗的原理均是辨证论治，治疗的方式均是对穴位的刺激，选择的部位均是经络腧穴，起效的关键则是"气至而有效"。《灵枢·终始》曰："久病者，邪气入深，刺此病者，深内而久留之。"《素问·离合真邪论》曰："静以久留。"久留针理论是埋线疗法产生的重要理论基础。"留针"的目的是催气，进一步加强针感，从而提高、巩固疗效。留针进一步发展为埋针、埋线，则进一步加强了针刺效应，延长了刺激时间，增加了临床疗效。

在传统针灸技术中，留针就是把毫针刺入穴位，在得气并施以补泻手法后，将针留置穴位内一段时间的一种方法。留针是针灸治疗中的一个重要环节，也是提高临床疗效的关键之一，作用是候气催气，调气促使气至病所，这在《黄帝内经》，特别是《灵枢经》中论述颇多。《灵枢·九针十二原》曰："刺之要，气至而有效。"指出了针刺的疗效取决于得气与否。又曰："刺之而气不至，无问其数；刺之而气至，乃去之，勿复针。"指出了针刺后不得气，应留针以候气，得气后方可出针。《灵枢·刺节真邪论》指出："用针之类，在于调气。"所谓调气，就是调节经络之气的盛衰，通过针刺补泻手法，在留针的基础上，使有余者泻之，不足者补之，达到机体阴平阳秘的状态。《素问·针解》云："刺实者须其虚者，留针，阴气隆至，乃去针也；刺虚须其实者，阳气隆至，针下热，乃去针也。"明确指出了针刺得气后，在留针过程中可通过不同的手法达到补虚泻实、协调阴阳的目的。《灵枢·终始》亦云："刺热厥者，留针反为寒；刺寒厥者，留针反为热。"这是留针调气后的结果或表现。

传统留针时间主要是依据患者体质、年龄、脏腑经络、脉象、季节气候、疾病本身特点而定，埋线操作时针具本身不会在穴位内长时停留，因为埋线针体较毫针粗，更加容易激发经气，因此不需要长时间留针以催气，但埋线疗法通过埋植线体在穴位内，能起到加强针感、延长刺激时间、调气促使气至的作用，埋植线体的性质、粗细、长度等同于留针时间，同样是依据患者体质、年龄、经络特点、季节气候和疾病本身等因素。

患者体质弱、年龄小、形体瘦，则浅刺、线体短，选择缓慢分解、吸收的线体；反之则可深刺、线体长，选择分解速度快而刺激大的线体材料。脏腑经络则根据经络气血的多少决定线体材料。季节气候因素深刻影响人体气血运行，《素问·离合真邪论》云："天地温和，则经水安静；天寒地冻，则经水凝泣；天暑地热，则经水沸溢。"夏季气温高，经水滑利，留针时间宜短，则可选择短线体，冬季则可选择长线体。疾病的虚实寒热，同样也是影响着人体气血的运行，埋线也要根据疾病的寒热虚实决定刺激量的大小，线体的吸收速度、粗细长短都需要斟酌考虑。

## 二、埋线疗法的西医学理论基础

埋线疗法不仅是一项传统中医治疗技术，更是融合了生物化学、物理学等基础学科理念，因此更是一项中西医结合的特种针灸技术。解剖学、生物力学、软组织外科学、脊柱相关病因治疗学及周围神经卡压理论等，都进一步丰富了这一治疗技术的内涵。

### 1. 解剖学

解剖学是各临床学科的基础，在埋线疗法中都会广泛应用体表解剖标志（骨性标志、肌性标志），局部解剖（穴位局部解剖），神经、血管走行，肌肉起止点和走行方向，浅筋膜及深筋膜层次等。这些都是医生或操作者需要掌握的重点内容。

### 2. 生物力学

力学是物理学的重要内容之一，生物力学是力学、生物学、医学及生物医学工程学等学科间相互交叉、相互渗透而形成的一门边缘学科。生物力学广泛应用在医学基础研究及各科临床中，同时也是埋线疗法的重要理论基础之一，尤其是骨骼系统生物力学、关节相关生物力学、软组织生物力学等。这些力学知识对埋线疗法方案的制订产生了重要影响,运动系统疾病、神经系统疾病,甚至一些内科疾病的治疗方案,都需要力学知识的指导,同时生物力学知识也是穴位埋线疗法不断改进和创新之路上不可或缺的重要部分。

### 3. 脊柱病因治疗学

脊柱病因治疗学是研究脊柱受到损伤或结构紊乱后,造成脊髓、周围神经、血管及内脏神经损害或功能失调所引起的一系列病症,并采用脊柱相关治疗方法来治疗疾病的一门新学科。脊柱小关节紊乱引起神经系统传导异常、内脏器官功能紊乱而出现的相应临床症状,是脊柱病因治疗学主要的理论基础。脊柱相关病因治疗学认为,脊柱小关节紊乱会诱发一些疾病的产生或加重临床症状,这对埋线疗法治疗相关疾病有重要的指导意义。

### 4. 软组织外科学

软组织外科学是以椎管外骨骼肌、筋膜、韧带、关节囊、滑膜、椎管外脂肪或椎管内脂肪等人体运动系统的软组织损害,引起疼痛和相关临床表现的疾病为研究对象,以椎管外或椎管内软组织松解等外科手术,或椎管外密集型压痛点银质针针刺,或椎管外压痛点强刺激推拿等非手术疗法为治痛手段的临床分支学科。软组织外科学认为椎管内、外软组织损害性疼痛的病理学基础是软组织因急性损伤或慢性劳损而导致的无菌性炎症;软组织松解手术的原理主要是通过外松解骨骼肌、筋膜等,或椎管内松解硬膜外和神经根鞘膜外脂肪等无菌性炎症病变的软组织,完全阻断它们的化学性刺激对神经末梢的传导,以达到无痛的效果。穴位埋线的穿刺过程,具有类似的松解作用。

### 5. 周围神经卡压理论

周围神经卡压是躯干、四肢、关节等部位产生疼痛不适症状的主要原因之一。骨骼肌为了在主应力方向承担更大的载荷,便在骨的质量和结构两个方面得到加强,结果形成骨质增生,以及软组织在随应力集中载荷时,肌肉和筋膜产生代偿性增生、肥大或肥厚,除使组织和功能发生改变外,还成了皮神经卡压综合征的潜在因素或直接因素,即"应力集中说"。各种因素(如炎性渗出、肌肉痉挛、筋膜挛缩等)引起筋膜间室内压力增高,这种压力在引起肌肉发生缺血性挛缩之前,就对各种神经末梢产生了病理性刺激,筋膜表面张力的增高和筋膜间室内压的增高均可对分布于其表面或穿过其间的皮神经产生牵拉或压迫。"筋膜间室内高压说"也是埋线疗法的理论基础，因此，穴位埋线时针刺会"解压"，会解除异常的压力，从而使周围神经卡压解除，也就缓解了临床症状。

穴位埋线是传统针灸方式与现代医疗技术方法相结合的产物，西医学的成果为临床穴位埋线注入了新的活力和理论支撑。解剖学，大体解剖和局部解剖是各个医学临床的基础，穴位埋线还比较注重功能的解剖关系，这样我们在临床操作中就做到了心中有数；脊柱病因治疗学与华佗夹脊穴、背俞穴、生物力学、软组织外科学、周围神经卡压理论等具有异曲同工之妙，有的观点互相印证，有的理论互相补充，从而为穴位埋线的理论和临床打下了坚实的基础，也为临床实践打开了广阔的思路。

# 第三节　埋线疗法作用机制

## 一、中医针灸学的认识

穴位埋线疗法本身是在留针理论、"长效针灸"理念的基础上发展起来的，因此也就具备了留针产生的效应。古代因为制作工艺的原因，针具一般较粗，因此取穴少、不留针。随着技术的进步，我们现在的针具越来越细，刺激量、针灸感应也就下降了。在针灸临床上，对体质强壮之人，需要通过留针以保持针灸的持续作用，加强治疗效果；体质相对虚弱者，也需要通过留针以待气血调动，以发挥催气、候气的作用。从传统中医学角度来看，埋线疗法的治疗作用主要体现在协调脏腑、疏通经络、补虚泻实几个方面。穴位埋线疗法是一种多重刺激、多种治疗技术复合的具备明显优势的治疗方法，除了利用所取腧穴的特性功能，还有很多独有的特点。传统针刺的单次针感效应较弱且维持时间较短，在手法的运用下，一般也就 1～2 天，因此传统针刺需要隔天或隔 2～3 天治疗 1 次，以求效应的叠加直至患者康复，埋线疗法对人体的刺激强度、效应则是有一个随时间推移而渐变的过程，在治疗后的 1～7 天会有一个较强的针刺感应，起到快速、有效疏通经脉，调节神志，促进气血循环的作用，《内经》称为"制其神，令其气之易行"和"通其经脉，调其血气"，后期刺激逐渐减弱但持续时间较长。这种长久、弱刺激则能促进气血的化生，调节紊乱的经脉复归于平衡，强弱配合可谓是刚柔相济，可以从整体上对脏腑进行调节，使之达到"阴平阳秘"的状态，这种效应远高于传统针刺。此外，埋线疗法也可以起到补虚泻实的作用。一方面，利用埋线针可以进行各种催气、行气手法，在此基础上行补泻手法，埋线针的刚度要高于传统毫针，因此在手法操作上，穴位埋线针操作的便利性、手法的可复制性、治疗的有效性要远高于毫针；另一方面，植入物的粗细、长短对人体的刺激量、持续时间也不同，也能有一定的调节作用。

## 二、西医学的认识

西医学对于穴位埋线的机制有很多的研究报道。崔氏等观察足三里穴位埋线对脾虚证大鼠免疫功能的影响，结果发现穴位埋线对脾虚大鼠脾淋巴细胞的转化功能有明显增强作用，对巨噬细胞的吞噬功能亦能明显提高，并能增加脾虚大鼠的脾重量指数与胸腺重量指数，提示穴位埋线对脾虚证的治疗机制可能与调节细胞免疫及非特异性免疫有关。毛昌辉等选择定喘、肺俞、膻中，经穴位埋线观察咳嗽变异型哮喘患者，发现其 $CD4^+$，$CD4^+/CD8^+$ 明显高于对照组，TNF、IL-4 明显低于对照组，提示穴位埋线能够显著改善患者细胞免疫功能。周氏等在胆囊穴、中脘穴和胃俞穴埋线，观察对大鼠胆汁反流性胃炎胃黏膜的影响，实验结果表明，在该组穴位埋线，可以显著地促进胃肠蠕动，增强胃动力，解除幽门痉挛，减少胃黏膜充血、水肿和炎细胞浸润及腺体增生、肠上皮化生。刘卫英等通过选取大鼠肝俞透胆俞（双侧）、丰隆（双侧）、大椎，进行穴位埋线实验，证实埋线可降低甘氨酸、牛磺酸的含量，以及大脑皮质兴奋性氨基酸的含量，从而提高皮质 γ-氨基丁酸与葡萄糖的比值，达到兴奋性氨基酸与抑制性氨基酸的平衡，发挥抗癫痫作用。西医学还对埋线的过程进行研究，发现在埋线疗法操作过程中，机体内部的一些微观组织结构也在发生着相应的变化。埋线的进针、手法的摆动、软组织的牵拉都会对神经、筋膜及整个神经内分泌系统产生一些综合作用，使组织器官的活动能力加强，血液循环及淋巴回流加快，局部新陈代谢增强，组织营养状态得到改善，其微痛信号也会通过神经系统传到相应的脊髓后角，引起脊髓水平相应的抑制性神经元激活，产生抑制效应，调节所支配的内脏器官。另外，植入线对人体来说属于异种蛋白，可诱导人体产生变态反应，激活淋巴细胞、吞噬细胞来破坏、分解、液化植入线，产生氨基酸、短肽类等。埋植线在人体软化、分解、液化、吸收的时长根据线体材料的不同而不同，可长达 20 ～ 30 天，甚至更久，从而对人体组织、穴位产生较长时间的理化刺激，延长了针刺效应时间，从而弥补了传统针刺时间短、需反复治疗、疗效难以巩固、易复发的不足之处。

穴位埋线疗法是一种融多种疗法、多重效应于一体，具备中医针灸学调节和西医学理化作用的复合型治疗技术。目前传统针灸的作用机制尚不能完全明确，因此，穴位埋线的机制研究仍然有较多的困难和阻碍。穴位埋线疗法在临床上的普及度也还不高，技术发展、学术推广尚处于初期阶段，机制研究还不是很多，研究方法还有很多的问题。这将是埋线疗法的临床应用者、科学工作者今后必须要重视且十分重要的一项工作。

# 第四节　埋线疗法的作用

埋线疗法属于针灸的延伸发展，故针灸的治疗作用也就是埋线疗法的治疗作用，可归纳为以下几点。

## 一、协调脏腑，平衡阴阳

《灵枢·根结》曰："用针之要，在于知调，调阴与阳。"针灸治疗包括穴位埋线，具有良性的双向调节功能，对所刺激的脏腑、经脉、阴阳都有调整、修复和平衡的作用，不但可以控制临床症状，而且能促使病理变化恢复正常。如针刺或埋线足三里、中脘，胃肠蠕动亢进者可减弱，蠕动弱者可加强。这种双向调节在埋线疗法中表现得尤其明显。埋线疗法依靠留置线体实现了"长效针灸"，线体的早期、中后期，吸收分解速度不同，产生的刺激强度也不同，刚柔相济，起到了调整人体脏腑、纠正阴阳偏胜偏衰的作用，使人体功能复归于平衡，实现"阴平阳秘"的最终目标。

## 二、疏通经络，调和气血

《灵枢·经脉》曰："经脉者，所以能决死生，处百病，调虚实，不可不通。"人体经络"内属于脏腑，外络于肢节"。生理上，十二经脉是人体营卫气血运行的主要通道，并通过十二经别、十五络脉、奇经八脉的联系、沟通，组成了气血循环的大通路，通过"内溉脏腑，外濡腠理"，维持着正常的生理功能。病理上，经络和脏腑互为影响，病起于外者，经络先病而后传于脏腑；病生于内者，脏腑先病而后影响经络。经络脏腑相互影响，关键的还是经络的营卫气血运行受阻，因此针灸治病，执简驭繁，在腧穴部进行针刺、艾灸、埋线，可取得"通其经脉，调其血气"的作用。这正如《灵枢·刺节真邪》所说："用针者，必先察其经络之虚实……一经上实下虚而不通者，此必有横络盛加大于经，令之不通，视而泻之。此所谓解结也。"这里的解结，也就是疏通经络、调和气血的意思。

### 三、补虚泻实，扶正祛邪

《素问·保命全形论》曰："刺实者须其虚，刺虚者须其实。"补虚，就是扶助正气；泻实，就是祛除邪气。在疾病过程中，正气不足则表现为虚证，治用补法；邪气亢盛表现为实证，治用泻法。补虚泻实是针灸治疗的基本原则之一，违背了这一原则，犯了虚虚实实之戒，就会造成"补泻反则病益笃"的不良后果。通过掌握正确的针灸补泻操作手法，讲究经穴的配伍，就能取得虚实补泻的效果。补虚泻实属于中医学扶正祛邪的具体应用，扶正就是扶持抗病能力，祛邪就是祛除致病因素。疾病的发生、发展及转归的过程，就是正气与邪气相互斗争的过程。《素问·刺法论》言："正气存内，邪不可干。"《素问·评热病论》曰："邪之所凑，其气必虚。"说明疾病的发生，是正气相对弱势，邪气相对优势而形成的。

疾病发生以后，机体本身有促进自我协调、修复的能力，与致病因素做斗争。若正能胜邪，则邪退而病向愈；若正不胜邪，则邪进而病恶化。因此，扶正祛邪是保证疾病趋向良性转归的基本法则。针灸包括埋线之所以治病，就是因为其能够发挥扶正祛邪的作用。这其中除了治疗方法产生的扶正和祛邪作用，还有腧穴的特殊属性。此外，还需要根据邪正消长的转化情况，区别病证的标本缓急，随机应用扶正祛邪的法则，否则就不能达到预期的效果。

### 四、调节免疫

从中医学角度来说，埋线疗法起到了补虚泻实、扶正祛邪的作用。埋线针刺早期，刺激作用较强，对实邪导致的局部组织病理性兴奋信号产生相应的抑制效应，中医称为"祛邪"；针刺后效应、线体中后期刺激效应往往比较和缓，增加了局部组织灌注，对人体的正常功能产生了生理性兴奋作用，提升人体功能，增强了免疫功能。实验研究也发现，埋线疗法对免疫球蛋白偏低者有升高的作用，也就是提高了免疫功能。

和针灸一样，穴位埋线疗法的作用机制尚不能完全明确，虽然在免疫机制调节方面取得了一些成绩，在免疫球蛋白调节、淋巴细胞激活等方面有了相关报道，但仍然有较多的困难和阻碍。这也将是埋线疗法的临床应用者、科研工作者今后必须要重视的。

# 第二章

# 埋线疗法的工具

埋线疗法发展早期，我们多采用穿线法、切埋法、割埋法、结扎法、注射器注射针头埋线法、腰穿针埋线法等，存在创伤大、操作复杂、感染概率高及痛感强、患者不易接受等缺点。20世纪80年代后，穴位埋线的发展就基本处于停滞状态，主要原因是埋线工具没有进一步改变。随着新的埋线器具的出现，穴位埋线进入了微创时代，专用埋线针相对较细，相当于5～8号注射器针头，操作过程也类似肌内注射，可以将可吸收线快速注入穴位，操作得到了简化，患者痛苦、感染发生率都下降了。这也为穴位埋线疗法在临床中广泛应用创造了十分便利的条件。

## 第一节　埋线工具简介

关于一次性专用埋线针的专利有很多。埋线针大体由针柄、针芯、空心针体构成，有的还设置有弹簧结构。针柄和针体是紧密、牢固相连的，针芯则经过针柄穿入不锈钢针体内。埋线针的针柄偏长，方便医师进行握持，且为了更快速刺入皮肤，设计有增加摩擦的花纹。未使用前，我们会使针芯和针柄间留有间距，方便穿线，而有弹簧设计的埋线针，针芯在自然状态下可以弹起1～2cm高度，针尖端就会留有一个可以放置线体材料的空隙。针芯完全推入针柄、压至底部时，一般针芯前端超出针尖2mm，当置有线体的埋线针刺入穴位后，推动针芯就可以将线体完全推入穴位内。另外，针体上有刻度，方便操作者根据施术部位的解剖结构，控制埋线深度。

一次性使用的无菌微创埋线针，类似于穿刺针，还有套管设计，因为它就是在套管针、注射器针头或腰穿针的基础上发展起来的，是不锈钢材料的，由工业化技术生产，免去了每个医生用各种针具改造的烦琐过程，更具针体细、锋利、无菌、痛感小的优点，长度一般为 5 ～ 7cm，针芯尖端呈平面，具有 7#、9#、12#、16# 等规格。7# 针具用于面部美容、颈部及手足穴位，9#、12# 为常用规格，16# 在肌肉丰厚的穴位和腰椎病、疼痛性疾病和慢性顽固性疾病方面应用较多。

常规使用一次性埋线针进行埋线操作时不需要特定手法，装线、进针、进针芯、退针芯、退针即可，可以明显减少医生操作的疲劳；弹簧的设计理念则做到针芯的自由控制，防止以前常出现的下滑顶线；线体隐藏在针体内，可以减少进针阻力和污染风险；持握部位设计合理，且针尖锋利，能更快速、更准确、更便利地进针，即使没有局部麻醉，疼痛也是非常轻；结构合理精巧，工艺简单、成本低，适合批量化生产，在包装上又强调了密封、灭菌，也就为广泛开展穴位埋线疗法创造了十分便利的条件。

著名穴位埋线专家杨才德教授又对一次性埋线针进行了进一步的创新和改制，提出了线体对折旋转埋线法，取消了针芯，进一步节约了生产成本，使操作者的动作更加简化，减轻了医生的劳动强度。杨教授创制的埋线针刀是埋线和针刀疗法相结合的、全新的疗法和技术。它是通过针刀对穴位或病理解剖部位进行松解治疗后，将药线或其他线体材料留置于穴位内。无痛治疗是医学及社会发展的需要，无痛化更是患者们普遍期盼的，是发展趋势，也是一定会实现的目标。目前临床上使用的一次性埋线针已较之前又有了更大的进步，自动埋线针、自动埋线器等工具的设计思路也不断产生。

笔者综合了现有的埋线针、自动埋线器的设计理念，发明了一种自动穴位埋线枪（专利申请号：201721834169.2）。这种自动穴位埋线枪具备破入针、埋线枪本体、平头顶针、撞针、撞针电机、档位组件、线盘、线盘盒和电动刀等组件。破入针置于埋线枪本体的中心位置，并且从埋线枪本体的头端伸出，破入针从埋线枪本体伸出的端部设有可置入可吸收线的进线口；平头顶针从埋线枪本体的尾端部伸入埋线枪本体内，并且平头顶针可伸入破入针的内腔中；撞针的头端部与破入针的尾端部贴合在一起，撞针由撞针电机进行驱动，并且撞针可推动破入针从埋线枪本体的头端部伸出；档位组件和线盘盒设置在埋线枪本体上，线盘置于线盘盒内，并且线盘上设有可吸收线，电动刀则设置于埋线枪本体内。操作基本是全自动化的，包括以下步骤：①使用无菌敷料镊经进线口将固定长度的可吸收线置入破入针；②根据操作部位的解剖结构，预估刺入深度，调节档位组件至所需刺入深度，并固定；③按下电机正转按钮，撞针电机驱动撞针前冲撞击破入针；④破入针到达档位组件设定的位置后，撞针贴合在破入针的第一端部，将微动开关按下，控制板发出信号使撞针电机暂停工作，停止前冲；⑤手动推动平头顶针，固定长度的可吸收线在平头顶针推顶下置入人体，有阻力时，按下电机反转按钮，撞针电机驱动撞针回缩；⑥破入针在第二复位弹簧驱动下回弹至原位；⑦平头顶针在第一复位弹簧的作用下回弹至原位；⑧拔出埋线枪本体，准备下一次操作。

如果应用线盘则可以省去装线的过程，按如下步骤进行：①盘动线盘，将可吸收线盘置入破入针，根据线盘刻度调整所需可吸收线长度；②按下电动刀按钮，启动电动刀，裁剪可吸收线；③调节档位组件至所需刺入深度，并固定；④按下电机正转按钮，撞针电机驱动撞针前冲撞击破入针；⑤破入针到达档位组件设定的位置后，撞针贴合在破入针的第一端部，将微动开关按下，控制板发出信号使撞针电机暂停工作，停止前冲；⑥手动推动平头顶针，固定长度的可吸收线在平头顶针推顶下置入人体，有阻力时，按下电机反转按钮，撞针电机驱动撞针回缩；⑦破入针在第二复位弹簧驱动下回弹至原位；⑧平头顶针在第一复位弹簧的作用下回弹至原位；⑨拔出埋线枪本体，准备下一次操作。

这种自动穴位埋线枪的工作方法，工作原理简单，易于操作，工作过程自动化程度高，具有两种使用方式，使用方法灵活，能够根据具体情况选择合适的工作方法。类似这些全新工具的产生会进一步减少患者的针刺痛苦，必将带来穴位埋线技术的又一次飞跃。

## 第二节　埋线疗法的线体

穴位埋线疗法所使用的线一般为可吸收外科缝线，广泛应用于各类外科手术中。当今医用外科缝线按照原料的来源、可吸收性及构成方式进行分类。埋线疗法从现代科技的成果中广泛汲取养分，西为中用，从而不断地提高中医治疗的疗效。随着生产技术的发展，几十年来科技工作者不断研究，各类具备优异特性的可吸收线逐渐产生。从羊肠线、胶原蛋白线到聚乙交酯（PGA）线、聚丙交酯（PLA）线、聚乙丙交酯（PGLA）线等，为穴位埋线提供了巨大的帮助。PGLA线是最具备应用前景的生物医学材料之一，它由聚乙交酯、聚丙交酯按配比共聚所得，具有良好的生物相容性，很少有组织反应，且具有良好的降解性，能降解为二氧化碳和水，尤其适合穴位埋线疗法。

## 一、医用羊肠线

羊肠线是从羊肠黏膜下的纤维组织层或牛肠的浆膜连接组织层得到的，主要成分是一种骨胶原，为多肽类物质，而后再进行化学处理、拉伸、加捻、磨光，浸泡于适当液体中，以增加其柔韧性。

羊肠线还有平制和铬制两种。规格按线的直径大小分为 0.04 ～ 1.16mm 共 14 种，按临床实际需要选用。平制线指不经过铬盐处理而制成的羊肠线，强度在体内能保持5 ～ 10 天，残留物可在 70 天左右完全消失。铬制羊肠线是指羊肠线经铬盐处理，增强了抗机体吸收能力，强度在植入体内后 14 ～ 21 天完全消失，而残留物的吸收则需 90天以上。除了铬盐处理影响线体的吸收，线体的植入层次等也会影响吸收速度。此外，由于羊肠线吸收是通过蛋白酶来分解，患者的年龄、性别、营养状况等也同样是线体吸收的影响因素，线体如果吸收不充分，在体内停留时间延长就会被人体纤维缠绕，在体表触摸时就会有结节感。尽管结节比较稳定，不会发生感染等其他并发症，对人体并无多大影响，但往往会导致患者紧张，引发医患矛盾。

羊肠线的突出优点是价格便宜，但缺点是显而易见的，在植入人体几天后，它的强度就快速下降，且因为是基于天然材料制成的，成分和性能变化很大。此外，羊肠线需要保存在生理盐水或其他保养液中，用于保持其柔软度和弹性，在使用前需纱布吸干，增加了操作步骤。在我们的临床实践中发现，羊肠线会引起较强烈的局部组织反应，这和它的蛋白成分、加工添加物、重金属铬等因素密切相关，容易引起免疫反应，特别是某些过敏体质患者。添加剂、重金属铬还是组织反应、感染的重要元凶。此外，使用羊肠线的结节形成率也较高，这和它的吸收率有关。羊肠线是全世界最早使用的生物吸收线，因为它的诸多缺点，已逐步被新型生物可吸收缝线取代。

## 二、改良羊肠线

为了解决传统羊肠线的不足，科技工作者再次通过各种方法对羊肠线进行加工、处理，也经过临床实践证明有更好的疗效，这种线就是改良羊肠线，也称为改性羊肠线。现简要举例说明。

## （一）羊肠线浸泡液

羊肠线的中药浸泡液属于中医外治法的中药剂型，其组成成分：川乌 25 ～ 30g，生草乌 25 ～ 30g，当归 25 ～ 30g，红花 25 ～ 30g，羌活 25 ～ 30g，独活 25 ～ 30g，干姜 25 ～ 30g，川芎 25 ～ 30g，桂枝 25 ～ 30g。

上述中药置于 75% 酒精 800 ～ 1000mL 中，密封浸泡 5 ～ 7 天，滤取药液即得。经过上述中药药液浸泡的羊肠线可以拓宽治疗范围，增强疗效。其主要用于颈肩腰腿痛、哮喘、慢性支气管炎等慢性疑难杂症。

## （二）药物羊肠线

医用羊肠线、当归、红花和水以 1：2：2：200 比例混合，煎煮 15 分钟，自然晾干后，采用重量比 1：1：2 的麝香、硫黄、苍术药末熏蒸，温度控制在 300 ～ 400℃，熏蒸 10 分钟后得到的经浸药和药熏的羊肠线，即是可用于埋线疗法的药物羊肠线。

药物羊肠线因为具备了穴位的物理刺激和药物刺激的双重作用，单次疗效维持可达 15 天，疗效高于单纯的羊肠线。

## （三）胶原蛋白线

胶原蛋白线是美国 20 世纪 60 年代开发的产品，以高等动物骨胶为原料制成，胶原的纯度比羊肠线高，组织反应小，可通过调节分子交联程度来调整体内吸收的速度。

### 1. 胶原蛋白线的类别

胶原蛋白线按材质不同分为三种：快吸收型、保护吸收型、特殊型。快吸收型：埋植入人体后 8 ～ 10 天开始吸收，完全吸收需 30 ～ 45 天，主要用于整形、美容、塑身等。保护吸收型：埋植入人体后 14 天开始吸收，完全吸收需 45 ～ 60 天，可广泛用于各科疾病的埋线治疗。特殊型：有效支撑时间为 56 ～ 63 天，完全吸收需 120 天以上，用于特殊需要的埋线。胶原蛋白线也有很多的规格，由粗到细分为 1#、1/0、2/0、3/0、4/0、5/0 等，适用不同部位的埋线，其中 1#、1/0、2/0、3/0 在临床上最为常用，而 4/0、5/0 线体比较细，常用于面部除皱、线雕等美容治疗。

### 2. 胶原蛋白线的特点

（1）胶原蛋白线由纯天然胶原蛋白精制加工而成，吸收时间短，加酶处理，酶解吸收。

（2）组织相容性好，在人体内无排异性和不良反应。

（3）结构细致精密，线体周围形成抑制细菌生长的环境，有利于伤口愈合。

（4）能随体液变软，不损伤人体组织，有效地避免了患者因普通缝线需拆线而造成的痛苦和精神负担。

（5）吸收完全，不留瘢痕，是良好的整形美容材料。

（6）线体表面光滑、无毒、无刺激、无抗体反应，可有效避免炎性反应、硬结形成等。

（7）吸收快速，不影响患者的活动。

（8）容易保存，打开包装的线体在空气中不会改变性状，不分解。

### （四）高分子聚合物线

医用高分子生物降解材料是一类能够在体内分解的材料，分解产物可以被人体吸收、代谢，最终排出体外。这些材料是近几年逐渐发展起来的，在应用中，医用高分子生物降解材料的降解速度和可吸收性能够根据不同需要，通过对材料进行化学修饰，使用复合材料和选择降解速度合适的材料，来调节降解速度及与机体相互作用的方式。高分子材料线在外科医学领域的应用已经相当成熟，而选择其作为穴位埋线的材料，可减少患者针刺治疗的痛苦和就诊次数，达到方便、微创、有效和可控的要求。这就给埋线疗法带来了又一次重大革新。代表性材料有聚乙交酯（PGA）、聚丙交酯（PLA）、聚乙丙交酯（PGLA）。

PGA：聚乙交酯也称聚乙醇酸、聚羟基乙酸，这种缝合线是继羊肠线之后应用最早和最广的品种，属于合成纤维。它在体内通过水解被吸收，强度下降快，现已大多采用聚乙丙交酯手术缝合线替代。

PLA：聚丙交酯也称聚乳酸纤维，除了医学用途，PLA 纤维作为一种绿色环保纤维，广泛应用于服装、家纺等传统纺织品领域。

PGLA：聚乙丙交酯是采用高新化工技术把聚乙交酯和聚丙交酯按照一定比例共聚得到的一种新型材料，其降解产物为人体代谢物乳酸和羟基乙酸。乳酸在人体内最终以二氧化碳和水的形式排出体外，而羟基乙酸可参与三羧酸循环或以尿液等形式排出体外，因而对人体组织没有毒性作用，无急性血管反应，在体内存留强度大，吸收速度快。这类聚合物都具有可降解性和良好的生物相容性，在医疗领域中得到了广泛的应用，也可以广泛应用于埋线临床。目前，常见的 PGLA 线是 PGA∶PLA 以 90%∶10% 的比例合成的。其生物和化学性能如下：①无菌、无致热原；②溶血率 ≤ 5%；③无急性全身毒性反应；④细胞毒性反应不大于 1 级；⑤无皮内刺激反应；⑥无皮肤致敏反应；⑦植入体内 3 个月后组织学反应良好；⑧ Ames 试验阴性；⑨符合 GB/T 16886.9–2022 的技术要求。

中医学的发展都是伴随着社会经济、文化、科技、生产力水平的进步，最早的针具有骨针、石针、陶针，冶金技术的发展致使出现了铁针、铜针、金银针，到我们现在广泛使用的不锈钢针，不锈钢针也不断变细且保持着良好的刚度和韧性。现代针灸学理论和技术的发展也很大程度上受制于针灸工具的开发和进步。穴位埋线疗法作为针灸技术中的一种，也一样如此，埋线工具和植入材料的进步，促进了临床理论的革新和临床疗效的提高，适应证范围也不断扩大，相信穴位埋线疗法必将经久不衰，在当今中医药疗法中发出璀璨的光芒。

第三章

# 埋线技术操作

埋线疗法属于针灸技术中的一种，针灸操作从开始准备到操作过程及治疗后处理都有其规范性，同时埋线疗法又是一种有创操作，可以说埋线疗法属于中医、针灸的微创手术。因此，埋线在无菌操作方面有严格的要求，操作者需要详细了解并掌握，避免产生严重并发症，造成不良后果。

## 第一节　埋线操作前准备

### 一、埋线针具的选择

埋线针是埋线疗法的核心工具，工欲善其事，必先利其器，埋线治疗效果的好坏，和埋线针质量的高低密不可分。质优的埋线针，针尖要端正不偏，光洁度高，针尖的切面坡度适中，锐利适度，进针阻力小；针身需光滑挺直，圆正匀称，坚韧而富有弹性；针根处不得有伤痕剥蚀；针柄便于捏持施术，针柄、针身要固定牢固不松脱。

进针操作前，操作者必须认真检查，如发现针具损坏或不符合上述要求者，必须予以剔除。

#### 1. 检查针尖

针尖有无钩曲或发毛。医者戴好灭菌手套，用拇、食、中三指捏持针柄，用无名指端抵抹针尖，轻轻向远端触摸滑动，如有钩曲、发毛，就会有涩滞感，甚至钩破灭菌手套。

#### 2. 检查针身

若针身粗糙、斑驳锈蚀明显或有折痕，肉眼观察即可发现。针身尤其是针根处要仔细检查。

### 3. 检查针柄

检查针柄是否有松动，可用一手持针柄，另一手捏紧针身，两手用力拉拔，或交互捻转，有问题即可察觉。

### 4. 其他

此外，埋线针具还需重点检查针刃是否锋利，有无卷刃等情况。

## 二、埋线操作练习

针刺的疗效在于手法，手法的技巧则在于反复练习。手法是非常重要的一个环节，和外科医生的基本功——分离、止血、缝合、打结一样，纯靠听讲、看书，不能解决问题，非实际练习不可。须知用针治病，是在穴位做各种各样的动作，来调整机体平衡，纠正病理现象。由于治疗目的不同，必须用不同的手法，如提插之深浅、用力之轻重、捻转之幅度、进退之疾徐，都要有一定的技巧。

针灸疗效高的医生，首先要有高的针灸操作水平，功底过硬，手随心动，一刺即入，这种情况下患者仅感微痛，但痛感转瞬即逝，甚至不痛，手法操作灵活则得气迅速，针感稳定扩散，气至病所，针后患者感舒适。手法操作拙劣者，患者最先的感受是痛感强烈，如锥刺股，徒伤肌肉而疗效低，甚至出现后遗症或发生医疗事故。因此针法操作需要反复练习，熟能生巧，具体可从以下几方面入手。

### （一）练针的姿势与持针方法

埋线操作时间较久，且常连续治疗多个患者，对医者的体力和耐力是比较大的考验，同时力量是聚集于指端发出，更要求医者有较强的精神力、专注力，这要求医者反复进行姿势训练。总的要求：坐要端，头要正，身要直，臂要曲起，脚要站稳。持针时要指实掌虚，拇、中、食三指齐力，无名指和小指略翘起，下针提插捻转，皆需摒除杂念，专心致志，凝神静气，尽一身之力，轻巧灵活运用针具。医者可借助练习马步、《易筋经》的静功部分，来提升身体耐力，增强针灸姿势的持久力。姿势正确之后可进行以下的指力和手法练习。

### （二）指力的练习

将粗草纸裁成 10cm×10cm 见方，用 40～50 张叠在一起，四周以线绳扎并压紧，用 28 号不锈钢长柄针练习。初学时用 1 寸的短针，逐渐增加到 3～4 寸的长针反复练习，不拘次数和时间，每天坚持 20～30 分钟即可。持针的方法是以右手或左手的拇、食、中三指捏住针柄，和握毛笔的姿势一样，拇指在内，食、中指在外，无名指和小指略略翘起，使手心空虚。把纸块平放在桌上或用另一手托平，将手臂悬空，不能有依靠，收腹挺腰，全身精力集中于腕、指，属意于针尖，将针身垂直做捻进捻出、上提下插之动作。捻转之幅度是左右往复，以不超过 180° 为原则。其基本动作有如下四种。

捻：是以拇、食、中指力练习三指持针柄，拇指向前，食中指向后的动作。

转：是以食、中二指向前，拇指向后的动作。

提：是在转针时稍稍向上提起的动作。

插：是在捻针时轻轻向下施加压力的动作。

捻、转、提、插分开来讲是四个动作，但在练针时要把捻、转、提、插四个基本动作结合起来，成为一个连贯的动作，做回旋式进进出出，反复练习。欲进针时则捻、插的力量大，即向下进的多些；欲出针时则转、提的力量大，即向上出的多些。

在练针时，不论做什么动作，都要保持重心平衡，针身垂直，不能操之过急，不要用力过大，使针身弯曲。同时不能将针身刺尽，要留 3～5 分在外边，因此临床上切忌将针身刺满，以防止由于针根部折断，不易取出。针练坏了再换新的。先练短针粗针，渐渐改为长针细针，日久就有指力了。未经练习者短时间即感手指酸困，不必急于求成。

### （三）针刺手法的练习

在草纸上练习一段时间指力，有了一定基础后，再进一步就要练习手法操作的灵活性。可用布缝一小袋，中实棉絮，如小枕头样。用长、短、粗、细各种毫针刺入，行捻、转、提、插的基本手法，以练习手指的灵活性。这一阶段就是由拙到巧的过程。

练习这种动作时，其持针法仍如前所述，刺针方向可以做前、后、左、右、上、下、平、斜、直、横等各式动作练习，以便于临床在各种不同的姿势及各个穴道上刺针，为行针得气、进行补泻手法打下基础。

基本手法操作灵活后，可进行透刺练习，这在埋线疗法中非常实用，方法是在布袋的一个位置确定一个点，而后在他处再确认一个点，利用长针进行练习，从一个点刺入后从另一个点穿出。还要进行各类特殊手法训练，比如"五刺法"、各类补泻手法。只有在布袋上操作熟练后，在人体操作才会得心应手。

# 第二节 埋线的无菌操作

## 一、无菌原则

无菌原则贯穿整个埋线治疗的过程中，如术前的无菌准备、术中严格无菌操作及周围环境、术后创口的妥善处理等。这些无菌原则对于进行埋线操作的医务人员来说必须遵守，这样才能有效预防埋线操作中的污染，以及感染问题，才能保证患者的安全。如果发生了感染，就会增加患者痛苦，造成永久性功能障碍，甚至危及生命。

### 1. 患者皮肤准备

埋线操作前的皮肤准备是为了给埋线创造更好的条件，保证穴位定点清晰可见、术野开阔清洁、无毛发干扰等。

术前建议患者先洗澡，清洁皮肤，常规埋线操作后建议患者 24 小时不碰水。

头颈埋线前，对头皮进行清理、留点，必要时剪除部分头发。

会阴部埋线手术则需剃毛。

皮肤如留有膏药或其他敷贴物的残留，应用松节油等擦去。

### 2. 治疗部位的消毒要求

（1）一般要求

以穴位定位点为中心，以 3～5cm 为半径，用安尔碘溶液消毒 2～3 遍，或先用 2% 碘酊消毒 2 次，再用 75% 酒精脱碘。消毒顺序为由内向外，不可重复，不留空隙。亦可以操作区域的中心线，平行依次消毒，由内向外。

（2）特殊要求

发际线部位仔细消毒，次数可以增多。

会阴部、肛门附近，消毒面积要足够大，消毒要严格，保证消毒彻底。

关节部位一定要前后左右消毒，注意褶皱部位。这是因为在操作时需要用手扶持关节。

手指和脚趾部消毒时要求掌面和背面各指、趾全部消毒，尤其注意指（趾）蹼部、指（趾）甲部。

腰骶部埋线经常涉及椎间管外口、关节突关节等深部组织，要扩大消毒范围，以定位穴位为中心，以 10cm 为半径。

肢体关节处及埋线定点范围广，且要做屈、伸运动或手法操作的部位，要求和骨科的消毒法完全一样。

## 二、医护人员的无菌术要求

### 1. 一般要求

进入埋线治疗室的医务人员应戴好一次性帽子、口罩，穿好隔离衣。

流动水清洗手、前臂。

戴一次性乳胶手套，准备各种操作工具、材料，不得触碰内包装。

按规范戴无菌手套，选取和操作者的手相适合的手套。

戴完手套后外面的部分为绝对无菌区，不可触碰污染区。

### 2. 特殊要求

对于较大的埋线术，要求和外科手术一样，因为可能涉及多个部位，埋线到达组织部位深，侵入组织面积大、毛细血管丰富。这些都存在易于细菌繁殖的条件，必须重点防范。

# 第三节　埋线的基本技法

## 一、埋线持针法

根据埋线针的长短、医务人员的熟练程度等分为单手扶持针法、双手扶持针法、单手"OK"持针法。

### 1. 单手扶持针法

此法适用于短针体的埋线针或进针操作还不熟练的医务人员。以优势侧手的拇指和食指的末节指腹相对，稳稳捏持针柄，其拇指指间关节微屈，食指各节也呈不同程度屈

3

曲状态，中指、无名指微屈或伸直轻轻抵住针体，不可用力过大导致针体弯曲。

### 2. 双手扶持针法

此法适用于针体较长的针。若以单手持针，其准确性和稳定性均较差，故采用双手持针。优势侧手的拇指和食指的末节指腹相对，稳稳捏持针柄，中指、无名指同上述单手扶持针法，扶持于近针柄部分的针体；另一手的拇指、食指末节指腹相对捏持于靠近针刃部的针体，两手将针牢牢固定，不偏斜，双手协同向下用力进针，完成操作。

### 3. 单手"OK"持针法

此法同属于单手进针法，适用于技术娴熟的医务人员。优势侧手的拇指和食指的末节指腹相对，稳稳捏持针柄，其余手指微屈。不同于单手扶持法，该法中指、无名指外展，不接触针体或其他部位，形似"OK"的表示法。该法减少了手指与针体的接触，进一步减少了针体污染的风险，同时因没有中指、无名指产生对针体的阻力，在进针操作时可以充分发挥拇指和食指从屈到伸过程中产生的弹射力，起到快速、无痛进针的作用。

## 二、埋线进针法

### （一）刺手、压手配合

针灸临床，一般将持针的手称为刺手，另一只用来按压穴位局部的皮肤，且具有揣穴、配合完成针刺操作等功能的手称为压手。刺手执行具体操作，刺手持针法已如上述，刺手、压手配合，进针时运用指力，使埋线针前锋快速刺入皮肤，再行飞法、推捻等操作，逐渐刺向深层。压手同样具有重要作用，有时可以是关键性作用。一是用以进针前再次揣定穴位；二是固定进针点周围皮肤，使埋线针能准确地刺中腧穴；三是帮助固定针体，防止摇晃和弯曲，同时在出针后可快速按压针孔，防止出血。如果运用压手方法熟练，不仅可减轻针刺的疼痛，使行针顺利，还能调整和加强针刺的感应，以提高疗效，故《难经·七十八难》言："知为针者，信其左。"

针刺时刺手和压手的左右协调历来受到重视，如《标幽赋》说："左手重而多按，欲令气散；右手轻而徐入，不痛之因。"两手相互配合，进针时一边按压，一边刺入，先使得针尖进入皮层，然后按照要采用的各种手法进行操作。

### （二）常用进针法

#### 1. 单手进针法

首先采用上述的单手扶持针法或单手"OK"持针法，一种进针方法是拇指、食指借助前臂力量，用力向下按压，中指随之屈曲，将针刺入，直至所要求的深度；另一种是借助腕关节瞬间屈曲发力，同时拇指、食指由屈曲转为快速伸直，将针弹射飞出，刺入软组织，而后拇指、食指向下按压，直至所要求的深度。

#### 2. 双手进针法

（1）爪切进针法

以压手的拇指或食指指甲掐按在穴位上，刺手持针，将针紧靠指甲缘刺入皮下。临床上星状神经节埋线法就需要应用此法，有效避开大血管，保证了埋线的安全性。

（2）夹持进针法

应用上述双手扶持针法，将针尖对准穴位点，在接近皮肤时，双手配合迅速将针刺入皮下，直至所要求的深度。此法多应用于3寸以上长针且针体较为柔软者的进针。

（3）舒张进针法

压手五指平伸，食、中两指或拇、食两指分开置于穴位两侧，刺手持针从两指间刺入。此法一般应用于皮肤松弛或有褶皱的部位，目的是让皮肤、软组织绷紧，以便进针，如腹部腧穴的针刺或埋线，常用舒张进针法。

（4）提捏进针法

以压手的拇、食两指将腧穴部的皮肤捏起，刺手持针从捏起部的上端刺入。此法应用于皮肉浅薄的部位，特别是面部腧穴的进针。这些部位无法直刺进针，且斜刺时亦需保证针体均在软组织内，因此采用提捏进针法。头面部埋线常用该法。

## 三、埋线的留针与出针

#### 1. 留针

进针后施以一定的行针、催气手法，使针刺部位产生经气的感应，这种针下的感应，在针灸临床上叫作得气，现代称为针感。针刺必须在得气的情况下，施行恰当的补泻手法，方能获得令人满意的疗效。《灵枢·九针十二原》言："针之要，气至而有效。"金元时期《标幽赋》言："气速至而效速，气迟至而不治。"针刺不得气的原因很多，除由于取穴不准，或因针刺角度、方向及深度有偏差，需加以纠正外，临床可以先留针，而后在留针的基础上行促使得气的手法。

留针就是在针刺不得气时，将针留置穴内，以待气至。《素问·离合真邪论》说："静以久留，以气至为故，如待所贵，不知日暮，其气已至，适而自护。"但穴位埋线疗法毕竟不同于常规针刺，一般不会长时留针，一是埋线针较传统毫针要粗，粗针本身就更加容易激发经气，促使得气，粗针长时留针容易发生意外情况，导致不良后果；二是穴位埋线被称为"长效针灸"，最核心的原因是埋植线在人体内可以有较长时间的穴位刺激，就是针刺的一种延伸，本身就有了长时留针的内涵。当然埋线疗法的操作者也可以有意地进行短时留针，时间控制在 5 秒内，在这 5 秒的时间里可进行埋线针的手法操作，如提插、捻转、摆动及探循等，以催气而促其气至，后行行气手法而令经气通畅。

### 2. 出针

在完成埋线的针刺操作、留针催气行气手法、植入线体后，就达到了一定的治疗要求，便可出针。出针也是埋线操作的关键步骤，是埋线操作的最后一个步骤，医务人员也应重视，不可疏忽大意。出针时，先以压手拇指、食指两指用消毒干棉球或棉签按于针孔周围。右手持针做轻度捻转并慢慢提至皮下，而后退出。《针灸大全》指出："出针贵缓，急则多伤。"杨继洲在《针灸大成》里记载："凡持针欲出之时，待针下气缓不沉紧，便觉轻滑，用指捻针，如拔虎尾之状也。"这些古籍论著都特别强调出针这一步骤，也提出了一些出针的流程、规范。

传统针刺出针后是否按压针孔，要根据针刺补泻手法来定，开阖补泻属于针刺辅助手法之一。用补法，则出针后迅速用干棉球或棉签按闭针孔；用泻法，则不按针孔，使邪气外泄。但开阖补泻手法，其实对人体邪正的调节作用甚微。对于穴位埋线来说，针体粗、进针略深，有一定的出血风险。因此，笔者认为，埋线疗法出针后均应及时按闭针孔，避免出血形成血肿，且按压时配合轻揉，可缓解患者疼痛，舒缓情绪，更加有利于经气的调动。

出针是埋线疗法主体操作的最后一步，但绝不是埋线疗法的最后一步，出针后还要注意保持针孔的清洁，用无菌敷料贴敷，防止感染，还应嘱患者休息片刻，观察患者精神状态等，交代埋线后饮食、运动、作息、情绪调节等注意事项，保证埋线疗法的有效性和安全性。

# 第四节　埋线手法

## 一、埋线的基本手法

埋线疗法属于针灸疗法中的一种，其手法与针刺手法大致相同。手法的目的无非就是催气和行气，这类手法统称为"行针手法"。行针的基本手法主要有提插法和捻转法两种。两种基本手法在临床使用时既可单独应用，又可配合应用。

### 1. 提插法

提插法是指将针刺入腧穴一定深度后，施以上提下插动作的操作手法。针由浅层向下刺入深层组织的操作谓之插，从深层向上引退至浅层的操作谓之提，如此反复地上下呈纵向运动的行针手法，即为提插法。对于提插幅度的大小、层次的变化、频率的快慢和操作时间的长短、应根据患者的体质、病情、腧穴部位和针刺目的等灵活掌握。使用提插法时的指力要均匀一致，幅度不宜过大，一般以 3 ～ 5 分为宜，频率不宜过快，每分钟 60 次左右，保持针身垂直，不改变针刺角度、方向和深度。通常认为行针时提插的幅度大，频率快，刺激量就大；反之，提插的幅度小，频率慢，刺激量就小。埋线操作时也会运用到提插法，用以催气、行气。此外，在施行特殊手法时也需要以提插法为基础。

### 2. 捻转法

捻转法是指将针刺入腧穴一定深度后，施以向前、向后捻转动作的操作手法。这种使针在腧穴内反复前后来回旋转的行针手法，即为捻转法。捻转角度的大小、频率的快慢、时间的长短等，需根据患者的体质、病情、腧穴部位、针刺目的等具体情况而定。使用捻转法时，指力要均匀，角度要适当，一般应掌握在 $180° \sim 360°$，不能单向捻针，否则针身易被肌纤维等缠绕，引起局部疼痛和滞针而出针困难。一般认为捻转角度大，频率快，其刺激量就大，为泻法；捻转角度小，频率慢，其刺激量则小，为补法。埋线操作时，捻转手法是最安全的行气、催气手法，运用最多，在某些埋线特殊技法中，捻转可以使线体揉捏为一体，增强刺激量。

### 3. 停、退、改、进

埋线针刺到达治疗点后，已达一定深度，但未触及骨面时，则停止继续刺入动作，退针稍许，改变进针角度及方向，再次缓慢推进。这些步骤亦可认为是埋线疗法的基本手法，广泛应用于探穴、植线、催气、行气和特殊手法中。

## 二、埋线的辅助手法

辅助手法是针刺操作过程所应用的一些配合手法，用于确定穴位，帮助进出针，调节针刺感应。如爪切、循摄、弹动、刮柄、扪按等。《素问·离合真邪论》云："必先扪而循之，切而散之，推而按之，弹而努之，抓而下之，通而取之。"就是本类手法的运用。常用手法有刮法、震颤法、循法、弹法、摇法、搓法、飞法等。

### 1. 刮法

刮法是将毫针刺入一定深度后，经气未至，用指甲刮动针柄促使得气的方法。

### 2. 震颤法

震颤法是将针刺入腧穴一定深度后，右手持针柄，用小幅度、快频率的提插捻转动作，使针身产生轻微的震颤，以促使得气或增强祛邪、扶正的作用。《神应经》载："持针细细动摇，进退搓捻其针，如手颤之状，谓之催气。"

### 3. 循法

循法指入针后用手指于针刺穴位所在之经络上下推循以促使得气的方法。《针经指南》云："循者，凡下针于属部分经络之处，用手指上下循之，使气血往来而已是也。"《针灸问对》云："下针后，气不至，用手上下循之，假如针手阳明合谷穴，气若不至，以三指平直，将指面于针边至曲池，上下往来抚摩，使气血循经而来。"本法源于《素问·离合真邪论》"扪而循之"。

### 4. 弹法

弹法是针刺后在留针过程中，以手指轻弹针尾或针柄，使针体微微振动的催气方法。

### 5. 摇法

摇法指出针时摇动针体的方法。《针经指南》将其列为十四法之一："摇者，凡泻时欲出针，必须动摇而出是也。"《灵枢·官能》言："摇大其穴。"本法属于针刺泻法。

### 6. 搓法

搓法是在针刺入体内后，用右手拇指、食指将针向一个方面捻转（如搓线状）。此法有加强针感的作用。要注意转针时不要太紧，以防缠着肌肉纤维产生剧烈疼痛。

## 7.飞法

飞法指促使针身颤动的手法，或指将针向前推进。《医学入门》言："以大指次指捻针，连搓三下，如手颤之状，谓之飞。"

# 第五节　埋线的特殊技法

《灵枢·官针》言："凡刺有五，以应五脏：一曰半刺，半刺者，浅内而疾发针，无针伤肉，如拔毛状，以取皮气，此肺之应也。二曰豹文刺，豹文刺者，左右前后针之，中脉为故，以取经络之血者，此心之应也。三曰关刺，关刺者，直刺左右尽筋上，以取筋痹，慎无出血，此肝之应也，或曰渊刺，一曰岂刺。四曰合谷刺，合谷刺者，左右鸡足针于分肉之间，以取肌痹，此脾之应也。五曰输刺，输刺者，直入直出，深内之至骨，以取骨痹，此肾之应也。"五刺法（半刺、豹文刺、关刺、合谷刺、输刺）是按照五脏（肺、心、肝、脾、肾）合五体（皮、脉、筋、肉、骨）的关系分成五种刺法的总称，也是一种针灸局部取穴的总纲。五刺法不仅局限于五体的治疗，还可以延伸到治疗其他组织器官疾病上，内、外、妇、儿、伤各科疾病均可应用，也是埋线疗法临床应用时取穴、运用手法的指导，属于特殊针刺技法。

## 一、半刺

"半刺者，浅内而疾发针，无针伤肉，如拔毛状，以取皮气，此肺之应也。"半刺和浅刺、埋线的皮下植入线体有异曲同工之妙。半刺法是浅刺快出、不伤肌肉的刺法。这种刺法是浅刺于皮肤，刺得浅、出针快，好像拔去毫毛一样，而肺为呼吸出入之门，主一身之表，六淫之邪犯人，首先犯肺，故对于外邪入侵所引起的肺系疾病可以施以半刺法。现该法用于肺系疾病、皮肤病、小儿疾病，甚至妇科、神经内科疾病也有应用。

## 二、豹文刺

"豹文刺者，左右前后针之，中脉为故，以取经络之血者，此心之应也。"豹文刺是指以穴位为中心，左右前后都刺，刺中血络，使之出血的方法。此法直中血脉，而心主血脉，故和心相应。该法在临床上多用于疖痈、带状疱疹、关节韧带损伤。

### 三、关刺

"关刺者，直刺左右尽筋上，以取筋痹，慎无出血，此肝之应也。"该法争议较多，《刺法灸法学》参考《类经》认为，这种刺法多在关节附近的肌腱上进行针刺，故名关刺。清·周学海《内经评文·官针》解释关刺为"谓直刺又左右之其深尽筋上也"。综合以上论述，结合临床实践来看，关刺是一种多向刺法，先直刺然后将针提至皮下朝各个方向斜刺，深度应达到筋的层次，用于治疗筋痹，临床多用于治疗各种关节疼痛。部分医家进一步扩展了关刺的治疗范围，用于中风后肌张力增高、枕神经痛等。

### 四、合谷刺

"合谷刺者，左右鸡足针于分肉之间，以取肌痹，此脾之应也。"合谷刺是将针深刺入分肉之间，左右各斜刺一针，形如鸡足，用以治疗肌痹，因脾主肌肉，所以与脾相应。临床上，合谷刺用于治疗颈椎病、肩周炎等骨关节、肌肉疾病。此外，通过合谷刺的左右鸡足，可以扩大松解面积，增加治疗部位的血流灌注，提高临床疗效。

### 五、输刺

"输刺者，直入直出，深内之至骨，以取骨痹，此肾之应也。"输刺是指直进针、直出针，深刺至骨，以治疗骨痹的针刺方法，因肾主骨，故与肾相应。该法临床上多用于治疗骨痹和病变较深的病证，如颈肩腰腿痛。

《灵枢·官针》云："凡刺有五，以应五脏。"即通过运用半刺、豹文刺、关刺、合谷刺、输刺这五种不同刺法，刺激与五脏相应的"五体"，继而对相应脏腑发挥特定的调节作用，从而治疗疾病。五刺法是针刺手法的重要组成部分，也是针灸局部取穴原则的体现。更重要的是，五刺法提示我们在临床实践中，应当将病位－刺法－针具有机结合，才能做到"针至病所"。正如针灸大师周楣声所云："穴不在多，贵在中的。乱矢加身，有害无益。"埋线疗法采用五刺法操作时，不仅可以加强埋线针针刺的针感，更好地激发经气，达到进针、出针即有效的目的，还可通过手法的操作可以扩展疾病范围，扩大治疗面积，减少穴位的使用，明显提高埋线疗法的患者体验感。

# 第六节 埋线操作注意事项

## 一、埋线刺入角度

埋线针针体与皮肤表面所形成的夹角，称为刺入角。

### 1. 直刺

一般情况下，针刺都是对准穴位点，垂直于皮肤表面90°进入体内，并达到所需要的部位。该法进针最快，且在体内通过的路径最短，安全系数最高。《灵枢·九针十二原》言："正指直刺，无针左右。"

### 2. 斜刺

由于某些体表定点和体内所需达到的治疗部位并不在一个垂直线上，针体需要和体表皮肤形成一定的角度，大小为15°～90°。一般出现于以下几种情况：①原针刺定位点皮肤有瘢痕、损伤等不便于进针；②原针刺定位点附近有较多肌腱、大血管、神经等，不便于进针，为防止组织损伤，从其他定位点斜刺进入后再慢慢推针到达所需深部治疗部位；③可以垂直进针达到深部治疗部位，但容易发生定位不准而导致深部组织、脏器损伤的，可于周围其他定位点斜刺进针后，慢慢推针到达治疗部位上方，而后调整针体为垂直进针，直至到达所需治疗部位，如曲垣穴；④体内治疗部位在体表有垂直投影点，但从此点进针较为困难，可从他处斜刺，而后调整角度进入治疗部位，如丘墟穴。

### 3. 平刺

针体和定位点皮肤夹角小于15°者称为平刺，一般用于皮肉浅薄处或胸肋部穴位，如印堂、章门、膻中等。

"条条道路通罗马"，有时体表定位点只是深部治疗部位的垂直投影点，但这个点并不是唯一的，从其他点斜刺亦可到达所需部位，因此进针点、进针角度会受到解剖位置、治疗需要、患者体位等的影响，甚至不同医师会有自身的操作习惯，临床上不可过于拘泥，总以操作便利、安全有效为原则。

## 二、埋线刺入力度

埋线的力度包括两个方面，一是进针时的力度把握，二是运针的力度把握。进针时慢刺和速刺并不是核心问题，慢进针如果用力过小，仅使皮肤产生凹陷，而后刺入往往会有明显的针刺痛，导致患者畏惧针具破皮，而不愿接受埋线治疗。因此，我们提倡运用适当的力度快速刺入皮肤，有力度的同时使用寸劲，瞬时发力，破皮后泄劲，针具刺入皮下浅筋膜即可，可以大大减轻针刃刺入时的疼痛感，甚至可以无痛，也能保证安全。这对于医者的控针技能、掌握埋线技巧有很高的要求。针刺达到病灶后，有时需要用力切割摆动，此时医生要像《内经》要求的那样："手如握虎……神无营于众物。"用力稳住针体，将力通过埋线针传入针尖，对硬结、条索或穴位周围筋膜进行切开、松解。

## 三、埋线刺入深度

刺入深度就是针身刺入腧穴内的深浅度。针刺深浅度不是一个固定的数量，不能形成统一的规范，只能根据解剖结构制定一个安全范围。针刺深浅度受病情本身、刺激需要、患者体质、年龄等因素影响。《灵枢·刺奇论》言："刺骨者无伤筋，刺筋者无伤肉，刺肉者无伤脉，刺脉者无伤皮，刺皮者无伤肉，刺肉者无伤筋，刺筋者无伤骨。"《灵枢·官针》又言："一曰半刺，半刺者……五曰输刺，输刺者，直入直出，深内之至骨，以取骨痹，此肾之应也。"不同疾病产生的病灶位置深浅本身就不同，位于人体不同的层次，那么进针的深度也就会随之发生改变，而不是一味追求浅刺安全或深刺加大刺激量。此外，患者的体质状况、年龄对针感强度都有影响，进而影响我们的针刺深度。

虽然每个腧穴的针刺深度也有标准，但在临床实际应用时，不能忽视病情本身，以及患者的个体因素。

## 四、埋线刺入强度

埋线治疗的强度是单次治疗剂量和治疗频率的总和，同样与患者体质、承受力相关，关键在于患者的感受。患者体质偏弱，治疗点就要少，手法轻柔，刺激范围减小。病理变化不同，病程不同，治疗部位肌肉的丰满度不同，强度也就不一样。不同组织使用的操作强度也不一样，如骨骼、关节囊、神经丛周围，刺激时间要短，刺激量小，尽可能减少患者治疗的不适感；体质好，治疗点可适当增多，手法稍重，范围操作可大一点，治疗间隔可以缩短。若强度把握不到位，患者会出现晕针，疗效也不佳。

### 五、埋入线体长度

根据治疗的病种、治疗部位和患者情况的不同，可选择不用长度的线体，大多数情况下，3cm 长度的线能满足临床的普遍需要，某些顽固疾病或可以增加线体长度，而对于肌肉、脂肪浅薄的局部或体质偏弱者需要适当减少线体长度。

## 第七节　埋线操作意外的预防和处理

穴位埋线疗法属于针灸治疗技术中的一种，需要借助埋线针的针刺操作，将埋植物置于相应部位，因此也会发生和常规针刺操作一样的意外情况，需要加以避免，一旦发生及时处理。

### 一、滞针

滞针常由患者精神过分紧张而致肌肉强烈收缩，或医师在行针、施展手法时捻动幅度过大，导致肌纤维缠绕针身所致。滞针主要表现为针体在体内捻转提插滞涩、困难，甚至不能出针。

预防：对初诊患者，在进行埋线操作前要做好解释工作，缓解患者的紧张情绪；要选择合适的操作体位，避免肌肉处于持续收缩状态；操作医师的针刺手法要轻巧、快速，手法捻动幅度不要太大、粗暴，尽可能避免持续单向捻转，确因手法需要时也要注意为后续操作留有空间，不可过紧。

处理：一旦发生滞针且患者感觉疼痛时，仍需做好解释、沟通，避免患者进一步精神紧张，医生不可强行拔针，可用手指在滞针部位轻轻叩打，或小范围提插、抖动、震颤埋线针，使紧张的皮肤和肌肉纤维放松，解除缠绕，如是单向捻动幅度过大所致，可将埋线针向相反方向捻转，待针体松动后即可出针。

## 二、弯针

弯针是由于患者在留针过程中，突然变动体位，也可由于医者操作手法不熟练，用力过猛所致。穴位埋线穿刺没有留针这一步骤，因此埋线疗法发生弯针，多由于大肌肉、关节附近进针，患者因为紧张、疼痛而出现肌肉强力收缩或肢体躲避、关节活动；另外，医生的指力不够，无法快速破入组织；患者体位不合适，肌肉张力增高或者患者治疗中体位改变等，均容易导致弯针。

预防：医生需加强指力练习，做到轻柔、快速进针，减轻疼痛，患者应选择恰当、舒适的体位，在治疗过程中无须转换体位，避免肌肉张力增高。医生应避免在肌束进针，诱发肌肉收缩，在关节附近进针前应做好解释沟通，避免患者关节活动。进针后的手法也应保持轻柔，切忌大范围提插、摆动，特别是关节间隙，大幅度摆动容易导致弯针。

处理：医生在处理弯针现象时，要顺着弯针方向，缓慢退针，将针取出。若由于患者体位变动或肌肉收缩造成的弯针，先令患者恢复原来的体位，放松肌肉后再退针，不可用力拔针，以免进一步损伤人体组织或发生断针。

## 三、断针

断针一般发生于针体和针柄的结合部。针具质量欠佳，针体被腐蚀生锈，或针刺手法过重，患者因强刺激而肌肉突然收缩等，均可引起断针。

预防：针刺前，医生应对针具仔细检查，针刺时手法宜轻柔，针身不可全部刺入体内，操作前与患者充分沟通，告知患者不要变动体位，均可有效地预防断针。

处理：发生断针时要即时与患者沟通，避免因紧张、随意改变体位导致进一步意外情况。如果针身残端露于皮肤之外，用镊子下压残针周围皮肤，使针体暴露，再用镊子夹出即可。如残针完全陷入皮肤，针尖到达对侧皮下，可揉按断端针孔，使针从另一端透出皮肤，随之轻柔、缓慢拔出。如以上方法均不能取出者，残端在软组织内部，应采取手术方法，将针取出。

## 四、晕针

患者体质虚弱，精神过于紧张，或劳累、饥饿、过饱、大泻、大出血后，或针刺手法过重、体位不当等均可引起晕针反应。晕针时，患者突然出现头晕眼花、出冷汗、胸闷、恶心、心慌、面色苍白等症状，严重者可有晕厥、四肢厥冷、血压下降等症状。

预防：为了预防晕针反应，医者针刺前应充分与患者交流，缓解其紧张。选穴不宜过多，手法不宜过重，并尽量采取卧位针刺。对劳累、体弱、病后患者，应先休息片刻再行针刺。针刺过程中，医生应随时观察患者的表情及面色，发现晕针先兆，及时处理。

处理：若发生晕针，立即停止埋线，使患者平卧，头部放低，松解衣带，注意保暖，轻者静卧片刻，给予饮温开水或糖水，即可恢复；如未能缓解者，可针刺水沟，艾灸合谷、曲池、内关、足三里、百会等穴，必要时可配合现代急救措施。

## 五、血肿

穴位埋线操作若刺破血管，当出血量较大，未能充分、及时从针孔排出时，就会往周围疏松组织布散，形成局部血肿，并伴有疼痛。

预防：操作者需熟知解剖结构，针刺前仔细揣穴，尽量避开血管。当然，深部血管出血有时确实难以避免。因此，出针时应立即用消毒干棉球按压针孔片刻，并注意观察施术部位，及时发现出血、血肿，并采用正确、有效的处理措施，避免危害事件发生。

处理：局部出现血肿应及时发现，延长压迫止血时间，也可利用95%酒精棉球立即揉按血肿，这是笔者在临床上的常用方法，效果也非常明显，1～2分钟后血肿即可平复，24小时后热敷消肿止痛，对症治疗。

## 六、后遗感

当埋线操作的操作手法刺激量过大，或穴位定位不准时，操作结束后仍会在局部遗留明显的酸胀痛、麻木感，或患者感到乏力，持续时间超过2天，称为针刺后遗感。

预防：针刺进入穴位一般会产生较为舒适的酸麻感应，且1～2天即可缓解。因此，操作者应该加强穴位定位训练；操作手法也应熟练训练，做到手法轻柔、操作迅捷、果断，避免反复探穴。

处理：针刺后遗感明显，超过2天能不能缓解者，注意排除其他针刺不良反应，仅是针刺后遗感者，可局部艾灸、湿热敷等缓解软组织紧张，乏力者可艾灸百会、足三里等。

## 七、周围神经损伤

针刺导致神经损伤的事件时有报道，穴位埋线疗法因埋线针较传统毫针要粗，必然会有相关不良事件发生，部分操作部位临近神经干、神经节，更需加以关注。操作者应熟练掌握解剖结构，针刺时避开主要神经分支，进行蝶腭神经节、星状神经节等操作时，严格按操作规范进行，最大程度避免神经损伤。

如刺伤外周神经，产生相应临床症状，首先考虑保守治疗，局部热敷、光疗等促进线体软化、吸收，消除损伤后炎症反应，避免持续刺激损伤。待症状不再进一步加重后，可应用 B 族维生素，局部低频电、热疗等促进神经纤维修复，消除后遗症。如果症状无缓解，且持续出现症状，考虑可能是埋植在体内的线体引起神经组织二次损伤，应及时取出线体，而后按上述处理方案进行康复治疗。如刺伤神经根、神经干，出现触电样放射感，一般可自行消失，不需特殊处理，如遗留麻木、疼痛者，仍按上述方案处理。刺伤脑和脊髓者相对较重，但大多数患者经休息和对症治疗可逐渐康复，如发生严重头痛、恶心、呕吐等应注意密切观察，症状进行性加重、神志昏迷者，应及时应用现代医学方法进行抢救。如果遗留肢体功能障碍等后遗症，则需积极康复治疗，重建神经功能。

## 八、刺伤脏器

在重要脏器体表进针过深可伤及脏器，从而发生医疗事故。刺伤胸壁和肺脏，可造成外伤性气胸；刺伤脑脊髓，尤其是延髓（在哑门、风府部位进针过深），可危及生命；刺伤肝、脾、肾，可造成肝出血、脾出血、肾出血，甚至发生出血性休克；刺伤胆囊、膀胱、胃、肠，可导致腹膜刺激征和急性腹膜炎；刺伤周围神经根、干，可造成神经炎；刺伤皮下血管，可造成皮下出血等。对于上述种种针刺意外，应及时处理，抢救危重患者，必要时请专科医生会诊治疗。

# 第八节　埋线术后并发症的处理和预防

穴位埋线后产生的正常反应是对人体有利的，部分正常反应可能会引起患者不适，但症状较轻且持续时间短，不会对人体产生不良后果，故无须特殊处理，嘱咐患者调整作息、适寒温、节饮食即可。穴位埋线后的并发症，会引起患者的极度不适，严重影响患者的生活、学习、工作等，有些甚至会导致严重的不良后果，需要及时处置。

## 一、疼痛

因为穴位埋线所用针具较传统毫针要粗，故在操作时的即时痛感是普遍存在的，部分腧穴本身同样也会以痛感为得气的主要表现，故一般属正常反应，且埋线治疗有"长效针灸"效应，得气持续时间也比传统针刺长，故无须特殊处理，治疗后避免剧烈运动即可，一般 1 ～ 3 天即可消失。相关研究表示，疼痛产生可能与针刺和异物进入机体，局部组织损伤释放炎性因子，刺激神经末梢有关。若 3 天后仍有局部麻木胀痛，则是由于针刺过程部分损伤了外周神经，或线体埋植于神经附近，当人体活动时牵拉软组织，线体在组织中来回游走触碰到神经，导致麻木、疼痛发作。部分患者局部疼痛并有血肿形成，是针刺操作速度慢，软组织损伤较重，或定位不准、操作粗暴损伤了局部血管造成的，在软组织、血管未完全修复前，均会有持续慢性疼痛。

操作者需加强操作训练，尽可能减轻疼痛，避免疼痛。操作者需要加强手法训练以提高进针速度，并了解解剖知识，尽量避开血管、神经等，一般穴位均在软组织间隙，若穴位精准定位，从软组织间隙进入可以将痛感降到最低。如有异常疼痛不能缓解，可口服非甾体抗炎药如塞来昔布，疼痛剧烈者可口服曲马多；神经损伤导致的神经痛可口服普瑞巴林。疼痛症状亦可经局部红外线、低频脉冲电、高能红光等理疗消除局部炎症后得以缓解。若线体埋植靠近神经，可先保守治疗，嘱患者制动，局部热疗加速线体吸收、软化，确实难以缓解者，则需行切开取线。

## 二、眩晕、乏力

部分患者在操作中或结束后，甚至 1 周内均感眩晕、乏力，类似晕针现象，发生原因亦同晕针，多由于患者体弱、畏针而精神过度紧张，或过饥、过饱、过劳，或体位不当，女性处于月经期前后，或医者手法过重等。严重者则突然发生头晕目眩、面色苍白，甚至伴有血压下降等全身严重反应。另外要指出的是，有时候患者治疗当时无不适，数日后出现短暂眩晕发作，而后自行缓解，同时伴有疾病本身的症状缓解或消失。这是人体经过治疗后，气血循环进行了有效调节，发生的瞑眩反应。这种现象是人的体质或身体功能由不好转好，或人体在排出"毒素"时的反应，所以又称为排毒反应或者调整反应。瞑眩反应是暂时性的，不是每一个人都会发生，也不是只发生一次。

瞑眩反应的眩晕对于人体有正向作用，可自行缓解，无须特殊处理，嘱患者放松精神，注意适当休息即可，同时应让患者抓住人体的正向调整机会，积极治疗，以获全功。若属于晕针反应的眩晕，同样是可防可控的，医者针刺前应充分与患者进行交流，缓解其紧张；嘱患者饮食半小时后，或是休息后再进行治疗；需要关注体位选择、穴位选取数量，不是穴位越多越好，越全面兼顾越好，针刺过多的穴位只会分散人体恒定的气血津液，还会损伤人体的正气，不利于疾病的恢复，还会产生晕针等其他不良事件，正如著名医家周楣声老先生在《灸绳》中指出的"穴不在多，贵在中的，乱矢加身，有害无益"；医师在操作过程中应时刻注意患者病情变化，多询问患者有无不适感觉。如无特殊治疗需要，女性经期、经前 1～2 天，经后 1～2 天避免行埋线治疗，且体虚者慎用埋线治疗。

一旦出现类似反应，则按晕针进行处理。若发生晕针，立即停止埋线，使患者平卧，头部放低，松解衣带，注意保暖，轻者静卧片刻，给予饮温开水或糖水，即可恢复；如未能缓解者，可针刺水沟，艾灸合谷、曲池、内关、足三里、百会等穴，必要时可配合现代急救措施。患者返家后若仍有轻度眩晕、乏力，嘱其注意休息，避免劳累、熬夜，仍可继续艾灸治疗，直至症状消失。

### 三、出血、血肿

穴位埋线治疗因采用埋线针进行注入，而人体组织又分布有丰富的毛细血管，故少量出血是不可避免的。较多量出血的出现一般为操作不熟练、进针缓慢，导致软组织、较多的毛细血管损伤，或针刺直接损伤较大血管，部分是由于针具本身的问题，质量差、有钩曲、针尖设计不合理，从而致软组织、血管损伤。当出血量较大，未能充分、及时从针孔排出时，就会往周围疏松组织布散，形成局部血肿，并伴有疼痛。操作者需熟知解剖结构，针刺前仔细揣穴，尽量避开血管，当然，深部血管出血有时确实难以避免。因此，出针时应立即用消毒干棉球按压针孔片刻，并注意观察施术部位，及时发现出血、血肿，并采用正确、有效的处理措施，避免危害事件发生。

穴位埋线操作时注重轻、快，从软组织间隙进针，可以最大程度避免出血，少量毛细血管破裂出血一般出血量不多，经按压止血后多无不良反应。微量的皮下出血而局部有小块青紫时，一般不必处理，可以自行消退，消退缓慢者，24 小时后可局部热敷或用红外线灯照射，加快瘀血吸收。局部出现血肿应及时发现，延长压迫止血时间，也利用95% 酒精棉球立即揉按血肿，这是笔者临床上的常用方法，效果也非常明显，1 ～ 2 分钟后血肿即可平复，24 小时后继续热敷消肿止痛，对症治疗。

## 四、发热

发热不是一个独立性疾病，只是一个现象或症状，可以伴随穴位埋线治疗后的各个现象产生，有些是正常反应，有些是异常反应情况的其中一个表现。正常反应的发热一般为低热或自觉发热，主要是由于埋线后激发了人体的免疫反应。出现低热的患者，一般由于工作时间长、压力大、身心疲乏，或产生了轻度无菌性炎症，这些情况对于人体来说都是十分有利的，一定程度上激发了成纤维细胞、吞噬细胞等其他免疫细胞的活性，增强了人体的抗病能力，当免疫细胞和人体病理因子进行斗争时，就会产生低热或自觉热，这些都有助于很多临床症状的改善。部分患者由于平时缺乏锻炼，或埋线后饮食不规律、作息时间紊乱，导致免疫力一过性降低，也会有低热现象，则需对症处理。如果存在过敏、软组织损伤、治疗后感染等情况的发生，发热持续时间则会延长，或进行性加重，体温明显增高，需要及时、针对性治疗导致发热的病因，不能见热退热。

穴位埋线治疗后，激发机体免疫反应，产生局部温度增高或低热，一般持续 3 ～ 5 天，最长 1 周内即可消失，嘱患者多注意休息、多饮温水即可，无须特殊处理。若超过 1 周仍未缓解，部分患者出现低热症状持续 2 ～ 6 周，有报道 1 例患者持续低热 1 月余，或体温增高，出现全身反应，则需进行详细检查，是否存在感染、组织损伤、过敏等情况。出现有感染、组织损伤或过敏反应，则按相应异常反应对症处理。针对发热这一症状，则可采用物理降温、口服退热药、针刺大椎、风池、曲池等退热要穴。桂枝汤、葛根汤、白虎汤、小柴胡汤等也是常使用的有效方剂，可据证选用或合方。当出现持续高热时，应及时进行降温并送到医院进行详细检查，必要时由外科医生取出体内的外科缝线。

## 五、感染

埋线治疗如果严格按照无菌操作进行，一般不会发生感染这一术后并发症。由于施术者不重视无菌操作，皮肤消毒不严格，使用的工具、器械被污染，术后未正确处理、保护创口，或未进行合理、有效的术后管理，交代患者卫生方面的注意事项，就容易出现局部甚至全身感染。其主要表现为发热、局部红肿热痛，严重者局部化脓，甚至出现全身感染症状，白细胞计数、中性粒细胞百分比、C反应蛋白增高等。

穴位埋线治疗必须严格要求操作时重视无菌观念，设置独立治疗室，且定期紫外线消毒；术者操作时戴一次性口罩、帽子，施术部位严格消毒；针具、线体必须严格灭菌，且拆出后需即刻使用，不得暴露在空气中过久；操作结束后用无菌敷料覆盖创口，尽可能24小时内不碰水；患者应避免剧烈活动，以免出汗污染创口，3日内可应用百克瑞喷雾剂、利多卡因氯己定喷雾剂喷涂针口，预防感染。

埋线治疗后，患者如出现局部或全身感染症状，应当即停止继续埋线，应用抗生素治疗以缓解症状并控制感染，局部脓肿应用隔蒜灸、短波、高能红光照射等可有效促进脓液吸收，控制不佳时则需切开排脓。局部或全身感染时，应用中药同样可取得满意的效果，辨证得当，疗效甚至优于抗生素，这是笔者在临床工作中总结出的心得体会。根据感染出现的临床症状，应用六经辨证，多见的为太阳阳明合病、少阳阳明合病，体质虚弱者可见少阴病、少阴太阴合病等，桂枝加桂汤加生石膏、桂枝茯苓丸、大柴胡汤、白虎加桂汤、阳和汤、竹叶石膏汤、当归芍药散等可据证使用，薏苡仁、黄芪等药是最常用于抗感染的高效中药，可酌情使用。

## 六、过敏反应

因患者个体体质因素，可能会对埋线所用线体材料过敏，但随着线体材料的升级，这类情况已较少发生，PDO线、生物蛋白线经脱敏处理后，过敏发生率更低，但临床上仍当重视此异常反应，一旦发现，立即处理。少部分特殊体质患者可能对埋线针的金属或其涂层过敏，临床上也有观察到此类病例，文献中也有相关报道。还有部分患者是由于饮食的交叉过敏，表现为埋线后无异常反应，但食入牛羊肉、海鲜等易过敏食物后，出现埋线处的过敏反应，食入物可能既往无过敏情况。过敏常见表现为穴位埋线治疗后出现局部红肿、瘙痒、皮疹、发热等反应，甚至切口处脂肪组织液化，羊肠线溢出，严重者可能出现全身过敏反应，甚至休克。

为避免过敏反应的发生，操作者应严格掌握适应证，既往存在反复药物、食物或其他相关物品过敏的患者不推荐采用穴位埋线疗法，即使既往无特殊食物过敏，亦应嘱咐患者一周内勿食用牛羊肉、海鲜、榴梿、杧果等易致过敏食物，避免交叉过敏；如发现患者对金属针或涂层过敏，则应暂停埋线治疗；线体应选择 PDO 及以上材料，尽可能减少过敏反应的发生。一旦出现过敏反应，应停止后续穴位埋线治疗，给予抗过敏处理，如抗组胺药物（马来酸氯苯那敏、西替利嗪、氯雷他定等）或皮质类固醇激素（地塞米松等）治疗。笔者在临床上常应用中药、针灸应对过敏反应，常用腧穴有曲池、风池、血海、膈俞等，方剂可据证应用桂枝麻黄各半汤、桂枝二越婢一汤、麻黄连翘赤小豆汤、赤小豆当归散等。数日后若未再出现过敏反应，可减少激素的用量或停止激素的使用，严重过敏持续不缓解，甚至出现过敏性休克、窒息现象者则应立即就医，应用现代医学技术积极抢救。

## 七、结节形成

一般情况下，埋线后 1 周内可出现局部硬结，2 周左右线体进入分解代谢高峰期，硬结可逐渐缩小，1 个月左右线体完全吸收，硬结消失，但有部分患者在个别穴位出现难吸收的硬结，也称为线结反应。该反应为具有敏感体质的人，当线体埋入穴位后，人体对线体吸收不良，甚至产生排异反应所致，表现为埋线处出现红肿、硬结等类似炎症反应，严重者可出现化脓现象。此类不良反应一般出现在初次接受埋线的患者，也有部分患者初诊对线体吸收良好，却于第三或第四次埋线后出现皮下硬结或肿块不散情况。出现此类症状的患者或工作轻松，无工作压力，但多为痰湿、脾虚体质；或埋线时间正好处于梅雨、长夏等湿度较大的季节；或长期身心处于疲劳状态，可能是由于身心消耗、湿邪凝聚或脾虚失运导致机体代谢缓慢，难以将羊肠线吸收而成皮下硬结或肿块。硬结反应也常和过敏反应相伴存在，当线体材料进入人体，诱导人体产生过敏等变态反应，成纤维细胞聚集并对线体进行包绕，形成了难以吸收的结节。

关于线结反应的系统性、针对性治疗，文献中少有提及，局部热敷、注意休息的简单处理有时并不能收到理想的效果，一旦延误治疗，导致局部化脓，则只有外科切开取线、排脓一途。此举不仅对患者身体造成创伤，还会对原本追求形体美、寻求埋线治疗的患者产生严重的心理影响。如果考虑患者可能存在饮食物的交叉过敏，可予以口服氯雷他定 3～5 天，防止症状进一步加重。治疗方面，根据笔者经验，可选择电磁疗。该疗法采用永磁体材料的电磁片，正负极相对作用于穴位上，并接电针仪，通以连续密波治疗 30 分钟。该法具有镇静止痛、消炎消肿的作用，对于局部肿痛、无菌性炎症具有较好的疗效。如有顽固性结节，消散困难的，亦可联用灸法。《伤寒论》第 64 条有云：

"烧针令其汗，针处被寒，核起而赤者，必发奔豚，气从少腹上冲心者，灸其核上各一壮，与桂枝加桂汤，更加桂二两也。"条文原为太阳病逆证救治，文中所载火针后的"核起而赤"与该病例的红肿硬结有所类似，张仲景采用了艾灸的方法。《肘后备急方》中也记载有灸肿令消法："取独颗蒜横截厚一分，安肿头上，炷如梧桐子大，灸蒜上百壮。"综合前人的经验，可在硬结部位加用隔蒜灸。大蒜功能解毒消肿，加之艾灸辛温通散的性能，使痈肿更易透发消散，符合中医学"火郁发之"的理念。

第四章

# 埋线常用腧穴

　　穴位埋线疗法是中医针灸的发展和延伸,早期的埋植治疗不注重辨证取穴,一般取阿是穴。中医针灸在吸纳掌握此技术后,以脏腑、经络、气血等为理论基础,在中医整体观和辨证论治等理论指导下辨证取穴,开创穴位埋线疗法,临床疗效显著提高,并由此发展出了病根穴埋线、神经节埋线、埋线针等不同学术理论。

　　埋线常用腧穴与针灸基本相同,但是由于穴位埋线疗法具有自身的特殊性,所以在穴位的使用上具有自身的特点,并非每个腧穴都适用于埋线操作,如井穴、关节活动部位附近等一般不予埋线。穴位埋线的操作方法不同于针灸,在埋线深度的选择上,一般把线体植入脂肪与肌肉组织之间的位置,较表浅的穴位则把线体埋植皮下。在操作方向上也有其特殊性,一般多采用斜刺或平刺的手法,肌肉丰厚处可根据需要直刺,如头部的腧穴多采用平刺,面部多透刺、斜刺,前胸部腧穴则平行肋骨方向平刺,腹部腧穴多沿肌肉走行向下斜刺,腰背部穴位多由下向上斜刺,四肢部腧穴避开血管平刺或者斜刺。本章着重介绍十四经穴及经外奇穴中常用于埋线疗法中的穴位,另对近年来应用较广的新穴、特殊取穴、阿是穴等做简要介绍。

## 第一节　手太阴肺经穴

　　手太阴肺经左右各 11 穴,其中 2 穴位于胸部外上方,其余 9 穴分布于上肢。首穴中府,末穴少商。本经腧穴主治头面、五官及咳喘、咯血、咽喉痛等肺系疾患,以及经脉循行部位的其他病证。本经腧穴中埋线常用中府、尺泽、孔最、鱼际 4 个穴位。

### 1. 中府（肺之募穴）

　　定位:在胸前壁的外上方,云门下 1 寸,平第 1 肋间隙,距前正中线 6 寸。

取法：正坐位或仰卧位，先取锁骨外端下方凹陷处的云门，云门直下1寸，与第1肋间隙平齐处是穴。

穴位解剖：由浅至深依次为皮肤、皮下组织、胸肌筋膜、胸大肌、胸小肌。皮下有颈丛的锁骨上神经中间支、第1肋间神经外侧皮支、头静脉等分布。深层布有胸肩峰动脉的终末支穿胸肌及其筋膜至皮下组织。胸肌筋膜覆盖于胸大肌、胸小肌，两肌之间有来自臂丛的胸前神经和胸肩峰动脉胸肌支，支配并营养此两肌。

功用：止咳平喘，清泄肺热，健脾补气。

主治病证：①肺系病证，如咳嗽、咽痛、气喘、胸闷、胸痛。

②其他病证，如肩背痛、浮肿。

操作方法：向外斜刺0.5～0.8寸，局部酸胀，针感可向前胸及上肢扩散。针刺时针尖不可向内斜刺，以免误入胸腔，伤及肺脏。针刺时应注意向外避开臂丛神经及腋动、静脉。

### 2. 尺泽（合穴）

定位：在肘横纹中，肱二头肌腱桡侧凹陷处。

取法：手掌向上，肘关节外旋，肘部微弯曲，于肘横纹上肱二头肌腱桡侧缘取穴。

穴位解剖：皮肤、皮下组织、肱桡肌、肱肌。浅层有前臂外侧皮神经分布，到达穴区的神经纤维来自第6颈神经，另还有头静脉和前臂外侧皮神经经过。深层桡神经干于肱桡肌、肱二头肌腱及肱肌之间下行，肱桡肌由桡神经深支支配，到该肌的神经纤维来自第5、第6颈神经。桡侧副动脉在肘关节附近分成前、后两支，参与肘关节网的组成。

功用：清热和胃，通络止痛。

主治病证：①肺系病证，如咳嗽、气喘、咽喉肿痛、咯血、胸部胀满。

②胃肠病证，如吐泻、肠炎。

③经脉病证，如肘臂挛痛。

操作方法：直刺0.5～0.8寸，针由皮肤经头静脉、皮神经之间，穿肘深筋膜，进入肱桡肌。局部酸胀，可有针感向前臂或手部扩散。

### 3. 孔最（郄穴）

定位：在前臂掌面桡侧，尺泽与太渊连线上，腕掌横纹上7寸处。

取法：伸臂仰掌，于尺泽与太渊的连线的中点上1寸，桡骨内缘处取穴。

穴位解剖：皮肤、皮下组织、肱桡肌、桡侧腕屈肌、旋前圆肌、指浅屈肌、拇长屈肌。皮肤有前臂外侧皮神经分布。以上除肱桡肌由桡神经深支支配外，其他诸肌均由正中神经支配。

功用：清热止血，润肺理气。

主治病证：①肺系病证，如咳嗽、气喘、咯血、咽喉肿痛、鼻衄、失音。

②局部病证，如肘臂挛痛。

③其他病证，如热病无汗、痔血。

操作方法：直刺 0.5 ～ 1 寸。针经头静脉内侧，穿前臂筋膜入肱桡肌，在桡动、静脉及其伴行的桡神经浅支的内侧，经上列各肌，逐肌深达拇长屈肌。可有局部酸胀感。

### 4. 鱼际（荥穴）

定位：在第 1 掌指关节后侧凹陷处，约第 1 掌骨中点桡侧，赤白肉际处。

取法：仰掌，自然微握拳，在第 1 掌骨中点之掌侧，赤白肉际处取穴。

穴位解剖：皮肤、皮下组织、拇短展肌、拇对掌肌、拇短屈肌。皮肤为手掌与手背皮肤移行部，有桡神经浅支和正中神经的第 1 掌侧总神经分布。除拇短屈肌深头由尺神经支配外，其他各肌则由正中神经指掌侧总神经的返支支配。

功用：清热，利咽。

主治病证：①肺系病证，如咳嗽、气喘、咯血、咽喉肿痛、失音。

②其他病证，如发热、乳痈、小儿疳积。

操作方法：直刺 0.5 ～ 0.8 寸，可有局部胀痛。治疗小儿疳积可采用穴位割治法。

## 第二节　手阳明大肠经穴

手阳明大肠经首穴商阳，末穴迎香，左右各 20 穴。15 穴分布在上肢背面的桡侧，5 穴在颈、面部。本经腧穴主治眼、耳、口、牙、鼻、咽喉等器官病证，胃肠疾病，皮肤病，热病，以及本经脉所经过部位的病证。本节着重介绍穴位埋线常用的 7 个穴位。

### 1. 合谷（原穴）

定位：在手背，第 1、第 2 掌骨间，第 2 掌骨桡侧的中点处。

取法：拇、食两指张开，第 1、第 2 掌骨结合部与指蹼缘连线的中点；或以一手的拇指指间关节横纹置于另一手拇指、食指之间的指蹼缘上，屈指，拇指尖下是穴；或拇指、食指并拢，在肌肉隆起最高处取穴。

穴位解剖：皮肤、皮下组织、第1骨间背侧肌、拇收肌。皮肤有桡神经支的指背侧神经分布，到达穴区的神经纤维来自第6颈神经。皮下组织内有桡神经浅支及其分支和手背静脉网桡侧部。上述两肌由尺神经支配，到达该处的神经纤维来自第8颈神经和第1胸神经。

功用：消肿止痛，通经活络，疏风解表。

主治病证：①头面五官病证，如头痛、齿痛、目赤肿痛、鼻渊、鼻衄、咽喉肿痛、疔疮、痄腮、面肿、牙关紧闭、口眼㖞斜。

②大肠病证，如腹痛、便秘、痢疾。

③经脉病证，如上肢疼痛、不遂。

④外感病证，如发热恶寒、无汗、多汗。

⑤妇科病证，如痛经、经闭、滞产。

⑥特殊作用：为头颈部外科手术针刺麻醉的主要穴位。

操作方法：直刺0.5～0.8寸，针入第1骨间背侧肌，在手背静脉网和掌深动脉内侧达拇收肌。可有局部酸胀感。孕妇慎用。

### 2. 手三里

定位：在前臂背面桡侧，阳溪与曲池连线上，肘横纹下2寸。

取法：屈肘，前臂旋后，在阳溪与曲池的连线上，曲池下2寸处取穴。

穴位解剖：皮肤、皮下组织、前臂筋膜、桡侧腕长伸肌、桡侧腕短伸肌、旋后肌。皮肤有前臂外侧皮神经分布。以上诸肌均由桡神经深支支配。

主治病证：①大肠病证，如腹痛、腹泻。

②经脉病证，如肩臂麻痛、上肢不遂、肘挛不伸。

③头面五官病证，如齿痛、颊肿。

操作方法：直刺0.8～1.2寸，针由皮肤经浅筋膜，穿前臂筋膜，入桡侧腕长、短伸肌，在桡神经深支的外侧，针可深抵旋后肌。可有局部酸胀沉重感，或向前臂扩散。

### 3. 曲池（合穴）

定位：在肘横纹外侧端，屈肘，尺泽与肱骨外上髁连线中点。

取法：极度屈肘，肘横纹末端；或屈肘呈直角，尺泽与肱骨外上髁连线中点处取穴。

穴位解剖：皮肤、皮下组织、前臂筋膜、桡侧腕长伸肌、桡侧腕短伸肌、肱桡肌、肱肌。皮肤由前臂后皮神经支配，到达该穴区的神经纤维来自第6颈神经。皮下组织有上述皮神经的分支通过。肱肌由肌皮神经支配，其他肌肉则由桡神经深支支配，由第5、第6颈神经发出，到桡侧腕长、短伸肌的神经纤维来自第6、第7颈神经。

功用：清热和营，通经活络。

主治病证：①头面五官病证，如咽喉肿痛、齿痛、目赤痛、头痛、眩晕。

②肠胃病证，如腹痛、腹泻、痢疾、肠痛。

③皮肤及外科病证，如瘾疹、丹毒、瘰疬。

④经脉病证，如上肢不遂、手臂肿痛、手肘无力。

⑤其他病证，如发热、月经不调、瘰疬。

操作方法：直刺0.8～1.2寸，可有局部酸胀感，得气感甚可向上扩散至肩部，或向下扩散至手指。

### 4. 臂臑

定位：在臂外侧，三角肌止点处，曲池与肩髃连线上，曲池上7寸。

取法：垂臂屈肘时，在肱骨外侧三角肌前缘下端。

穴位解剖：皮肤、皮下组织、三角肌。皮肤有臂外侧皮神经分布。脂肪组织、浅筋膜稍厚。

功用：清热明目，疏通经络。

主治病证：肩背痛，手不能向后伸屈，瘰疬。

操作方法：直刺0.5～1寸，或斜刺0.8～1.2寸，针由皮肤、皮下组织，穿过三角肌中点。

### 5. 肩髃

定位：在肩部，三角肌上，臂外展，或向前平伸时，肩峰前下方凹陷处。

取法：将上臂外展平举，肩关节部即可呈现出两个凹窝，前面的凹窝中即为本穴。或垂肩，锁骨肩峰端前缘直下约2寸，骨缝之间，手阳明大肠经的循行线上取穴。

穴位解剖：皮肤、皮下组织、三角肌、三角肌下囊、冈上肌腱。浅层有锁骨上神经的外侧支分布，到达穴区的神经纤维由有第4颈神经组成。针刺处为三角肌的中上部，该肌由腋神经支配，该神经纤维来自第5、第6颈神经。三角肌下囊为三角肌深面与肱骨大结节之间的滑囊，此滑囊肿胀可产生肩周炎症状。冈上肌由肩胛上神经支配，该神经纤维来自第 5 颈神经。

功用：通经活络，疏散风热。

主治病证：①经脉病证，如肩周炎、上肢不遂。

②皮肤病证，如瘾疹、风疹。

③其他病证，如瘰疬。

操作方法：直刺或向下斜刺 0.8 ～ 1.5 寸，可有局部酸胀感，甚则扩散至肩关节周围或向上臂扩散。

### 6. 口禾髎

定位：在上唇部，鼻孔外缘直下，平水沟穴。

取法：正坐仰靠或仰卧取穴，水沟穴旁开 0.5 寸。

穴位解剖：皮肤、皮下组织、口轮匝肌。皮肤薄而柔软，浅层有上颌神经（三叉神经第 2 支）的眶下神经（上颌神经的终支）分布，深层则有面神经颊支和上唇动、静脉分布。

功用：祛风，清热，开窍。

主治病证：鼻塞、鼻衄、口眼㖞斜、口噤、上牙肿痛等局部病证。

操作方法：直刺 0.3 ～ 0.5 寸或向内平刺 0.5 ～ 0.8 寸，针由皮肤、浅筋膜直入口轮匝肌。

### 7. 迎香

定位：在鼻翼外缘中点旁开 0.5 寸，鼻唇沟中。

取法：在鼻翼外缘中点旁，鼻唇沟中取穴。

穴位解剖：皮肤、皮下组织、提上唇肌。皮肤有眶下神经分布。皮下组织还有面动、静脉的鼻外侧支经过。提上唇肌由面神经的颊支支配。

功用：祛风通窍，理气止痛。

主治病证：①局部病证，如鼻渊、鼻衄、鼻息肉、口眼㖞斜、面痒、面肿，面神经麻痹。

②其他病证，如胆道蛔虫症、外痔肿痛。

操作方法：向内上方斜刺 0.3 ～ 0.5 寸，针由皮肤、浅筋膜而达提上唇肌，有局部酸胀感，可扩散至鼻部，甚可有眼泪流出；或向外上平刺 1 ～ 1.5 寸，以透四白治疗胆道蛔虫症。

# 第三节　足阳明胃经穴

足阳明经首穴承泣，末穴厉兑，左右各有 45 个穴位，15 个穴位分布在下肢的前外侧面，30 个穴位在胸腹部和头面部。本经腧穴可治疗消化系统，神经系统，呼吸系统，循环系统，头、眼、鼻、口、齿等器官病证，以及本经脉所经过部位的病证，如胃痛、腹胀、呕吐、泄泻、鼻衄、牙痛、口眼㖞斜、咽喉肿痛、热病、神志病及经脉循行部位病证等。本节着重介绍穴位埋线常用的 19 个穴位。

## 1. 四白

定位：在面部，瞳孔直下，眶下孔凹陷处。

取法：正坐位或仰靠、仰卧位，在承泣直下 3 分，眶下孔凹陷处取穴。

穴位解剖：皮肤、皮下组织、眼轮匝肌、提上唇肌、眶下孔或上颌骨。皮肤有眶下神经分布。穴下表情肌由面神经的颧支和颊支支配。

功用：祛风通络，明目止痛。

主治病证：①头面五官病证，如目赤肿痛、眼睑𥆧动、迎风流泪、面瘫、面肌痉挛、三叉神经痛等。

　　　　　②其他病证：胆道蛔虫症、眩晕等。

操作方法：直刺 0.2 ～ 0.3 寸，可有局部酸胀，针由皮肤、皮下组织至眼轮匝肌和提上唇肌。治疗三叉神经第 2 支痛时可向外上方斜刺 0.5 寸沿管下壁针入眶下孔，可有麻电感放射至上唇部。本穴为眼科手术针刺麻醉常用穴之一。若深进眶下孔、眶下管，可能刺及孔、管内的眶下神经、动脉和静脉，不宜深刺。

## 2. 地仓

定位：在面部，口角外侧旁开 0.4 寸，上直对瞳孔。

取法：正坐或仰卧，眼向前平视，于瞳孔垂线与口角水平线之交点处取穴；或鼻唇沟与口角水平线交点处取穴。

穴位解剖：皮肤、皮下组织、口轮匝肌、笑肌、颊肌和咬肌。皮肤由上、下颌神经的分支双重支配。穴下浅层有降口角肌、颊肌、提上唇肌、提上唇鼻翼肌的纤维交错。以上表情肌由面神经的分支支配，而咬肌则由下颌神经的咬肌神经支配。

功用：祛风止痛，舒筋活络。

主治病证：主要治疗头面五官病证，如口㖞、流涎、齿痛颊肿、眼睑瞤动、面神经麻痹、三叉神经痛等。

操作方法：治面瘫时向颊车方向平刺 1～2 寸，可向耳方向透刺，针经穴位处皮下组织，穿口角外侧口轮匝肌于面神经外侧行经笑肌和颊肌之间，再入咬肌；治疗三叉神经痛时可向迎香透刺 0.5～0.8 寸，局部酸胀感可扩散至半侧面部，有时甚可出现口角牵掣感。

### 3. 颊车

定位：面颊部，下颌角前上方约一横指（中指），当咀嚼时咬肌隆起，按之凹陷处。

取法：正坐或仰卧，上下牙齿用力咬紧，在隆起的咬肌最高处取穴。

穴位解剖：皮肤、皮下组织、咬肌。皮肤有耳大神经分布，该神经是颈丛皮支中最大的分支，由第 2、第 3 颈神经纤维组成。皮下组织有上述皮神经和面神经下颌缘支的分支，咬肌受下颌神经（三叉神经第 3 支）的分支咬肌神经支配。

功用：祛风清热，开关通络。

主治病证：此穴埋线主要治疗头面五官病证，如牙龈肿痛、颊肿、口眼㖞斜、口噤不语等。

操作方法：治疗面瘫时可向地仓方向透刺 1.5～2 寸，针经过笑肌、降口角肌和口轮匝肌等结构，它们均为面部表情肌，受面神经的支配；治疗上、下牙痛时可分别向上、下斜刺 0.5～0.8 寸，可有局部酸胀感并向周围扩散。

### 4. 下关

定位：在面部耳前方，颧弓与下颌切迹所形成的凹陷中。

取法：正坐或侧伏位，闭口取穴，在颧弓下缘凹陷处，下颌骨髁突前方。

穴位解剖：皮肤，皮下组织，腮腺，咬肌，上颌动、静脉，翼外肌。皮肤由下颌神经（三叉神经的第 3 支）的耳颞神经支配。皮下组织有上述神经，面神经颧支及面横动、静脉。腮腺实质内有面神经丛，耳颞神经，颞浅动、静脉和上颌动、静脉等。咬肌受下颌神经的分支咬肌神经支配。翼外肌由下颌神经的分支翼外肌神经支配。深层有下牙槽神经、舌神经和脑膜中动脉。下牙槽神经、舌神经是三叉神经第 3 支的分支，上颌动脉的重要分支是脑膜中动脉，故此穴应避免针刺过深引起严重出血。

功用：消肿止痛，聪耳通络。

主治病证：主要治疗头面五官病证，如耳聋、耳鸣、聤耳、齿痛、面痛、面瘫、下颌关节脱位等。

操作方法：直刺 0.5～1 寸，周围酸胀或可有麻电感扩散至下颌；略向后斜刺 1～1.5 寸，酸胀感扩散至耳区；治上、下牙痛时可沿下颌骨向上、下齿平刺 1.5～2 寸，酸胀感扩散至上、下齿。

提示：针刺时不可做张口动作，以免折针。穴位深处有丰富的静脉丛，通过该丛的静脉或属支与沟通颅内和面部的静脉吻合。面部有感染者不宜针此穴。

### 5. 头维

定位：在头侧部，额角发际上 0.5 寸，头正中线旁开 4.5 寸处。

穴位解剖：皮肤、皮下组织、颞肌上缘的帽状腱膜、腱膜下结缔组织、颅骨外膜。皮肤由眼神经的眶上神经支配。浅筋膜致密，颞肌筋膜为一层紧紧贴附于颞肌表面的坚韧纤维膜。

功用：清利头目，解痉止痛。

主治病证：头面五官病证，如头痛、眩晕、目痛、迎风流泪、眼睑瞤动。

操作方法：向后平刺 0.5～0.8 寸，深进由下颌神经的颞深神经支配的颞肌内，局部胀痛可向周围扩散；或横刺向率谷透刺。

### 6. 梁门

定位：在上腹部，脐中上 4 寸，距前正中线 2 寸。

取法：仰卧位，胸剑联合至脐中连线的中点，正中线旁开 2 寸处取穴。

穴位解剖：皮肤，皮下组织，腹直肌鞘前层，腹直肌及腹壁下动、静脉。皮肤由第 7、第 8、第 9 肋间神经的前皮支重叠支配。浅筋膜内浅静脉吻合丰富呈网状。深部动、静脉伴行，并与浅静脉广泛交通。腹壁上动脉直接连接胸廓内动脉，该动脉由胸腔经膈肌附着部的胸肋三角至腹部，穿腹直肌鞘后层，继行于鞘后层和腹直肌之间而下降，然后穿入肌质内，并与腹壁下动脉的分支吻合。

功用：健脾和胃，调中理气。

主治病证：主要是脾胃病证，如胃痛、呕吐、食欲缺乏、腹胀、泄泻。

操作方法：直刺或向下斜刺 0.5～1 寸，局部酸胀，并可出现胃部沉重感。

### 7. 滑肉门

定位：在上腹部，脐中上 1 寸，距前正中线 2 寸。

取法：仰卧位，脐中（任脉之神阙穴）上1寸，脐正中线旁开2寸处取穴。

穴位解剖：皮肤、皮下组织、腹直肌鞘及鞘内腹直肌、腹横筋膜、腹膜下筋膜。皮肤由第8、第9、第10胸神经前皮支支配。浅筋膜内布有脐周静脉网。深层有腹壁上动、静脉的分支及第8、第9、第10胸神经前支的肌支。

功用：镇惊安神，健脾化痰。

主治病证：①经脉病证，如胃痛、腹胀、呕吐。

②神志病证，如癫狂。

③其他病证，如月经不调。

操作方法：直刺0.8～1.2寸，局部有酸胀感。

### 8.天枢（大肠募穴）

定位：在腹中部，脐中旁开2寸。

穴位解剖：皮肤，皮下组织，腹直肌鞘前层，腹直肌及腹壁下动、静脉。皮肤有第9、第10、第11肋间神经皮支分布。皮下有上述神经分支和腹壁浅动、静脉。腹直肌由第6～11肋间神经和肋下神经支配，到此穴的是第10肋间神经纤维。腹壁下动、静脉分别是髂外动、静脉的分支。

功用：健脾和胃，调中理气。

主治病证：①胃肠病证，如腹胀、脐周腹痛、肠鸣、泄泻、便秘、痢疾、脐疝、肠痈。

②妇科病证，如月经不调、崩漏、痛经、经闭带下、产后腹痛。

③其他病证，如水肿、黄疸、腰痛。

操作方法：直刺或向下斜刺1～1.5寸，局部酸胀，针感可沿胃经下行。

### 9.外陵

定位：在下腹部，脐中下1寸，距前正中线2寸。

穴位解剖：皮肤、皮下组织、腹直肌鞘前壁、腹直肌。穴区内有第10、第11、第12肋间神经皮支和腹壁浅静脉，深层有第10、第11、第12肋间神经肌支和腹壁下动、静脉分布。

功用：疏通经络，调经止痛。

主治病证：小腹胀满，腹痛，痛经，小便不利。

操作方法：直刺或向下斜刺1～1.5寸，局部有酸胀感。

### 10. 水道

定位：在下腹部，脐中下 3 寸，距前正中线 2 寸。

取法：仰卧位，耻骨联合上缘上 2 寸，旁开中线 2 寸处取穴。

穴位解剖：皮肤、皮下组织、腹直肌鞘前壁、腹直肌外侧缘。穴区内有第 11，第 12 肋下神经前支和第 1 腰神经的前皮支，腹壁浅动、静脉；深层有第 11、第 12 肋下神经、肋下动脉和腹壁下动脉分布。

功用：疏通经络，调经止痛。

主治病证：①经脉病证，如腹痛、小腹胀满。

②其他病证：水肿、小便不利、痛经。

操作方法：直刺或向下斜刺 1 ～ 1.5 寸，局部有酸沉感。

### 11. 归来

定位：在下腹部，脐中下 4 寸，距前正中线 2 寸。

取法：仰卧位，耻骨联合上缘中点上 1 寸，中线旁开 2 寸处取穴。

穴位解剖：皮肤、皮下组织、腹直肌鞘前层、腹直肌、腹直肌鞘后层、腹横筋膜、腹膜下筋膜（或腹膜壁层）。皮肤有第 11、第 12 肋下神经和第 1 腰神经的前皮支分布。腹膜下筋膜是位于腹横筋膜和腹膜壁层之间的疏松结缔组织，脂肪组织丰厚，该层筋膜向后与腹膜后间隙的疏松结缔组织相续。在腹膜外脂肪组织层中，有髂外静脉，腹壁下动、静脉，生殖股神经和髂外的淋巴结及其连属淋巴管等结构。

功用：活血化瘀，调经止痛。

主治病证：①经脉病证，如少腹疼痛、疝气。

②妇科病证，如月经不调、痛经、闭经、带下、阴挺。

操作方法：直刺或向下斜刺 0.8 ～ 1.2 寸，局部酸沉；或针尖略向耻骨联合处斜刺 1.5 ～ 2 寸，下腹有酸胀感，少数可向小腹及外生殖器放射。

### 12. 伏兔

定位：股前区，髂前上棘与髌底外侧端连线上，髌底上 6 寸。

取法：仰卧位，股骨外侧髁上缘与大转子连线的上 2/3 与下 1/3 交汇水平，髂前上棘与髌底外侧端连线处取穴；或正坐屈膝位，医者以腕横纹置于膝盖上缘中点，手指并拢压于大腿上，中指尖处取穴。

穴位解剖：皮肤、皮下组织、股直肌、股中间肌。皮肤有腰丛的股神经前支分布。

深层在股直肌和股中间肌之间，有旋股外侧动、静脉，两肌由股神经肌支支配。

功用：散寒化湿，疏通经络。

主治病证：①经脉病证，如下肢麻痹、腰痛膝冷、脚气（非足癣）。

②其他病证，如疝气。

操作方法：直刺 1 ~ 2 寸，局部酸胀感可下传至膝部。

### 13. 梁丘（郄穴）

定位：髂前上棘与髌底外侧端的连线上，髌底外缘上 2 寸。

取法：正坐屈膝或仰卧位，在髌底外上缘直上 2 寸取穴。

穴位解剖：皮肤、皮下组织、股直肌和股外侧肌、股中间肌外侧。浅层有股外侧皮神经和股神经的前皮支分布，深层有旋股外侧动、静脉的降支和股神经的肌支分布。

功用：理气和胃，通经活络。

主治病证：①胃病证，如急性胃痛。

②经脉病证，如乳痈、下肢不遂、膝关节肿痛。

操作方法：直刺或向上斜刺 1 ~ 1.2 寸，局部酸胀感可扩散至膝关节周围。

### 14. 足三里（合穴、胃下合穴）

定位：在小腿前外侧，犊鼻下 3 寸，距胫骨前缘外一横指（中指）。

取法：正坐屈膝位或仰卧位，以患者手四指相并，食指上缘放置于外膝眼（犊鼻）处，中指中节水平直下四横指（一夫法），距离胫骨前嵴一横指（中指）处取穴；或沿胫骨前嵴向上摸取胫骨粗隆，在胫骨粗隆外下缘，胫骨前嵴一横指处取穴。

穴位解剖：皮肤、皮下组织、胫骨前肌、趾长伸肌、小腿骨间膜、胫骨后肌。浅层有腓肠外侧皮神经，到该穴皮肤的神经纤维来自第 5 腰神经。胫骨前肌由腓深神经支配，小腿骨间膜的前面由腓神经分支支配，后面由胫神经分支支配。胫骨后肌由胫神经支配，到达该穴处的神经纤维来自第 5 腰神经和第 1 骶神经。

功用：健脾和胃，扶正培元，通经活络，升降气机。

主治病证：①胃肠病证，如胃脘痛、呕吐、呃逆、腹胀、腹痛、肠鸣、消化不良、疳积、泄泻、便秘、痢疾。

②神志病证，如头晕、失眠、癫狂。

③经脉病证，如中风偏瘫、下肢痿痹、膝胫酸痛、肠痈、乳痈。

④其他病证，如脏气虚惫、虚劳羸弱、咳嗽气喘、心悸气短。

本穴应用广泛，为全身强壮要穴，针灸按摩可预防脑血管意外，亦为消化系统疾病常用要穴。

操作方法：直刺 1～2 寸，可有局部酸胀感；或针尖略向下斜刺，其针感可沿胃经下行至足；针尖略向上斜刺，部分针感可沿胃经逐渐循股走至腹部。

### 15. 上巨虚（大肠下合穴）

定位：在小腿前外侧，犊鼻下 6 寸，距胫骨前缘一横指（中指）。

取法：正坐屈膝或仰卧位，外膝眼（犊鼻）到外踝尖连线的中点向上 2 寸，胫骨前嵴外一横指处取穴（胫骨前肌丰厚处）。

穴位解剖：皮肤、皮下组织、胫骨前肌、趾长伸肌、小腿骨间膜、胫骨后肌。浅层有腓肠外侧皮神经和隐神经双重分布。在胫骨前肌及其深面的趾长伸肌之间有胫前动、静脉及伴行的腓深神经经过。

功用：调和肠胃，通经活络。

主治病证：①胃肠病证，如肠鸣、腹痛、腹胀、泄泻、便秘、肠痈、痢疾。

②经脉病证，如下肢痿痹、脚气。

操作方法：直刺 1～1.5 寸，局部酸胀；针尖略向上斜刺，针感沿胃经循膝股走至腹部，少数可上行至上腹部及胸部；略向下斜刺，其针感沿足阳明经走至足。

### 16. 下巨虚（小肠下合穴）

定位：在小腿前外侧，犊鼻下 9 寸，距胫骨前缘一横指（中指）。

取法：正坐屈膝位，条口（犊鼻与外踝尖连线的中点，胫骨前嵴外约一横指处）下一寸处取穴。

穴位解剖：皮肤、皮下组织、胫骨前肌、趾长伸肌、小腿骨间膜、胫骨后肌。浅层有腓肠外侧皮神经和隐神经双重分布。在胫骨前肌及其深面的趾长伸肌之间有胫前动、静脉及伴行的腓深神经经过。

功用：调和肠胃，通经活络，安神定志。

主治病证：①胃肠病证，如泄泻、痢疾、大便脓血、胃中热、胃脘痛、纳呆。

②经脉病证，如乳痈、中风偏瘫、下肢痿痹、下肢水肿。

③其他病证，如小腹痛、腰脊痛引睾丸。

操作方法：直刺 1～1.5 寸，局部酸胀感可向下扩散至足背。

### 17. 丰隆（络穴）

定位：在小腿前外侧，外踝尖上 8 寸，条口穴外，距胫骨前缘二横指（中指）。

取法：正坐屈膝或仰卧位，约犊鼻与解溪的中点处，在胫骨前肌的外缘，条口穴外侧一横指处取穴。

穴位解剖：皮肤、皮下组织、趾长伸肌、踇长伸肌、小腿骨间膜、胫骨后肌。浅层有腓外侧皮神经分布，到达该穴皮肤的神经纤维来自第 5 腰神经。趾长伸肌与踇长伸肌由腓深神经支配，胫骨后肌由胫神经支配，到达此处的神经纤维来自第 4、第 5 腰神经和第 1 骶神经。

功用：健脾化痰，和胃降逆，醒神开窍。

主治病证：①肺系病证，如咳嗽、气喘、痰多。

②经脉病证，如下肢痿痹、水肿。

③神志病证，如头痛、眩晕、癫狂。

操作方法：直刺或微向上斜刺 1 ～ 1.5 寸，针感可沿经下行或循经上传。

### 18. 解溪（经穴）

定位：踝区，踝关节前横纹中央凹陷中，踇长伸肌腱与趾长伸肌腱之间。

取法：正坐垂足或仰卧位，平齐外踝高点，踝关节前面横纹中央凹陷中，即踇长伸肌腱与趾长伸肌腱之间取穴。

穴位解剖：皮肤、皮下组织、胫腓联合韧带。浅层有腓浅神经、足背侧皮神经及足背皮下静脉分布，深层有腓深神经和胫前动、静脉。

功用：舒筋活络，清胃降逆，镇惊安神。

主治病证：①头面病证，如头痛、眉棱骨痛、眩晕、头面水肿、癫狂。

②胃肠病证，如腹胀、便秘。

③经脉病证，如下肢痿痹，足踝肿痛、无力。

操作方法：直刺 0.3 ～ 0.5 寸或平刺 0.5 ～ 1 寸，局部酸胀感可扩散至整个踝关节。

### 19. 内庭（荥穴）

定位：在足背，第 2、第 3 趾间，趾蹼缘后方赤白肉际处。

取法：正坐垂足或仰卧位，在第 2、第 3 跖趾关节前方，趾缝间的纹头处取穴。

穴位解剖：皮肤，皮下组织，第 2、第 3 趾长、短伸肌腱之间，第 2、第 3 跖骨间隙。浅层有足背内侧皮神经的趾背神经和静脉网分布，到该穴浅层的神经纤维来自第 5 腰神经。该穴处诸肌的神经支配为腓深神经。

功用：清胃泻火，理气止痛。

主治病证：①脾胃病证，如胃痛、吞酸、腹胀、腹痛、消化不良、泄泻、便秘、痢疾等。

②头面五官病证，如牙龈肿痛、口眼㖞斜。

③经脉病证，如足背肿痛、热病等。

操作方法：直刺或斜刺 0.5 ～ 1 寸，针由皮肤、浅筋膜穿足背深筋膜，在第 2、第 3 趾长伸肌腱和趾短伸肌腱之间进入骨间肌。可有局部酸胀感；针尖向上斜刺，针感可沿本经上行。

# 第四节　足太阴脾经穴

本经首穴隐白，末穴大包，左右各有 21 个穴位。其中 11 穴位分布于下肢内侧面，10 穴分布于侧胸腹。本经腧穴可治消化系统病证，例如，胃痛、恶心、呕吐、嗳气、腹胀、便溏、黄疸、身重无力、舌根强痛及下肢内侧肿痛、厥冷等。本节着重介绍穴位埋线常用的 8 个穴位。

## 1. 太白（输穴，原穴）

定位：在足内侧缘，第 1 跖趾关节后下方赤白肉际凹陷处。

取法：仰卧位，足大趾内侧缘，在第 1 跖趾关节后缘赤白肉际凹陷处取穴。

穴位解剖：皮肤、皮下组织、趾纤维鞘、𧿹展肌腱、𧿹短屈肌。浅层有隐神经和腓浅神经的足背内侧皮神经支分布。深层有足底内侧动、静脉，足底内侧神经。

功用：健脾和胃，清热化湿。

主治病证：①脾胃病证，如胃痛、腹胀、腹痛、泄泻、痢疾、便秘、纳呆、糖尿病。

②其他病证，如体重节痛、脚气。

操作方法：直刺 0.5 ～ 0.8 寸，针由皮肤、浅筋膜进入趾跖侧筋膜，再进𧿹展肌腱和𧿹短屈肌腱，可有局部酸胀感。

2. 公孙（络穴；八脉交会穴，通于冲脉）

定位：在足内侧缘，第 1 跖骨基底的前下方。

取法：仰卧位，在第 1 跖骨基底前下缘，赤白肉际处取穴，距太白约 1 寸。

穴位解剖：皮肤、皮下组织、蹬展肌、蹬短屈肌、蹬长屈肌腱。浅层有腓浅神经的分支、足背内侧皮神经的内侧支和隐神经多重分布，以及足背静脉弓血管网和少量脂肪。趾跖侧筋膜在足底部形成跖腱膜，前方止于跖趾关节囊和屈肌腱鞘，深层为蹬展肌、蹬短屈肌，由足底内侧神经支配。

功用：健脾胃，调冲任。

主治病证：①脾胃病证，如胃痛、呕吐、腹胀、腹痛、泄泻、痢疾。

②心胸病证，如心痛、胸闷、失眠。

③其他病证，如消化道肿瘤、糖尿病。另各种腰腿病证时，本穴可有明显压痛。

操作方法：直刺 0.5～0.8 寸，可有局部酸胀感，可扩散至整个足底。

3. 三阴交

定位：在小腿内侧，足内踝尖上 3 寸，胫骨内侧缘后方。

穴位解剖：皮肤、皮下组织、趾长屈肌、胫骨后肌、蹬长屈肌。浅层有小腿内侧皮神经和大隐静脉分布，到该穴皮肤的神经纤维来自第 4 腰神经。趾长屈肌、胫骨后肌、蹬长屈肌由胫神经支配，到趾长屈肌的神经纤维来自第 5 腰神经和第 1 骶神经。

功用：健脾胃，益肝肾，调经带。

主治病证：①脾胃病证，如肠鸣、腹胀、泄泻、便秘、水肿。

②妇科及生殖病证，如月经不调、崩漏、带下、阴挺、经闭、难产、产后血晕、胞衣不下、恶露不尽、不孕、遗精、阳痿、早泄、阴茎痛。

③前阴病证，如小便不利、遗尿、癃闭、淋证、白浊、疝气。

④心血管病证，如心悸、失眠、高血压。

⑤经脉病证，如下肢痿痹、脚气。

操作方法：直刺 0.5～1 寸，局部酸胀，可有电麻感向足底扩散，或扩散至膝关节和股内侧。孕妇慎用。

4. 地机（郄穴）

定位：在小腿内侧，内踝尖与阴陵泉的连线上，阴陵泉下 3 寸。

取法：正坐或仰卧位，在阴陵泉直下 3 寸，阴陵泉与三阴交的连线上，胫骨内侧后缘处取穴。

穴位解剖：皮肤、皮下组织、趾长屈肌、胫骨后肌。位于胫骨后缘与比目鱼肌之间，浅表有大隐静脉和隐神经的小腿内侧皮支分布，深层有胫后动、静脉和胫神经分布。

功用：健脾渗湿，调经止带。

主治病证：①脾胃病证，如腹胀、腹痛、泄泻、痢疾。

②妇科及男科病证，如月经不调、痛经、遗精、阳痿。

③经脉病证，如腰痛、下肢痿痹。

操作方法：直刺 0.8～1.2 寸，局部酸胀，可扩散至小腿。

### 5. 阴陵泉（合穴）

定位：在小腿内侧，胫骨内侧髁后下方凹陷处。

取法：正坐屈膝或仰卧位，在胫骨内侧髁下缘与胫骨粗隆下缘平齐处取穴。

穴位解剖：皮肤、皮下组织、缝匠肌（腱）、半膜肌及半腱肌（腱）。浅表有隐神经的小腿内侧皮支及与隐神经伴行的大隐静脉，该穴下肌肉由股神经、坐骨神经等支配。深层有发自腘动脉的膝下内动脉，向内下方经胫侧副韧带和胫骨内侧髁之间，参加膝关节网的构成，并营养胫骨及附近肌腱。

功用：健脾利湿，通经活络。

主治病证：①脾胃病证，如腹胀、腹痛、泄泻、痢疾、便秘、水肿、黄疸。

②妇科及男科病证，如阴茎痛、遗精、小便不利或失禁、妇人阴痛、带下。

③经脉病证，如膝痛、转筋。

操作方法：直刺 1～2 寸，针由小腿深筋膜，经胫骨粗隆内侧的缝匠肌、半腱肌、半膜肌等的肌腱，向后经胫骨内侧缘进入腘肌。可有局部酸胀感，针感可向下扩散。大隐静脉正行于本穴皮下，针刺时应注意避开。

### 6. 血海

定位：屈膝，在大腿内侧，髌底内侧端上 2 寸，股四头肌内侧头的隆起处。

取法：正坐屈膝位，在髌骨内上缘上 2 寸，当股内侧肌突起中点处取穴；或正坐屈膝，医生面对患者，左手掌心按于患者右膝髌骨上缘，二至五指向上伸直，拇指向内侧约 45° 斜置，拇指尖下是穴。

穴位解剖：皮肤、皮下组织、股内侧肌、股骨前内侧缘。皮肤有股前皮神经和大隐静脉的属支分布，到该穴皮肤的神经纤维来自第 3 腰神经。股内侧肌由股神经支配，到该肌的神经纤维来自第 2 ～ 4 腰神经。

功用：理血调经，健脾化湿。

主治病证：①妇科病证，如月经不调、痛经、经闭、崩漏。

　　　　　②皮肤病证，如湿疹、瘾疹、丹毒。

　　　　　③经脉病证，如膝痛。

操作方法：直刺 0.8 ～ 1 寸，针由皮肤、浅筋膜穿大腿阔筋膜，进入股内侧肌，可有局部酸胀感，可向膝部扩散。

### 7. 大横

定位：在腹中部，脐中旁开 4 寸。

穴位解剖：皮肤、皮下组织、腹外斜肌、腹内斜肌、腹横肌、腹横筋膜、腹膜下筋膜。皮下有第 9、第 10、第 11 肋间神经的前皮支重叠分布。浅筋膜较薄，内有腹壁浅动、静脉及胸神经前支和外侧支。该处腹肌由胸神经和第 1 腰神经前支支配。

功用：温中散寒，调理肠胃。

主治病证：腹胀、腹痛、泄泻、痢疾、便秘。

操作方法：直刺 1 ～ 1.5 寸，局部酸胀。

### 8. 大包

定位：在侧胸部，腋中线上，第 6 肋间隙处。

取法：侧卧举臂，在腋下 6 寸，腋中线上，第 6 肋间隙处取穴。

穴位解剖：皮肤、皮下组织、前锯肌。此处皮肤薄，浅筋膜疏松，活动性较大，有第 6 肋间神经外侧支和胸腹壁浅静脉，该静脉注入腋静脉或胸外侧静脉。深面有胸长神经与胸外侧动、静脉并行。该穴位深部相对应的器官有胸膜腔、肺、膈、肝（右侧）、胃（左侧），不可深刺。

功用：宽胸理气，止咳平喘。

主治病证：①胸肺病证，如哮喘、胸胁疼痛。

　　　　　②其他病证，如全身疼痛、四肢无力。

操作方法：向后平刺 0.5 ～ 0.8 寸。

# 第五节　手少阴心经穴

本经首穴极泉，末穴少冲，左右各 9 个穴位，1 穴在腋窝部，其余 8 穴在上肢掌侧面的尺侧。本经腧穴主治循环系统病证、神经精神系统病证及经脉循行所过部位的病证，如心痛、心悸、失眠、咽干、口渴、癫狂及上肢内侧后缘疼痛等。本节着重介绍穴位埋线常用的 3 个穴位。

## 1. 极泉

定位：腋窝顶点，腋动脉搏动处。

取法：上臂外展，在腋窝中部有动脉搏动处取穴。

穴位解剖：皮肤，皮下组织，臂丛神经，腋动、静脉，背阔肌腱，大圆肌。皮下组织疏松，脂肪组织和淋巴结丰富，浅层有肋间臂神经和臂内侧皮神经双重分布，深层为胸廓与臂部之间由肌肉围成的腔隙，是颈部与上肢血管、神经的通路，如腋动、静脉及臂丛神经的 3 个束及其 5 条支配上肢肌的终支。腋腔后壁有背阔肌腱和大圆肌，该肌由肩胛下神经支配。

功用：宽胸理气，通络止痛，镇静安神。

主治病证：①心胸病证，如心痛、心悸、胸闷气短。

　　　　　②经脉病证，如肩臂疼痛、上肢不遂、瘰疬。

　　　　　③其他病证，如胁肋疼痛、腋臭等。另外，弹拨本穴可预防冠心病、肺
　　　　　　心病。

操作方法：避开腋动脉直刺 0.3 ～ 0.5 寸，腋窝有酸胀感，或可有麻电感向前臂、指端扩散。

## 2. 通里（络穴）

定位：在前臂掌侧，尺侧腕屈肌腱的桡侧缘，腕横纹上 1 寸。

取法：仰掌，在尺侧腕屈肌腱桡侧缘，神门与少海连线上，腕横纹上 1 寸处取穴。

穴位解剖：皮肤、皮下组织、尺侧腕屈肌、指浅屈肌、指深屈肌、旋前方肌。浅层有前臂内侧皮神经及贵要静脉属支分布。针由皮肤、皮下组织穿前臂深筋膜，在尺动、静脉和尺神经的桡侧穿尺侧腕屈肌与指浅屈肌之间，进入指深屈肌，再经前臂屈肌后间

隙达旋前方肌。

功用：养心安神，通经活络。

主治病证：①心胸病证，如心悸、怔忡。

②经脉病证，如肘臂挛痛、手指麻木。

③其他病证，如暴喑、舌强不语。

操作方法：直刺 0.3 ～ 0.5 寸，局部酸胀感可循经下行或循上行。另外，本穴不可深刺，以免伤及血管和神经。针刺时不可屈腕。

### 3. 神门

定位：在腕掌部，腕横纹尺侧端，尺侧腕屈肌腱的桡侧凹陷处。

取法：仰掌，在尺侧腕屈肌桡侧缘，腕横纹上取穴。

穴位解剖：皮肤、皮下组织、尺侧腕屈肌腱桡侧缘。浅层有前臂内侧皮神经和尺神经的掌支双重分布，由第 8 颈神经发出。尺侧腕屈肌由尺神经支配，到达该肌的神经纤维来自第 8 颈神经和第 1 胸神经。此穴桡侧有尺神经及尺动、静脉通过。

功用：益心安神，通经活络。

主治病证：①心胸病证，如心痛、心悸、惊悸、怔忡。

②经脉病证，如咽干、腕痛、指麻。

③神志病证，如失眠、健忘、痴呆、癫狂。本穴为治精神病和心脏病的要穴。

操作方法：直刺或向上平刺 0.3 ～ 0.5 寸，局部酸胀，可有电麻感向指端扩散。穴位深层有尺动、静脉，针刺时应注意避开。


# 第六节　手太阳小肠经穴


本经首穴少泽，末穴听宫，左右各有 19 个穴位。其中 8 穴分布在上肢背面的尺侧，11 穴在肩、颈、面部。本经腧穴主治腹部小肠与胸、心、咽喉病证，神志病，头、项、眼、耳病证，热病，以及本经脉所经过部位的病证，如少腹痛、腰脊痛引睾丸、耳聋、目黄、咽喉肿痛、癫狂及肩臂外侧后缘痛等。本节着重介绍穴位埋线常用的 8 个穴位。

### 1. 后溪（输穴；八脉交会穴，通督脉）

定位：在手掌尺侧，微握拳，第5掌指关节后的远侧掌横纹头赤白肉际处。

取法：微握拳，在第5掌指关节尺侧后方，第5掌骨小头后缘，赤白肉际处取穴。

穴位解剖：皮肤、皮下组织、小指展肌、小指短屈肌。浅层有尺神经手背支和掌支双重分布及手背静脉网的尺侧部，其神经纤维来自第8颈神经发出。该穴处肌肉均由尺神经深支支配，到达小指展肌的神经纤维来自第8颈神经和第1胸神经。

功用：清心安神，通经活络。

主治病证：①头面五官病证，如头痛、目赤、耳聋、咽喉肿痛。

②经脉病证，如落枕、颈项强痛、肩臂疼痛、手指及肘臂挛急。

③神志病证，如失眠、癫狂、痫病、癔病。

④其他病证，如腰背痛、盗汗、热病等。

操作方法：直刺0.5～1寸，针入小指展肌，在小指对掌肌前方进入小指短屈肌与第5掌骨之间；或向合谷方向透刺，可有局部酸胀感或向整个手掌部扩散。

### 2. 腕骨（原穴）

定位：在手掌尺侧赤白肉际，第5掌骨基底与三角骨之间凹陷处。

取法：伏掌，由后溪向上沿掌骨直推至一骨性突起（三角骨），两骨（第5掌骨基底与三角骨）之间凹陷中取穴。

穴位解剖：皮肤、皮下组织、手筋膜、小指展肌、豆掌韧带。皮肤为手背和手掌皮肤移行处，浅层有前臂内侧皮神经、尺神经手背支和掌支，深层有尺动、静脉的分支或属支，小指展肌由尺神经深支支配。

功用：祛湿退黄，泌别清浊。

主治病证：①头面五官病证，如头项强痛、耳鸣、目翳。

②经脉病证，如肩臂疼痛、指挛腕痛。

③其他病证，如黄疸、消渴、热病、疟疾。

操作方法：直刺0.3～0.5寸，针由皮肤、皮下组织深筋膜的纤维层，入小鱼际肌的小指展肌，可有局部酸胀感，针感甚可扩散至手掌部。

### 3. 养老（郄穴）

定位：在前臂尺侧，腕背侧横纹上1寸，尺骨小头近端桡侧凹陷中。

取法：屈肘，掌心向胸，在尺骨小头的桡侧缘上，与尺骨小头最高点平齐的骨缝中是穴；或掌心向下，用另一手指按于尺骨小头的最高点，然后手掌旋后，手指滑入的骨缝中是穴。

穴位解剖：皮肤、皮下组织、前臂筋膜、尺侧腕伸肌腱、前臂骨间膜。浅层分布有前臂内侧皮神经、前臂后皮神经、贵要静脉和头静脉的起始部。深层的腕背侧动脉网位于腕骨及桡、尺骨下端的背面，由桡、尺动脉的腕背支、骨间掌侧和骨间背侧动脉的末端组成。

功用：清利头目，舒筋活络。

主治病证：①头面五官病证，如目视不明、近视。

②经脉病证，如肩臂酸痛、项强。

③其他病证，如急性腰痛。

操作方法：向肘斜刺 0.5 ～ 0.8 寸，手腕酸麻感可向肩部扩散。

### 4. 支正（络穴）

定位：在前臂背面尺侧，阳谷与小海的连线上，腕背横纹上 5 寸。

取法：屈肘，阳谷与小海的连线中点向远端 1 寸，尺骨的尺侧缘取穴。

穴位解剖：皮肤、皮下组织、前臂筋膜、尺侧腕屈肌、指深屈肌。浅层布有前臂内侧皮神经、贵要静脉（该静脉以不同形式与肘正中静脉相连，最后归流肱静脉）。尺侧腕屈肌和指深屈肌的尺侧半由尺神经支配，桡侧由正中神经支配。

功用：安神定志，清热解表，通经活络。

主治病证：①经脉病证，如头痛、目眩、项强、肘臂酸痛。

②其他病证，如热病、癫狂等。

操作方法：直刺或斜刺 0.5 ～ 0.8 寸，针由皮肤、浅筋膜在贵要静脉的后方穿前臂深筋膜，入尺侧腕屈肌，再深至指深屈肌。有局部重胀感，可向下扩散至手指。

### 5. 天宗

定位：在肩胛部，肩胛冈中点与肩胛下角连线上 1/3 与下 2/3 交点，冈下窝中央凹陷处，与第 4 胸椎相平。

取法：正坐或俯卧位。在肩胛冈中点下缘与肩胛骨下角的连线上，上、中 1/3 交点处，与第 4 胸椎棘突下平齐处，与臑俞、肩贞成三角形处是穴。

穴位解剖：皮肤、皮下组织、斜方肌筋膜、斜方肌、冈下肌。浅层有第 3、第 4、第 5 胸神经后支的外侧皮神经重叠分布。深层布有肩胛上神经的分支和旋肩胛动、静脉的分支。该穴处斜方肌由第 11 脑神经（副神经）支配，冈下肌由臂丛的肩胛上神经支配。

功用：舒筋活络，消肿止痛。

主治病证：①经脉病证，如肩臂疼痛不举。

②其他病证，如乳痈、气喘等。

操作方法：直刺或周边斜刺 0.5 ～ 1 寸，针由皮肤、浅筋膜穿斜方肌表面的背部深筋膜入该肌及其深面的冈下肌，局部酸胀感或可向背部扩散。

### 6. 肩外俞

定位：在背部，第 1 胸椎棘突下，旁开 3 寸。

取法：前倾坐位或俯伏位，在第 1 胸椎棘突下，向外至肩胛骨内侧缘的垂线上取穴。

穴位解剖：皮肤、皮下组织、斜方肌筋膜、斜方肌、肩胛提肌。皮下浅筋膜致密，浅层有第 8 颈神经和第 1、第 2 胸神经后支的内侧皮支重叠分布。该穴处斜方肌由副神经支配，肩胛提肌由肩胛背神经支配，两肌之间有颈横动、静脉经过。

功用：舒筋活络，祛风止痛。

主治病证：肩背疼痛，颈项强急。

操作方法：向外斜刺 0.5 ～ 0.8 寸，针由皮肤、浅筋膜穿斜方肌表面的背深筋膜入该肌，继进至肩胛提肌。有局部酸胀感。不可深刺，以防气胸。

### 7. 肩中俞

定位：在背部，第 7 颈椎棘突下，旁开 2 寸。

取法：前倾坐位或俯伏位，在第 7 颈椎棘突下，大椎（督脉）旁开 2 寸处取穴。

穴位解剖：皮肤、皮下组织、斜方肌筋膜、斜方肌、肩胛提肌、小菱形肌。浅层有第 8 颈神经和第 1、第 2 胸神经后支的外侧支分布。浅筋膜致密，纤维呈束状，束间有少量脂肪。深层布有副神经，肩胛背神经和颈横动、静脉。

功用：解表宣肺，通络止痛。

主治病证：①肺系病证，如咳嗽、气喘、唾血。

②经脉病证，如目视不明、肩背疼痛。

操作方法：向外斜刺 0.5 ～ 0.8 寸，针经皮肤、皮下组织，穿斜方肌，进入其深面的小菱形肌与肩胛提肌相重叠部分，可有局部酸胀感。不可深刺，以防气胸。

### 8. 听宫

定位：在面部，耳屏前，下颌骨髁突后方，张口时呈凹陷处。

取法：正坐或仰卧位，微张口，在耳屏中央前缘与下颌骨髁突之间凹陷处取穴。

穴位解剖：皮肤、皮下组织、外耳道软骨。皮下有下颌神经（三叉神经第 3 支）的耳颞神经和颞浅动、静脉分布。

功用：聪耳开窍。

主治病证：耳鸣、耳聋、聤耳、齿痛、癫狂。

操作方法：张口，直刺 1 ～ 1.5 寸，局部酸胀感可扩散至耳部及半个面部，或可有鼓膜向外鼓胀之感。出针时用棉球按压片刻，以防出血。

# 第七节　足太阳膀胱经穴

本经首穴睛明，末穴至阴，左右各有 67 个穴位，其中有 49 个穴位分布在头面部、项背部和腰部，18 个穴位分布在下肢后侧和足外侧部。本经腧穴主治泌尿生殖系统、精神神经系统、呼吸系统、循环系统、消化系统的病证及本经所过部位的病证，如癫痫、头痛、目疾、鼻病、遗尿、小便不利及下肢后侧部位的疼痛等。本节着重介绍穴位埋线常用的 28 个穴位。

## 1. 攒竹

定位：在面部，眉头凹陷中，额切迹处。

取法：仰靠或仰卧位，在眉毛内侧端，眶上切迹处取穴。

穴位解剖：皮肤、皮下组织、枕额肌、眼轮匝肌。该处皮肤由额神经的滑车上神经支配。皮下有眶上动、静脉的分支。深层枕额肌的额腹和眼轮匝肌的眶部肌纤维互相移行。以上表情肌由面神经的额支支配，动脉来自眼动脉的终支额动脉。

功用：清热明目，祛风通络。

主治病证：①头面五官病证，如头痛、眉棱骨痛、目赤肿痛、目视不明、眼睑瞤动、眼睑下垂、面瘫、面痛。

②其他病证，如呃逆、腰痛等。

操作方法：平刺 0.5 ～ 1 寸透鱼腰穴，局部酸痛感。

## 2. 天柱

定位：在项部，斜方肌外缘凹陷中，横平第 2 颈椎棘突上际，哑门旁开 1.3 寸。

取法：正坐低头或俯卧位，后发际上 0.5 寸，旁开 1.3 寸，项后发际斜方肌外侧取穴。

穴位解剖：皮肤、皮下组织、项筋膜、斜方肌、头夹肌内侧头、头半棘肌、头后大直肌。浅层有第 3 颈神经后支的内侧支，深层有枕大神经。皮下浅筋膜致密，富有脂肪，有纤维束连于皮肤与项筋膜，有枕下神经皮支分布。斜方肌由副神经支配，该穴处深层有枕动、静脉经过。头夹肌、头半棘肌由第 2 颈神经后支的外侧支支配。头后大直肌则由枕下神经支配。在肌肉深层，寰椎侧块与第 2 颈椎横突之间有椎动脉经过，针刺不宜盲目过深。

功用：清利头目，疏风通络。

主治病证：①头面五官病证，如头痛、眩晕、目赤肿痛、目视不明、鼻塞。

②经脉病证，如项强、肩背痛。

操作方法：直刺 0.5 ～ 0.8 寸，局部酸胀，针感可扩散至整个后头部，甚可向前扩散至眼部。因穴位深层有延髓，不可向上深刺。

### 3. 大杼（骨会，手足太阳经交会穴）

定位：在背部，第 1 胸椎棘突下，正中线旁开 1.5 寸。

穴位解剖：皮肤、皮下组织、斜方肌、菱形肌、上后锯肌、颈夹肌、竖脊肌。浅层有第 7 颈神经和第 1、第 2 胸神经后支的内侧支分布。浅筋膜致密，由脂肪及纤维束组成，纤维束连于斜方肌表面的背深筋膜与皮肤。副神经在斜方肌前缘中下 1/3 连接处深进该肌下面，与第 3、第 4 颈神经的分支形成神经丛，支配该肌。

功用：强筋骨，清邪热。

主治病证：①肺系病证，如咳嗽、发热。

②经脉病证，如头痛、项强、肩背痛。

操作方法：向内上斜刺 0.5 ～ 0.8 寸，局部酸胀，针感可向肋间或肩部扩散。此穴深部位于第 1 胸神经后支外侧支，故不能直刺、深刺，如盲目进针，可穿胸膜腔至肺，极易造成气胸。

### 4. 风门

定位：在背部，第 2 胸椎棘突下，后正中线旁开 1.5 寸。

穴位解剖：皮肤、皮下组织、斜方肌、小菱形肌、上后锯肌、颈夹肌、竖脊肌。浅层有第 1、第 2、第 3 胸神经后支的内侧皮支分布。深层有第 2、第 3 胸神经后支的肌支和相应的肋间后动、静脉背侧支的分支等。该处菱形肌由肩胛背神经支配，该神经由臂丛发出，由肩胛提肌前缘，经该肌和菱形肌的深面，沿肩胛骨内侧缘下降至肩胛骨下角，分支支配大、小菱形肌和肩胛提肌。

功用：宣肺止咳，祛风通络。

主治病证：①外感病证，如伤风、咳嗽、发热、头痛。

　　　　　②经脉病证，如项强、胸背痛。

操作方法：向内上斜刺 0.5 ～ 0.8 寸，局部酸胀，针感可扩散至肋间及肩部。不可向内直刺或深刺，以免刺伤肺脏引起气胸。

### 5. 肺俞（背俞穴）

定位：在背部，第 3 胸椎棘突下，后正中线旁开 1.5 寸。

穴位解剖：皮肤、皮下组织、斜方肌、菱形肌、上后锯肌、竖脊肌。浅层布有第 3、第 4 胸神经后支的内侧皮支。斜方肌由副神经和第 3、第 4 颈神经支配。深层有第 3、第 4 胸神经后支的肌支和相应的肋间后动、静脉背侧支的分支或属支。上后锯肌由第 1、第 2、第 3、第 4 肋间神经支配。竖脊肌由脊神经后支节段性支配，到该穴区肌肉的神经主要是第 3、第 4 胸神经后支的外侧支。

功用：宣肺解表，益气滋阴。

主治病证：①肺系病证，如咳嗽、气喘、肺痨、咯血、鼻塞。

　　　　　②阴虚证，如潮热、盗汗、皮肤瘙痒、瘾疹。

操作方法：向内上斜刺 0.5 ～ 0.8 寸，局部酸胀，针感可扩散至肋间。避免直刺或向外斜刺，易经肋间隙刺穿胸壁，造成气胸。

### 6. 心俞（背俞穴）

定位：在背部，第 5 胸椎棘突下，后正中线旁开 1.5 寸。

穴位解剖：皮肤、皮下组织、斜方肌、菱形肌下缘、竖脊肌。浅层布有第 5、第 6 胸神经后支的内侧皮支及伴行的动、静脉，深层有第 5、第 6 胸神经后支的肌支和相应的肋间后动、静脉背侧支的分支或属支。该部位的感觉神经由第 5 胸神经后支的皮神经传入。

功用：宽胸理气，养心安神。

主治病证：①心神病证，如心痛、惊悸、失眠、健忘、梦遗、癫痫等。

　　　　　②其他病证，如咳嗽、盗汗、吐血。

操作方法：向内上斜刺 0.5 ～ 0.8 寸，局部酸胀，针感可沿胁肋到达前胸。不可深刺，以防气胸。

### 7. 膈俞（血会）

定位：在背部，第 7 胸椎棘突下，旁开 1.5 寸。

取法：俯卧位，肩胛下角连线（第 7 胸椎棘突下），后正中线旁开 1.5 寸处取穴。

穴位解剖：皮肤、皮下组织、斜方肌、背阔肌、骶棘肌。皮肤有第 6、第 7、第 8 胸神经后支内侧支重叠分布和伴行的动、静脉。深层有第 7、第 8 胸神经后支的肌支和相应肋间后动、静脉背侧支的分支或属支。背阔肌由臂丛后束发出的胸背神经支配（到该肌的神经纤维来自第 6、第 7、第 8 颈神经），该神经沿肩胛下肌腋窝缘下降，与肩胛下动脉的延续部、胸背动脉伴行至该肌。

功用：宽胸理气，养血止血。

主治病证：①脾胃病证，如胃痛、呕吐、呃逆、饮食不下。

②肺系病证，如咳嗽、气喘、潮热、盗汗。

③血证，如吐血、便血、瘾疹等。

操作方法：向内上斜刺 0.5 ～ 0.8 寸，局部酸胀，针感可扩散至肋间。不可深刺，以防气胸。

### 8. 肝俞（背俞穴）

定位：在背部，第 9 胸椎棘突下，后正中线旁开 1.5 寸。

穴位解剖：皮肤、皮下组织、斜方肌、背阔肌、下后锯肌，竖脊肌。浅层布有第 9、第 10 胸神经后支的皮支和伴行的动、静脉。深层有第 9、第 10 胸神经后支的肌支和相应的肋间后动、静脉的分支或属支。此处斜方肌由副神经和第 3、第 4 颈神经前支支配。竖脊肌由脊神经后支节段性支配，到该区的神经主要是第 9、第 10 胸神经后支的内侧支。

功用：疏肝利胆，清肝明目。

主治病证：①肝系病证，如黄疸、胁痛。

②目系病证，如目赤、目痛、目视不明、夜盲。

③神志病证，如眩晕、癫狂、癫痫。

④血证，如吐血、衄血。

操作方法：向内上斜刺 0.5 ～ 0.8 寸，局部酸胀，针感可扩散至肋间。避免直刺或向外斜刺导致气胸。

### 9. 胆俞（背俞穴）

定位：在背部，第 10 胸椎棘突下，后正中线旁开 1.5 寸。

穴位解剖：皮肤、皮下组织、斜方肌下缘、背阔肌、下后锯肌、竖脊肌。皮肤浅层有第 10、第 11 胸神经后支的皮支分布。竖脊肌由脊神经后支节段性支配，到该区肌肉的神经主要是第 10、第 11 胸神经后支的内侧支。

功用：疏肝利胆，清热化湿。

主治病证：①肝胆病证，如黄疸、口苦、呕吐、胁痛、完谷不化。

②肺系病证，如肺痨、潮热。

操作方法：向内上斜刺 0.5～0.8 寸，局部酸胀，针感可扩散至肋间。不可深刺，以防气胸。

### 10. 脾俞（背俞穴）

定位：在背部，第 11 胸椎棘突下，脊正中线旁开 1.5 寸。

穴位解剖：皮肤、皮下组织、背阔肌、下后锯肌、竖脊肌。皮肤有第 10、第 11、第 12 胸神经后支的外侧支分布。深层有第 11、第 12 胸神经后支的肌支和相应的肋间、肋下动、静脉的分支或属支。此穴内为壁胸膜的下界。

功用：健脾利湿，升清降浊。

主治病证：①脾胃肠腑病证，如腹胀、纳呆、完谷不化、呕吐、泄泻、便血、痢疾。

②其他病证，如黄疸、水肿。

操作方法：向内上斜刺 0.5～1 寸，局部酸胀，针感可扩散至腰间。不可深刺，以防气胸。

### 11. 胃俞（背俞穴）

定位：在背部，第 12 胸椎棘突下，后正中线旁开 1.5 寸。

穴位解剖：皮肤、皮下组织、胸腰筋膜浅层、背阔肌腱膜、下后锯肌腱膜、竖脊肌。皮肤浅层有第 12 胸神经和第 1 腰神经后支的皮支分布。胸腰筋膜浅层位于竖脊肌浅面，也是背阔肌的起始筋膜，此层筋膜易受劳损，导致腰痛。竖脊肌由脊神经后支节段性支配，到该区肌肉的神经主要是第 12 胸神经后支的内侧支和第 1 腰神经后支的内侧支。

功用：和胃降逆，健脾理中。

主治病证：胃痛、呃逆、呕吐、腹胀、肠鸣、胸胁背痛。

操作方法：向内上斜刺 0.5 ～ 1 寸，局部酸胀，针感可扩散至腰部及腹部。穴位深面为腹后壁，深刺或向外斜刺过深易伤及肝脏、肾脏等器官，不宜深刺。

### 12. 三焦俞（背俞穴）

定位：在第 1 腰椎棘突下，后正中线旁开 1.5 寸。

穴位解剖：皮肤、皮下组织、背阔肌腱膜、胸腰筋膜浅层、下后锯肌、竖脊肌。本穴穿腰背筋膜，在背最长肌和髂肋肌之间。穴区内有第 1、第 2 腰神经后侧皮支、肌支及相应的腰动脉背侧支分支分布。

功用：通调三焦，利水道。

主治病证：①胃肠病证，如腹胀、肠鸣、呕吐、完谷不化、水肿、痢疾。

②经脉病证，如小便不利、腰背酸痛。

操作方法：向内上斜刺 0.5 ～ 1 寸，局部酸胀。穴位深面为腹后壁，有肝脏、肾脏等器官，不宜深刺。

### 13. 肾俞

定位：在腰部，第 2 腰椎棘突下，后正中线旁开 1.5 寸。

穴位解剖：皮肤、皮下组织、胸腰筋膜浅层和背阔肌腱膜、竖脊肌。皮肤浅层有第 2 腰神经后支的内侧支分布。深面有由第 1、第 2、第 3 腰神经后支的外侧支构成的臀上皮神经通过，刺激此神经，可产生臀部触电感；竖脊肌由脊神经后支节段性支配，到该区肌肉的神经主要是第 2、第 3 腰神经后支的内侧支。在背深部肌肉与腹后壁肌肉之间，竖脊肌深面有横突脊肌等小肌肉，有第 12 胸神经和第 1、第 2、第 3 腰神经交织而成的腰丛通过，刺激该丛，可有触电感向臀部及大腿前内侧放射。

功用：益肾助阳，强腰利水。

主治病证：①肾虚病证，如头晕、耳聋、耳鸣、腰膝酸软。

②妇科病证，如月经不调、带下。

③生殖泌尿病证，如小便不利、遗尿、遗精、阳痿不育、水肿。

操作方法：向内上斜刺 0.8 ～ 1 寸，局部酸胀，有电麻感向臀部及下肢扩散。不宜深刺。

### 14. 气海俞

定位：在第 3 腰椎棘突下，旁开 1.5 寸处。

取法：俯卧位，第 3 腰椎棘突下，后正中线旁开 1.5 寸处取穴。

穴位解剖：皮肤、皮下组织、胸腰筋膜浅层、背阔肌腱膜、竖脊肌。穴区内有第3、第4腰神经后内侧皮支、肌支和相应腰动脉背侧支分支分布。

功用：活血祛瘀，理气止痛。

主治病证：腰痛、痛经、腹胀、肠鸣、痔疾。

操作方法：直刺0.5～1寸，局部酸胀。

### 15. 大肠俞（背俞穴）

定位：在第4腰椎棘突下，旁开1.5寸处。

取法：髂嵴最高点连线当第4腰椎，棘突下旁开1.5寸处取穴。

穴位解剖：皮肤、皮下组织、胸腰筋膜浅层、背阔肌腱膜、竖脊肌。穴区内有第4、第5腰神经后内侧皮支及其伴行动、静脉，深部有第4、第5腰神经后支肌支和相应腰动、静脉背侧支分支。

功用：和中健脾，调和肠胃。

主治病证：腹胀、腹痛、泄泻、便秘、痢疾、肠痈、痔疾、脱肛、腰痛。

操作方法：直刺0.5～1.2寸，有局部酸胀感。

### 16. 关元俞

定位：在第5腰椎棘突下，后正中线旁开1.5寸处。

穴位解剖：皮肤、皮下组织、胸腰筋膜浅层、竖脊肌。穴区浅层有第5腰神经和第1骶神经后内侧皮支及其伴行动、静脉，深部有第5腰神经后支肌支和腰最下动脉背侧支分支。

功用：健脾益肾，调补下元。

主治病证：腹胀、腹泻、小便频数或不利、遗尿、消渴、腰痛。

操作方法：直刺0.5～1.2寸，局部酸胀。

### 17. 小肠俞（背俞穴）

定位：在骶正中线旁1.5寸，平第1骶后孔处。

穴位解剖：皮肤、皮下组织、胸腰筋膜浅层、臀大肌、竖脊肌。穴区内有臀中皮神经，深层有臀上动脉分支、臀下神经分支和第1骶神经后支肌支分布。

功用：清热利湿，调理脾肾。

主治病证：①肠腑病证，如腹痛、泄泻、痢疾、痔疾。

②泌尿生殖系病证，如遗尿、尿血、遗精、带下。

③经脉病证，如腰腿痛。

操作方法：直刺或向内上斜刺 0.8 ～ 1.2 寸，有局部酸胀感。

### 18. 膀胱俞（背俞穴）

定位：在骶正中嵴旁 1.5 寸，平第 2 骶后孔处。

穴位解剖：皮肤、皮下组织、臀大肌、竖脊肌。穴区内有臀中皮神经，深层有第 2 骶神经后支肌支、臀下皮神经分支和臀上动脉分支分布。

功用：强腰益肾，调理二便。

主治病证：遗尿、遗精、小便不利、泄泻、便秘、腰骶疼痛。

操作方法：直刺或向内上斜刺 0.8 ～ 1.2 寸，有局部酸胀感。

### 19. 次髎

定位：髂后上棘内下方，适对第 2 骶后孔处。

取法：俯卧位，髂后上棘与第 2 骶椎棘突连线的中点凹陷处，即第 2 骶后孔。

穴位解剖：皮肤、皮下组织、竖脊肌、第 2 骶后孔。浅层布有臀中皮神经。深层有第 2 骶神经和骶外侧动、静脉的后支。

功用：强腰利湿，补益下焦。

主治病证：①泌尿生殖系病证，如小便不利、遗尿、遗精、阳痿、月经不调、痛经、带下。

②经脉病证，如腰痛、下肢痿痹。

操作方法：直刺 0.8 ～ 1 寸，有局部酸胀感。

### 20. 承扶

定位：在大腿后侧，臀沟中点。

取法：俯卧位，秩边与委中连线上，臀下横纹中点处取穴。

穴位解剖：皮肤、皮下组织、臀大肌、股二头肌长头、半腱肌。浅层布有股后皮神经及臀下皮神经的分支。深层有股后皮神经本干，坐骨神经及并行动、静脉。

功用：舒经活络，通便消痔。

主治病证：便秘，痔疾，脱肛，腰、骶、臀、股部疼痛。

操作方法：直刺或向上斜刺 1.5 ～ 2.5 寸，有局部酸胀感，或可向下肢扩散。

### 21. 委中

定位：腘横纹中点。

取法：俯卧位，在腘窝横纹中央，股二头肌腱与半腱肌肌腱的中间处取穴。

穴位解剖：皮肤，皮下组织，腓肠肌内外侧头之间，腘窝动、静脉。皮肤浅层有股后皮神经和小隐静脉分布，到达该穴皮肤的神经纤维来自第 2 骶神经。腓肠肌内外侧头均由胫神经支配，到达该肌的神经纤维来自第 1、第 2 骶神经。穴位正中有胫神经，由第 4、第 5 腰神经和第 1、第 2、第 3 骶神经纤维发出。

功用：舒筋活络，泄热凉血。

主治病证：①经脉病证，如背痛、腰痛、下肢痿痹。

②胃肠病证，如腹痛、吐泻。

③前阴病证，如小便不利、遗尿。

④皮肤病证，如丹毒、瘾疹、皮肤瘙痒。

操作方法：直刺 0.5 ～ 1 寸，局部酸麻胀重，或可有电麻感向足部扩散。穴位深处有腘窝动、静脉，不宜盲目深刺，以免出血。

### 22. 膏肓

定位：在背部，第 4 胸椎棘突下，旁开 3 寸。

取法：俯卧位，平第 4 胸椎棘突下，后正中线旁开 3 寸，肩胛内侧缘处取穴。

穴位解剖：皮肤、皮下组织、斜方肌、菱形肌、竖脊肌、第 4 肋间隙。皮肤浅层有第 3、第 4、第 5 胸神经后支内侧支分布。其他层次解剖与心俞穴相似。

功用：补虚益损，调理肺气。

主治病证：①肺系病证，如肺痨、咳嗽、气喘、咯血、盗汗。

②神志病证，如失眠、健忘、多梦。

③经脉病证，如项强、肩背痛。

④其他病证，如虚劳、羸瘦。

操作方法：向上斜刺 0.5 ～ 0.8 寸，局部酸胀感可向肩胛部扩散。不可深刺，以防气胸。

### 23. 志室

定位：在腰部，第 2 腰椎棘突下，旁开 3 寸。

取法：俯卧位，两髂嵴最高点连线为第 4 腰椎棘突，向上 2 个棘突下，旁开 3 寸处取穴。

穴位解剖：皮肤、皮下组织、背阔肌、竖脊肌、腰方肌。皮肤浅层有第 1、第 2、第 3 腰神经后支的外侧支重叠分布。深层有第 1、第 2 腰神经后支的肌支和相应的腰背动、静脉背侧支分支或属支。志室稍外侧为腰三角，由背阔肌下缘、腹外斜肌后缘和髂嵴后部之间围成，其深层为腹内斜肌。该三角为腹壁薄弱区，易发生腰疝。

功用：益肾固精，强壮腰膝。

主治病证：①泌尿生殖系病证，如小便不利、遗尿、遗精、阳痿。

②经脉病证，如腰脊痛。

操作方法：斜刺 0.5 ～ 0.8 寸，局部酸胀感可向臀部扩散。不可深刺，以免伤及肾脏。

### 24. 秩边

定位：在臀部，平第 4 骶后孔，骶正中嵴旁开 3 寸。

取法：俯卧位，在骶管裂孔水平旁开 3 寸处取穴。

穴位解剖：皮肤、皮下组织、臀大肌、梨状肌下缘。皮肤浅层有第 1、第 2、第 3 腰神经后支形成的臀上皮神经分布。梨状肌起于骶前孔外侧，经坐骨大孔，在臀大肌深面，向外止于股骨大转子。该肌将坐骨大孔分成梨状肌上、下孔，为支配和营养臀部和下肢主要神经、血管的出入部位。在梨状肌下孔内，穿经该孔的结构由外向内依次为坐骨神经，股后皮神经，臀下神经，臀下动、静脉，阴部内动、静脉和阴部神经。

功用：舒筋活络，强壮腰膝，调理下焦。

主治病证：①二阴病证，如阴痛、小便不利、便秘、痔疾。

②经脉病证，如腰骶痛、下肢痿痹。

操作方法：直刺 1.5 ～ 3 寸，针由皮肤、浅筋膜穿臀肌浅膜，经臀大肌至梨状肌或其下方结构，局部酸胀，可有电麻感向下肢扩散。针尖可向前阴方向斜刺 2.5 ～ 4 寸，针感可向少腹及前阴方向扩散，以治疗前阴病；或针尖向肛门方向斜刺 1.5 ～ 2 寸，针感可向肛门方向扩散，以治疗痔疾、脱肛等。

### 25. 承山

定位：在小腿后侧，腓肠肌两肌腹与肌腱交角处。

取法：正坐或俯卧位，于委中与昆仑之间，当伸直小腿或足跟上提时，腓肠肌肌腹下出现呈人字纹的尖角凹陷处取之。

穴位解剖：皮肤、皮下组织、腓肠肌、比目鱼肌、胫神经。皮肤浅层有腓肠内侧皮神经和小隐静脉分布，到该穴皮肤的神经纤维来自第 4 腰神经。小隐静脉起自足背静脉网的外侧部，经外踝后下方，至小腿后面中线上行，与腓肠神经伴行。腓肠肌、比目鱼肌由胫神经支配，到达腓肠肌的神经纤维来自第 1、第 2 骶神经。穴位深处为胫神经，刺中会有触电感至足底。

功用：理气止痛，舒筋活络，消痔。

主治病证：①肛肠病证，如痔疾、便秘、脱肛。

②经脉病证，如腰腿痛、小腿转筋拘急疼痛。

操作方法：直刺 0.7 ～ 1 寸，局部酸胀，针感可向足底扩散。

### 26. 飞扬（络穴）

定位：在小腿后面，外踝后，昆仑穴直上 7 寸，承山外下方 1 寸。

取法：正坐垂足，昆仑与腓骨小头连线中点水平，在承山穴外下方 1 寸处取穴。

穴位解剖：皮肤、皮下组织、小腿三头肌、踇长屈肌、胫骨后肌。皮肤浅层有腓总神经的分支腓肠外侧皮神经分布。深层有胫神经和胫后动、静脉分布。

功用：清热安神，舒筋活络。

主治病证：①头面五官病证，如头痛、眩晕、鼻塞、鼻衄。

②经脉病证，如腰背痛、腿软无力。

③肛肠病证，如痔疾。

操作方法：直刺 0.8 ～ 1.2 寸，局部酸胀，针感可向下肢扩散。

### 27. 昆仑（经穴）

定位：在足部外踝后方，外踝尖与跟腱之间的凹陷处。

穴位解剖：皮肤，皮下组织，腓骨长、短肌后缘。皮肤浅层有腓肠神经和小隐静脉分布。该穴深层的血液营养来自腓动脉，由胫后动脉在腘肌下方 2 ～ 3cm 发出，经胫骨后面与踇长屈肌之间下降至外踝，终于足跟外侧皮下。在外踝上方 4 ～ 6cm 处，发出穿支，穿经肌肉和小腿肌间膜至小腿前面，与胫前动脉分支吻合。

功用：清热安神，舒筋活络。

主治病证：①头面五官病证，如头痛、目痛、鼻衄。

②经脉病证，如项强、腰痛、足跟肿痛、外踝疼痛。

③产科病证，如滞产。

@神志病证，如癫痫。

操作方法：直刺 0.5 ～ 1 寸，局部酸胀。孕妇禁针。

### 28. 申脉（八脉交会穴，通阳跷脉）

定位：在足外侧部，外踝直下方凹陷中。

穴位解剖：皮肤，皮下组织，腓骨肌下支持带，腓骨长、短肌，距跟外侧韧带。皮肤浅层有腓肠神经分布。深筋膜形成腓骨肌下支持带，将腓骨长、短肌限于外踝下方的踝沟内，支持带的内面有一总腱鞘包绕肌腱，以减少肌腱在运动过程的摩擦。腓骨长、短肌由腓浅神经支配，血液由来自多条动脉分支形成的外踝网供应。

功用：清热安神，强筋健骨。

主治病证：①头面五官病证，如头痛、眩晕、目赤涩痛、眼睑下垂。

②神志病证，如失眠、嗜睡、癫狂、癫痫。

③经脉病证，如下肢偏瘫、腰腿痛、踝扭伤。

操作方法：向下斜刺 0.3～0.5 寸，可有局部酸胀感。

## 第八节　手少阴肾经穴

本经首穴涌泉，末穴俞府，左右各有 27 个穴位，其中 10 穴位于下肢内侧，17 穴分布在胸腹部前正中线两侧。本经腧穴主治妇科病，前阴病，肾、肺、咽喉病及本经所过部位的病证，如遗精、阳痿、带下、月经不调、哮喘、泄泻及下肢内侧疼痛等。本节着重介绍穴位埋线常用的 5 个穴位。

### 1. 涌泉（井穴）

定位：在足底部，屈足卷趾时足心前部正中凹陷处，约当足底第 2、第 3 趾趾缝纹头端与足跟连线的前 1/3 与后 2/3 交点上。

穴位解剖：皮肤、皮下组织、足底筋膜（跖腱膜）、趾短屈肌、第 2 蚓状肌、姆收肌。浅层分布有足底内、外侧神经及其伴行的动脉。深层有第 2 趾足底总神经和第 2 趾足底总动、静脉。跖腱膜浅面发出许多纤维束止于皮肤，其深面向足底深层肌发出两个肌间隔，分别止于第 1、第 5 跖骨，将足底分为三个足筋膜鞘。足底外侧神经支配拇收肌、足底骨间肌；足底内侧神经支配趾短屈肌和第 2 蚓状肌。

功用：醒神开窍，滋阴益肾，平肝息风。

主治病证：①头面五官病证，如头痛、眩晕、咽喉肿痛、舌干、失音。

②神志病证，如昏厥、癫狂、小儿惊风、失眠。

③二阴病证，如便秘、小便不利。

④经脉病证，如足心热。

操作方法：0.5～0.8 寸，穿跖腱膜，入中间鞘内，局部胀痛，针感可扩散至整个足底部。涌泉穴埋线配合语言诱导治疗癔症性失语或瘫痪有一定疗效。

### 2. 然谷（荥穴）

定位：在足内侧缘，足舟骨粗隆下方凹陷，赤白肉际处。

穴位解剖：皮肤、皮下组织、踇展肌、趾长屈肌。该处为足底与足背皮肤移行部位，皮肤有隐神经的小腿内侧皮神经支分布。踇展肌由足底内侧神经支配，趾长屈肌由胫神经的肌支支配。

功用：益气固肾，清热利湿。

主治病证：①妇科及男科病证，如月经不调、阴挺、阴痒、带下、遗精。

②头面五官病证，如咽喉肿痛、咯血、口噤。

③二阴病证，如泄泻、小便不利。

④其他病证，如脚踝痛、消渴、小儿脐风。

操作方法：斜刺 0.5～0.8 寸，局部胀痛，针感可向足底部扩散。

### 3. 太溪（输穴、原穴）

定位：在足内侧，内踝后方，内踝尖与跟腱之间的凹陷处。

穴位解剖：皮肤、皮下组织、胫骨后肌腱、趾长屈肌腱与跟腱、跖肌腱之间、踇长屈肌。皮肤浅层有隐神经的小腿内侧支分布，到该穴皮肤的神经纤维来自第 4 腰神经。穴下前方是胫骨后肌腱和趾长屈肌腱，后方是跟腱和跖肌腱，穴下有踇长屈肌，均由胫神经支配，其神经纤维来自第 5 腰神经和第 1、第 2 骶神经。

功用：滋阴壮阳，强腰益肾。

主治病证：①头面五官病证，如头痛、眩晕、耳聋、耳鸣、咽喉肿痛、齿痛。

②肺系病证，如咳喘、咯血。

③泌尿生殖系病证，如小便频数、月经不调、遗精、阳痿。

④神志病证，如失眠、多梦。

⑤其他病证，如泄泻、消渴、腰痛。

操作方法：直刺 0.5～1 寸，或可深刺透昆仑穴，局部酸胀，电麻感向足底扩散。

### 4.照海（八脉交会穴，通阴跷脉）

定位：在足内侧，内踝尖下 1 寸，内踝下方凹陷处。

取法：正坐垂足或仰卧位，由内踝尖下推至其下缘凹陷处，上与踝尖相对。

穴位解剖：皮肤、皮下组织、胫骨后肌腱。浅层有隐神经的小腿内侧支、大隐静脉属支。深层有内踝前后动脉、跗内侧动脉、跟内侧支和足底内侧动脉的分支组成的内踝网，营养内踝周围的结构。

功用：滋阴清热，调经止痛。

主治病证：①妇科病证，如月经不调、痛经、带下、阴挺、阴痒。

②二阴病证，如小便不利或频数、便秘。

③五官病证，如咽喉干痛、目赤肿痛。

④神志病证，如痴呆、失眠、多梦。

⑤经脉病证，如踝关节肿痛。

操作方法：直刺 0.5 ～ 0.8 寸，局部有酸胀感。

### 5.复溜（经穴）

定位：在小腿内侧，太溪直上 2 寸，跟腱的前方。

取法：正坐垂足或仰卧位，在太溪上 2 寸，跟腱前缘处取穴。

穴位解剖：皮肤、皮下组织、趾长屈肌、胫骨后肌。皮肤有隐神经的小腿内侧支分布。深层有胫神经的肌支和胫后动、静脉。

功用：补益肾阴，温阳利水。

主治病证：①脾肾病证，如腹胀、肠鸣、泄泻、水肿。

②汗证：盗汗、热病无汗或汗出不止。

③经脉病证，如腰脊强痛、下肢痿痹。

操作方法：直刺 0.5 ～ 1 寸，局部有酸胀感，或有电麻感向足底扩散。

## 第九节　手厥阴心包经穴

本经首穴天池，末穴中冲，左右各有 9 穴。其中 8 穴分布于上肢掌侧，1 穴位于胸部外上方。本经腧穴主治心、胸、胃、神志病及经脉所过部位的病证。本节着重介绍穴位埋线常用的 6 个穴位。

### 1. 曲泽（合穴）

定位：在肘横纹中，肱二头肌腱的尺侧缘。

穴位解剖：皮肤、皮下组织、正中神经、肱肌。皮肤浅层有臂内侧皮神经、贵要静脉分布，贵要静脉由手背静脉网的尺侧部起始，在前臂尺侧后上方上升，在肘窝下方转至前侧，于此接受肘正中静脉汇入，向上经肱二头肌内缘，至上臂中点穿深筋膜入肱静脉。深层有正中神经和肱动、静脉，尺侧返动、静脉的掌侧支与尺侧下副动、静脉前支构成的动、静脉网。

功用：清暑泄热，和胃降逆。

主治病证：①心系病证，如心痛、心悸。

②胃肠病证，如胃痛、呕吐、泄泻、热病、口干。

③经脉病证，如肘臂疼痛、屈伸不利。

操作方法：直刺 1 ～ 1.5 寸，针由贵要静脉和肘正中静脉之间穿肘前筋膜，于肱动脉内侧直刺正中神经干及其深面的肱肌，酸胀针感可向中指扩散。

### 2. 郄门（郄穴）

定位：腕掌侧远端横纹上 5 寸，掌长肌腱与桡侧腕屈肌腱之间。

取法：仰掌，微屈腕，在腕横纹上 5 寸，曲泽与大陵的连线上，于掌长肌腱与桡侧腕屈肌腱之间取穴。

穴位解剖：皮肤、皮下组织、掌长肌腱与桡侧腕屈肌腱之间、指浅屈肌、正中神经、指深屈肌、前臂骨间膜。皮下有前臂内、外侧皮神经双重分布及前臂正中静脉上行，注入肘正中静脉。该穴处除指深屈肌尺侧半由尺神经支配外，其他均由正中神经支配。

主治病证：①心胸病证，如心痛、心悸、心烦、胸痛。

②血证，如咯血、吐血、衄血。

③经脉病证，如肘臂痛。

操作方法：直刺 0.5 ～ 1 寸，局部酸胀，可向指端扩散。

### 3. 间使（经穴）

定位：在前臂掌侧，曲泽与大陵的连线上，腕横纹上 3 寸，掌长肌腱与桡侧腕屈肌腱之间。

穴位解剖：皮肤、皮下组织、桡侧腕屈肌腱和掌长肌腱之间、指浅屈肌、指深屈肌、旋前方肌、前臂骨间隙。浅层有前臂内侧皮神经、前臂正中静脉分布，到达该穴区的神经纤维来自第 8 颈神经。深层分布有正中神经及其伴行的动、静脉，骨间前动脉，骨间前神经等。到桡侧腕屈肌和掌长肌的神经纤维来自第 6、第 7 颈神经；到指浅屈肌、指深屈肌桡侧半和旋前方肌的神经纤维来自第 7、第 8 颈神经和第 1 胸神经；到指深屈肌尺侧半的神经纤维来自第 8 颈神经和第 1 胸神经。

功用：宽胸理气，和胃降逆，清心安神，截疟。

主治病证：①心系病证，如心痛、心悸。

②胃病证，如胃痛、呕吐。

③经脉病证，如肘臂疼痛。

@其他病证，如热病、疟疾。

操作方法：直刺 0.5～1 寸，深刺可透支沟穴，局部酸胀，针感向指端扩散。

### 4. 内关（络穴）

定位：曲泽与大陵的连线上，腕横纹上 2 寸，掌长肌腱与桡侧腕屈肌腱之间。

穴位解剖：皮肤、皮下组织、指浅屈肌、指深屈肌、旋前方肌、前臂骨间膜。浅层有前臂内、外侧皮神经双重分布，到达穴区的神经纤维来自第 7 颈神经，除指深屈肌尺侧半由尺神经支配外，其他肌肉均由正中神经的肌支支配。

功用：宁心安神，和胃降逆，理气止痛。

主治病证：①心胸病证，如心痛、心悸、胸闷、胃痛、呕吐、呃逆。

②神志病证，如失眠、多梦、癫狂、痫症。

③经脉病证，如中风偏瘫、肘臂挛痛。

操作方法：向上斜刺 0.5～1 寸，可透外关，局部酸胀可有电麻感向指端扩散。本穴为针刺麻醉、镇痛常用穴之一。

### 5. 大陵（输穴、原穴）

定位：在腕掌横纹的中点处，掌长肌腱与桡侧腕屈肌腱之间。

穴位解剖：皮肤、皮下组织、拇长屈肌腱与指浅屈肌腱、正中神经、腕骨间关节囊。浅层有前臂内、外侧皮神经双重分布，浅筋膜内有前臂正中静脉的属支、尺神经和正中神经的掌皮支经过。前臂深筋膜在腕骨前方增厚，形成腕横韧带，该韧带与腕骨共同构成腕管，在腕管内有正中神经、指浅深屈肌腱和拇长屈肌腱等，肌腱周围有疏松的结缔组织形成腱旁系膜，以保证肌腱的血液供应和滑动功能。腕管的后壁为腕关节前面的筋膜。

功用：宁心安神，和营通络，宽胸理气。

主治病证：①心胸神志病证，如心痛、心悸、胸胁痛、癫狂、失眠。

②脾胃病证，如胃痛、呕吐。

③皮肤病证，如湿疹、疮疡。

④经脉病证，如手腕麻痛。

操作方法：直刺 0.3 ～ 0.5 寸，局部酸胀，针感可向指端扩散；向腕管内斜刺 0.8 ～ 1.5 寸治疗腕管综合征。

### 6. 劳宫（荥穴）

定位：在手掌心，第 2、第 3 掌骨之间偏第 3 掌骨，握拳屈指时中指尖处。

穴位解剖：皮肤、皮下组织、掌腱膜、桡侧两根指浅、深屈肌腱之间、第 2 蚓状肌、拇收肌、骨间肌。浅层有正中神经的掌皮支，皮肤直接与深筋膜连接而不易滑动。深层有指掌侧总动脉正中神经的指掌侧固有神经。浅筋膜在掌心处非常致密，由纤维隔将皮肤和掌腱膜紧密相连，将浅筋膜分成许多小室样结构，其间穿行血管、淋巴管和皮神经。当手掌的浅静脉与淋巴管受压时，除掌正中一小部血液与淋巴流向前臂外，大部分流向手背，并经指蹼间隙与深层的静脉与淋巴管相通。针由皮肤、皮下组织穿掌腱膜后，经桡侧两条指浅、深屈肌腱之间的第 2 蚓状肌，入拇收肌的横头，直抵第 2、第 3 掌骨之间的骨间肌。第 2 蚓状肌由正中神经支配；拇收肌、骨间肌由尺神经支配。

功用：清心泄热，开窍醒神，祛风止痒。

主治病证：①五官病证，如口疮、口臭、口渴、鼻衄。

②神志病证，如癫狂、癔症、中风昏迷。

③其他病证，如中暑、鹅掌风。

操作方法：直刺 0.3 ～ 0.5 寸，局部胀痛，针感可扩散至整个手掌。


# 第十节　手少阳三焦经穴

本经首穴关冲，末穴丝竹空，左右各有 23 穴。其中 13 穴在上肢背面,10 穴在颈部、耳翼后缘、眉毛外端。本经腧穴主治热病、头面五官病证和本经经脉所过部位的病证，如头痛、耳聋、耳鸣、目赤肿痛、颊肿、水肿、小便不利、遗尿及肩臂外侧疼痛等证。本节着重介绍穴位埋线常用的 8 个穴位。

### 1. 中渚（输穴）

定位：在手背，第 4、第 5 掌指关节后方，掌骨小头间凹陷中。

穴位解剖：皮肤、浅筋膜、手背深筋膜、第 4 骨间背侧肌。皮肤有尺神经的指背神经分布。手背深筋膜可分为浅、深两层。浅、深两层筋膜在指蹼处相互结合，并在掌骨底以纤维膈相连。

功用：通络止痛，开窍益聪。

主治病证：①头面五官病证，如头痛、耳鸣、耳聋、目赤、咽喉肿痛。

②经脉病证，如手指屈伸不利、肘臂肩背疼痛。

操作方法：直刺 0.3～0.5 寸，针由皮肤、浅筋膜，穿过第 4、第 5 伸肌腱之间，深达第 4 掌骨间隙的骨间肌，局部酸胀，并可有麻感向指端扩散；或向上斜刺 0.5～1 寸，其酸胀感可向腕部扩散。

### 2. 外关（络穴；八脉交会穴，通于阳维脉）

定位：在腕背横纹上 2 寸，尺桡骨之间，阳池与肘尖的连线上，与内关相对。

穴位解剖：皮肤、皮下组织、小指伸肌、拇长伸肌及食指伸肌。皮肤浅层有桡神经发出的前臂后皮神经、头静脉和贵要静脉的属支，到达该穴区的神经纤维来自第 7 颈神经。深层有骨间后动、静脉和骨间后神经，来自第 6、第 7、第 8 颈神经。

功用：疏风解表，通经活络。

主治病证：①热病证，如外感热病。

②头面五官病证，如头痛、目赤肿痛、耳鸣、耳聋。

③经脉病证，如胸胁痛、肩背痛、上肢痿痹。

操作方法：直刺 0.5～1 寸，针由皮肤、浅筋膜穿前臂深筋膜，经小指伸肌的桡侧入指伸肌，在拇长伸肌的尺侧入食指伸肌；或透内关，局部酸胀，有时可扩散至指端；或向上斜刺 1.5～2 寸，局部酸胀感可向上扩散至肘、肩部。

### 3. 支沟（经穴）

定位：腕背横纹上 3 寸（外关上 1 寸），尺骨与桡骨之间，阳池与肘尖的连线上，与间使相对。

穴位解剖：皮肤、皮下组织、小指伸肌、拇长伸肌、前臂骨间膜。浅层有前臂后皮神经、贵要静脉和头静脉的属支，到达穴区的神经纤维来自第7颈神经。深层有桡神经深支和骨间背侧动、静脉。小指伸肌、拇长伸肌及前臂骨间膜均由骨间后神经支配，到前两肌的神经纤维来自第6、第7、第8颈神经。

功用：清利三焦，通腑降逆。

主治病证：习惯性便秘、胁肋痛、落枕、手臂疼痛、耳鸣、耳聋等。

操作方法：直刺0.5～1寸，针由皮肤、浅筋膜穿前臂深筋膜，入小指伸肌，深抵其下拇长伸肌。局部酸胀感可向上扩散至肘部，有时有电麻感向指端扩散。该穴为针刺麻醉常用穴之一。

### 4. 三阳络

定位：腕背横纹上4寸（支沟穴上1寸），尺骨与桡骨之间。

穴位解剖：皮肤、皮下组织、小指伸肌、拇长展肌、拇短伸肌、前臂骨间膜。穴区内有前臂背侧皮神经，深层有骨间背神经和骨间后动脉分布。

功用：清热利咽，通络止痛。

主治病证：耳聋、暴喑、齿痛、腰胁痛、上肢痹痛。

操作方法：直刺0.5～1寸。

### 5. 肩髎

定位：在肩部，肩髃后方，肩峰角与肱骨大结节两骨间凹陷中。

取法：上臂外展平举，肩关节部可出现两个凹陷窝，后面的凹陷窝即是本穴。

穴位解剖：皮肤、皮下组织、三角肌（后部）、小圆肌、大圆肌、背阔肌。浅层有锁骨上外侧神经，到达该穴区的神经纤维来自第4颈神经。深层有腋神经和旋肱后动、静脉。三角肌、小圆肌后部由腋神经支配，到该肌的神经纤维来自第5、第6颈神经。三角肌深面的血管神经束有旋肱前、后血管和腋神经。腋神经为臂丛神经后束的分支，与旋肱后动脉一起通过四边孔，在三角肌后缘中点，紧靠肱骨外科颈后走行。大圆肌由肩胛下神经支配，到该肌的神经纤维来自第5、第6颈神经。背阔肌由胸背神经支配，到该肌的神经纤维来自第6、第7、第8颈神经。

功用：祛风湿，通经络。

主治病证：肩臂挛痛、上肢不遂。

操作方法：直刺 0.8 ～ 1.2 寸，局部有酸胀感，或向肩后、肩上及手臂扩散。

### 6. 翳风

定位：在耳垂后方，当乳突与下颌角之间凹陷处。

取法：取正坐或侧伏，耳垂后缘，乳突与下颌角之间凹陷处取穴。

穴位解剖：皮肤、皮下组织、腮腺。浅层有耳大神经、耳后静脉，深层有颈外动脉的分支、耳后动脉、面神经等。耳后静脉面后静脉汇合成颈外静脉，在胸锁乳突肌浅面向下后缘斜行，至锁骨上约 2.5cm 处，穿深筋膜汇入锁骨下静脉。沿颈外静脉排列的淋巴结称为颈淋巴结。

功用：聪耳开窍，祛风通络。

主治病证：面瘫、耳聋、耳鸣、牙关紧闭、齿痛、颊肿。

操作方法：直刺 0.5 ～ 1 寸，针由皮肤、浅筋膜穿腮腺、咬肌筋膜，在乳突肌与胸锁乳突肌前缘，进达腮腺的下颌后突部，可深抵起于基突的肌肉。耳后酸胀，可扩散至舌前部及半侧面部，以治面瘫、腮腺炎等。

### 7. 角孙

定位：在头部，折耳郭向前，耳尖所指之发际处。

穴位解剖：皮肤、皮下组织、耳上肌、颞筋膜浅层、颞肌。皮下有下颌神经的耳颞神经、颞浅动、静脉，无深筋膜。颞肌属咀嚼肌，由颞深神经支配。

功用：清热消肿，散风止痛。

主治病证：偏头痛、目翳、目赤肿痛、齿痛、项强、痄腮。

操作方法：平刺 0.3 ～ 0.5 寸，针由皮肤、浅筋膜穿耳上肌，经颞筋膜入颞肌，直抵骨膜。局部酸胀感可扩散至耳周。

### 8. 丝竹空

定位：在面部，眉梢凹陷处。

穴位解剖：皮肤、皮下组织、眼轮匝肌。该处皮肤较薄，移动性很大，分布有眶上神经，颞面神经，面神经颞支和颧支，颞浅动、静脉的额支。眼轮匝肌受面神经的额支支配。

功用：清利头目，镇惊醒神。

主治病证：头痛、目眩、目赤肿痛、眼睑瞤动、癫狂。

操作方法：向后或向下平刺 0.5 ～ 1 寸，针由皮下组织直入眼轮匝肌，抵达额骨骨膜。

# 第十一节　足少阳胆经穴

本经首穴瞳子髎，末穴足窍阴，左右各 44 个穴位。15 穴分布在下肢的外侧面，29 穴在臀、侧胸、侧头部。本经腧穴主治头面五官病证、神志病、热病及本经脉所经过部位的病证，如口苦、目眩、头痛、下颌痛、腋下肿、胸胁痛、缺盆部肿痛、下肢外侧疼痛等。本节着重介绍穴位埋线常用的 9 个穴位。

1. 阳白

定位：在前额部，瞳孔直上，眉中上 1 寸。

穴位解剖：皮肤、皮下组织、枕额肌额腹、帽状腱膜下结缔组织。皮下有额神经的眶上神经和滑车上神经双重分布及眶上动、静脉外侧支。额腹是枕额肌的前部，起自帽状腱膜（该膜分两层，包绕额腹），肌纤维向前下方，止于眉部皮肤，并和眼轮匝肌纤维相互交错。其深面的筋膜，则止于眶上缘的上部。该肌由面神经的颞支支配。

功用：清利头目，祛风止痛。

主治病证：头痛、眩晕、目痛、视物模糊、眼睑眴动、眼睑下垂。

操作方法：向上平刺 0.3 ～ 0.5 寸，局部胀痛；或向下透鱼腰；或向左右透攒竹、丝竹空穴，局部酸胀，可扩散至头部或眼眶。

2. 风池

定位：在项部，枕骨之下两侧，项后发际上 1 寸，与风府相平，胸锁乳突肌与斜方肌上端之间的凹陷处。

穴位解剖：皮肤、皮下组织、斜方肌外侧、头夹肌、头半棘肌、头后大直肌与头上斜肌之间（枕下三角）。浅层有颈丛的枕小神经和皮下静脉，其纤维来自第 3 颈神经。深层有枕大神经。头夹肌由第 2 ～ 5 颈神经后支的外侧支支配。头半棘肌位于头夹肌的深面，受相应的胸神经后支支配。枕下神经从枕下三角深面穿出。一般针刺该穴以不穿透枕下三角较为安全。

功用：平肝息风，祛风止痛，通利官窍。

主治病证：①神志病证，如头痛、眩晕、失眠、癫痫、中风。

②五官病证，如目赤肿痛、视物不明、鼻塞、鼻衄、鼻渊、耳鸣。

③外感病证，如感冒、热病。

④经脉病证，如颈项强痛。

操作方法：针尖微向下，向鼻尖方向斜刺 0.8 ～ 1.2 寸，或平刺透风府穴，局部酸胀感明显且易扩散。注意进针的角度、深度，避免刺伤延髓。

### 3. 肩井

定位：在肩上，第 7 颈椎棘突与肩峰最外侧点连线的中点。

穴位解剖：皮肤、皮下组织、斜方肌、肩胛提肌、上后锯肌。皮下有锁骨上外侧神经。深层有颈横动、静脉的分支或属支和肩胛背神经的分支。肩胛提肌位于颈椎横突和肩胛骨内侧角与脊柱缘上部之间，由肩胛背神经支配。上后锯肌在肩胛提肌的深面稍下方，由第 6、第 7 颈椎和第 1、第 2 胸椎棘突至第 2 ～ 5 肋角外侧，该肌由第 1 ～ 4 胸神经后支支配。

功用：祛风通络，消肿止痛。

主治病证：①经脉病证，如头痛、眩晕、瘰疬、颈项强痛、肩背疼痛、上肢不遂。

②乳房产科病证，如乳癖、乳痈、乳汁少。

③产科病证，如难产、胞衣不下。

操作方法：直刺 0.3 ～ 0.5 寸，或斜刺 0.5 ～ 0.8 寸，局部有酸胀感。深部正当肺尖，不可深刺，以防气胸。孕妇禁针。

### 4. 带脉

定位：在侧腹部，第 11 肋骨游离端下方垂线与脐水平线的交点上。

穴位解剖：皮肤、皮下组织、腹外斜肌、腹内斜肌、腹横肌。浅层布有第 9 ～ 11 胸神经前支的外侧皮支和伴行的动、静脉。深层有第 9 ～ 11 胸神经前支的肌支和相应的动、静脉。腹肌是腹壁的重要组成部。腹外斜肌位于腹前外侧最浅层，肌束由后上方向前下斜行，深层的腹内斜肌由后下方向前上方斜行，腹横肌则由后向前横行。因此，腹肌能保持腹腔一定的腹压，以维持腹腔内器官的正常位置。

功用：健脾利湿，调经止带。

主治病证：①妇科病证，如带下、月经不调、经闭、阴挺。

②腰腹病证，如胁痛、腰痛、小腹痛、疝气。

操作方法：直刺 0.8 ～ 1 寸，局部酸胀，可向周边扩散。

### 5. 环跳

定位：在股外侧部，侧卧屈股，股骨大转子最高点与骶管裂孔连线的外 1/3 与中 1/3 交点处。

穴位解剖：皮肤、皮下组织、臀大肌、坐骨神经、股方肌。浅层有髂腹下神经的外侧支和臀上皮神经的双重分布，该穴皮肤的神经纤维来自第 2 腰神经后支的皮支。深层有坐骨神经，臀下神经，股后皮神经和臀下动、静脉等。臀大肌由臀下神经支配，到达该肌的神经纤维来自第 5 腰神经和第 1、第 2 骶神经。坐骨神经由第 4 腰神经至第 3 骶神经的前支纤维构成，刺中坐骨神经可有触电感放射至足部。针尖偏向内侧些许可刺中股后皮神经和臀下动、静脉，触电感可放射至大腿上部。股方肌由骶丛分出的股方肌神经支配，到该肌的神经纤维来自第 4、第 5 腰神经和第 1 骶神经。

功用：祛邪除痹，强健腰膝。

主治病证：腰腿痛、下肢痿痹、半身不遂。

操作方法：直刺 2～3 寸，局部有胀重感或有触电感，可向下肢远端扩散。

### 6. 风市

定位：在大腿外侧部中线上，腘横纹上 7 寸处。

取法：当直立垂手时，中指末端取穴。

穴位解剖：皮肤、皮下组织、阔筋膜、髂胫束、股外侧肌、股中间肌。皮肤有股外侧皮神经，深层有旋股外侧动脉降支的肌支和股神经的肌支。股外侧肌和股中间肌由股神经支配。旋股外侧动脉起自股深动脉的外侧壁，在股直肌深面分为上、下支，下支营养股前外侧肌。

功用：祛风化湿，通经活络。

主治病证：①经脉病证，如腰腿痛、半身不遂、下肢痿痹、脚气。
　　　　　　②其他病证，如遍身瘙痒。

操作方法：直刺 1～2 寸，局部酸胀，可向下肢远端扩散。

### 7. 阳陵泉（合穴，八会穴之筋会）

定位：在小腿外侧，腓骨小头前下方凹陷处。

穴位解剖：皮肤、皮下组织、小腿深筋膜、腓骨长肌、趾长伸肌、胫腓关节。皮下有腓肠外侧皮神经和浅静脉，到该穴皮肤的神经纤维来自第 5 腰神经。深层有胫前返动、静脉，膝下外侧动、静脉的分支或属支，腓总神经分支。腓骨长肌由腓前神经支配，趾长伸肌位于腓骨长肌的内侧，由腓深神经支配，其神经纤维来自第 4 腰神经到第 1 骶神经。

功用：疏肝利胆，强健腰膝。

主治病证：①肝胆病证，如黄疸、口苦、呕吐、胁肋疼痛。

②经脉病证，如下肢痿痹、膝髌肿痛、脚气。

③其他病证，如小儿惊风。

操作方法：直刺 1 ～ 1.5 寸，局部酸胀，或有电麻感向下肢远端扩散。

### 8. 光明（络穴）

定位：在小腿外侧，外踝尖上 5 寸，腓骨前缘。

穴位解剖：皮肤，皮下组织，腓骨长、短肌，前肌间隔，趾长伸肌，蹈长伸肌，小腿骨间膜，胫骨后肌。皮下有腓浅神经和腓肠外侧皮神经，深层有腓深神经和胫前动、静脉。腓浅神经由腓总神经发出，进腓骨长、短肌之间，下降至腓骨肌和趾长伸肌之间，在小腿中下 1/3 交界处，穿小腿深筋膜至浅筋膜内下降，分布于小腿下部的外侧及足背皮肤。

功用：清肝明目，活络消肿。

主治病证：①目疾，如目痛、夜盲、目翳、目视不明。

②经脉病证，如胸胁胀痛、下肢痿痹。

③乳房病证，如乳房胀痛、乳汁少。

操作方法：直刺 1 ～ 1.5 寸，局部酸胀感可向足背扩散。

### 9. 足临泣（输穴；八脉交会穴，通带脉）

定位：在足背外侧，第 4、第 5 跖骨底结合部的前方凹陷中，小趾伸肌腱的外侧凹陷处。

穴位解剖：皮肤、皮下组织、趾短伸肌、骨间背侧肌。皮下筋膜有足背外侧皮神经和足背中间皮神经双重分布，足背静脉网及大、小隐静脉的起始部。

功用：疏肝息风，消肿止痛。

主治病证：①头面五官病证，如偏头痛、目眩、目赤肿痛。

②经脉病证，如胁肋疼痛、足跗肿痛。

③妇科、乳房病证，如月经不调、乳胀、乳痈。

④其他病证，如瘰疬、疟疾。

操作方法：直刺 0.3 ～ 0.5 寸，局部有酸胀感。

# 第十二节　足厥阴肝经穴

本经首穴大敦，末穴期门，左右各有 14 穴。其中 3 穴在足背，9 穴位于下肢内侧面，2 穴分布于胸胁部。本经腧穴主治肝胆病、脾胃病、妇科病、少腹病、前阴病及本经经脉所过部位的病证。本节着重介绍穴位埋线常用的 4 个穴位。

## 1. 太冲（输穴、原穴）

定位：在足背侧，第 1、第 2 跖骨间，跖骨底结合部前方凹陷中。

穴位解剖：皮肤、皮下组织、踇短伸肌与趾长伸肌腱之间、踇短伸肌腱外侧、第 1 骨间背侧肌。浅层布有足背静脉网、足背内侧皮神经等。深层有腓深神经和第 1 趾背动、静脉。皮肤由腓深神经的皮支支配，到该穴皮肤的神经纤维来自第 5 腰神经。踇长伸肌、趾长伸肌及踇短伸肌腱均受腓深神经支配。第 1 骨间背侧肌由足底外侧神经支配，到该肌的神经纤维来自第 1、第 2 骶神经。

功用：平肝泄热，疏肝养血，清利下焦。

主治病证：①头面五官病证，如头痛、眩晕、目赤肿痛、咽干咽痛。

②前阴、妇科病证，如阴疝、前阴痛、少腹肿、遗尿、癃闭、月经不调。

③神志病证，如中风、癫痫、小儿惊风。

④脏腑病证，如黄疸、胁痛、腹胀、呕逆。

⑤经脉病证，如足背肿痛。

操作方法：直刺 0.5～0.8 寸，有局部酸胀，或向足底扩散。本穴为针刺麻醉常用穴之一。

## 2. 蠡沟（络穴）

定位：在小腿内侧，足内踝尖上 5 寸，胫骨内侧面的中央。

取法：屈膝垂足或仰卧位，髌尖与内踝尖连线的上 2/3 与下 1/3 交点，胫骨内侧面的中央，横平筑宾。

穴位解剖：皮肤、皮下组织、胫骨骨面。穴下有隐神经、大隐静脉和浅淋巴管。

隐神经是股神经中最长的一支，该神经自股三角内下降进入股管。在股管下端与膝最上动脉共同穿股收肌腱离开该管。继在膝内侧缝匠肌和股薄肌之间，穿深筋膜，伴大隐静脉下降至小腿内侧，至小腿下 1/3 处，分为 2 支：一支继续沿胫骨内侧缘下降至内踝，另一支经内踝前面下降至足内侧缘。大隐静脉起自足背静脉网内侧部，并经内踝的前方向上至小腿内侧面与隐神经伴行。下肢的浅淋巴管起自足趾，于足背、足底汇成淋巴管网。大部分浅淋巴管沿大隐静脉及属支汇入腹股沟浅淋巴结，仅小部分浅淋巴管，沿小隐静脉汇入腘淋巴结。

功用：疏肝理气，调经止带。

主治病证：阴疝、睾丸肿痛、小便不利、遗尿、月经不调、赤白带下、阴痒。

操作方法：平刺 0.5 ～ 0.8 寸，局部酸胀。本穴为针刺麻醉常用穴之一。

### 3. 章门（脾之募穴，八会穴之脏会，足厥阴经、足少阳经交会穴）

定位：在侧腹部，11 肋游离端的下方处。

取法：仰卧位或侧卧位，在腋中线上，合腋屈肘时，肘尖止处是该穴。

穴位解剖：皮肤、皮下组织、腹外斜肌、腹内斜肌、腹横肌。皮肤有第 11、第 12 胸神经前支的外侧皮支分布。深层有第 10、第 11 胸神经和肋间后动、静脉的分支或属支。

功用：疏肝健脾，理气散结，清利湿热。

主治病证：①胃肠病证，如腹痛、腹胀、肠鸣、腹泻、呕吐。

②肝胆病证，如胁痛、黄疸、痞块。

操作方法：向下斜刺 0.8 ～ 1 寸，侧腹部有酸胀感，并可向腹后壁传导。

### 4. 期门（肝之募穴，足厥阴经、足太阴经、阴维脉交会穴）

定位：在胸部，乳头直下，第 6 肋间隙，前正中线旁开 4 寸。

取法：仰卧位，乳中直下 2 肋（第 6 肋间）处取穴。对于女性患者，则在锁骨中线与第 6 肋间隙交点处取穴。

穴位解剖：皮肤、皮下组织、胸大肌下缘、腹外斜肌、肋间外肌、肋间内肌、胸横肌。皮肤浅层有第 5 ～ 7 肋间神经重叠分布。深层有第 6 肋间神经和第 6 肋间动、静脉的分支。穴下胸廓内肋胸膜和膈胸膜于肺下缘处相互移行，形成肋膈窦（为胸膜腔的一部分），其深面是膈肌，右侧可至肝，左侧抵胃体。

功用：健脾疏肝，理气活血。

主治病证：①胸胁病证，如胁下积聚、胸胁胀痛、气喘、胆绞痛。

②其他病证，如乳痈、呃逆、腹胀、抑郁。

操作方法：斜刺或平刺 0.5 ～ 0.8 寸，局部酸胀，可向腹后壁扩散。

# 第十三节　督脉穴

本经处于人体后正中线，起于长强，止于龈交，共有 29 穴。本经腧穴主治骶、背、头项局部病证及相应的内脏、神志病。本节着重介绍穴位埋线常用的 10 个穴位。

## 1. 长强（络穴）

定位：侧卧位或胸膝位，尾骨尖端与肛门连线的中点处。

穴位解剖：皮肤、皮下组织、肛尾韧带。浅层主要布有尾神经的后支；深层有阴部神经的分支，肛神经，阴部内动、静脉的分支或属支，肛动、静脉。

功用：解痉缓急，通淋止痛。

主治病证：①肠腑病证，如腹泻、便秘、便血、痢疾、痔疾、脱肛等。

　　　　　②其他病证，如腰脊和尾骶骨痛、癫狂、小儿惊风。

操作方法：针尖向上紧靠骶骨刺入 0.5～1 寸。不宜直刺，以免伤及直肠引发感染。

## 2. 腰阳关

定位：在腰部，后正中线上，第 4 腰椎棘突下凹陷中。

取法：俯卧，两髂嵴最高点连线的中点下方凹陷处取穴。

穴位解剖：皮肤、皮下组织、棘上韧带、棘间韧带、弓间韧带。浅层主要布有第 4 腰神经后支的内侧支和伴行的动、静脉；深层有棘间的椎外（后）静脉丛，第 4 腰神经后支的分支和第 4 腰动、静脉的背侧支的分支或属支。

功用：祛寒除湿，舒筋活络。

主治病证：①经脉病证，如腰骶痛、下肢痿痹。

　　　　　②妇科及男科病证，如月经不调、遗精、阳痿等。

操作方法：向上斜刺或直刺 0.5～1 寸。

## 3. 命门

定位：在腰部，后正中线上，第 2 腰椎棘突下凹陷中。

穴位解剖：皮肤、皮下组织、棘上韧带、棘间韧带、弓间韧带。浅层有第 2 腰神经后支的内侧支分布；深层有棘突间的椎外（后）静脉丛，第 2 腰神经后支的分支和第 2 腰动、静脉背侧支的分支或属支。

功用：补肾壮阳。

主治病证：①经脉病证，如腰痛、下肢痿痹。

②妇科病证，如月经不调、赤白带下、痛经、经闭、不孕。

③男科病证，如遗精、阳痿、早泄、精冷不育。

④其他病证，如小腹冷痛、腹泻、尿频、遗尿。

操作方法：针尖稍向上斜刺 0.5～1 寸。深刺可刺过弓间韧带进入椎管。针尖阻力突然消失时应注意及时退针。

### 4. 脊中

定位：在背部，后正中线上，第 11 胸椎棘突下凹陷中。

穴位解剖：皮肤、皮下组织、棘上韧带、棘间韧带。穴区内浅层有胸神经后支皮支，深层有胸神经后支和肋间动、静脉背侧支分布。

功用：利胆止泻，通络止痛。

主治病证：泄泻、黄疸、痔疾、癫痫、小儿疳积、脱肛、腰脊强痛。

操作方法：向上微斜刺 0.5～1 寸，局部有酸胀感，或可向下或前胸扩散。

### 5. 至阳

定位：在背部，后正中线上，第 7 胸椎棘突下凹陷中。

取法：俯伏或俯卧位，两肩胛骨下角连线中点处取穴。

穴位解剖：皮肤、皮下组织、棘上韧带、棘间韧带。穴区内浅层有第 7 胸神经后支的内侧皮支和肋间动、静脉后支；深层有棘突间的椎外（后）静脉丛，第 7 胸神经后支的分支和第 7 肋间后动、静脉背侧支的分支或属支。

功用：利胆退黄，通络止痛。

主治病证：①肝胆病证，如黄疸、身热、胸胁胀满。

②经脉病证，如腰背强痛。

③其他病证，如咳嗽、气喘、胃痛。

操作方法：向上斜刺 0.5～1 寸，局部有酸胀感，或向下背或前胸扩散。

### 6. 灵台

定位：在背部，后正中线上，第 6 胸椎棘突下凹陷中。

穴位解剖：皮肤、皮下组织、棘上韧带、棘间韧带。穴区内浅层主要布有第 6 胸神经后支的内侧皮支和伴行的动、静脉；深层有棘突间的椎外（后）静脉丛，第 6 胸神经后支的分支和第 6 肋间后动、静脉背侧支的分支或属支。

功用：解毒敛疮，通络止痛。

主治病证：咳嗽、气喘、疮疡、脊背强痛。

操作方法：向上斜刺 0.5 ～ 1 寸。

### 7. 身柱

定位：在背部，后正中线上，第 3 胸椎棘突下凹陷中。

穴位解剖：皮肤、皮下组织、棘上韧带、棘间韧带。穴区内有胸神经后支皮支，深层有胸神经后支和肋间动脉背侧支分布。

功用：止咳平喘，通络止痛。

主治病证：咳嗽、气喘、身热、癫痫、脊背强痛。

操作方法：向上斜刺 0.5 ～ 1 寸。

### 8. 大椎

定位：后正中线上，第 7 颈椎棘突下凹陷中。

穴位解剖：皮肤、皮下组织、斜方肌腱、棘上韧带、棘间韧带。皮肤有第 8 颈神经后支的内侧皮支和棘突间皮下静脉丛；深层有棘突间的椎外（后）静脉丛和第 8 颈神经后支的分支。深刺会刺过黄韧带而进入椎管。

功用：清热解表，截疟止痛。

主治病证：①外感病证，如热病、感冒、咳嗽、气喘。

　　　　　②神志病证，如癫痫、小儿惊风。

　　　　　③经脉病证，如脊痛、颈项强痛。

　　　　　④其他病证，如风疹、骨蒸、疟疾。

操作方法：向上斜刺 0.5 ～ 1 寸。针刺时若针尖阻力突然消失应立即退针。

### 9. 百会

定位：正坐位，在头部，前发际正中直上 5 寸，或两耳尖连线的中点处。

穴位解剖：皮肤、皮下组织、帽状腱膜、腱膜下疏松结缔组织。穴部皮肤有来自颅前部的眶上神经，来自颅后部的枕大神经和来自颅两侧的耳颞神经，皮下组织内有上述神经纤维和枕动、静脉，左、右颞浅动、静脉的吻合网。帽状腱膜为坚韧致密的结缔组织膜。腱膜下疏松结缔组织又称腱膜下隙，范围较广，若出血容易形成较大的血肿。

功用：息风醒脑，升阳固脱。

主治病证：①神志病证，如失眠、健忘、中风、失语、痴呆、癫狂。

②头面病证，如头痛、眩晕、目痛、头风、耳鸣。

③中气下陷证，如脱肛、阴挺、胃下垂、肾下垂。

操作方法：平刺 0.5 ～ 0.8 寸。

## 10. 印堂

定位：在前额部，两眉头间的中点。

穴位解剖：皮肤、皮下组织、降眉间肌。皮下有额神经的滑车上神经、额动脉及伴行静脉。肌肉由面神经的颞支支配。

功用：清利头目，通鼻开窍。

主治病证：①神志病证，如头痛、头晕、痴呆、失眠、健忘、小儿惊风。

②中庭病证，如鼻衄、鼻渊。

操作方法：提捏局部皮肤，向下平刺 0.5 ～ 1 寸。

# 第十四节　任脉穴

本经位于人体前正中线，首穴会阴，末穴承浆，共有 24 穴，主治腹、胸、颈、头面的局部病证及相应的内脏器官病证。本节着重介绍穴位埋线常用的 9 个穴位。

## 1. 中极（膀胱募穴）

定位：仰卧位，在下腹部，前正中线上，脐下 4 寸。

取法：仰卧取穴，腹中线上，耻骨联合中点上 1 寸。

穴位解剖：皮肤、皮下组织、腹白线、腹横筋膜、腹膜外脂肪、壁腹膜。穴下有髂腹下神经和腹壁浅动、静脉的分支或属支。髂腹下神经是腰丛的分支，支配腹内斜肌、腹横肌及耻骨区和臀前部的皮肤。皮下组织内有上述神经纤维和腹壁浅动、静脉。腹直肌包裹在腹直肌鞘内，由第 6 ～ 12 胸神经组成的肋间神经支配。

功用：益肾壮阳，调经止带。

主治病证：①前阴病证，如癃闭、尿频、遗尿、疝气。

②妇科及男科病证，如月经不调、带下、痛经、闭经、崩漏、阳痿、遗精。

操作方法：直刺 0.5 ～ 1 寸。需在排尿后进行针刺以免刺中膀胱。孕妇禁针。

### 2. 关元（小肠募穴，任脉、足三阴经交会穴）

定位：仰卧位，在下腹部，前正中线上，脐下 3 寸。

穴位解剖：皮肤、皮下组织、腹白线、腹横筋膜、腹膜外脂肪、壁腹膜。皮肤第 12 胸神经分支和腹壁浅动、静脉。

功用：培补元气，导赤通淋。

主治病证：①妇科及男科病证，如带下、痛经、闭经、带下、崩漏、阳痿、遗精、早泄。

　　　　　②二阴病证，如癃闭、尿频、疝气、腹痛泄泻。

　　　　　③虚劳病证，如中风脱证、虚劳、赢瘦无力。

操作方法：直刺 1 ～ 2 寸。需在排尿后进行针刺。

### 3. 气海

定位：在下腹部，前正中线上，脐中下 1.5 寸。

穴位解剖：皮肤、皮下组织、腹白线或腹直肌。皮下第 11 肋间神经前皮支的内侧支和腹壁浅动、静脉。

功用：益气助阳，调经止带。

主治病证：①肠腑病证，如下腹疼痛、泄泻、便秘、痢疾等。

　　　　　②气虚病证，如虚脱、劳弱赢瘦。

　　　　　③泌尿生殖病证，如遗尿、阳痿、遗精、滑精等。

　　　　　④妇产病证，如月经不调、痛经、闭经、崩漏、带下、阴挺、产后恶露不止等。

操作方法：直刺 1 ～ 1.5 寸。孕妇慎用。

### 4. 水分

定位：在上腹部，脐中上 1 寸，前正中线上。

解剖：皮肤、皮下组织、腹白线、腹横筋膜、腹壁外脂肪、壁腹膜。穴下主要有第 9 胸神经前支分支及腹壁浅静脉的属支。

功用：行气利水。

主治病证：心腹痛、泄泻、反胃吐食、腹胀、水肿、小便不利。

操作方法：直刺 1 ～ 2 寸。

**5. 下脘**

定位：仰卧位，在上腹部，前正中线上，脐中上 2 寸。

穴位解剖：皮肤、皮下组织、腹白线、腹横筋膜、腹膜外脂肪、壁腹膜。穴下有第 9 胸神经前支的分支和腹壁浅静脉的属支。

功用：健脾和胃，降逆止呕。

主治病证：腹痛、腹胀、完谷不化、呕吐、腹泻、小儿疳积等胃肠病证。

操作方法：直刺 1 ～ 1.5 寸。

**6. 中脘（胃之募穴，八会穴之腑会）**

定位：在上腹部，前正中线上，脐中上 4 寸，脐与胸剑联合的中点处。

穴位解剖：皮肤、皮下组织、腹白线或腹直肌。皮下有第 8 肋间神经和胸腹壁浅静脉。

功用：和胃健脾，降逆止呕。

主治病证：胃痛、腹痛、腹胀、呕逆、反胃、纳呆、小儿疳积、黄疸等脾胃病证。

操作方法：直刺 1 ～ 1.5 寸。

**7. 膻中（心包募穴，八会穴之气会）**

定位：仰卧位，在胸部，前正中线上，平第 4 肋间，两乳头连线的中点。

穴位解剖：皮肤、皮下组织、胸骨体。主要布有第 4 肋间神经的前皮支和胸廓内动、静脉的穿支。

功用：理气止痛，增液生津。

主治病证：①心胸病证，如咳嗽、气喘、胸闷、心痛、心悸。

②胸乳病证，如产后乳少、乳痈、乳癖。

操作方法：斜刺或平刺 0.3 ～ 0.5 寸。

**8. 华盖**

定位：在胸部正中线上，平第 1 肋间处。

穴位解剖：皮肤、皮下组织、胸大肌起始腱、胸骨角。穴区内有第 1 肋间神经和胸廓内动脉前穿支分布。

功用：止咳平喘，理气止痛。

主治病证：咳嗽、气喘、胸胁胀痛、咽喉肿痛。

操作方法：斜刺或平刺 0.3 ～ 0.5 寸。

### 9. 璇玑

定位：在胸部正中线上，胸骨上窝下 1 寸处。

取法：前正中线，胸骨柄的中央处。

穴位解剖：皮肤、皮下组织、胸大肌起始腱、胸骨柄。穴区内有第 1 肋间神经和胸廓内动脉前穿支。

功用：止咳平喘，理气止痛。

主治病证：咳嗽、气短、胸痛、咽喉肿痛、胃中积滞。

操作方法：斜刺或平刺 0.3 ～ 0.5 寸。

# 第十五节　经外奇穴及新穴

### 1. 四神聪

定位：在头顶部，百会前后左右各 1 寸处，共 4 个穴位（后神聪在前后发际正中连线的中点处）。

穴位解剖：皮肤、皮下组织、帽状腱膜、腱膜下疏松结缔组织。穴下有额神经、耳颞神经、耳小神经和枕大神经交织分布，有枕动、静脉，颞浅动、静脉的额支和顶支，眶上动、静脉的吻合网分布。

功用：镇静安神，清利头目，醒脑开窍。

主治病证：头痛、眩晕、失眠、健忘、癫痫等神志病证。

操作方法：针尖向后平刺 0.5 ～ 0.8 寸，局部有酸胀感。

### 2. 太阳

定位：在颞部，眉梢与目外眦之间，向后约一横指的凹陷处。

穴位解剖：皮肤、皮下组织、眼轮匝肌、颞筋膜、颞肌。穴下有颧神经的分支颧面神经，面神经的颞支和颧支，颞浅动、静脉的分支或属之。颧面神经是三叉神经第 2 支（上颌神经）的分支。

功用：清肝明目，通络止痛。

主治病证：头痛、目疾、面瘫。

操作方法：直刺或斜刺 0.3 ～ 0.5 寸。

### 3. 安眠

定位：在翳风与风池穴连线中点处。

取穴：正坐位，在翳风与风池连线中点处取穴。

穴位解剖：皮肤、皮下组织、胸锁乳突肌、头夹肌。穴区有耳大神经、枕小神经和耳后动脉分布，在深层有迷走神经干，副神经干和颈内动、脉静脉经过。

功用：聪耳明目，宁心安神。

主治病证：头痛、眩晕、失眠、心悸。

操作方法：向前下方斜刺 1 ～ 1.5 寸。

### 4. 子宫

定位：在下腹部，脐下 4 寸，前正中线旁开 3 寸。

穴位解剖：皮肤、皮下组织、腹外斜肌腱膜、腹内斜肌、腹横肌、腹横筋膜。浅层有髂腹下神经和腹壁浅动、静脉，深层有髂腹股沟神经的肌支和腹壁下动、静脉。

功用：理气调经，升提下陷。

主治病证：阴挺、月经不调、痛经、崩漏、不孕等妇科病证。

操作方法：直刺 0.8 ～ 1.2 寸，局部酸胀感可向外生殖器扩散。

### 5. 定喘

定位：在背部，第 7 颈椎棘突下（大椎穴），旁开 0.5 寸。

穴位解剖：皮肤、皮下组织、斜方肌、菱形肌、颈夹肌、上后锯肌、竖脊肌。浅层有第 8 颈神经后支的内侧皮支，深层有颈横动、静脉的分支或屈支及第 8 颈神经，第 1 胸神经后支的肌支。

功用：止咳平喘，通宣理肺。

主治病证：哮喘、咳嗽、肩背痛、落枕。

操作方法：直刺或针尖向内上斜刺 0.5 ～ 1 寸。

### 6. 夹脊

定位：在背腰部，第 1 胸椎至第 5 腰椎棘突下两侧，后正中线旁开 0.5 寸，一侧 17 穴，左右共 34 穴。

穴位解剖：皮肤、皮下组织、浅层肌（斜方肌、背阔肌、菱形肌、上后锯肌、下后锯肌）、深层肌（竖脊肌、横突棘肌）。浅层有第 1 胸神经至第 5 腰神经的内侧皮支和伴行的动、静脉；深层有第 1 胸神经至第 5 腰神经后支的肌支，肋间后动、静脉背侧支的分支或属支。

功用：调节脊柱脏腑功能。

主治病证：上胸段主治心肺、上肢疾病，下胸段主治胃肠疾病，腰段主治腰骶、小腹及下肢疾病。

操作方法：针尖向内上斜刺 0.3 ～ 0.5 寸。

### 7. 腰眼

定位：在腰部，位于第 4 腰椎棘突下（腰阳关），旁开 3.5 寸凹陷中。

穴位解剖：皮肤、皮下组织、胸腰筋膜浅层和背阔肌腱膜、髂肋肌、胸腰筋膜深层、腰方肌。浅层有臀上皮神经和第 4 腰神经后支的皮支，深层有第 4 腰神经后支的肌支和腰动、静脉的分支或属支。

功用：强腰健肾。

主治病证：腰痛、月经不调、带下、尿频、虚劳。

操作方法：直刺或向上斜刺 1 ～ 1.5 寸。

### 8. 百虫窝

定位：股内侧前缘，髌底内侧端上 3 寸（血海上 1 寸）。

穴位解剖：皮肤、皮下组织、股内侧肌。浅层有股神经的前皮支、大隐静脉的属支，深层有股动、静脉的肌支和股神经的分支。

主治病证：皮肤瘙痒、风疹、湿疹、疮疡、蛔虫病。

操作：直刺 0.5 ～ 1 寸。

### 9. 阑尾

定位：在小腿外侧前缘，犊鼻下 5 寸，胫骨前嵴旁开一横指，足三里与上巨虚之间压痛最明显处。

穴位解剖：皮肤、皮下组织、胫骨前肌、小腿骨间膜、胫骨后肌。浅层有腓肠外侧皮神经，深层有腓深神经和胫前动、静脉。

功用：清热解毒，化瘀通腑。

主治病证：急、慢性阑尾炎，消化不良，下肢痿痹。

操作方法：直刺 1 ～ 1.5 寸。

### 10. 星状神经节

定位：在颈部，约胸锁关节上 1 寸，气管两侧与胸锁乳突肌间隙内。

穴位解剖：星状神经节位置较深，位于第 7 颈椎横突基底部与第 1 肋椎关节前方，胸锁乳突肌后缘，其上有颈动脉结节、颈静脉及胸锁关节。

星状神经节中心位置处于胸膜顶，由第 6、第 7 颈部神经节构成的颈下（星状）神经节和第 1 胸神经节融合而成，在功能上属于交感神经节。颈中和颈下（星状）神经节有数条节间支环包椎动脉起始段。星状神经节在第 1 肋椎关节处向内上方转折走行，其外侧为前斜角肌内缘的腱性纤维，上方为椎动脉起始段，浅面被壁胸膜与肺分隔。其分支支配眼睑肌、瞳孔开大肌、毛细血管平滑肌及汗腺等，另外还参与构成心丛，参与调节心脏、血管的活动。

主治病证：①全身性病证，如自主神经功能紊乱、原发性高血压、原发性低血压、糖尿病、食欲不振、贪食症、厌食症、肥胖症、顽固性失眠、多梦症、自汗、无汗症、慢性疲劳综合征、干燥症、神经痛、风湿及类风湿等。

②头面部病证，如头痛、颞动脉炎、脑供血不足、脑血管痉挛、脑梗死、顽固性眩晕、脱发、面肌痉挛、面神经麻痹、三叉神经痛等。

③五官科病证，如视网膜血管闭塞症、视网膜色素变性症、视神经炎、虹膜炎、角膜疱疹、角膜溃疡、青光眼、过敏性结膜炎、眼肌疲劳症、眼肌抽搐、飞蚊症、突发性耳聋、耳鸣、鼻炎、副鼻窦炎、扁桃体炎、咽喉感觉异常、嗅觉障碍症、口腔炎、舌炎、牙龈炎等。

④颈肩腰腿病证，如颈椎间盘突出症、颈椎骨质增生、肩周炎、网球肘、循环障碍引发的疼痛症、伴有肌张力增高的疼痛症、术后水肿、腰椎骨质增生、腰椎间盘突出症、坐骨神经痛、膝关节痛、下肢麻木、肢端红痛发绀等。

⑤循环系统病证，如心绞痛、心肌梗死、窦性心动过速等。

⑥呼吸系统病证，如支气管哮喘、慢性支气管炎、肺栓塞、肺水肿等。

⑦消化系统病证，如过敏性肠综合征、溃疡性结肠炎、胃炎、胃溃疡、便秘、腹泻、腹部胀满等。

⑧泌尿系统病证，如神经性尿频、夜尿增多、肾盂肾炎等。

⑨男科病证，如前列腺炎、男性性功能低下、阳痿、不育等。

⑩妇科病证，如痛经、围绝经期综合征、盆腔炎、盆腔积液、子宫内膜炎、不孕等。

操作方法：见第五章第二节。

### 11. 蝶腭神经节

定位：颧骨弓的下缘与冠突之间的缝隙中，相当于颞骨颧突和颧突合缝部位稍显膨大处。

穴位解剖：蝶腭神经节左右各一，位于颜面两侧深部的翼腭裂内。蝶腭神经节是人体最大的副交感神经节，藏于翼腭窝内，形态扁平，属于三叉神经的第2支（上颌神经），此神经通过翼突上颌窦时向下发出2条蝶腭神经，并在翼腭窝内合并形成膨大神经节，于此向前、后及向下发出多条节后分支，支配眶、腭、鼻、咽部的黏膜及泪腺分泌。

主治病证：①眼耳口鼻病证，如上颌窦黏膜下囊肿，鼻甲肥大阻塞性失嗅，鼻衄，渗出性中耳炎，鼻泪管阻塞，干眼症，近视，突发性耳鸣、耳聋，突发周围神经面瘫，面肌痉挛，三叉神经痛。

②自主神经紊乱病证，如消化道溃疡、痛经。

操作方法：见第五章第三节。

# 第十六节　特殊取穴

## 一、董氏奇穴

董氏奇穴由山东平度人董景昌先生创立。董氏奇穴取穴少，治疗范围广，见效快，对各种痛证、面瘫、鼻炎、哮喘、胆囊炎、慢性胰腺炎、结肠炎、耳鸣、耳聋、带状疱疹、丹毒、妇科病等均有显著疗效。如重子治久年背痛立竿见影，肾关治尿频，木穴治鹅掌风，妇科治不孕症，驷马治过敏性鼻炎及多种皮肤病，正脊及上三黄治各种骨刺，通关、通山、通天配合刺血针法治疗病毒性心肌炎，下三皇治糖尿病，制污治久年恶疮不收口，叉三配足三里治暴聋，侧三里、侧下三里治三叉神经痛均有特效。以下对董氏奇穴中埋线常用特效穴位予以简单介绍。

**1. 水通**

定位：嘴角之下 0.4 寸。

主治病证：肾脏性风湿病，肾功能不足之疲劳、头晕、眼花、肾虚腰痛、闪腰、岔气。

操作方法：针尖向外斜刺 0.1 ～ 0.5 寸。

**2. 水金**

定位：水通向里平开 0.5 寸。

主治病证：同水通。水通、水金两穴均主治肾病，取穴下针时应于穴位局部发青处针之。

操作方法：针尖向外斜刺 0.1 ～ 0.5 寸。

**3. 重子**

定位：手掌侧，约虎口下 1 寸，拇指掌骨与食指掌骨之间。

主治病证：肩背痛（特效）、肺炎（特效）、气喘（幼儿特效）、感冒、咳嗽。

操作方法：直刺 0.3 ～ 0.5 寸。

**4. 重仙**

定位：手掌侧，在拇指食指掌骨近端骨缝间，约离虎口 2 寸。

主治病证：背痛、肺炎、发热、心律不齐、膝盖痛。

操作方法：直刺 0.3 ～ 0.5 寸。

**5. 上白**

定位：手背侧，食指与中指掌指关节之间。

主治病证：眼角发红、坐骨神经痛、胸下（心侧）痛。

操作方法：直刺 0.3 ～ 0.5 寸。

**6. 灵骨**

定位：在手背侧，拇指与食指掌骨歧缝前，与重仙相对。

主治病证：肺功能不足之坐骨神经痛、腰痛、脚痛、面神经麻痹、半身不遂、女性经脉不调、痛经、经闭、难产、背痛、耳鸣、耳聋、偏头痛、头昏脑涨。

操作方法：直刺 0.3 ～ 0.5 寸。

**7. 其门、其角、其正**

定位：在前臂背侧，桡骨之外缘，分别位于腕背横纹后 2 寸、4 寸、6 寸处。

主治病证：女性经脉不调、赤白带下、大便脱肛、痔疮痛。

操作方法：其门、其角、其正常三穴同用，向近端平刺 0.2 ～ 0.5 寸。

### 8. 心门

定位：在前臂掌侧尺侧缘，去肘尖 1.5 寸凹陷中。手抚胸取穴，尺骨内侧凹陷处。

主治病证：心肌炎、心律不齐、胸闷、呕吐、干霍乱。

操作方法：直刺 0.4 ～ 0.7 寸。

### 9. 肩中

定位：上臂肱骨外侧，肩锁关节缝直下 2.5 寸。

主治病证：膝盖痛（特效）、皮肤病（对颈项皮肤病有特效）、小儿麻痹、半身不遂、心律不齐、血管硬化、鼻出血、肩痛。

操作方法：直刺 0.5 ～ 1 寸（左肩痛针右穴，右肩痛针左穴）。

### 10. 地皇

定位：在胫骨之内侧后缘，内踝上 7 寸。

主治病证：肾炎、四肢浮肿、糖尿病、淋病、阳痿、早泄、遗精、滑精、梦遗、蛋白尿、血尿、子宫肌瘤、月经不调、肾亏之腰痛。

操作方法：沿小腿方向斜刺 1 ～ 1.8 寸。孕妇禁针。

### 11. 通关

定位：在大腿前正中线之股骨上，髌底上 5 寸。

主治病证：心脏病、心包络（心口）痛、心两侧痛、风湿性心脏病、头晕眼花、心律不齐、胃病、四肢痛、脑缺血。

操作方法：直刺 0.3 ～ 0.5 寸。

### 12. 风市前点

定位：风市向前横开 3 寸。

主治病证：肋痛、背痛、肺功能不全、坐骨神经痛、腰痛、胸部被打击后而引起之胸背痛、肋膜炎、鼻炎、耳聋、耳鸣、耳炎、面神经麻痹、眼发红、哮喘、半身不遂、牛皮癣、皮肤病。

操作方法：直刺 0.8 ～ 2.5 寸。

## 二、靳三针

靳三针是指每次治疗取三处穴为主穴处方的针刺疗法，发明人为靳瑞，故名靳三针。其以穴组的方式治疗特定病证，具有简单、易学、实用有效的特点。部分穴组亦适用于埋线治疗。

**1. 智三针**

穴组：神庭及其左、右两侧本神。

主治病证：智力低下、精神障碍。

**2. 脑三针**

穴组：脑户（在后头部，枕外粗隆上凹陷处）及左右两脑空（脑户左、右各旁开1.5寸）。

主治病证：肢体活动障碍、躯体不平衡、后头痛。

**3. 颞三针**

穴组：耳尖直上发际上2寸为第1针，在第1针水平向前、后各旁开1寸为第2、第3针。

主治病证：脑血管意外后遗症、脑外伤所致的半身不遂、口眼㖞斜、脑动脉硬化、耳鸣、耳聋、偏头痛、帕金森病、脑萎缩、老年性痴呆。

操作方法：针尖向下，沿皮下平刺1.2～1.5寸。

**4. 定神针**

穴组：印堂上0.5寸为定神第1针，左阳白上0.5寸为定神第2针，右阳白上0.5寸为定神第3针。

主治病证：注意力不集中、斜视、前额头痛、眼球震颤、眩晕、视力下降。

操作方法：沿皮下向下平刺0.5～0.8寸。

**5. 晕痛针**

穴组：四神针（百会前后左右各旁开1.5寸处）、印堂、太阳。

主治病证：头晕、头痛、头顶痛、偏头痛、前额痛。

**6. 面肌针**

穴组：眼睑痉挛，取四白、下眼睑阿是穴。口肌痉挛，取地仓、口禾髎、迎香。

主治：眼肌痉挛、口肌痉挛。

**7. 叉三针**

穴组：太阳、下关、阿是穴。

主治病证：三叉神经痛。

**8. 面瘫针**

穴组：第 1 组（周围性面瘫），取阳白、太阳、四白；第 2 组，取翳风、迎香、地仓透颊车。

主治病证：面神经瘫痪、中风口眼㖞斜。

**9. 鼻三针**

穴组：迎香、鼻通（上迎香）、印堂或攒竹。

主治病证：过敏性鼻炎、急性鼻炎、鼻窦炎、鼻衄、嗅觉障碍。

**10. 耳三针**

穴组：听宫、听会、完骨。

主治病证：耳聋、耳鸣。

**11. 肩三针**

穴组：肩髃为第 1 针，同水平前方 2 寸为第 2 针，同水平后方 2 寸为第 3 针。

主治病证：肩周炎、肩关节炎、上肢瘫痪、肩不能举。

**12. 手三针**

穴组：合谷、曲池、外关。

主治病证：上肢瘫痪、麻痹、疼痛、感觉障碍。

**13. 手智针**

穴组：内关、神门、劳宫。

主治病证：智力障碍、儿童多动症、癫痫、上肢感觉障碍。

**14. 足三针**

穴组：足二里、三阴交、太冲。

主治病证：下肢感觉或运动障碍。

**15. 足智针**

穴组：涌泉穴为第 1 针，跖趾关节横纹至足跟后缘连线的中点为第 2 针（泉中），平第 2 针向内旁开一指为第 3 针（泉中内）。

主治病证：自闭症、多静少动、哑不能言。

操作方法：均直刺 0.5 ～ 0.8 寸。

**16. 踝三针**

穴组：解溪、太溪、昆仑。

主治病证：踝关节肿痛、活动障碍、足跟痛。

**17. 颈三针**

穴组：天柱、百劳、大杼。

主治病证：颈椎病、颈项强痛。

**18. 背三针**

穴组：大杼、风门、肺俞。

主治病证：支气管炎、鼻炎、哮喘、感冒、上背痛。

**19. 腰三针**

穴组：肾俞、大肠俞、委中。

主治病证：腰痛、腰椎增生、腰肌劳损、性功能障碍、遗精、阳痿、月经不调。

**20. 痿三针**

穴组：上肢，取曲池、合谷、尺泽；下肢，取足三里、三阴交、太溪。

主治病证：痿证、多发性神经炎、癔性瘫痪等。

**21. 脂三针**

穴组：内关、足三里、三阴交。

主治病证：胆固醇增高、高脂血症、动脉硬化、冠心病、中风后遗症。

**22. 胃三针**

穴组：中脘、内关、足三里。

主治病证：胃脘痛、胃炎、胃溃疡、消化不良。

**23. 肠三针**

穴组：天枢、关元、上巨虚。

操作方法：天枢、关元，直刺 0.8 ～ 1 寸。上巨虚，直刺 1 ～ 1.5 寸。

**24. 尿三针**

穴组：关元、中极、气阴交。

主治病证：泌尿系疾病、下腹部疾病。

**25. 阳三针**

穴组：关元、气海、肾俞。

主治病证：阳痿、遗精、不育。

**26. 阴三针**

穴组：关元、归来、三阴交。

主治病证：月经不调、不孕症、盆腔炎。

**27. 肥三针**

穴组：中脘、带脉、足三里。

主治病证：肥胖症，中心性肥胖治疗效果尤佳。

**28. 褐三针**

穴组：颧髎、太阳、下关。

主治病证：黄褐斑。


# 第十七节  特定穴

特定穴是指具有特殊治疗作用并按特定称号归类的腧穴，包括在四肢肘、膝以下的五输穴、原穴、络穴、郄穴、八脉交会穴、下合穴，在胸腹、背腰部的募穴、背俞穴，在四肢躯干的八会穴，以及全身经脉的交会穴等。


## 一、五输穴

十二经脉分布在肘膝关节以下的井、荥、输、经、合五个腧穴，总称为五输穴。《灵枢·九针十二原》有言："所出为井，所溜为荥，所注为输，所行为经，所入为合。"用自然界水流汇注现象做比喻，对经气流注由小到大，由浅入深，分别用井、荥、输、经、合的顺序从四肢末端向肘、膝方向依次排列，来说明经气运行过程中每穴所具有的特殊作用。


## 二、原穴

十二经脉在腕、踝关节附近各有一个腧穴，是脏腑原气经过和留止的部位，称为原穴，合称十二原。阴经"以输代原"，即原穴与其五输穴中的输穴同穴，肺原出于太渊，心原出于大陵，肝原出于太冲，脾原出于太白，肾原出于太溪。阳经脉气盛长，于输穴之后另有原穴，大肠原过于合谷，胃原过于冲阳，小肠原过于腕骨，膀胱原过于京骨，三焦原过于阳池，胆原过于丘墟。

### 三、络穴

络脉在由经脉分出的部位各有一个腧穴，称为络穴。十二正经在四肢肘、膝关节以下各有一络穴，加上任脉之络穴鸠尾位于腹，督脉之络穴长强位于尾骶，脾之大络大包穴位于胸胁，共有十五穴，故称为十五络穴。

### 四、八会穴

脏、腑、气、血、筋、脉、骨、髓八者精气汇聚的腧穴，称八会穴。在临床上，凡与脏、腑、气、血、筋、脉、骨、髓八者有关的病证，均可选用相关的八会穴来治疗。

### 五、八脉交会穴

奇经八脉与十二经脉之气相通的八个腧穴，称为八脉交会穴，均分布在肘、膝以下。临床可作为远道取穴单独选用，再配上头身部的邻近穴成为远近配穴，也可上下配合应用。如公孙配内关，治疗胃、心、胸部病证；后溪配申脉，治内眼角、耳、项、肩胛部位病及发热恶寒等表证；外关配足临泣治疗外眼角、耳、颊、颈、肩部病及寒热往来等病证；列缺配照海，治咽喉、胸膈、肺病和阴虚内热等证。

# 第十八节　阿是穴

阿是穴又称天应穴、不定穴等，通常是指该处既不是经穴，又不是奇穴，只是按压痛点取穴。这类穴既无具体名称，又无固定位置，多位于病变附近，也可在与病变距离较远处，即"以痛为腧"取穴方式。经络的生理功能主要表现为沟通表里上下，联系脏腑器官，其在正常生理情况下运行气血、感应传导的功能活动现象称为经气。当人体的脏腑发生病变，脏腑功能异常时，人体的表层经络则会出现反应点，即阿是穴没有定处，不拘经穴，以痛为腧。以病痛局部或压痛点等阳性反应点为穴，直接进针埋线治疗的穴位，既无具体名称，也无固定部位。阿是穴可以是痛点，但主要是病因所在点、神经刺激点、神经卡压点、肌肉起始点，如局部椎体及软组织损伤，首先压迫的是神经根，其颈、胸、腰、骶的痛点即是神经根所处部位，即病因所在。选择阿是穴时，病因治疗是主要的，一般阿是穴多是主穴。又如奇穴中的阑尾、胆囊等，初时也是以所在部位的压痛或特殊反应作为取穴根据的，临床上对于压痛取穴，凡符合经穴或奇穴位置者，应以经穴或奇穴名称之，都不符合者才可称阿是穴，用此名以补充经穴、奇穴的不足。

# 第五章

# 特色埋线手法

随着科学技术及现代医学解剖等学科的发展，埋线疗法的治疗范围、操作术式也有了长足的进步，从传统的植线法、注线法埋线操作，到线体对折旋转埋线术。研究者们更是从神经阻滞治疗中吸取实践经验，结合现代医学理论，发展出了针对神经节、动脉窦等部位的埋线操作治疗。

## 第一节　线体对折旋转埋线术

自羊肠线、胶原蛋白线应用于穴位埋线，埋线的方法逐渐以注线法为主流方式：将埋线线体放入一支后接针芯的埋线针前端内，刺入穴位获得针感后，边退针管，边推针芯，将线体埋入穴位。线体具有的一定的硬度，使得注线法可以方便顺利地实施。随着线体的发展，性能优异的 PGA 或者 PGLA 等高分子聚合物线广泛应用于埋线治疗，但这些多股合成线体比较柔软，常规注线法操作时，线体常常容易被卡在针芯与针壁内，出现卡线现象。对此，杨才德等人总结提出线体对折旋转埋线法，去掉针芯，使操作更简单快捷，没有了推芯退针的动作，很好地解决了卡线的问题。具体操作时，取一段可吸收线体放入针的前端，线在针孔内、针孔外保持基本相同的长度，在刺入穴位时被压于针尖处形成对折并被带入皮下，在确保针孔外的线体全部进入皮下并获得针感后，针体旋转 360° 并退出针体。

# 第二节　手卡指压星状神经节埋线术

## 1. 体位

仰卧位。患者枕部与背部处于同一高度或以薄枕置于双肩下，使头后仰，充分暴露颈部，面向上方，颏部抬起，口微张开以减小颈前肌张力，使术者易触及第 6 颈椎横突。

## 2. 定点

在颈部，约当胸锁关节上 1 寸，气管两侧与胸锁乳突肌间隙内。术者左手拇指在定位处接触皮肤，轻轻按压，以患者可耐受为度，触及颈动脉搏动时以指腹下将胸锁乳突肌、颈总动脉、颈内静脉推向外侧，使之与气管、食管分开，再继续轻柔下压，触及横突前结节时可触及明显抵抗感，此为进针点。

## 3. 操作

术区常规消毒，术者戴无菌手套，位于患者的右侧。

手卡：术者左手四指抵于薄枕或紧靠患者颈部，做卡颈状动作，以确保操作时押手的相对稳定。

指压：拇指在定位处再次做定点时的动作，以确保进针点的准确性，然后松开拇指，使拇指轻轻触及皮肤；右手持针，针尖斜口面正对拇指，针尖触及进针点皮肤时，拇指与针尖同时向下移动，拇指将胸锁乳突肌、颈总动脉、颈内静脉推向外侧，触及颈动脉搏动，确认已把颈动脉控制在指腹下。

穿刺：继续向下移动，当到达第 6 颈椎横突前结节时有明显的抵抗感，稍作停顿后，左手拇指固定，右手向下快速突破，针尖所到之处即为第 6 颈椎横突前结节；退针约 0.5cm，持针固定不动，左手拇指轻轻抬起，以颈部皮肤随之而起为度。此时标志穿刺获得成功，埋线出针，按压片刻，用创可贴贴敷针孔。

# 第三节　三点一线式蝶腭神经节埋线术

### 1. 体位

仰卧位或侧卧位或仰靠坐位。

### 2. 定点

颧弓下缘与下颌骨冠突后缘交界处的体表投影点。以眶下孔（四白）为起点，向后经颧弓表面，到同侧外耳道孔中央画一条横线，其中点即是蝶腭神经节的体表投影位置，拇指按在下颌骨乙状切迹内，指尖处即为进针点。

### 3. 操作

以穿刺右侧为例，术者立于患者右侧，常规消毒，并戴无菌手套。刺手持针，针刺方向为内、前、上方，与额状面约呈 15°，与矢状面呈 75°，与水平面呈 15°。触摸同时，让患者头向对侧适当倾斜，并稍向后仰，将神经节、进针点、术者视线三点连成一线，使进针点抬至与蝶腭神经节等高，此时针尖水平缓慢进针，当到达蝶腭神经节时，可获得明显的针感，即同侧目内眦至口角有麻、胀、重感，或有齿痛或放电样酸胀感，同侧面部产生剧烈电击感，鼻内有喷水样感、鼻腔紧缩感、鼻内吹风样感等。上述针感可单独出现，亦可同时出现。埋线出针，按压片刻，创可贴贴敷针孔。

# 第四节　分筋拨脉式颈动脉窦埋线术

### 1. 体位

仰卧位。患者枕部与背部处于同一高度或以薄枕置于双肩下，使头后仰充分暴露颈部，面向上方，颏部抬起，口微张开以减小颈前肌张力。

### 2. 定点

平甲状软骨上缘，位于胸锁乳突肌前缘，颈动脉搏动处。

### 3. 操作

以穿刺右侧为例，术区消毒，术者立于患者右侧，戴无菌手套。术者左手虎口张开，四指抵于薄枕或者紧靠患者颈项部，做卡颈状动作，以确保操作时押手相对稳定。

分筋拨脉：拇指指腹感受颈动脉搏动，用指腹及指尖分开胸锁乳突肌，将颈动脉搏动控制于指腹一侧。

穿刺：术者右手持针，针斜口面正对拇指，针尖触及进针点处的皮肤，拇指与针尖同时向下移动，拇指将胸锁乳突肌、颈总动脉、颈内静脉推向外侧，触及颈动脉搏动，确认已经把颈动脉控制在指腹下；继续向下移动，当到达第 4 颈椎横突前结节时有明显的抵抗感，稍作停顿后，左手拇指固定，右手向下快速突破，针尖所到之处即为第 4 颈椎横突前结节；退针约 0.2cm，右手待针固定不动，左手拇指轻轻抬起，以颈部皮肤随之而起为度，此时标志穿刺获得成功。埋线，出针，按压片刻，用创可贴贴敷针孔。

# 第五节　推寰循经式迷走神经埋线术

### 1. 体位
仰卧位。

### 2. 定点
乳突尖下方、寰椎横突前缘处。

### 3. 操作
以穿刺右侧为例，术者立于患者右侧，术区消毒，戴无菌手套，左手四指握于患者项部，左手拇指紧压寰椎横突尖，右手持针，针斜口面与人体纵轴平行，针体与冠状面平行，快速突破皮肤，向前方调整针尾，使针尖刺向内后方，针体与冠状面呈 15°，与矢状面呈 75°，缓慢推进 5 ～ 7mm，埋线，缓慢出针，按压针孔片刻，用创可贴贴敷针孔。

下篇 疾病篇

XIA
PIAN

## 第六章

# 神经系统疾病概述

## 第一节 概述

### 一、神经系统的基本结构和功能

神经系统（nervous system）是人体内结构和功能最为复杂，并起主导作用的调节系统。人体各器官组织在神经系统的调控下维持自身正常生理功能，同时相互合作将人体组成一个有机整体，以适应不断变化的外界环境。人类神经系统的结构非常复杂，构成神经系统的细胞以特殊方式相连接，组合成具有高度整合功能的结构，同时将全身各器官组织联系在一起，通过神经调节和各种反射，使机体得以进行各种各样的复杂生理活动。此外，人类不仅具有与高等动物相似的感觉和运动中枢，同时还具有与语言分析及思维、意识活动相关的神经中枢。因此，人类不仅能被动地维持内环境的稳定，适应外环境的改变，还能主动认识、探索并改造外界环境。

#### （一）神经系统的区分

神经系统可分为中枢部和周围部。中枢部由位于颅腔内的脑和位于椎管内的脊髓组成，也叫中枢神经系统（central nervous system，CNS）；周围部由遍布全身各处与脑相连的脑神经和与脊髓相连的脊神经组成，也叫周围神经系统（peripheral nervous system，PNS）。根据其所在器官、系统中的分布对象不同，可将周围神经分为躯体神经（somatic nerve）和内脏神经（visceral nerve）。前者主要分布在皮肤、骨骼、关节及骨骼肌；后者主要分布在内脏、心血管、平滑肌和腺体。根据其功能不同，又可将周围神经分为感觉神经（sensory nerve）和运动神经（motor nerve）。前者又叫传入神经（afferent nerve），其功能为将来自末梢感受器的信号以神经冲动的形式传导至中枢；后者又叫传出神经（efferent nerve），其功能为将中枢神经发出的信号以神经冲动的形式传导至周围效应器。

其中内脏神经中的传出神经即内脏运动神经（visceral motor nerve），其主要功能为支配心肌、平滑肌的运动和控制腺体分泌，因生理活动不受人体主观意志操控，故又叫自主神经或植物神经，根据其功能和药理特点又可分为交感神经和副交感神经。

### （二）神经系统的组成

神经系统主要由神经组织构成，神经组织主要有两种细胞成分，即神经细胞（nerve cell），或称神经元（neuron），以及神经胶质细胞（neuroglial cell），或称神经胶质（neuroglia）。

#### 1. 神经元

神经元是一种高度特化的细胞，为组成神经系统结构和功能的基本单位，其功能是感受刺激和传导神经冲动。神经元形态各异，大小不等，结构上每个神经元可分为胞体和突起两部分。胞体是神经元的代谢和营养中心，内含大量的尼氏体、高尔基复合体和线粒体；突起是神经元胞体向外突出的组织，其功能为接收和传导信号冲动，根据结构的不同又可分为轴突（axon）和树突（dendrite）。轴突是发自胞体的一条细长突起，其直径全长保持一致，每个神经元只有一个轴突，功能为将胞体发出的冲动传递给其他神经元或细胞。与轴突不同，树突数量不等，可有一个或多个，起始较粗，逐渐变细，呈树枝状或放射状，功能为接收来自其他神经元的冲动，并将冲动传向胞体。

神经元存在多种分类方式。根据神经元突起数目的不同可分为3类：假单极神经元（pseudounipolar neuron）、双极神经元（bipolar neuron）和多极神经元（multipolar neuron）。根据神经元的功能和传导方向的不同可分为3类：感觉神经元（又叫传入神经元）、运动神经元（又叫传出神经元）和联络神经元（又叫中间神经元）。根据神经元合成、分泌化学递质的不同可分为4类：胆碱能神经元、单胺能神经元、氨基酸能神经元和肽能神经元。

神经元较长的突起表面通常由具有保护和绝缘作用的髓鞘和（或）神经膜所包被，称为神经纤维。仅由神经膜而无髓鞘包被称为无髓纤维（nonmyelinated fiber），两者皆有的称为有髓纤维（myelinated fiber）。髓鞘呈节段状分布，中枢神经的髓鞘由少突触胶质细胞构成，周围神经的髓鞘由施万细胞反复缠绕轴突形成。髓鞘具有支持和保护突起的作用，同时还具有绝缘功能，其作用为在突起间形成电气绝缘，防止冲动从一神经元突起误传至另一神经元突起。相邻的两节髓鞘之间存在一段无髓鞘部分，此处轴突暴露，称为郎飞结（Ranvier node）。相邻两个郎飞结间可形成局部电流，使动作电位以跳跃的形式在有髓纤维中传导。这有助于加快动作电位在神经纤维中的传导速度。此外，神经纤维的传导速度还与髓鞘的薄厚程度和神经纤维的直径粗细密切相关，神经纤维的髓鞘越薄，直径越细，其动作电位的传导速度就越慢，反之亦然。

### 2. 突触

突触是神经冲动在神经元与神经元之间或神经元与效应细胞之间接触传递的特化区域，神经冲动信号通过其实现细胞与细胞间的传导。突触一般有 2 种分类方式，根据其连接方式的不同可分为轴 – 轴突触、轴 – 树突触、轴 – 体突触、树 – 树突触和体 – 体突触；根据其传递方式的不同可分为化学突触（chemical synapse）和电突触（electrical synapse）。化学突触是以突触前神经末梢释放特殊化学递质为中介的突触，而电突触是以突触前神经末梢的生物电位扩布和离子交换直接进行信息传递的突触，两者的主要区别为突触前神经元释放的物质不同。化学突触的信号传导为单向性，时间上存在突触延迟，因其更适应高级神经系统的活动，故为神经系统内信号传递的主要方式。电突触的信号传导为双向性，因其有电阻低、传导速度快、可使相接触的神经元或细胞功能同步的优点，作为次级信号传递方式被保留下来，在人体内承担某些不是非常复杂但是要求速度的信号传导。

### 3. 神经胶质细胞

神经胶质细胞是神经组织中除神经元外的另一类主要细胞，其数量较多，在哺乳类动物中与神经元之比约为 10∶1，可分为中枢神经系统和周围神经系统的胶质细胞。前者主要有星形胶质细胞（astrocyte）、少突胶质细胞（oligodendrocyte）、小胶质细胞（microglia）、室管膜细胞（ependymocyte）等；后者主要有施万细胞（Schwann cell）和卫星细胞等（satellite cell）。神经胶质细胞也有突起，但无轴突和树突之分，其结构复杂多样，内含大量受体、离子通道和载体、细胞识别分子，能够分泌多种神经活性物质。通常认为神经胶质是神经系统的辅助成分，其主要功能为连接支持各种神经元，同时还具有分配营养物质、保护修复神经元和吞噬的作用。近年来，随着分子生物学的发展和先进技术的应用，人们对神经胶质细胞的形态和功能有更深刻的了解，神经胶质细胞同神经细胞一样在神经系统中有着举足轻重的作用，神经系统的正常生理功能依靠神经细胞和神经胶质细胞共同合作完成。

### 4. 神经系统的常见概念

在中枢神经系统中，大量神经元胞体及其树突聚集在一起形成灰质（gray matter），因其在新鲜标本上呈暗灰色得名，是中枢神经系统对信息进行深度加工处置的部位。覆盖于大脑和小脑表面的灰质称为皮质（cortex），是高级神经活动的物质基础。皮质内部形态结构和功能类似的神经细胞聚集成团块或柱状称为神经核（nucleus），是相应的神经中枢所在。与灰质区分，各种神经纤维在中枢神经系统中聚集的部位称为白质（white matter），因其神经纤维表面髓鞘含有类脂质、色泽亮白而得名。白质控制着神经元间动作电位的传导和不同脑区灰质间的沟通联系。埋藏于大脑和小脑皮质深部的白质称为髓质（medulla），其功能为沟通联系皮质各部和皮质下结构。在白质中，起止、行程和功能相同的神经纤维集聚并走行在一起称为纤维束（fasciculus）。在周围神经系统中，功能相同的神经细胞胞体集聚成结节状构造，称为神经节（ganglion）。神经纤维在周围神经系统内汇聚组成粗细不等的神经（nerve）。神经内的每一条神经纤维外表都被由网状疏松结缔组织构成的神经内膜（endoneurium）缠绕覆盖；若干神经纤维汇聚在一起组成神经束（nerve tract），神经束外表被由结缔组织和扁平上皮细胞组成的神经束膜（perineurium）缠绕覆盖；若干神经束汇聚在一起组成神经，神经外表被由致密结缔组织组成的神经外膜（epineurium）缠绕覆盖。神经系统在调控机体的活动中，面对内、外环境改变时的各种刺激会做出相应的规律性反应，称为反射（reflex），反射是神经系统活动的基本方式。反射的基础结构是反射弧（reflex arc），反射一般都需借助反射弧得以完成。完整的反射弧由感受器、传入神经、中枢、传出神经和效应器 5 部分构成。

### （三）中枢神经系统

中枢神经系统（CNS）由脑和脊髓组成，是人类神经系统的主要组成部分。其功能为接受全身各处传入的内、外环境信息，综合分析并加工整合，形成协调性的运动性冲动并传出，使机体做出适当的反应，或储存在中枢神经系统内成为记忆、思维的神经基础。

#### 1. 脑

脑位于颅腔内，是中枢神经系统的最高级部位。人类的脑是由数以万计脑细胞组成的海绵状神经组织，由胚胎时期的神经管前部分化演变形成。脑的表面凹凸不平，沟裂纵横，形态结构极其复杂，功能非常完善。根据解剖学，可将脑分为 6 部分：端脑（telencephalon）、间脑（diencephalon）、中脑（mesencephalon）、脑桥（pons）、延髓（medulla oblongata）和小脑（cerebellum）。

（1）端脑

端脑位于整个脑部的最上方，由左、右大脑半球借胼胝体连接组成，呈半球状，从胚胎时期的前脑泡分化演变而成，是脑的最高级部位。每个大脑半球表面均覆盖着由神经元、神经纤维和神经胶质构成的灰质层，称为大脑皮质，是高级神经活动的物质基础。大脑皮质下面的白质称为髓质，主要由联系大脑皮质各部和皮质下结构的神经纤维构成，负责调控人体所有非意识的日常活动。在大脑半球深部基底节区的髓质内，包埋着一些灰质核团，称为基底核（basal nucleus）或基底神经节（basal ganglia），其主要功能为调控人体自主运动，同时与情感、记忆、学习等高级认知功能有着密切联系。由于中枢神经系统发育时，大脑半球内部各区域生长发育速度不同，且大脑半球表面积增长较颅骨快，因此大脑半球表面凹凸不平，其中凸起的部分称为脑回，回与回之间较窄浅的凹陷部分称为脑沟，较宽深的沟称为脑裂。大脑半球内有三条恒定的沟裂，即中央沟、外侧裂、顶枕沟，它们将大脑半球分割成五个区域：额叶、顶叶、颞叶、枕叶和岛叶。两侧大脑半球的功能并非完全对称，各有其特化方面。按照其功能的不同，可分为优势半球和非优势半球。优势半球通常位于左侧，具有说话、听话、书写和阅读 4 个语言中枢，在语言符号、逻辑思维、分析计算等方面具有特化优势；非优势半球多位于右侧，在空间立体感觉、面容识别、视觉记忆和美术、音乐等方面具有特化优势。

1）额叶：位于中央沟前方、大脑外侧裂上方，约占大脑半球表面积的 1/3，是大脑半球主要功能区之一。前端为额极，外侧面以中央沟为界与顶叶相分隔，内侧面以扣带沟为界与扣带回相分隔，底面以外侧裂为界与颞叶相分隔。中央沟前方有一条与之大致平行的沟称为中央前沟，两个脑沟中间凸起的脑回称为中央前回，中央前沟前方自上而下有 2 条向前方水平走行的沟称为额上沟和额下沟，将中央前沟以前的额叶皮质分为 3 部分：额上回、额中回和额下回。额叶的主要功能与精神、语言和随意运动有关。其主要功能区：①皮质运动区，位于中央前回，对应布罗德曼（Brodmann）4 区，主要接受来自对侧骨骼肌、肌腱、骨膜和关节的本体感觉冲动，从该区发出的神经纤维参与构成锥体束的大部分，支配对侧躯体的随意运动。各部位代表区在此的排列由上向下呈"倒人状"，即足部最高，位于额叶内侧面，头部最低，接近外侧裂。②运动前区，位于皮质运动区前方，对应 Brodmann 6 区，与运动的整合和程序化有着密切联系。该区细胞构筑与皮质运动区类似，从该区发出的纤维联系丘脑、基底核和红核等处，是锥体外系的皮质中枢，参与调控联合运动和躯体姿势；同时额桥小脑束也从此处发出，参与调节共济运动；此外，此区也是自主神经皮质中枢的一部分；该区域内还包含有肌张力的抑制区。当该区域受损时，可出现共济失调和步态不稳等症状。③皮质侧视中枢，位于额中回后部，对应 Brodmann 8 区，该区发出下行神经纤维，经对侧脑桥视觉中枢中继后，至同侧外展神经核和对侧动眼神经核，支配同侧眼外直肌和对侧眼内直肌，具有调节双眼同向性侧视运动的功能。当该区受到破坏性损伤（如脑卒中）时，出现双眼向同侧凝视；受到刺激性损伤（如癫痫发作）时，双眼向对侧凝视。④书写中枢，又称书写性言语中枢，位于优势半球的额中回的后部，对应 Brodmann 6 区，与头眼运动中枢的投射区相对应，与支配手部运动的皮质运动区相邻。当该区域受损时，患者阅读文字、讲话能力和手部运动功能均正常，但无法通过书写文字表述自己的想法，丧失书写文字功能，称为失写症。⑤运动性语言中枢，又称布罗卡（Broca）区，对应 Brodmann 44、45 区。该区靠近岛盖部，位于优势半球外侧裂上方和额下回后部交界的三角区内，具有分析整合与语言有关的肌肉性刺激、管理控制语言运动的功能。当该区域受损时，患者理解语言、书写和阅读文字的能力不受影响，发音器官没有器质性改变，但因发音相关肌肉共济失调，无法通过口语的方式表述自己的想法，丧失口语表达功能，称为运动性失语症。⑥额叶前部：位于额上、中、下回的前部及眶回，该区存在大量联络纤维，与丘脑、纹状体和下丘脑自主神经中枢及各皮质具有密切联系，其功能主要与高级精神活动（如情感、记忆、智能判断、抽象思维等）和肌肉协同运动有关。当该区域受损时，可能出现情绪波动（如易喜、易怒等）、性格改变（如冷漠、偏执等）和行为改变（如行动迟缓、粗犷、荒诞等），注意力和观察力也可能受到影响，逻辑思维能力和判断力有不同程度的下降。

2）顶叶：位于中央沟之后、顶枕沟之前和外侧裂延长线的上方。前面以中央沟为界与额叶相分隔，后面以顶枕沟上端至枕前切迹的连线为界与枕叶相分隔，下面以外侧裂为界与颞叶相分隔。在顶叶背外侧面，中央沟的后方有一条与中央沟平行的脑沟，称为中央后沟，中央后沟与中央沟之间凸起的脑回称为中央后回，为大脑皮质感觉区。自中央后沟的上段至顶枕沟上端的下方有一条与背内侧缘平行向后的横行脑沟，称为顶间沟，将顶叶分为顶上小叶和顶下小叶 2 部分。顶下小叶的前部围绕外侧裂后支末端的部分，称为缘上回，顶下小叶的后部围绕颞上沟末端的部分，称为角回。顶叶具有监控机体感觉、味觉、触觉等神经冲动及整合语言信息的功能，在人体集中注意力的过程中有着重要作用。其主要功能区：①皮质感觉区，深浅感觉的皮质中枢位于大脑皮质的中央后回，对应 Brodmann 3、1、2 区，是躯体感觉的最高级中枢，主要接收对侧躯体、四肢、头面部浅部的深浅信息。该区域内各部位代表区定位明确、分工精细，也呈倒置状排序，足部最高，头部最低，且投射区域的大小与体表感觉分辨精细程度呈正相关。触觉和实体觉的皮质中枢位于顶上小叶，对应 Brodmann 7 区，其功能与空间定位有密切关联。②运用中枢，位于优势半球的缘上回，对应 Brodmann 40 区，该区能对来自躯体的刺激做出反应，完成结构区分任务，功能与复杂性动作和劳动技巧有关。③视觉性语言中枢，又称阅读中枢，属于语言中枢之一，位于角回，对应 Brodmann 39 区，靠近视觉中枢，为理解看到的文字和符号的皮质中枢。当该区域受损时，患者视觉功能正常，但原本识字的人无法阅读书面文字（不能认识、理解书写或印刷出来的文字含义），称为失读症。

3）颞叶：位于外侧裂的下方，中颅窝和小脑幕之上，顶枕沟前方。前上以外侧裂为界与额、顶叶相分隔，后面以顶枕沟与枕前切迹连线为界与枕叶相分隔。颞叶前端为颞极，自颞极起有 2 条与外侧裂平行向后走行的脑沟，称为颞上沟和颞下沟，以两沟为界自上而下将颞叶背外侧面分为颞上回、颞中回和颞下回。颞上回上面较后方的一部分转为横行走向，掩入外侧裂内，称为颞横回。颞叶具有分析处理听觉信息的功能，与嗅觉、记忆、情感等高级神经活动及内脏活动有关。其主要功能区：①感觉性语言中枢（Wernicke 区），又称听觉性语言中枢，位于优势半球颞上回后部，对应 Brodmann 22 区，主要功能为调整自身言语和听取、理解他人言语。当该区域受损时，患者言语和听觉功能均正常，语言流利，能听到对方讲话，但不能理解对方表达的含义（听觉上的失认），常伴有用词混乱、答非所问，称为感觉性失语症。②听觉中枢，位于颞上回中部及颞横回，对应 Brodmann 41、42 区，是听觉的最高级中枢，也是初级听觉区，接受来自双侧耳蜗的传入冲动，主要功能为接受听觉信息并对之进行早期分辨处理。当一侧听觉中枢受损时，未受损的一侧仍能接受来自双侧耳蜗的冲动，故不导致全聋。③嗅觉中枢，位于钩回和海马回的前部，对应 Brodmann 34 区，接受双侧的嗅觉纤维，其功能为完成嗅觉的主观识别。④颞叶前部，对应 Brodmann 38 区，其功能与情感、记忆、联想和比较等高级神经活动有关。⑤颞叶内侧面，此区域属边缘系统，海马是其中的重要结构，与记忆、精神、行为和内脏功能有关。

4）枕叶：位于大脑半球的后部，前面以顶枕沟和枕前切迹连线为界，后面为枕极。其内侧面有一条起自枕极向前上方走行近似水平的弓形沟裂，称为距状裂，将枕叶分为上、下两部分。其上方与顶枕沟之间的部分称为楔回，又叫楔叶，其下方与侧副裂后部之间形状像舌头的部分称为舌回。距状裂及其围绕在其上、下的皮质称为视中枢，由于该区皮质结构特别，其断面布有白色细纹路，故又被称为纹状区，对应 Brodmann 17 区。该区域接受外侧膝状体传来的视网膜视觉冲动，距状裂上方的视皮质接受上部视网膜传来的冲动，下方的视皮质接受下部视网膜传来的冲动。枕叶的功能主要与视觉密切相关。因一侧视皮质接受同侧视网膜颞侧半和对侧视网膜鼻侧半的纤维经外侧膝状体中继传来的视觉信息，故当一侧视皮质受损时，可引起双眼视野同向性偏盲；只有当两侧视中枢同时受损时，才会出现全盲。

5）岛叶：又称脑岛，也叫瑞尔氏（Reil）岛，呈圆锥形岛状，位于外侧裂深底部，被额、顶、颞叶所覆盖，以其周围的环状沟为界与额、颞、顶叶相分隔。中央沟在岛叶部的延续称为脑岛中央沟，将岛叶分为前、后两部分。其中前部较大，被脑沟分为3～4个岛短回，与额叶联系；后部较小，又叫岛长回，与颞叶联系。岛叶的功能主要与内脏感觉和运动有关。当人体岛叶受到刺激时，可以出现唾液腺体分泌增多、胃肠蠕动增快、恶心呃逆等不适。此外，岛叶还可能与风险预测、自我意识、情感及同情心等复杂社会功能相关。

6）边缘叶：位于大脑半球内侧面，呈圆弧状，由隔区、扣带回、海马回、海马旁回和钩回围绕脑干上端和胼胝体组成。由于在结构和功能上存在密切联系，人们把边缘叶同杏仁核、丘脑前核、下丘脑、中脑被盖、岛叶前部、额叶眶面等结构共同称为边缘系统。边缘系统的各个结构之间通过帕帕兹（Papez）环路相互关联，并与新皮层、丘脑、脑干有广泛联系，作为中脑、间脑和新皮层结构之间信息交换的通路，参与内脏活动、情绪产生和调控、学习和记忆及睡眠等高级神经活动。边缘系统受损时可出现反应迟钝、记忆力和计算力下降、情感障碍、行为异常、幻觉等精神障碍和内脏活动障碍。

7）内囊：是大脑皮质与丘脑、脑干、脊髓联系的神经纤维通过的一个部位的名称，由纵行通往大脑皮质的神经纤维束组成，向上呈扇形放射状分布至皮质各部。内囊位于基底神经节和丘脑之间，其外侧为豆状核，内侧为丘脑，前内侧为尾状核，在经过纹状体中部的水平切面上，内囊呈一开口向外的钝角形，可分为前脚、后脚及膝部3部分。内囊前脚位于尾状核与豆状核之间，内含上行的丘脑内侧核至额叶皮质的纤维（丘脑前辐射）和下行的额叶脑桥束（额桥束）；内囊后脚位于背侧丘脑与豆状核之间，所含神经纤维依前后排序分别为皮质脊髓束（支配上肢者靠前，支配下肢者靠后）、丘脑至中央后回的丘脑皮质束（丘脑中央辐射）、听辐射、颞桥束、丘脑后辐射和视辐射等；位于内囊前、后脚相连处，即尾状核与背侧丘脑之间者，称为膝部，皮质延髓束于此通过。内囊为大量神经传入、传出纤维聚集之处，一侧内囊发生病变时，因行经此处的锥体束、丘脑中央辐射及视神经纤维受损，可出现对侧肢体偏瘫、偏身感觉障碍和对侧同向性偏盲（即"三偏"），这一系列临床综合征称为三偏综合征。此外，一侧内囊受损时还可出现双眼水平协同运动麻痹，致双眼向病灶侧偏斜；优势半球内囊的受损时还可产生运动性失语。

8）基底神经节：又称基底核，位于大脑白质深部，是神经细胞在白质内聚集形成灰质核团的总称，主要包括尾状核、豆状核、屏状核和杏仁核。此外，由于底丘脑核、黑质、红核与基底神经节在功能上有着密切关联，故通常也视其为基底神经节系统的一部分。

尾状核依附于侧脑室近旁，前部膨大，向后逐渐变细，呈弓形棒状。豆状核位于岛叶的深部、丘脑的外侧，被髓质完全包裹，在额状切面上呈三角形。豆状核分为内侧的苍白球和外侧的壳核两部分，苍白球又分为苍白球内侧部和苍白球外侧部。尾状核和豆状核并非完全分离，两者在前端腹侧相连，在水平切面上能看到尾状核和豆状核均具有灰白相间的纹理，故两者合称为纹状体。尾状核和壳核种系发生较晚，是纹状体较新的结构，合称为新纹状体；苍白球出现较早，是纹状体最古老的部分，称为旧纹状体。通常将基底神经节视为锥体外系统的重要中继站，该区接受来自大脑皮质和丘脑的神经纤维，并发出纤维至丘脑底部，依托各神经核团间的纤维连接。这些神经核团将信息经丘脑上传至大脑皮质，又经丘脑将冲动下传至苍白球，再通过红核、黑质、网状结构等对脊髓下运动神经元产生影响。基底神经节的功能主要与肌肉张力的调节和复杂精细运动的协调有关，有着重要的运动调节功能，随意运动的稳定、肌紧张和姿势反射、本体感觉传入冲动信息的分析处理都受其调控。当基底神经节受损时，可出现肌张力异常、不自主多动，如帕金森综合征、舞蹈病、手足徐动症等。

（2）间脑

间脑位于中脑之上，两侧大脑半球之间，左右各一，为连接大脑半球和中脑的中继站，是仅次于端脑的中枢高级部位。间脑前方以室间孔与视交叉上缘的连线为界，下方与中脑相连，两侧为内囊。左右间脑之间的矢状位窄腔称为第三脑室，该脑室顶部为脉络丛，向上经室间孔与端脑的侧脑室相通，向下与中脑导水管相连，侧壁为左右间脑的内侧面。间脑的结构和功能非常复杂，可分为背侧丘脑（dorsal thalamu）、后丘脑（metathalamus）、上丘脑（epithalamus）、下丘脑（hypothalamus）和底丘脑（subthalamus）5个部分。

1）背侧丘脑：又称丘脑（thalamu），是间脑中体积最大的卵圆形灰质团，可分为左、右两部分，对称分布于第三脑室两旁，依靠丘脑间灰质团块（丘脑间黏合）连接。背侧丘脑前端窄而凸隆，称为丘脑前结节；后端膨大，称为丘脑枕；其下方为内侧膝状体和外侧膝状体；背外侧面的外侧缘以终纹为界与端脑尾状核相分隔。

在背侧丘脑灰质内部，有一层由带状层向丘脑内部伸入的"Y"形白质纤维薄片，称为内髓板（internal medullary lamina），将背侧丘脑分隔为前核群（anterior nuclear group）、内侧核群（medial nuclear group）和外侧核群（lateral nuclear group）3大核群。前核群位于丘脑内髓板分叉部的前上方，为边缘系统的中继站，与下丘脑、乳头体及扣带回联系，其功能与内脏活动有关；内侧核群位于内髓板内侧，分为背内侧核和腹内侧核两部分。背内侧核与丘脑其他核团、额叶皮质、海马和纹状体等均有联系；腹内侧核与海马和海马回有联系。内侧核群为躯体和内脏感觉的整合中枢，也参与记忆功能和情感调节；外侧核群位于内髓板外侧，分为背侧核群和腹侧核群两部分。腹侧核群：①腹前核，接受来自小脑齿状核、苍白球、黑质的纤维投射，发出纤维到运动前皮质和额叶其他部位皮质，参与躯体运动的调节。②腹外侧核，接受经来自小脑丘脑束或红核丘脑束的纤维投射，发出纤维到额叶中央前回的运动前区，参与锥体外系运动的协调。③腹后外侧核，接受来自内侧丘系和脊髓丘脑束的纤维投射，由此发出纤维形成丘脑皮质束的大部，终止于大脑中央后回皮质感觉中枢，参与躯体和四肢的感觉传导。④腹后内侧核，可分为外侧的主部和内侧的小细胞部，主部接受来自三叉丘系的纤维投射，小细胞部接受味觉纤维的信息传入，发出纤维经丘脑皮质束投射至中央后回，参与头面部和口腔的痛、温、触觉和味觉信息传导。

依进化的先后顺序，背侧丘脑又可分为古、旧、新3类核团：①非特异性投射核团（古丘脑），包括网状核、正中核、板内核，是背侧丘脑进化上比较古老的部分，接受来自嗅脑、脑干网状结构的纤维投射，发出纤维至下丘脑和纹状体等结构，并组成神经纤维往返于脑干网状结构之间，整合各种感觉，构成上行网状激动系统，参与维持机体的觉醒状态。②特异性中继核团（旧丘脑），包括腹前核、腹外侧核、腹后内侧核和腹后外侧核，是背侧丘脑进化上比较新的部分，充当脊髓或脑干等结构的特异性上行传导系统的转接核，接受来自小脑齿状核、苍白球、黑质、三叉丘系、内侧丘系、脊髓丘系和孤束核的纤维投射，发出纤维经过内囊将不同的感觉及与运动信息传递至大脑皮质，参与调节躯体运动、感觉。③联络性核团（新丘脑），包括前核、内侧核和外侧核背侧组，是背侧丘脑上进化最新的部分，接受广泛的纤维投射，与大脑皮质之间有丰富的纤维联系，参与脑的高级神经活动，如情感、学习与记忆等。

2）后丘脑：位于丘脑后端，背侧丘脑的后下方，中脑顶盖的上方，属特异性中继核，可分为内侧膝状体（medial geniculate body）和外侧膝状体（lateral geniculate body）两部分。内、外侧膝状体均由灰质核团组成，前者是听觉的皮质下中枢，深面的细胞群是外侧丘系听觉纤维的中继核，发出纤维构成听辐射，经内囊投射至颞叶听区；后者是视觉的皮质下中枢，深面的细胞团是视觉传导路的第三级神经元，发出纤维构成视辐射，经内囊后脚投射至枕叶视区。

3）上丘脑：位于背侧丘脑后上方，第三脑室顶后部的周围，为背侧丘脑与中脑顶盖前区相移行的部分，包括松果体、缰连合、缰三角、丘脑髓纹和后连合。松果体是内分泌腺，又称为脑上腺，位于间脑顶部，四叠体上方的凹陷中，呈底面朝上、尖端朝下的锥形，由许多大小不等的细胞团块组成，其内血管丰富，16岁后开始逐渐钙化，常作为颅内定位标志之一。缰连合位于松果体前方，两上丘中间，是一束细长的横行白色纤维，主要连接两侧的缰核。缰三角内含缰核，接受来自丘脑髓纹的纤维投射，并发出纤维构成缰核脚间束投射至中脑脚间核，是中脑和边缘系统的联系中继站，主要功能与嗅觉和内脏活动有关。丘脑髓纹由连接缰核与隔核和下丘脑前部的纤维束构成，发自丘脑的前极周围，大多在松果体柄的上板层交叉后止于对侧缰核，也有小部分终于中脑水管周围灰质和其他丘脑核团。后连合位于松果体下方，亦是一束细长的横行白色纤维，经松果体柄的下板层穿过中线，连接两侧的上丘、顶盖前核和间位核，同时还与Ⅲ、Ⅳ、Ⅵ和Ⅷ脑神经核有密切联系。

4）下丘脑：又称丘脑下部，位于丘脑沟下方，构成第三脑室侧壁的下份和底壁，前部通过室间孔与侧脑室联通，后部为中脑被盖续接，下方延至垂体柄，主要包括视前区、视上区、结节区、乳头体区。从脑底面观察，由前向后依次为终板、视交叉、视束、灰结节和乳头体。其中灰结节向前下方形成一中空的圆锥形结构称为漏斗，下端与垂体相连。下丘脑是内脏活动和内分泌活动的皮质下高级中枢，体积很小，仅占全脑重量的0.3%左右，但其构造和功能却非常复杂。下丘脑内的某些细胞既是神经元又是内分泌细胞，还具有许多细胞核团和纤维束，与大脑皮质、基底神经节、脑干、丘脑等中枢神经系统有着广泛的神经纤维联系。

下丘脑的主要纤维联系：①与垂体的联系，由视上核和室核的神经元合成分泌的抗利尿激素和催产素，经视上垂体束投射并贮存在神经垂体，需要时可释放进入血液；由漏斗核及邻近室周区合成分泌的多种激素释放因子或抑制因子经结节漏斗投射到垂体门脉系统，调控腺垂体的内分泌功能。②与边缘系统的联系，通过穹隆将海马结构和乳头体核相连接；经前脑内侧束将隔区、下丘脑和中脑被盖相连接；借终纹将隔区、下丘脑和杏仁体相连接。③与丘脑、脑干和脊髓的联系，分别通过乳头丘脑束、乳头被盖束、背侧纵束、下丘脑脊髓束与丘脑前核、中脑被盖、脑干副交感核、脊髓的侧角（交感节前神经元和骶髓的副交感节前神经元）相连接。

下丘脑的主要功能：①参与神经－内分泌调节。下丘脑是神经－内分泌的调控中心，通过下丘脑－垂体－甲状腺轴系、下丘脑－垂体－性腺轴系和下丘脑－垂体－肾上腺轴系等功能性轴系，将神经调节和与激素调节融为一体。②参与自主神经调节。下丘脑是调节交感与副交感活动的重要皮质下中枢。下丘脑前区内侧可使副交感神经系统兴奋，下丘脑后区外侧可使交感神经系统兴奋，通过背侧纵束和下丘脑脊髓束调控脑干和脊髓的自主神经活动。③参与体温调节。下丘脑前区聚集了大量热敏神经元，对体温增高较为敏感，当机体温度增高时，可通过汗液排出和扩张表皮血管等方式增加机体散热。下丘脑后区聚集了大量冷敏神经元，对体温降低较为敏感，若机体温度下降，可通过停止排汗和收缩表皮血管等方式减少机体散热。当下丘脑前后区受损时，人体维持自身体温相对恒定的功能障碍。④参与摄食行为调节。人体的饱食中枢位于下丘脑腹内侧核，摄食中枢位于下丘脑外侧区。当下丘脑腹内侧核受损时，患者可因食欲亢进、过度饮食导致形体肥胖，当下丘脑外侧区受损时，患者可因厌恶进食、饮食过少导致形体消瘦。⑤参与昼夜节律调节。下丘脑视交叉上核的神经元具有日周期节律活动，视交叉上核通过视网膜－视交叉上核束接受来自外界环境的光暗信号传入，由下丘脑的下行通路传至脊髓的交感神经低级中枢，再经交感神经颈上神经节的节后纤维随颈内动脉的分支投射至上丘脑松果体，通过控制褪黑素的分泌，使机体的生物节律与环境的光暗变化相同步。⑥参与情绪反应调节。防御反应区位于下丘脑近中线两旁的腹内侧，该区受刺激时可使机体产生防御性行为。另有研究表明，下丘脑参与情感、学习与记忆等脑的高级神经精神活动。

5）底丘脑：又称腹侧丘脑，位于背侧丘脑与内囊下部之间，是间脑和中脑之间的过渡区，主要结构包括底丘脑核和未定带。底丘脑核是一扁平椭圆形的灰质团块，位于黑质内侧部的上方，外侧与内囊相邻，与苍白球之间有着丰富的往返纤维联系，该纤维束行经内囊，称底丘脑束。底丘脑核与苍白球同源，属于锥体外系的一部分，是锥体外系反馈环路中的重要中继站，接受来自苍白球和额叶运动前区的纤维投射，发出纤维至苍白球、黑质、红核和中脑被盖，主要功能是对苍白球起抑制作用。当一侧受损时，可引起半身颤搐。未定带是由散在细胞组成的一条灰质带，位于底丘脑核的背内侧，外侧部与丘脑网状核相连，是脑干网状结构的延续。

（3）脑干

脑干位于大脑的下方，颅后窝前部，间脑和脊髓之间，呈不规则的柱状，从上至下依次分为中脑、脑桥和延髓3部分。中脑短而狭窄，向上与间脑相接；脑桥位于颅底斜坡上，介于延髓和中脑之间，是大脑与小脑之间联系的桥梁；延髓呈倒置的圆锥形，经枕骨大孔向下与脊髓相接。脑桥、延髓和小脑之间围成帐篷状的室腔，称为第四脑室。脑干表面附有第Ⅲ～Ⅻ对脑神经根，是大脑皮质、小脑、脊髓的联系枢纽。此外，脑干内还包含许多重要的神经中枢，如心血管运动中枢、呼吸中枢、吞咽中枢及视觉、听觉、平衡觉等反射中枢。内部结构主要有神经核、上下行传导束和网状结构。

1）脑干的外形：中脑的腹侧面上方以视束为界与间脑相分隔，下界为脑桥上缘，左、右各有一纵行柱状凸隆，称为大脑脚，两脚之间的凹陷称为脚间窝，下部与动眼神经相连。背侧面为四叠体，由上、下两对圆形灰质隆起组成，称为上丘和下丘，前方两个体积较大为视丘，由灰质层和白质层交替构成，是皮质下视觉反射中枢；后方两个体积较小为听丘，是皮质下听觉反射中枢，也是听觉传导中继核。两丘外侧各有一向外上方延伸的由白质纤维构成的细长隆起，称为上丘臂和下丘臂，分别与间脑的外侧膝状体和内侧膝状体相连。在下丘的下方与上髓帆之间有滑车神经根出脑，是唯一自脑干背侧面出脑的脑神经。脑桥的腹侧面宽阔而膨隆，称为脑桥基底部，主要由大量横行的脑桥小脑纤维和少数纵行的皮质脊髓束、皮质脑干束及皮质脑桥束等组成，在这些神经纤维之间分布着大量神经元，称为脑桥核。脑桥基底部正中线上有一条纵行的浅沟，称为基底沟，其内有基底动脉。腹侧面向外后方逐渐延伸变窄形成小脑中脚，又称脑桥臂，继而转向背侧进入小脑，是高级中枢经脑桥与小脑相联系的通路。脑桥基底部与小脑中脚的交界处连有三叉神经根（包括粗大的感觉根和位于其前内侧细小的运动根）。脑桥基底部的上缘与中脑的大脑脚相连，下缘以延髓脑桥沟与延髓为界，沟内自中线向外侧依次连有展神经、面神经和前庭蜗神经根。在延髓脑桥沟的外侧部，延髓、脑桥和小脑的结合处，临床上称为脑桥小脑三角，前庭蜗神经根位于此处。脑桥的背侧面形成菱形窝的上半部，此窝的外上界为左、右小脑上脚，又称结合臂，两脚之间夹有一薄白质层，称为上髓帆，参与构成第四脑室顶。此窝的外下界自内下向外上依次为薄束结节、楔束结节和小脑下脚。延髓呈倒置的圆锥体状，上端以横行的延髓脑桥沟为界与脑桥相分隔，下端在约平枕骨大孔处以第1颈神经最上根丝与脊髓相连。腹侧面的正中有前正中裂，其两侧分布着主要由皮质脊髓束纤维构成的纵行锥状隆起，称为锥体。在延髓的下端，锥体中大部分皮质脊髓束纤维越过中线至对侧，形成发辫状的锥体交叉，少部分行走于前正中裂内。锥体上部背外侧有一卵圆形膨隆，称为橄榄，其内含有一囊形灰质团，称为下橄榄核。锥体和橄榄之间的前外侧沟中有舌下神经根丝出脑。在橄榄背外侧的后外侧沟内，自上而下依次有舌咽神经、迷走神经和副神经的根丝附着。延髓的背侧面可分为上、下两部，上部的内腔向背侧开放，形成菱形窝的下半部，称为开放部；下部外形与脊髓相似，其内腔为脊髓中央管的延续，称闭锁部。下部的后正中沟两侧各有两个膨大，内侧称为薄束结节，其深面含薄束核；外上称为楔束结节，其深面含楔束核。楔束结节外上方的隆起为小脑下脚，又称绳状体，其内的纤维向后连于小脑。

2）脑干的内部结构：脑干的内部结构与脊髓较为类似，都由灰质、白质和网状结构组成，但同脊髓相比，不同于脊髓灰质的连贯纵行柱状结构，脑干的灰质表现为由功能相同的神经元胞体聚合组成团状或柱状的神经核，散布于白质之中。此外，脑干灰质内的神经核不仅与后10对脑神经直接相连，还可通过纤维投射成为脑干和小脑之间纤维联系的中继核。而脑干的网状结构相较于脊髓而言，范围更加广泛，结构和功能也更加复杂，其中包含许多重要的神经核团和生命中枢。脑干的神经核根据纤维联系和功能差异可分为脑神经核、中继核和网状核，后两者又可合称为非脑神经核。其中第Ⅲ、第Ⅳ对脑神经的核团位于中脑；第Ⅴ、第Ⅵ、第Ⅶ、第Ⅷ对脑神经的核团位于脑桥；第Ⅸ、第Ⅹ、第Ⅺ、第Ⅻ对脑神经的核团位于延髓。同躯干相比，头面部还具有高度分化的眼、耳、口、鼻等器官，在人类进化过程中，伴随这些器官的衍化和相应神经支配的产生，脑神经的纤维成分也增加至7种，于是在脑干内部也出现与其相对应的7种脑神经核团，分别为一般躯体运动核、特殊内脏运动核、一般内脏运动核、一般内脏感觉核、特殊内脏感觉核、一般躯体感觉核、特殊躯体感觉核。

一般躯体运动核：①动眼神经核，接受来自双侧皮质核束的纤维投射，发出一般躯体运动纤维，经脚间窝外侧缘出脑，参与构成动眼神经，主要支配眼的上直肌、下直肌、内直肌、下斜肌和上睑提肌的随意运动。②滑车神经核，接受来自双侧皮质核束的纤维投射，发出一般躯体运动纤维，在下丘的下方完全交叉后出脑，参与构成滑车神经，主要支配眼上斜肌的随意运动。③展神经核，接受来自双侧皮质核束的纤维投射，发出一般躯体运动纤维，出延髓脑桥沟的内侧，参与构成展神经，主要支配眼外直肌的随意运动。④舌下神经核，仅接受来自对侧皮质核束的纤维投射，发出一般躯体运动纤维，经前外侧沟出延髓，参与构成舌下神经，主要支配同侧舌内肌和部分舌外肌的随意运动。

特殊内脏运动核：①三叉神经运动核，接受自双侧皮质核束的纤维投射，发出特殊内脏运动纤维，参与构成三叉神经运动根，合入三叉神经的下颌神经，主要支配咀嚼肌、二腹肌前腹、下颌舌骨肌、腭帆张肌和鼓膜张肌。②面神经核，发出的特殊内脏运动纤维出脑，参与构成面神经，主要支配全部表情肌、二腹肌后腹、茎突舌骨肌和镫骨肌。其中，接受来自双侧皮质核束纤维投射的神经元，发出纤维支配同侧眼裂以上的表情肌；仅接受来自对侧皮质核束纤维投射的神经元，发出纤维支配同侧眼裂以下的表情肌。③疑核，接受来自双侧皮质核束的纤维投射。其中上部发出纤维参与构成舌咽神经，仅支配茎突咽肌；中部发出纤维参与构成迷走神经，主要支配软腭和咽的骨骼肌，喉的环甲肌和食管上部的骨骼肌；下部发出纤维参与构成副神经脑根，进入副神经，出颅后又离开副神经而合入迷走神经，最后经迷走神经的喉返神经，支配除环甲肌以外的喉肌。④副神经核，接受来自双侧皮质核束的纤维投射，其中延髓部发出纤维参与构成副神经的脑根，最终合入迷走神经，支配咽喉肌；脊髓部发出纤维参与构成副神经脊髓根，支配胸锁乳突肌和斜方肌。

一般内脏运动核：①动眼神经副核，又称 E-W 核，发出副交感神经的节前纤维合入动眼神经，入眼眶后止于睫状神经节；发出副交感神经节后纤维支配睫状肌和瞳孔括约肌的收缩，以调节晶状体的曲度和缩小瞳孔。②上泌涎核，发出副交感神经节前纤维，合入面神经，经岩大神经和鼓索分别至翼腭神经节和下颌下神经节换元，其副交感神经节后纤维管理泪腺、下颌下腺、舌下腺，以及口、鼻腔黏膜腺的分泌。③下泌涎核，发出副交感神经的节前纤维合入舌咽神经，经岩小神经至耳神经节换元，节后纤维管理腮腺的分泌。④迷走神经背核，发出副交感神经节前纤维参与构成迷走神经，经其分支到达相应的副交感神经的器官旁节或器官内节换元，节后纤维支配颈部、胸部所有脏器和腹腔大部分脏器的平滑肌、心肌的活动和腺体的分泌。

一般内脏感觉核和特殊内脏感觉核：主要是孤束核。其上部体积较小，属特殊内脏感觉核，接受来自面神经、舌咽神经和迷走神经的味觉初级纤维投射，故又称味觉核；下部体积较大，为一般内脏感觉核，主要接受经舌咽神经和迷走神经传入的一般内脏感觉初级纤维，又称心－呼吸核。

一般躯体感觉核：①三叉神经中脑核，起自中脑上丘，向下达脑桥中部三叉神经根。该神经核呈细长柱状，含有大量假单极神经元，发出周围突随三叉神经分布于咀嚼肌、表情肌、牙齿、牙周组织、下颌关节囊和硬膜等处，接受本体感受和触、压觉冲动，并通过中枢突将信号传递至三叉神经运动核和三叉神经脊束核，经丘脑中继后传至大脑皮质。②三叉神经脑桥核，是三叉神经感觉核的膨大部，位于脑桥中部网状结构内，三叉神经运动核的外侧，向下与三叉神经脊束核相接，接受来自三叉神经传入的头面部触、压觉初级感觉纤维投射，发出纤维参与构成三叉丘系，此外还接受部分来自三叉神经中脑核的纤维投射，其功能与头面部皮肤、口腔内软组织及牙和牙周组织的触、压觉相关。③三叉神经脊束核，是三叉神经的感觉核，呈细长柱状，上抵脑桥中下部与三叉神经脑桥核相接，下至颈段脊髓与脊髓灰质后角相接。其主要接受来自三叉神经传入的头面部痛、温觉初级感觉纤维投射，以及来自面神经、舌咽神经和迷走神经的一般躯体感觉纤维投射。

特殊躯体感觉核：①前庭神经核，位于第四脑室底部，菱形窝界沟外侧前庭区的深面，可分为前庭上核、前庭下核、前庭外侧核及前庭内侧核4个部分。其接受来自前庭神经传入的初级平衡觉纤维投射和来自小脑的传入纤维投射，发出纤维参与构成前庭脊髓束和内侧纵束，主要功能为调节伸肌张力及参与完成视、听觉反射。②蜗神经核，位于脑桥与延髓交界平面，菱形窝听结节的深面，可分为蜗腹侧核和蜗背侧核2部分。背侧核主要接受来自蜗底部传导高音的初级听觉纤维投射，腹侧核则接受来自蜗顶部传导低音的初级听觉纤维投射，蜗神经核发出听觉二级纤维，参与构成斜方体，最后至于上橄榄核、斜方体核和下丘核。

脑干内的中继核：①薄束核和楔束核，分别位于延髓下部的薄束结节深面和楔束结节深面。此二核分别接受来自薄束和楔束的纤维投射，发出纤维经丘系交叉至对侧形成内侧丘。薄束核和楔束核是向脑的高级部位传递躯干、四肢意识性本体感觉和精细触觉冲动的中继核团。②脑桥核，位于脑桥基底部，是大脑皮质与小脑之间信息传递的中继站。其接受来自同侧大脑皮质的皮质脑桥纤维投射，发出脑桥小脑纤维交叉至对侧，参与构成小脑中脚进入小脑。③上橄榄核，位于脑桥背盖腹外侧，呈"S"形，接受来自双侧蜗腹侧前核的纤维投射，发出纤维参与构成外侧丘系。该核与蜗腹侧前核一起，根据双耳传导声音信息的时间和强度差，共同参与声音的空间定位。④蓝斑核，简称蓝斑，亦称青斑核，位于菱形窝界沟上端的蓝斑深面，三叉神经中脑核的腹外侧，主要由去甲肾上腺素能神经元构成。蓝斑核在中枢神经系统内的纤维投射范围广泛，包括大脑皮质、端脑基底部、丘脑、小脑，产生的去甲肾上腺素具有兴奋神经作用，该核的功能与应激反应有关，参与调节睡眠觉醒机制。⑤下丘核，位于中脑下部背侧下丘深面，由中央核和下丘周围灰质组成。中央核接受来自外侧丘系的纤维投射，发出纤维经下丘臂至内侧膝状体，是听觉通路的重要中继站，其内部分层结构具有声音定位功能，腹侧部主要负责高频声音，背侧负责低频声音。下丘周围灰质接受来自下丘中央核、内侧膝状体、大脑皮质听觉区和小脑的纤维投射，参与听觉的负反馈调节和声源定位等。同时下丘核还是重要的听觉反射中枢，发出纤维至上丘深部，通过顶盖脊髓束完成头和眼转向声源的反射活动（即听觉惊恐反应）。⑥红核，呈卵圆柱状，略带红色，位于中脑被盖部中央，黑质背内侧。其主要接受来自对侧小脑中央核的纤维投射，发出纤维参与构成红核脊髓束，至于脊髓颈段前角运动神经元，其功能为兴奋屈肌运动神经元，同时抑制伸肌运动神经元。⑦黑质，呈半月形，位于中脑被盖和大脑脚底之间，富含黑色素，是脑内合成多巴胺的主要核团。依据细胞构筑的不同，黑质可分为腹侧的网状部和背侧的致密部。网状部细胞的形态结构和功能与苍白球类似；致密部主要是多巴胺能神经元，其合成的多巴胺经黑质纹状体纤维释放至新纹状体，调节纹状体的功能活动。当该区域内多巴胺能神经元受损时，其合成分泌的多巴胺含量减少，导致背侧丘脑向大脑运动皮质传递的兴奋性冲动减少，诱发帕金森（Parkinson）病，其特点为肌肉强直、运动减少及震颤。

3）脑干的白质：主要包含长的上、下行纤维束和出入小脑的纤维，其中出入小脑的纤维在脑干背面构成上、中、下3对小脑脚，还有脑干内各核团间及各核团与脑干外结构间的联系纤维。

长的上行纤维束：①内侧丘系，由对侧薄束核和楔束核发出的二级感觉纤维构成，向上经脑桥、中脑止于丘脑腹后外侧核，主要传递对侧躯体的意识性本体感觉和精细触觉。其中薄束核发出的纤维负责传递躯干下部和下肢感觉，楔束核发出的纤维负责传递躯干上部和上肢感觉。②脊髓丘脑束，又称脊髓丘系，是脊髓丘脑束侧束和脊髓丘脑前束的延续。两者在脑干内逐渐靠近，在白质前连合处一分为二。其中脊髓丘脑侧束位于侧索的前半部，主要负责传递对侧躯体的痛、温觉信息，脊髓丘脑前束位于前索，主要负责传导对侧躯体的粗触觉、压觉信息。③三叉丘脑束，又称三叉丘系，由单侧三叉神经脊束核和双侧三叉神经脑桥核（对侧占少数）发出二级感觉纤维，扇形交叉至对侧构成，止于丘脑腹后内侧核，主要负责传导对侧头面部皮肤、口鼻腔黏膜及牙和牙周组织的痛、温觉，同时也负责双侧同区域触压觉的传导。④外侧丘系，主要由双侧蜗神经核发出的二级听觉纤维和双侧上橄榄核发出的三级听觉纤维构成，止于后丘脑的内侧膝状体。外侧丘系是听觉通路的一部分，主要负责传导双侧耳的听觉冲动。⑤内侧纵束，由脑干上、下行纤维混合构成，大部分纤维来自前庭神经核和支配眼外肌的神经核，小部分来自中脑核团、上橄榄核和脑桥网状结构等，主要功能为协调眼外肌之间的运动，调节眼球的慢速运动和头部姿势。

　　长的下行纤维束：①锥体束，主要由大脑皮质中央前回及旁中央小叶前部的巨型锥体细胞和其他类型锥体细胞发出的轴突构成，包括皮质脊髓束和皮质核束（又称皮质延髓束）两部分。前者在延髓锥体的下端经过椎体交叉止于脊髓前角运动细胞，后者止于脑干内一般躯体运动核和特殊内脏运动核。该区域受损时，患者常表现出上运动神经元麻痹和锥体束征。②红核脊髓束，发自红核，在两侧红核前内侧交叉至对侧，行于中脑被盖部腹侧、脑桥腹外侧和延髓外侧区，该束可通过兴奋支配屈肌的神经元来调节屈肌张力。③顶盖脊髓束，发自中脑上丘，发出后立即交叉，行于脑干中线两侧，止于脊髓前角运动细胞，其功能与视觉和听觉的防御反射活动有关。④前庭脊髓束，发自延髓和脑桥的前庭神经外侧核，止于脊髓前角运动细胞，该束可通过兴奋伸肌来调节躯体平衡。⑤网状脊髓束，发自脑干的网状结构，行于前索和侧索中，通过调控脊髓前角运动细胞，参与调控躯体近端肌肉运动。

　　4）脑干的网状结构：在中脑导水管周围灰质、第四脑室室底灰质和延髓中央灰质的腹外侧，脑干被盖的广大区域内，除了脑神经核、中继核和长的纤维束，尚有神经纤维纵横交错编织呈网状，称为脑干网状结构，其中散布着由神经细胞聚集而成的核团，称为网状核。网状结构内神经元的树突数量繁多，能够接受各种感觉信息传入，并与中枢神经系统各级水平有着广而密切的联系。网状结构除了保持着一些古老的调控功能，还参与觉醒、睡眠的周期节律，参与整合中枢内上、下行信息，调节躯体和内脏各种感觉和运动功能，并与学习、记忆等高级功能有关。脑干网状结构通过上行网状激动系统

（ARAS）和上行网状抑制系统（ARIS）参与睡眠觉醒周期和意识状态的调节。脑干网状结构通过内侧核群发出的网状脊髓束对骨骼肌张力产生抑制和易化作用。脑干网状结构中有许多由调节内脏活动的神经元构成的重要生命中枢，如呼吸中枢、心血管活动中枢等。这些中枢在维持机体正常生理活动中起着重要的作用。

（4）小脑

小脑位于大脑的后下方，颅后窝中，脑桥和延髓的背侧，上方以大脑横裂和小脑幕为界与枕叶相分隔，下方为小脑延髓池，腹侧为脑桥和延髓，借助小脑下脚（绳状体）、中脚（脑桥臂）、上脚（结合臂）分别与延髓、脑桥及中脑背面相连。小脑是人体重要的躯体运动调节中枢之一，参与协调随意运动、维持躯体平衡和调节肌张力。小脑中央狭窄部分称为小脑蚓，两侧膨大部分为小脑半球，小脑半球下方有一对明显的凸起，称为小脑扁桃体。该扁桃体位于枕骨大孔上方，紧邻延髓，当受到邻近部位肿瘤压迫或颅内压增高时，其会被挤压入枕骨大孔，称为枕骨大孔疝或称小脑扁桃体疝，压迫延髓呼吸中枢和心血管活动中枢，危及生命。小脑表面有许多沟和裂，将小脑分为绒球小结叶、前叶和后叶3个主叶，其中前叶和后叶构成小脑的主体，故又称小脑体。按照小脑的解剖和功能分区可将小脑分为前庭小脑（也称原小脑或古小脑）、脊髓小脑（也称旧小脑）和大脑小脑（也称新小脑）。小脑表面覆有一层灰质，称为小脑皮质，其细胞构筑由深至浅依次为颗粒层、梨状细胞层和分子层。颗粒层由颗粒细胞和Golgi Ⅱ型细胞构成，梨状细胞层由单层结构的梨状细胞（也称Purkinje细胞）构成，分子层由星状细胞、篮细胞和梨状细胞的树突，以及颗粒细胞的轴突构成，上述5种皮质内神经元除颗粒细胞为谷氨酸能的兴奋性神经元，其余四者皆为γ-氨基丁酸能的抑制性神经元。其中梨状细胞是小脑外的传入纤维和小脑内的中间神经元核心。小脑皮质下为白质，称为小脑髓质，主要由3类神经纤维组成：小脑皮质与小脑核之间的往返纤维、小脑叶片间或小脑各叶之间的联络纤维、小脑的传入和传出纤维，其中传入和传出纤维构成小脑上、中、下三对脚。小脑上脚又称结合臂，负责联系沟通小脑和中脑。小脑中脚又称脑桥臂，负责联系沟通小脑和脑桥；小脑下脚又称绳状体，负责联系沟通小脑和延髓。小脑髓质内部深埋着一些灰质团块，称为小脑核，又称小脑中央核。这些核团由神经元胞体构成，接受来自上、下传入纤维的投射并发出向上或者向下的传出纤维，有着传递转换的作用。小脑核由内侧向外侧依次为顶核、球状核、栓状核和齿状核。其中齿状核最大，呈褶皱的袋状，属于新小脑，发出纤维投射至对侧中脑红核；其次为栓状核、球状核，两者合称为中间核，属于旧小脑，接受来自新旧小脑皮质的纤维，发出纤维参与构成小脑上脚。顶核最小，位于第四脑室顶上方，小脑蚓的白质内，属于原小脑，接受来自小脑蚓部和前庭系统的纤维，发出纤维构成顶核纤维延髓束。小脑作为皮质下感觉与运动的重要调节中枢，其主要功能为维持躯体平衡、控制姿势和步态、调节肌张力和协调随意运动的准确性。其中，前庭小脑可将头部位置变化信息传至小脑，发出纤维至脊髓前角运动细胞和脑干的眼外肌运动核，主要功能为调节躯干肌的收缩，维持躯体平衡，参与协调头部与眼球的相对运动。脊髓小脑接受运动过程中躯体获得的本体感觉冲动，发出纤维至脊髓前角运动细胞，主要功能为调节肌张力。大脑、小脑接受来自对侧大脑皮质感觉区、运动区和联合皮质的信息，通过小脑 – 大脑反馈完成对随意运动结和精细运动的支配，包括运动的起始、方向和协调。通常小脑受损不会引起躯体瘫痪，但根据受损部位的不同，可出现不同程度的运动质量下降。典型表现：①平衡失调，表现为行走时两腿间距过宽，摇摆不定，状如醉汉；②共济失调，表现为运动时速度、力量和距离的控制有失精准，如闭目指鼻困难、不能快速做轮替动作等；③意向性震颤，表现为肢体运动时产生不随意的节奏性摆动，摆动剧烈程度与接近目前程度呈正相关；④眼球震颤，表现为眼球非自主、有节奏的摆动；⑤肌张力低下，主要为旧小脑受损所致。

### 2. 脊髓

脊髓是脑干向下的延伸部分，由含有神经细胞的灰质和含上、下行传导束的白质构成，是中枢神经的低级部分。脊髓在构造上呈节段性，发出 31 对脊神经分布于四肢和躯干。脊髓与脑之间有着复杂的纤维联系，正常状态下，脊髓活动受到脑的调控，但脊髓自身也可完成许多反射活动。

#### （1）脊髓的位置和形态

脊髓位于椎管内，上端通过枕骨大孔与延髓相连，下端逐渐变细呈圆锥状，称为脊髓圆锥，尖端约平对第 1 腰椎下缘。软脊膜自此处向下延续为一条结缔组织细丝，称为终丝，其尾端附着于第 1 尾椎背面，有着固定脊髓的作用。脊髓呈前、后稍扁的圆柱体状，从上至下粗细不均，自第 4 颈髓至第 1 胸髓（$C_4 \sim T_1$）有一棱形膨大，称为颈膨大，自第 1 腰髓至第 3 骶髓（$L_1 \sim S_3$）有另一膨大，称为腰骶膨大。脊髓表面附有 6 条平行纵沟，前面正中较深的沟称为前正中裂，左、右两侧各有一条纵沟，称为前外侧沟，是脊神经前根根丝的附着点；左、右两侧各有一条纵沟，称为后外侧沟，是脊神经后根根丝的附着点。在颈髓和胸髓上部，还有一条较浅的沟夹在后正中沟与后外侧沟之间，称为后中间沟，是薄束和楔束在脊髓表面的分界标志。脊髓表面没有明显的节段标志，每一对脊神经前、后根的根丝所附着的一段脊髓即一个脊髓节段。脊髓可分为 31 个节段，分别为颈髓（C）8 个节段、胸髓（T）12 个节段、腰髓（L）5 个节段、骶髓（S）5 个节段和尾髓（Co）1 个节段。在人体发育过程中，脊髓和椎管的生长速度并非时刻保持一致，从胚胎第 4 个月起，后者生长速度开始增快，最终导致脊髓的长度短于椎管。成人上颈髓节段（$C_1 \sim C_4$）约与同序数椎骨持平，下颈髓节段（$C_5 \sim C_8$）和上胸髓节段（$T_1 \sim T_4$）约与同序数椎骨的上 1 块椎骨持平，中胸髓节段（$T_5 \sim T_8$）约与同序数椎骨的上 2 块椎骨持平，下胸髓节段（$T_9 \sim T_{12}$）约与同序数椎骨的上 3 块椎骨持平，腰髓节段与第 10 ～ 12 胸椎持平，骶髓、尾髓节段约与第 1 腰椎持平。由于脊髓位置相对升高，腰、骶、尾部的脊神经根，在穿经相应椎间孔合成脊神经前，在椎管内几乎呈垂直下行，这些脊神经根在脊髓圆锥下方，围绕终丝聚集成束，形成马尾。脊髓外包被着 3 层膜，最内的薄膜称为软脊膜，内部含有丰富的血管；最外层称为硬脊膜，是硬脑膜在椎管内的延续；软脊膜和硬脊膜之间是一层薄而透明的蛛网膜。硬脊膜外面与脊椎骨膜之间的间隙称为硬膜外腔，其中有静脉丛与脂肪组织；硬脊膜与蛛网膜之间称为硬膜下腔，其间无特殊结构；蛛网膜与软脊膜之间称为蛛网膜下腔，与脑的蛛网膜下腔相通，其间有脑脊液充斥。

（2）脊髓的内部结构

脊髓由灰质和白质构成。灰质呈灰红色，主要由神经细胞核团和部分胶质细胞构成，脊髓横切面中心有一细小的中央管，灰质呈蝴蝶形或"H"形围绕中央管周围。白质主要由上、下行传导束及大量的胶质细胞构成，包绕在灰质外周。在脊髓的横切面上，灰质自中心向外周突起的部分称为角，前部扩大称为前角（柱），后部狭细称为后角（柱），它由后向前又可分为头、颈和基底三部分；前、后角之间的区域称为中间带，在胸髓和上腰髓（$T_1 \sim L_3$），中间带外侧部向外伸出侧角（柱）；中央管前、后连接两侧灰质的横梁分别称为灰质前连合和灰质后连合。脊髓表面的纵沟将白质在横切面分为三部分，前正中裂与前外侧沟之间称为前索，前、后外侧沟之间称为外侧索，后外侧沟与后正中沟之间称为后索。灰质前连合的前方有连接两侧白质和左右交叉的纤维，称为白质前连合。在后角基部外侧与白质之间，灰、白质混合交织，称网状结构。脊髓灰质内的神经细胞形态多样，大小不一，其功能也不尽相同。前角主要参与调控躯干和四肢的运动；后角参与传递感觉信息；$C_8 \sim L_2$ 侧角是脊髓的交感神经中枢，参与调控血管、内脏及腺体的活动，其中 $C_8 \sim T_1$ 侧角发出的交感纤维主要支配同侧的瞳孔扩大肌、睑板肌、眼眶肌、面部血管和汗腺；$S_2 \sim S_4$ 侧角为脊髓的副交感神经中枢，参与调节膀胱、直肠和性腺的活动。脊髓白质的神经纤维可分为传入纤维、传出纤维，上行纤维、下行纤维和脊髓固有纤维。这些纤维组成不同的纤维束。传入纤维由脊神经节神经元的中枢突构成，经后根进入脊髓，可分为内、外侧两部分。其中内侧纤维较粗，参与构成薄束、楔束，主要负责传导本体感觉和精细触觉；外侧纤维较细，主要负责传导痛觉、温度觉、粗触压觉和内脏感觉信息。传出纤维由灰质前角运动神经元发出的纤维和侧角发出的交感节前纤维构成，经前根至周围神经。

上行纤维束又称感觉传导束，起自脊髓，主要包括：①薄束和楔束，分别起自同侧第 5 胸节及以下和同侧第 4 胸节及以上的脊神经节细胞，发出周围突至肌、腱、关节和皮肤的感受器；其中枢突经后根内侧部进入脊髓，止于延髓薄束核和楔束核。其主要负责传导同侧躯体的肌、腱、关节的本体感觉（位置觉、运动觉和震动觉）和皮肤的精细触觉（如通过触摸辨别物体纹理粗细和两点距离）信息。当传导束受损时，大脑皮质不能正常接收本体感觉和精细触觉的信息传导，患者闭眼时无法确定肢体的位置和运动方向，出现感觉性共济失调，同时丧失精细触觉。②脊髓小脑束，包括脊髓小脑前束、脊髓小脑后束、脊髓小脑吻侧束和楔小脑束，前两者将躯干下部和下肢的非意识性本体感觉和触、压觉信息传递至小脑，后两者主要传递同侧上肢的本体感觉和触、压觉信息至小脑。下行纤维束又称运动传导束，起自各脑区神经元，下行与脊髓神经元发生突触联系。管理骨骼肌的下行纤维束分为锥体系和锥体外系，前者包括皮质脊髓束和皮质核束，后者包括红核脊髓束、前庭脊髓束、网状脊髓束、顶盖脊髓束等。脊髓固有束局限于脊髓内，由脊髓固有束神经元构成，主要负责脊髓节段内和节段间的沟通联系，同时作为下行通路的重要中继站。当脊髓出现横贯性损伤时，此系统介导了几乎所有的内脏运动功能，如发汗、血管活动、肠道和膀胱的功能等。

（3）脊髓的功能

脊髓是神经系统的低级中枢，其功能基本且重要，是许多高级中枢功能的基础。①后根接受来自躯体和内脏的感觉信息传入，在脊髓内进行初级整合和中继。②通过上行通路将中继后的信息及脊髓自身的信息传递至高级中枢和其他脊髓神经。③经前根发出运动纤维，参与调节躯体运动和内脏活动。④通过下行通路，接受上级中枢的信息传入，向下传导完成高级中枢的功能。⑤作为脊髓反射的中枢。

脊髓反射是指脊髓固有的反射，正常情况下受到大脑的调控，可以分为躯体 - 躯体反射（刺激躯体引起躯体反应）、内脏－内脏反射（刺激内脏引起内脏反应）、躯体－内脏反射（刺激躯体引起内脏反应）和内脏－躯体反射（刺激内脏引起躯体反应）等。其主要包括：①牵张反射，骨骼肌受到外力牵拉伸长时，肌肉的感受器接受刺激产生神经冲动，传递至脊髓，兴奋运动神经元，引起被牵拉的肌肉收缩。牵张反射可分为腱反射和肌紧张。腱反射是指肌腱受到快速牵拉时发生的牵张反射，为单突触反射，如膝反射、跟腱反射、肱二头肌反射等；肌紧张是指肌腱受到持续而缓慢牵拉时发生的牵张反射，为多突触反射，表现为受牵拉肌肉持续性收缩。肌紧张是维持躯体姿势的最基本的反射活动，是姿势反射的基础。腱反射和肌紧张不仅依赖完整的脊髓反射弧，还受到皮质脊髓束的抑制。来自皮质脊髓束的抑制信号受阻时，患者常表现出肌张力增高、腱反射亢进和病理反射，是锥体束损害的主要征象。② γ－反射，γ－运动神经元兴奋时，引起受其支配的梭内肌纤维收缩，肌梭感受器接受刺激产生神经冲动，通过牵张反射弧的通路兴奋 α－运动神经元，使相应骨骼肌（梭外肌）收缩。该反射在维持肌张力方面有着重要作用。③屈曲反射，肢体皮肤感受器接受伤害性刺激时，屈肌会出现快速收缩以躲避刺激。屈曲反射是一种防御性反射，反射强度与刺激强度有关。当刺激强度足够大时，在同侧肢体发生屈曲反射的基础上出现对侧肢体伸直的反射活动，称为对侧伸直反射。

（4）脊髓损伤的常见表现

①脊髓横断：当脊髓受到外力作用完全横断时，损伤平面以下全部感觉和运动丧失，反射消失，称为脊髓休克，持续时间可长达数周至数月。由于传导束很难再生，脊髓又失去了脑的易化和抑制作用，因此，恢复后的深反射和肌张力较正常水平偏高，损伤平面以下的感觉和随意运动不能恢复。②脊髓半横断：出现布朗－色夸综合征，表现为损伤平面以下同侧肢体痉挛性瘫痪，位置觉、震动觉和精细触觉丧失，损伤平面下1～2个脊髓节段平面以下的对侧痛、温觉丧失。③脊髓前角损伤：主要伤及前角运动神经元，表现为神经元支配的骨骼肌呈弛缓性瘫痪，通常不伴有感觉异常。④脊髓中央部损伤：常见于脊髓空洞症或髓内肿瘤。若病变侵犯白质前连合时，因阻断脊髓丘脑束在此的交叉纤维，可出现双侧对称性痛、温觉消失，而本体感觉和精细触觉不受影响，这种现象称感觉分离。

**（四）周围神经系统**

周围神经系统指除中枢神经系统外，分布于全身各处的神经结构和组织。周围神经系统在结构上与脑和脊髓直接相连，依托各种末梢装置遍布全身，与中枢系统和身体各系统器官组织都有着密切的功能联系。根据与中枢神经连接部位的不同，可将周围神经系统分为脑神经（cranial nerve）和脊神经（spinal nerve）两部分。前者指与脑直接连接的周围神经部分，由 12 对纤维组成；后者指与脊髓相连的部分，由 31 对纤维组成。

### 1. 脑神经

脑神经共 12 对，按其与脑相连部位的先后顺序，用罗马数字作为其序号依次描述：Ⅰ嗅神经、Ⅱ视神经、Ⅲ动眼神经、Ⅳ滑车神经、Ⅴ三叉神经、Ⅵ展神经、Ⅶ面神经、Ⅷ前庭蜗神经、Ⅸ舌咽神经、Ⅹ迷走神经、Ⅺ副神经和Ⅻ舌下神经。其中第Ⅰ对与端脑相连，第Ⅱ对与间脑相连，第Ⅲ～Ⅳ对与中脑相连，第Ⅴ～Ⅷ对与脑桥相连，第Ⅸ～Ⅻ与延髓相连（表 1）。

表 1　脑神经的名称、性质、连脑部位及进出颅腔的部位

| 顺序及名称 | 性质 | 连脑部位 | 进出颅腔的部位 |
| --- | --- | --- | --- |
| Ⅰ嗅神经 | 感觉性 | 端脑 | 筛孔 |
| Ⅱ视神经 | 感觉性 | 间脑 | 视神经管 |
| Ⅲ动眼神经 | 运动性 | 中脑 | 眶上裂 |
| Ⅳ滑车神经 | 运动性 | 中脑 | 眶上裂 |
| Ⅴ三叉神经 | 混合性 | 脑桥 | 第1支眼神经经眶上裂 |
| | | | 第2支上颌神经经圆孔 |
| | | | 第3支下颌神经经卵圆孔 |
| Ⅵ展神经 | 运动性 | 脑桥 | 眶上裂 |
| Ⅶ面神经 | 混合性 | 脑桥 | 内耳门→茎乳孔 |
| Ⅷ前庭蜗神经 | 感觉性 | 脑桥 | 内耳门 |
| Ⅸ舌咽神经 | 混合性 | 延髓 | 颈静脉孔 |
| Ⅹ迷走神经 | 混合性 | 延髓 | 颈静脉孔 |
| Ⅺ副神经 | 运动性 | 延髓 | 颈静脉孔 |
| Ⅻ舌下神经 | 运动性 | 延髓 | 舌下神经管 |

脑神经的纤维成分主要有 7 种：①一般躯体感觉纤维，分布于皮肤、肌、腱、口腔及鼻腔黏膜、眼结膜、角膜和脑膜；②一般内脏感觉纤维，分布于头、颈、胸、腹部的内脏器官；③一般躯体运动纤维，为脑干内一般躯体运动核发出的轴突，分布于眼外肌

和舌肌等骨骼肌；④一般内脏运动纤维，为脑干内一般内脏运动核（副交感核）发出的轴突（节前纤维），经位于器官旁或器官内的器官旁节或器官内节（节后纤维）换神经元后，支配心肌、平滑肌的运动，以及控制腺体的分泌；⑤特殊躯体感觉纤维，分布于视器和前庭蜗器等特殊感觉器官；⑥特殊内脏感觉纤维，分布于味蕾和嗅器；⑦特殊内脏运动纤维，为脑干内特殊内脏运动核发出的轴突，支配咀嚼肌、面肌、咽喉肌等由鳃弓衍化而来的骨骼肌。

（1）嗅神经

嗅神经（olfactory nerve）为特殊内脏感觉纤维，起自鼻腔的嗅黏膜，由嗅黏膜嗅细胞的中枢突交织构成20多条嗅丝，向上经筛板筛孔入颅前窝止于嗅球，主要负责传导嗅觉冲动。当颅前窝骨折累及筛板时，可撕脱嗅丝，引起嗅觉障碍，甚至脑脊液鼻漏。

（2）视神经

视神经（optic nerve）为特殊躯体感觉纤维，起自视网膜的神经节细胞层，由节细胞轴突聚集构成视神经盘穿巩膜筛板后形成，经视神经管入颅与视交叉相连，主要负责传导视觉冲动。由于脑的蛛网膜下隙延伸至视神经周围，当颅内压增高时，压力可经蛛网膜下隙传至视神经，引起视神经盘水肿。

（3）动眼神经

动眼神经（oculomotor nerve）为运动性脑神经，由一般躯体运动纤维和一般内脏运动（副交感）纤维混合构成。前者发自中脑动眼神经核，后者发自中脑动眼神经副核。起自中脑腹侧脚间窝，紧贴小脑幕切迹缘和蝶鞍后床突侧方前行，穿过海绵窦外侧壁上部，经眶上裂入眶后分为两支，上肢分布于上直肌和上睑提肌，下支分布于下直肌、内直肌和下斜肌，主要负责调控眼肌的运动。其中动眼神经中的副交感纤维自下斜肌支单独分出构成睫状神经节短根，经睫状神经节换神经元后进入眼球，支配瞳孔括约肌及睫状肌，参与调节反射和瞳孔对光反射。当一侧动眼神经受损时，可导致同侧上睑提肌、上直肌、内直肌、下直肌、下斜肌瘫痪，并伴有上睑下垂、瞳孔斜向外下方及瞳孔扩大、对光反射消失等症状。睫状神经节（ciliary ganglion）为副交感神经节，位于视神经与外直肌后份之间，由副交感根、交感根和感觉根混合构成。①副交感根：即睫状神经节短根，来自动眼神经中的内脏运动纤维在此换元后随睫状短神经进入眼球，支配瞳孔括约肌及睫状肌；②交感根：来自颈内动脉丛，在此换元后随睫状短神经进入眼球，支配瞳孔开大肌和眼球血管；③感觉根：来自鼻睫状神经，在此换元后随睫状短神经进入眼球，负责传导眼球一般感觉信息。

（4）滑车神经

滑车神经（trochlear nerve）为运动性脑神经，起自中脑滑车神经核，自中脑下丘下方出脑，经眶上裂至上斜肌的眶面，主要支配上斜肌，调控眼球向外下方转动。

（5）三叉神经

三叉神经为混合性脑神经，由特殊内脏运动和一般躯体感觉两种纤维构成。特殊内脏运动纤维起自三叉神经运动核，与三叉神经中脑核的纤维组成三叉神经运动根，自脑桥基底部与小脑中脚交界处出脑，并入下颌神经后经卵圆孔出颅，随下颌神经分支分布于咀嚼肌，主要负责支配咀嚼肌运动和传导咀嚼肌、眼外肌的本体感觉。躯体感觉神经纤维的神经元胞体位于颅中窝颞骨岩部三叉神经压迹处的由假单极神经元构成的三叉神经节内，其中枢突聚集成三叉神经感觉根，传导面部触觉的纤维止于三叉神经脑桥核，传导头面部痛、温觉的纤维止于三叉神经脊束核；其周围突构成三叉神经的眼神经支、上颌神经支和下颌神经支，分布于面部皮肤、眼及眶内、口腔、鼻腔、鼻旁窦的黏膜、牙齿、脑膜等部位，主要负责传导痛、温、触等浅感觉。当一侧受损时，可出现同侧面部皮肤及口、鼻腔黏膜感觉障碍，角膜反射消失，咀嚼肌瘫痪。①眼神经：由躯体感觉纤维构成，其分支包括额神经、泪腺神经和鼻睫神经，分布于眶内、眼球、泪腺、结膜、鼻和鼻旁窦黏膜、额顶部及上睑部和鼻背部的皮肤。②上颌神经：含有一般躯体感觉纤维，其分支包括眶下神经、上牙槽神经、颧神经和翼腭神经，分布于上颌牙、牙龈、鼻腔黏膜、软腭黏膜、眼睑及睑裂与口裂之间的皮肤。③下颌神经：由一般躯体感觉及特殊内脏运动两种纤维混合构成，其分支包括耳颞神经、舌神经、下牙槽神经、颊神经、咀嚼肌神经，其运动纤维分布于咀嚼肌、鼓膜张肌、腭帆张肌、下颌舌骨肌和二腹肌前腹，感觉纤维分布于颞区、耳屏、外耳道、颊部的皮肤和口腔，以及舌前 2/3 的黏膜。

（6）展神经

展神经（abducent nerve）由一般躯体运动纤维构成，起自展神经核，经脑桥延髓沟内侧出脑，穿眶上裂入眶，主要支配外直肌，使眼球向外转动。当展神经受损时，因外直肌瘫痪，眼球不能向外转动，向对侧凝视，并在眼球活动时出现复视。

（7）面神经

面神经（facial nerve）为混合性脑神经，由一般内脏运动、特殊内脏运动、一般躯体感觉和特殊内脏感觉4种纤维构成。①一般内脏运动纤维起自上泌涎核，分布于泪腺、舌下腺、下颌下腺及鼻腔、口腔黏膜的腺体。②特殊内脏运动纤维发自面神经核，主要支配面部表情肌。③一般躯体感觉纤维主要传导耳部小块皮肤的浅感觉和面肌的本体感觉。④特殊内脏感觉纤维的神经元胞体位于膝神经节，周围突分布于舌前2/3的味蕾，中枢突入脑后止于孤束核。面神经与脑桥延髓沟外侧部相连，从茎乳孔出颅进入腮腺深面，分成数支从腮腺前缘穿出。在面神经管内的分支有鼓索、岩大神经和镫骨肌神经；在颅外的分支有颞支、颧支、颊支、下颌缘支和颈支。面神经管外受损时，受损侧眼轮匝肌和表情肌瘫痪，表现为受损侧额纹消失、鼻唇沟变浅、口角歪向健侧，不能皱眉、闭眼、鼓腮，还可伴有口角流涎。面神经管内受损并累及面神经管段的分支时，除上述面肌瘫痪症状外，还可出现听觉过敏、舌前2/3味觉障碍、泪腺和唾液腺的分泌障碍等症状。

（8）前庭蜗神经

前庭蜗神经（vestibulocochlear nerve）又称位听神经，由前庭神经和耳蜗神经共同构成。前者主要传导平衡觉和位置觉，后者主要传导听觉。前庭蜗神经受损时，可出现受损侧耳聋和平衡功能障碍，常伴有恶心、呕吐等症状。

（9）舌咽神经

舌咽神经（glossopharyngeal nerve）为混合性脑神经，由特殊内脏运动纤维、一般内脏运动纤维、一般内脏感觉纤维、特殊内脏感觉纤维和一般躯体感觉纤维5种纤维成分构成。①特殊内脏运动纤维：起自疑核，主要支配茎突咽肌。②一般内脏运动纤维：起自下泌涎核，主要支配腮腺分泌。③一般内脏感觉纤维：起自颈静脉孔处的下神经节，周围突分布于咽、舌后1/3、咽鼓管和鼓室等处黏膜，以及颈动脉窦和颈动脉小球；中枢突止于孤束核下部，主要传导一般内脏感觉。④特殊内脏感觉纤维：起自颈静脉孔处的下神经节，周围突分布于舌后1/3的味蕾，中枢突止于孤束核上部，主要传导味觉。⑤一般躯体感觉纤维：起自颈静脉孔处的舌咽神经上神经节，周围突分布于耳后皮肤，中枢突入脑后止于三叉神经脊束核。舌咽神经的分支主要有鼓室神经、颈动脉窦支、舌支、咽支、扁桃体支和茎突咽肌支。

（10）迷走神经

迷走神经（vagus nerve）是行程最长、分布最广的脑神经，由一般内脏运动纤维、一般内脏感觉纤维、特殊内脏运动纤维和一般躯体感觉纤维4种纤维成分混合构成。

①一般内脏运动纤维：起自迷走神经背核，主要分布于颈部、胸腔脏器和腹腔大部分脏器，支配这些器官的平滑肌、心肌和腺体的活动。②一般内脏感觉纤维：起自颈静脉孔下方的迷走神经下神经节，周围突随内脏运动纤维分布，中枢突止于孤束核。③特殊内脏运动纤维：起自疑核，主要支配软腭和咽喉肌。④一般躯体感觉纤维：起自颈静脉孔的迷走神经上神经节，周围突分布于硬脑膜、耳郭和外耳道，中枢突止于三叉神经感觉核。迷走神经的分支主要有喉上神经、颈心支、耳支、咽支、脑膜支、喉返神经、气管支、食管支、胃前支、胃后支、腹腔支和肝支。喉上神经分为内、外两支，内支主要传导一般内脏感觉，外支主要支配环甲肌。颈心支又称主动脉神经或减压神经，与交感神经节后纤维交织参与构成心丛，感受血压变化和化学刺激，主要调控心脏生理活动。耳支含躯体感觉纤维，主要负责传导耳郭后及外耳道的皮肤感觉冲动。咽支由一般内脏感觉和特殊内脏运动纤维混合构成，参与组成咽丛，分布于咽缩肌、软腭肌及咽部黏膜。脑膜支起自迷走神经上神经节，主要负责传导一般躯体感觉冲动。喉返神经行于气管与食管之间，分布于声门裂以下喉黏膜及除环甲肌外的所有喉肌，主要支配喉肌运动。胃前支又称胃壁支，分布于胃前壁。胃后支于胃后面与胃前支同样分布。腹腔支分布于胰、脾、肾及结肠左曲以上的消化管。肝支行于小网膜内，参与构成肝丛，分布于肝、胆囊和胆道。当迷走神经主干受损时，常出现心悸、恶心、呕吐、呼吸深慢和窒息等症状。由于咽喉感觉障碍和肌肉瘫痪，可出现声音嘶哑、语言和吞咽困难、腭垂偏向一侧等症状。

（11）副神经

副神经（accessory nerve）为运动性神经，由特殊内脏运动纤维及躯体运动纤维混合构成，分为颅根和脊髓根。前者起自疑核，参与构成迷走神经的咽支和喉返神经，主要支配软腭肌和喉肌；后者起自副神经核，主要支配胸锁乳突肌和斜方肌。当一侧副神经受损时，受损侧胸锁乳突肌和斜方肌瘫痪，表现为头不能向患侧侧屈，也无力向对侧转动，以及肩胛骨下垂、肩部抬举无力。

（12）舌下神经

舌下神经（hypoglossal nerve）为运动性神经，含一般躯体运动纤维，起自舌下神经核，在延髓锥体前外侧沟出脑，经舌下神经管出颅，至舌骨上方，沿舌骨舌肌浅面分布于舌，支配全部舌内肌和大部分舌外肌。当一侧舌下神经完全损伤时，常表现为患侧半舌肌瘫痪，伸舌时舌尖歪向患侧；若舌肌瘫痪时间过长时，还可出现舌肌萎缩。

### 2. 脊神经

脊神经为连接于脊髓的周围神经部分，共 31 对。每对脊神经由前根（anterior root）和后根（posterior root）构成，与相应的脊髓节段相连。前根连于脊髓前外侧沟，由脊髓前角运动神经元的轴突和侧角的交感神经元或副交感神经元的轴突构成，分布至骨骼肌、心肌、平滑肌和腺体，主要调控肌肉收缩和腺体分泌；后根连于脊髓后外侧沟，由感觉神经元的轴突构成，其神经末梢分布全身各处，主要接受各种刺激信号。前根和后根在椎间孔处合为一条脊神经，成为既含感觉纤维又含运动纤维的混合神经。脊神经后根在椎间孔内面有一纺锤形膨大，称为脊神经节（spinal ganglion），由大量假单极感觉神经元胞体构成，其中枢突组成后根进入脊髓，而其周围突以各种形式的感觉神经末梢分布于皮肤、肌肉、关节和内脏，将躯体和内脏的感觉冲动传递至中枢。

（1）脊神经的分支

根据脊神经与脊髓的对应关系，可将其分为 8 对颈神经、12 对胸神经、5 对腰神经、5 对骶神经和 1 对尾神经。所有脊神经都经同序数椎体上方或下方的椎间孔穿出椎管或骶管，维持特定的位置关系。第 1 颈神经在寰椎与枕骨之间的间隙穿出椎管，第 2 ～ 7 颈神经经同序数颈椎上方的椎间孔穿出椎管，第 8 颈神经则在第 7 颈椎下方的椎间孔穿出椎管，所有胸神经和腰神经都经同序数椎骨下方的椎间孔穿出椎管，第 1 ～ 4 骶神经从同序数的骶前孔和骶后孔出骶管，第 5 骶神经和尾神经则经骶管裂孔穿出。脊神经为混合性神经，由躯体运动神经、躯体感觉神经、内脏运动神经、内脏感觉神经 4 种纤维混合构成。脊神经的前、后根在椎间孔处合为脊神经后可分为 4 支，分别为前支、后支、交通支和脊膜支。

（2）前支

前支最为粗大，是混合性神经支。与其他分支相比，前支神经纤维数量最多，投射范围最广，主要分布于躯干前、外侧部和四肢的肌肉及皮肤。除胸神经前支保留原有的节段性走行和分布外，其余各部脊神经前支与相邻神经干相互交织，构成颈丛、臂丛、腰丛和骶丛，再由这些神经丛重新编制新的神经干，分布于全身各处的效应器和感受器。

（3）后支

后支较前支细小，是混合性神经支，由脊神经干发出向躯干背面走行，出椎间孔后在相邻横突之间再分为内、外侧支，分布于项部、背部、腰骶部。多数脊神经后支均可分为肌支和皮支 2 大类，前者主要分布于项背、腰、骶和臀部的深层肌，后者则分布于枕、项、背、腰、骶和臀部的皮肤。脊神经后支在分布上呈较明显的节段性。部分脊神经后支形成较粗大的神经干，包括：①第1颈神经后支，又称枕下神经，分布于椎枕肌和头半棘肌等。②第2颈神经后支的皮支，又称为枕大神经，分布于枕、项部皮肤。③第3颈神经后支的内侧支，又称为第3枕神经，分布于枕部下方皮肤。④第1～3腰神经后支的外侧支，又称为臀上皮神经，分布于臀上部皮肤。⑤第1～3骶神经后支的皮支，又称为臀中皮神经，分布于臀中部皮肤。

（4）交通支

交通支属交感神经系统的结构，是交感干神经节与相应的脊神经之间的联系枢纽，可分为白交通支和灰交通支。前者由内脏传入神经纤维和自中枢神经系统直达交感干的髓鞘、颜色灰白的节前神经纤维组成；后者由交感干神经节细胞发出的无髓鞘、颜色灰暗的节后纤维构成。

（5）脊膜支

脊膜支也称窦椎神经，为脊神经出椎间孔之后又重返椎管内的一条细支，可分为横支、升支和降支，主要分布于脊髓被膜、血管壁、骨膜、韧带和椎间盘等处。每条脊膜支均接受来自邻近灰交通支或胸交感神经节的分支。上3对颈神经脊膜支的升支较大，可至颅后窝，分布于硬脑膜。

（6）颈丛

颈丛由第1～4颈神经前支交织构成，位于胸锁乳突肌上部深方，中斜角肌和肩胛提肌起端腹外侧，可分为3类：分布于皮肤的皮支、至深层肌的肌支，以及与舌下神经、副神经相连的交通支。颈丛皮支由深面浅出的部位，是颈部浅层结构浸润麻醉的重要阻滞点，故临床又将其称为神经点。主要分支包括：①耳大神经，为颈丛皮支中最大的分支，分布于腮腺、嚼肌下部、耳垂、耳郭后和乳突部的皮肤，该神经受损时可导致相应部位皮肤感觉功能障碍。②颈横神经，由第2、第3颈神经根的前支构成，分布于颈前部皮肤，常与面神经分支间有交通支。③膈神经，为混合性神经，其运动纤维支配膈肌，感觉纤维分布于胸膜、心包。该神经受刺激可发生呃逆，当该神经受损时，可出现同侧半膈肌的功能障碍，常表现为腹式呼吸减弱或消失。④副膈神经，为颈丛一不恒定分支，常见于单侧。

（7）臂丛

臂丛由第5～8颈神经前支和第1胸神经前支的大部分纤维交织构成，经斜角肌间隙向外穿出，经锁骨后方进入腋窝。参与构成臂丛的 5 条脊神经前支交织后重新组合编织为 3 条神经束：臂丛内侧束、臂丛外侧束和臂丛后束。臂丛的主要分支多源自这 3 条神经束。

　　臂丛分支数量较多，分布范围广泛，依据分支发出部位的不同可分为锁骨上分支和锁骨下分支 2 类。锁骨上分支包括：①胸长神经，由第 5 ～ 7 颈神经前支构成，分布于前锯肌和乳房外侧份。当该神经受损时，引起前锯肌运动和感觉功能障碍，表现为患侧肩胛骨内侧缘向背侧翘起，称为翼状肩。②肩胛背神经，与肩胛背动脉在肩胛骨与脊柱间伴行向下，分布于菱形肌和肩胛提肌。③肩胛上神经，主要分布于冈上肌、冈下肌和肩胛关节。该神经行至肩胛上切迹处最易受损，受损后出现冈上肌和冈下肌无力、肩关节疼痛等症状。锁骨下分支包括：①肩胛下神经，主要支配肩胛下肌和大圆肌运动。②胸内侧神经和胸外侧神经，两条神经分支常联合，一起分布于胸小肌和部分胸大肌。③胸背神经，主要支配背阔肌。④腋神经，主要分布于三角肌、小圆肌和臂外侧皮肤，当该神经受损时，导致三角肌瘫痪，常表现为臂不能外展、臂旋外力减弱、肩部及臂外侧上 1/3 部皮肤感觉障碍；损伤时间较长时可出现三角肌萎缩，肩部骨突耸出，肩部失去圆隆外形。⑤肌皮神经，主要分布于喙肱肌、肱二头肌及肱肌，当该神经受损时，可出现前臂屈曲无力及前臂外侧部皮肤感觉功能障碍。⑥正中神经，分布十分广泛，支配前臂区除肱桡肌、尺侧腕屈肌和指深屈肌尺侧半以外的所有前臂屈肌和旋前肌。其在手部的分布，运动纤维主要支配第 1、第 2 蚓状肌和鱼际肌（拇收肌除外）；感觉纤维则分布于桡侧半手掌、桡侧三个半手指掌面皮肤及其中节和远节指背皮肤。当该神经在经过旋前圆肌或指浅屈肌受损时，可出现支配的肌收缩无力和手掌感觉障碍，称为旋前肌综合征；当该神经在腕管内受损时，可出现鱼际肌萎缩，手掌扁平似"猿掌"，伴有桡侧三个半手指掌面皮肤及桡侧半手掌感觉障碍，称为腕管综合征。⑦尺神经，运动纤维主要支配尺侧腕屈肌，第 3、第 4 指深屈肌，掌短肌，小指展肌，小指对掌肌，小指屈肌，第 3、第 4 蚓状肌，骨间肌，拇收肌和拇短屈肌深侧头；感觉纤维则分布于小鱼际肌、手背尺侧和小指、无名指尺侧半背面皮肤、手掌尺侧面远端皮肤和小指、无名指尺侧掌面的皮肤。当该神经受损时，运动障碍表现为屈腕能力减弱，无名指和小指远节指骨不能屈曲，拇指内收力弱，小鱼际肌和骨间肌萎缩明显萎缩，各指不能互相靠拢，各掌指关节过伸，出现"爪形手"；感觉障碍则为手掌和手背内侧缘皮肤感觉丧失。⑧桡神经，该神经在肱骨中段和桡骨颈骨折时最易受损，肱骨中段骨折时，出现前臂伸肌群的瘫痪，表现为抬前臂时呈"垂腕"状，伴第1、第2掌骨间背面皮肤感觉障碍；桡骨颈骨折时，出现伸腕无力、不能伸指等症状。⑨臂内侧皮神经，分布于臂下部内侧面皮肤。⑩前臂内侧皮神经，分布于前臂内侧和前臂内后侧皮肤。

（8）胸神经前支

胸神经前支共12对，第1～11对位于对应肋间隙中，称为肋间神经，第12对胸神经前支位于第12肋的下方，又称肋下神经。胸神经前支在胸、腹壁皮肤的分布具有非常明显的节段性特点，其分布依胸神经从小到大的序数，由上向下按顺序依次排列。每一对胸神经前支的皮支在躯干的分布区相对恒定，临床工作中，可以根据躯体皮肤感觉障碍的发生区域来分析和推断具体的受损胸神经，同时，也可以在明确了受损的具体胸神经后，推知躯干皮肤感觉障碍的分布区。

（9）腰丛

腰丛由部分第12胸神经前支、第1～3腰神经前支及部分第4腰神经前支构成，除支配髂腰肌和腰方肌，还分布于腹股沟区、大腿前部和大腿内侧部。腰丛主要分支有髂腹下神经、髂腹股沟神经、股外侧皮神经、股神经、闭孔神经、生殖股神经。其中股神经发自第2～4腰神经，是腰丛的最粗大分支，是股前肌群的运动神经，也是股前和小腿内侧皮肤的感觉神经。当该神经受损时，可表现为屈髋无力，坐位时不能伸小腿，走路困难，膝跳反射消失，大腿前面和小腿内侧面皮肤感觉障碍。闭孔神经发自第2～4腰神经前支，其运动纤维分布于闭孔外肌、长收肌、短收肌、大收肌和股薄肌，偶可发出分支至耻骨肌；其感觉纤维主要分布于大腿内侧部皮肤。该神经受损时，主要表现为大腿内收、外旋无力，双下肢交叉困难，通常感觉症状不明显。

（10）骶丛

骶丛是全身最大的脊神经丛，所含脊神经数目众多，主要由来自腰丛的腰骶干和所有骶、尾神经的前支构成。骶丛的分支主要有2大类：一类是短程分支，直接分布于邻近盆壁肌，如梨状肌孔内肌和股方肌等；另一类为长程分支，分布于臀部、会阴、股后部、小腿和足部的肌群及皮肤，包括臀上神经、臀下神经、股后皮神经、阴部神经、坐骨神经、尾丛。骶丛主要的分支：①阴部神经，发自第2～4骶神经根，主要分布于会阴部的肌群、皮肤及外生殖器的皮肤。该神经的主要分支有肛神经、会阴神经和阴茎（阴蒂）背神经。肛神经分布于肛提肌、肛门外括约肌、肛管下部和肛门部皮肤；会阴神经分布于会阴诸肌和阴囊或大阴唇的皮肤；阴茎背神经或阴蒂背神经是阴部神经的终支，分布于阴茎或阴蒂的海绵体及皮肤。②坐骨神经，是人体最长、最粗的神经，自骶丛发出后从梨状肌下孔出骨盆，行于臀大肌深面，经股骨大转子和坐骨结节之间降至股骨背侧，在腘窝上方分为胫神经和腓总神经两大终支。坐骨神经是股后群肌、小腿和足肌的运动神经，也是小腿和足部的重要感觉神经。梨状肌收缩时会压迫邻近部位的坐骨神经干，导致神经干的血液供应受损，最后出现功能障碍，称为梨状肌综合征。③胫神经，为坐骨神经干的延续，由第 4～5 腰神经和第 1～3 骶神经纤维构成，在股后区沿中线下行进入腘窝，在腘窝内与腘血管伴行至小腿后区、比目鱼肌深面，继而伴胫后动脉下降至内踝后方，在踝管内分为足底内侧神经和足底外侧神经两终支进入足底。其运动纤维分布于小腿肌后群和足底诸肌，感觉纤维分布于小腿后面下部、足背、小趾外侧缘皮肤。当该神经受损时，小腿后群肌收缩无力，小腿前外侧群肌过度牵拉，表现为患足不能跖屈和内翻，呈足背屈和外翻位，即"勾状足"畸形，同时伴有足底面感觉障碍。④腓总神经，由第 4～5 腰神经和第 1～2 骶神经前支纤维构成，自坐骨神经分出后，沿股二头肌内侧缘下行至小腿上段外侧，绕腓骨颈穿腓骨长肌达腓骨颈前面，分为腓浅神经和腓深神经 2 大终末支。前者分布于小腿外侧、足背和第 2～5 趾背的皮肤，后者分布于小腿前群肌、足背肌及第 2 趾相对缘的皮肤。当该神经受损时，小腿前、外侧肌群萎缩无力，表现为患足不能背屈、趾不能伸，呈足下垂和内翻位，即"马蹄内翻足"畸形，行走时呈"跨阈步态"，同时伴有小腿前、外侧面及足背区感觉障碍。⑤尾丛由第 4、第 5 骶神经前支和尾神经前支构成，位于尾骨的盆面，主要分布于尾骨肌、部分肛提肌、骶尾关节和尾骨背面皮肤。

## 二、神经康复的理论基础

### （一）神经的可塑性

为了应对外界刺激及环境的变化，神经系统能主动发生结构和功能的改变，并保持一定的稳定性。这种变化的能力即为神经的可塑性（plasticity）或可修饰性（modifiability）。神经系统的可塑性决定了机体对内外环境刺激发生改变时的反应能力，是神经损伤后功能恢复的基础。既往学术界认为，成年哺乳动物的神经元结构一旦破坏和"死亡"，便不可能"再生性复活"。因此，对于神经元损害造成的神经功能损害抱有"宿命论"的观点，即发生中枢神经损伤后，其功能无法恢复。直到 20 世纪初，伴随着神经科学飞速发展，大量研究表明，神经元不仅形态上可以有所改变（如突触的形态改变），其功能也是可以调整的（如神经易化）。通过对神经损伤机制的不断深入研究，相继证明了神经回路、突触联系、神经元形态、超微结构、生化组分和电活动等都具有一定程度的可塑性。随着功能影像学的发展，又证实了神经生理学和临床观察所发现的区域性功能重组。进而神经生长因子和神经干细胞的发现更进一步确认了中枢神经系统具有可塑性，大脑的功能是可以重组的。神经系统结构和功能的可塑性是人类神经系统的重要内在特征，其表现为对环境刺激的适应，对生理活动的调节和制约，以及机体损伤后的代偿、修复与重建。这种可塑性变化持续存在于人的一生。目前针对神经系统可塑性的研究主要在细胞生物学和生物化学两方面，其研究对象主要为神经回路、神经突触、神经递质、神经元结构形态和电活动，相关的研究已是近年来的热门课题。神经系统的可塑性和功能重组已经成为神经康复学的理论基础，研究可塑性可以使我们更加了解动物或人类行为的变化程度和适应程度，有助于我们研发更多创技术，以促进神经损伤后的功能恢复。

### （二）脑的可塑性

脑的可塑性存在着广义和狭义的区分。此处所指的可塑性是指脑可以通过改变修饰自身结构和功能，从而达到适应、改变现实的能力，即脑的适应能力。

当发育成熟的神经系统受损后，神经回路和突触能在数量、形态、结构及效能上产生适应性变化，以达到神经功能修复和（或）重建目的。在神经损伤反应中，既有现存突触的脱失现象，又有神经发芽（sprouting）形成新的突触连接。神经损伤反应不仅可以出现在损伤临近突触，亦可跨越突触出现在较远地方。如单侧神经损伤时可以引起对侧相应部位神经突触的改变，周围神经损伤时可以引起中枢神经突触和神经回路的改变。

脑结构的可塑性包括轴突和树突发芽，主要有再生长芽和侧支长芽两种方式，前者是神经由损伤轴突的断端向受损区域继续生长，后者是从受损区的正常轴突发出大量神经芽分支重新支配受损区域。神经发芽的存在增加了受损区突触的数量，加强脑对受损区域的支配，提高脑对信息的分析处理能力。大量的临床实验证实，康复功能训练可提高脑组织梗死区周围星形胶质细胞、血管内皮细胞和巨噬细胞的含量，改善局部侧支循环，提高脑血流灌注，促进梗死灶修复及正常组织的代偿作用，从而修复神经功能缺损症状。

脑功能的可塑性主要表现为脑功能的重组、潜伏通路和（或）突触的启用，以及突触效率的增强等。当局部神经元受损后，其邻近部位尚未受损的神经元可产生功能重组进行功能代偿，或由低级别的中枢神经完成部分代偿。这种功能重组亦存在于皮质下中枢，例如当脊神经或背根完全离断时，外界皮肤感受受到刺激后无法引起相应脊髓背角定位域的神经元发生反应，但经过一段时间的恢复后，背角定位域可出现功能重组。

脑的可塑性涉及多种生理机制，不仅依赖突触连接形态和功能的改变，还受到突触效能增减的影响，同时与人脑皮质区域的重组密切相关。在这些机制的联合调控下，信息得以存储到中枢神经系统中。

**（三）突触的可塑性**

突触是神经元之间产生功能联系和信息传递的场所，由轴突末端膨大的突出小体与其他神经元接触形成。突触的可塑性即突触在神经元受损时，自身形态和功能发生更新、改变的能力。突触的可塑性大小一般用突触强度表示，即突触后反应（突触后电位幅度）的大小。突触可塑性的形式一般有 3 种：强直后增强、习惯化和敏感化、长时程增强（LTP）和长时程抑制（LTD）。发育成熟的神经系统通常不具备增殖和分裂的能力，即传统认为的神经元无法再生。但是现在研究发现，神经元始终保持着改变其微小形态和重新构成突触连接的能力。这种能力是中枢神经系统可塑性的基础。神经元受损后，突触连接的形态和功能上均可发生改变。形态的可塑性包括突触连接自身原有形态结构的改变与修饰，以及重建新的突触连接和信号传递。功能的可塑性包括突触传递效率的增强和减弱。突触的可塑性变化主要受到突触上的神经递质及受体数量变化的影响，其中谷氨酸作为兴奋性神经递质中的重要成分，有着至关重要的作用。谷氨酸可以通过调控 N- 甲基 -D- 天冬氨酸受体（NMDA）通道的开放来影响突触后 $Ca^{2+}$ 浓度，进而诱导 LTP（长时程增强）或 LTD（长时程抑制）。此外，NMAD 通道的开放与蛋白质激酶的激活密切相关，被激活后的蛋白质激酶可直接作用于 α - 氨基 -3- 羟基 -5- 甲基 -4- 异恶唑丙酸（AMPA）受体，改变阳离子的传导，激活"静寂"突触使其转变为功能性突触，达到增强突触的作用。还有研究发现，星形胶质细胞在突触重塑的过程中扮演着举足轻重的角色，尤其是在新突触的确切生成位置和时间上有着重要影响。在成人大脑的神经回路重塑过程中，星形胶质细胞通过控制突触的形成和消减，对突触结构进行不断雕琢修整。

### （四）脊髓的可塑性

脊髓属于中枢神经系统中较为低级的部分，与大脑一样也具有可塑性。脊髓可塑性变化的主要表现形式为周围未受损神经元的轴突侧支长芽，伸出分支，以增加其在传入靶区的投射密度，并与靶细胞建立联系。这个过程不仅增加了突触性终末的数目，还伴随着结构的变化，包括终末增大、突触后之致密区扩大。与脑结构的可塑性出芽方式不同，脊髓受损后轴突的出芽方式包含3种：再生性发芽、侧支发芽和代偿性发芽。再生性发芽指当神经元的轴突受损但神经元仍存活时，受损轴突近端会以长出新芽的方式进行再生。侧支发芽指当损伤累及神经元胞体或近端轴突损伤严重，进而导致整个神经元死亡时，受损部位周围未受损的神经元可从其自身侧支上长出新芽。代偿性发芽指在神经元发育过程中，轴突的部分侧支受损，未受损的侧支可长出新芽以代偿因受损而丧失的侧支。此外还有研究表明，脊髓的可塑性同大脑一样，也存在发育阶段差异和区域差异特征。但与脑相比，脊髓体积较小，横截面较脑组织小得多，受损时容易发生完全性损伤，一旦发生完全性损伤，无法像脑一样，残余部位可以通过各种功能重组来代偿，故脊髓的可塑性与脑的可塑性相比较小。

### （五）环境对突触可塑性的影响

中枢神经系统的结构复杂，这与遗传因素和后天环境因素密切相关。大量研究表明，动物在漫长的进化过程中，生存环境的改变不仅可以促进神经元再生，还能引起神经元结构和功能的变化。生存在不断变化环境中的动物，因其接触到的环境刺激因素较多，与生存在稳定环境中缺乏环境刺激的动物相比，其神经系统发育程度、轴突的数量、树突的长度和分支数量、突触及突触小结的体积、突触囊泡聚集密度及星形胶质细胞的数量等均较高，伴随这些显微结构的改变，神经元之间的联系也得以加强，神经传导效率得到提高。由此可见，后天经验和学习等非病理因素可以影响和改变神经元和突触的组织结构和生理效能。

### （六）康复训练对大脑可塑性的影响

目前学术界尚未有充足证据证实高度分化后的神经细胞具有再生能力。但大量的动物实验和临床研究发现，神经受损后丧失的部分功能可有不同程度的恢复。这说明在神经损伤的恢复过程中，存在着不同于再生的其他恢复机制。目前一般认为脑损伤后的可塑性可能与以下因素有关：①兴奋和抑制的平衡被打破，抑制被解除；②神经元的联系远大于大脑的实际功能联系；③原有的功能联系加强或减弱；④神经元的兴奋性改变，新的轴突末梢发芽和新的突触形成。

## 第二节　神经系统疾病的病因及病理机制

### 一、神经系统疾病的基本病变

神经系统的结构和功能与机体各器官关系紧密，神经系统发生病变时可导致其支配部位出现功能障碍和病变，而当其他系统发生病变时也可导致神经系统功能障碍。神经系统在解剖和生理上与其他器官有着明显区别，这也决定了神经系统在病理学的特殊性，主要包括：①病变定位与功能障碍之间关系密切，如当一侧展神经核受损时，可导致其支配的眼外直肌瘫痪。②病变性质相同但病变部位不同时，可导致不同的后果，如小梗死灶发生在额叶前皮质区时可无任何临床表现，但若发生在延髓可能危及生命。③病变性质不同可能导致相同的后果，如颅内出血、炎症和肿瘤均可引起颅内压升高。④除部分共性病变外，神经系统还有一些颅外器官所不具有的特殊病变，如神经元变性坏死、髓鞘脱失、胶质细胞增生和肥大等。⑤免疫学特点，如颅内无固有的淋巴组织和淋巴管，免疫活性细胞来自血液循环。⑥某些解剖生理特征具有双重影响，如颅骨虽能保护脑组织，却也是引起颅内高压的重要因素。⑦颅外器官的恶性肿瘤常向颅内转移，但颅内原发性恶性肿瘤极少转移至颅外。

#### （一）神经元及其神经纤维的基本病变

神经元是中枢神经系统的基本结构和功能单位，其形态结构和功能特殊而复杂，对缺血、缺氧、感染和中毒等刺激极度敏感。

##### 1. 神经元的基本病变

（1）神经元急性坏死

神经元急性坏死又称红色神经元（red neuron），为急性缺血缺氧、感染和中毒等引起的神经元的凝固性坏死。形态学表现为神经元核固缩，胞体缩小变形，胞质尼氏小体（Nissl body）消失，HE（苏木精－伊红）染色胞质呈深红染，因此称红色神经元，继而出现细胞核溶解消失，残留细胞的轮廓或痕迹称为鬼影细胞（ghost cell）。由缺血引起的红色神经元最常见于大脑皮质的锥体细胞和小脑浦肯野（Purkinje）细胞。

（2）单纯性神经元萎缩

单纯性神经元萎缩是神经元慢性渐进性变性直至死亡的过程，多见于缓慢进展、病程较长的变性疾病，如多系统萎缩、肌萎缩性侧索硬化。特征性表现为神经元胞体及胞核固缩、消失，无明显的尼氏小体溶解，一般不伴炎症反应。病变早期很难察觉此类神经元的丢失，晚期局部伴明显胶质细胞增生，可提示该处曾经有神经元的存在。

（3）中央性尼氏小体溶解

中央性尼氏小体溶解常由病毒感染、缺氧、B族维生素缺乏及轴突损伤等引起。其表现为神经元肿胀变圆，核偏位，核仁增大，胞质中央尼氏小体崩解，进而溶解消失，或仅在细胞周边区有少量残留，胞质呈苍白均质状。早期病变可逆，但若病因长期存在，可致神经元死亡。

（4）包涵体形成

神经元胞质或胞核内包涵体可见于某些病毒感染和变性疾病，其形态、大小和着色不同，分布部位也有一定规律，如帕金森病患者黑质神经元胞质中的路易（Lewy）小体；患狂犬病时海马和脑皮质锥体细胞胞质中的内基（Negri）小体，该小体具有诊断价值；巨细胞病毒感染时包涵体可同时出现在核内和胞质内。此外，神经元胞质中出现脂褐素多见于老年人，和全身其他组织一样，脂褐素源于溶酶体的残体。

（5）神经原纤维变性

用镀银染色法在阿尔茨海默病等患者的皮层神经元细胞质中可显示神经原纤维变粗，并在胞核周围凝结卷曲呈缠结状，又称神经原纤维缠结。这是神经元趋向死亡的一种标志，除变性的原纤维外，细胞其余部分最终消失，残留变性的原纤维常聚集成团，引起胶质细胞反应，形成老年斑。

**2. 神经纤维的基本病变**

（1）轴突损伤和轴突反应

轴突损伤后，神经元在出现中央性尼氏小体溶解的同时，轴突出现肿胀和轴突运输障碍。HE切片中，轴突肿胀呈红染球状，称轴突小球。轴突反应或称沃勒（Wallerian）

变性，是中枢或周围神经轴索被离断后，轴突出现的一系列变化。整个过程包括 3 个阶段：①轴索断裂崩解，被吞噬消化；②髓鞘崩解脱失，游离出脂滴；③吞噬细胞增生，吞噬崩解产物。

（2）脱髓鞘

Schwann 细胞变性或髓鞘损伤导致髓鞘板层分离、肿胀、断裂，并崩解成脂滴，进而完全脱失称脱髓鞘，此时轴索相对保留完整。随着病情的发展，轴索可出现继发性损伤，但中枢神经系统髓鞘的再生能力有限。

### （二）神经胶质细胞的基本病变

神经胶质细胞包括星形胶质细胞、少突胶质细胞和室管膜细胞，总数是神经元的 5 倍。

#### 1. 星形胶质细胞的基本病变

星形胶质细胞具有广泛的功能，任何损伤均可引起星形胶质细胞的反应，其基本病变有肿胀、反应性胶质化、淀粉样小体等。

（1）肿胀

肿胀是缺氧、中毒、低血糖及海绵状脑病等引起神经系统受损后，最早出现的形态变化。星形胶质细胞核明显增大、染色质疏松淡染。如损伤因子持续存在，肿胀的星形胶质细胞核可逐渐皱缩、死亡。

（2）反应性胶质化

反应性胶质化是神经系统受到损伤后的修复反应，表现为星形胶质细胞的增生和肥大，形成大量胶质纤维，最后成为胶质瘢痕。与纤维瘢痕不同，胶质瘢痕没有胶原纤维，故机械强度较弱。缺氧、感染、中毒及低血糖均能引起星形胶质细胞增生。

（3）淀粉样小体

老年人的星形胶质细胞突起聚集，形成在 HE 染色中呈圆形、向心性层状排列的嗜碱性小体，称为淀粉样小体。此多见于星形胶质细胞突起丰富区域，如软脑膜下、室管膜下和血管周围。

（4）罗森塔尔（Rosenthal）纤维

Rosenthal 纤维是在星形胶质细胞胞质和突起中形成的一种均质性、毛玻璃样嗜酸性小体，呈圆形、卵圆形、长形和棒状，磷钨酸苏木素（PTAH）染色呈红色至紫红色。此常见于一些缓慢生长的肿瘤（如毛细胞型胶质细胞瘤）和慢性非肿瘤性疾病中胶质纤维增生区（如多发性硬化）。

### 2. 少突胶质细胞的基本病变

*卫星现象*

在灰质中，1～2个少突胶质细胞常分布于单个神经元周围。如果一个神经元由5个或5个以上少突胶质细胞围绕，则称为卫星现象。此现象与神经元损害的程度和时间无明确的关系，意义不明，可能和神经营养有关。

### 3. 小胶质细胞的基本病变

小胶质细胞并不是真正的胶质细胞，实属单核巨噬细胞系统，各种损伤均可导致其快速活化。常见的病变如下。

（1）噬神经细胞现象

噬神经细胞现象指坏死的神经元被增生的小胶质细胞或血源性巨噬细胞吞噬，是小胶质细胞对坏死的神经元的一种反应。

（2）小胶质细胞结节

中枢神经系统感染，尤其是病毒性脑炎时，小胶质细胞常呈弥漫性或局灶性增生，后者聚集成团，形成小胶质细胞结节。

（3）格子细胞

小胶质细胞或巨噬细胞吞噬神经组织崩解产物后，胞体增大，胞质中出现大量脂质小滴，HE染色呈空泡状，称为格子细胞或泡沫细胞，苏丹Ⅲ染色呈阳性反应。

### 4. 室管膜细胞的基本病变

各种致病因素均可引起局部室管膜细胞丢失。室管膜下的星形胶质细胞增生，充填缺损，形成众多向脑室面突起的细小颗粒，称为颗粒性室管膜炎。病毒感染可引起广泛室管膜损伤。

## 二、中枢神经系统疾病的常见并发症

中枢神经系统疾病最常见且重要的并发症为颅内压升高、脑水肿（brain edema）和脑积水。三者常合并发生，互为因果，后果严重，可导致死亡。

### （一）颅内压升高

侧卧位时脑脊液压持续超过15mmHg（正常为5～13.5mmHg）时，即为颅内压增高，主要原因是颅内占位性病变和脑脊液循环障碍所致的脑积水。常见的占位性病变为脑出血和颅内血肿形成、脑梗死、肿瘤和炎症等，其后果与病变的大小及其增大的速度有关。有时将其分为弥漫性颅内压增高和局限性颅内压增高。颅内压增高失代偿后可进一步发展为血管运动麻痹，甚至死亡。

颅内压升高可引起脑移位和脑室变形，使部分脑组织嵌入颅脑内的分隔（如大脑镰、小脑天幕）和颅骨孔道（如枕骨大孔等），导致脑疝形成。常见的脑疝有 3 种类型。

### 1. 扣带回疝

扣带回疝又称大脑镰下疝，是因一侧大脑半球，特别是额、顶、颞叶的占位性病变引起中线向对侧移位，同侧脑扣带回从大脑镰的游离缘向对侧膨出，而形成扣带回疝，受压脑组织可发生出血、坏死。

### 2. 小脑天幕疝

小脑天幕疝又称海马沟回疝。小脑天幕以上的脑肿瘤、血肿或梗死等病变引起脑组织肿大，致颞叶的海马沟回经小脑天幕孔向下膨出，形成小脑天幕疝，导致视神经受压、脑组织坏死，甚至昏迷和死亡等后果。

### 3. 小脑扁桃体疝

小脑扁桃体疝主要因颅内高压或后颅窝占位性病变，将小脑和延髓推向枕骨大孔并向下移位。疝入枕骨大孔的小脑扁桃体和延髓呈圆锥形，其腹侧出现枕骨大孔压迹，故又称枕骨大孔疝。由于延髓受压，生命中枢及网状结构受损，严重时可致呼吸、循环衰竭而猝死。颅内压升高时，若腰穿放出脑脊液过多、过快，可诱发或加重小脑扁桃体疝的形成。

### （二）脑水肿

脑水肿是指脑组织内液体过多贮积而引起脑体积增大的一种病理状态，也是颅内压升高的重要原因之一。缺氧、创伤、梗死、炎症、肿瘤和中毒等病理过程均可伴发脑水肿。脑组织易发生水肿与其解剖生理特点有关：①血 – 脑屏障的存在限制了血浆蛋白通过脑毛细血管的渗透性运动；②脑组织无淋巴管，从而使过多的液体不能及时运走。常见的脑水肿类型如下。

### 1. 血管源性脑水肿

此型最为常见，多为脑肿瘤、出血、外伤或炎症等引起血管壁通透性增加的结果。

### 2. 细胞毒性脑水肿

细胞毒性脑水肿多由缺血、缺氧、中毒引起细胞损伤，$Na^+$-$K^+$-ATP 酶失去活性，细胞内水钠潴留所致。

在许多疾病过程中，两种类型的脑水肿常合并存在，在缺血性脑病时更为显著。肉眼下可见脑体积和重量增加，脑回宽而扁平，沟浅而窄，白质水肿明显，脑室缩小，严重的脑水肿伴常有脑疝形成。光镜下，血管源性脑水肿时，脑组织疏松，细胞和血管周围间隙变大，有大量液体积聚。细胞毒性脑水肿时，神经元、神经胶质细胞及血管内皮细胞的体积增大，胞质淡染，而细胞外和血管周围间隙扩大不明显。

### （三）脑积水

脑室系统内脑脊液含量异常增多伴脑室持续性扩张状态称为脑积水。主要原因：①脑脊液循环通路阻塞，如脑囊虫、肿瘤、先天性畸形、炎症、外伤、蛛网膜下腔出血等。脑室内通路阻塞引起的脑积水称阻塞性脑积水或非交通性脑积水。②脑脊液产生过多或吸收障碍，常见于脉络丛乳头状瘤（分泌过多脑脊液）、慢性蛛网膜炎（蛛网膜颗粒或绒毛吸收脑脊液障碍）等。此类脑积水称为非阻塞性脑积水或交通性脑积水。脑积水的病理变化依其部位和程度不同而有所差异。轻度脑积水时，脑室呈轻度扩张，脑组织轻度萎缩。严重脑积水时，脑室高度扩张，脑组织受压，变薄，神经组织大部分萎缩消失。

## 三、中枢神经系统感染性疾病

中枢神经系统的感染可由细菌、病毒、立克次体、螺旋体、真菌和寄生虫等引起，表现为脑膜炎、脑脓肿和脑膜脑炎等。人类免疫缺陷病毒还可导致机会性感染（弓形体病、巨细胞病毒感染），或引起中枢神经系统淋巴瘤。病原体可通过下列途径侵入：①血源性感染，如脓毒血症的感染性栓子等。②局部扩散，如颅骨开放性骨折、乳突炎、中耳炎、鼻窦炎等。③直接感染，如创伤或医源性（腰椎穿刺）感染。④经神经感染，如狂犬病病毒可沿周围神经，单纯疱疹病毒可沿嗅神经、三叉神经侵入中枢神经系统。

### （一）细菌性疾病

临床上常见的颅内细菌性感染有脑膜炎和脑脓肿。

#### 1. 脑膜炎

脑膜炎包括硬脑膜炎和软脑膜炎，后者较为常见，包括软脑膜、蛛网膜和脑脊液感染。严重及病程较长者可累及脑实质而引起脑膜脑炎。根据致病菌的不同一般将脑膜炎分为3种类型：化脓性脑膜炎、淋巴细胞性脑膜炎和慢性脑膜炎。

化脓性脑膜炎多由细菌感染导致，常见的为肺炎链球菌、脑膜炎双球菌及流感嗜血杆菌B型，其次为金黄色葡萄球菌、链球菌、大肠杆菌、变性杆菌、厌氧杆菌、沙门菌及铜绿假单胞菌等。淋巴细胞性脑膜炎多由病毒感染引起。慢性脑膜炎多由结核杆菌、梅毒螺旋体、布鲁氏杆菌及真菌感染所致。本节主要以流行性脑脊髓膜炎为例叙述细菌感染引起的急性化脓性脑膜炎。流行性脑脊髓膜炎是由脑膜炎双球菌感染引起的脑脊髓膜的急性化脓性炎症。本病多散发，因在冬春两季可引起流行而得名。其主要发生于儿童和青少年，临床表现有发热、头痛、呕吐、皮肤瘀点（斑）和脑膜刺激症状，严重者可出现中毒性休克。

（1）病因及发病机制

脑膜炎双球菌又称脑膜炎奈瑟菌，是一种革兰阴性菌，表面具有荚膜，能抵抗体内白细胞的吞噬作用。患者或带菌者口鼻腔分泌物中的细菌通过咳嗽、喷嚏排出体外，借飞沫传播经呼吸道侵入人体附于鼻咽黏膜上皮细胞表面，多数不发病或仅有轻度卡他性炎症，成为带菌者。当机体免疫力下降或致病菌毒力强、数量多时候，细菌在局部大量繁殖，侵入血流并产生内毒素，引起菌血症或败血症。少数免疫力低下患者，病毒经血液循环侵入脑（脊）膜，附于软脑膜，引起化脓性脑膜炎。化脓菌可在蛛网膜下腔的脑脊液中迅速繁殖、播散，因此一般呈弥漫性分布。

（2）病理变化

根据病情进展，本病一般可分为3期。①上呼吸道感染期：细菌在鼻咽部黏膜繁殖，经2～4天潜伏期后出现上呼吸道感染症状。主要病理变化为黏膜充血、水肿、少量中性粒细胞浸润和分泌物增多。1～2天后，部分患者进入败血症期。②败血症期：内毒素作用于小血管或毛细血管，造成血管壁损伤，引起血栓、出血，表现为患者皮肤、黏膜出现瘀点（斑），同时可伴有高热、头痛、呕吐及外周血中性粒细胞增高等表现。

③脑膜炎症期：脑脊髓膜的化脓性炎症是这一时期的特征性表现。肉眼下可见脑脊膜血管高度扩张充血，病变较轻部位可见灰黄色脓性渗出物沿血管分布，病变严重部位可见大量灰黄色脓性渗出物充斥蛛网膜下腔，并覆盖脑沟、脑回，以致结构模糊不清。脓性渗出物可累及大脑凸面矢状窦附近或脑底部视神经交叉及邻近各池。大量炎性渗出物阻塞脑脊液循环，引起不同程度的脑室扩张。镜下观察，蛛网膜血管高度扩张充血，蛛网膜下腔增宽，其中见大量中性粒细胞、浆液及纤维素渗出和少量淋巴细胞、单核细胞浸润。脑实质一般不受累，邻近的脑皮质可有轻度水肿，严重者可累及邻近脑膜的脑实质，使神经元变性，称脑膜脑炎。病变严重者可伴有脉管炎和血栓形成，导致脑实质缺血和梗死。

（3）临床病理联系

①脑膜刺激症状：表现为颈项强直和屈髋伸膝征（Kernig sign）阳性。炎症累及脊髓神经根周围的蛛网膜、软脑膜和软脊膜，在椎间孔处压迫神经根，当颈背部肌肉运动时，受压神经根被牵拉而产生疼痛。炎症累及腰骶节段脊神经后根，压迫局部神经，当屈髋伸膝时，坐骨神经受到牵拉而产生疼痛。②颅内压升高症状：表现为剧烈的头痛、喷射性呕吐、视乳头水肿、小儿前囟饱满等症状和体征。这是由脑膜血管充血，蛛网膜下腔脓性渗出物积聚，蛛网膜颗粒因脓性渗出物的阻塞而致脑脊液吸收障碍等原因所致，伴有脑水肿者颅内压升高明显。③脑脊液改变：表现为压力增高，颜色混浊或呈脓性，细胞数及蛋白含量增多，糖量减少，涂片及培养均可找到脑膜炎双球菌。

（4）结局和并发症

多数患者经积极治疗后可痊愈，极少数患者可出现以下后遗症。

1）脑积水：脑膜粘连、脑脊液循环障碍所致。

2）脑神经受损：如耳聋、视力障碍、面神经麻痹等。

3）脑梗死：颅底部动脉炎可导致阻塞性病变，引起供血区域出现脑梗死。少数病例起病急，病情重，称为暴发型流脑。根据病理特点可分为以下2型。①暴发型脑膜炎：双球菌败血症主要表现为败血症性休克，脑膜的炎症病变较轻。短期内即出现皮肤和黏膜的广泛性出血点和瘀斑及周围循环衰竭等严重临床表现。过去认为这是因严重感染致双侧肾上腺广泛出血及急性肾上腺功能衰竭，并将这种综合表现称为沃－弗综合征。现认为其是由于大量内毒素释放入血引起中毒性休克及弥散性血管内凝血，两者相互影响，引起病情进一步恶化的结果。②暴发型脑膜脑炎：脑膜炎波及软脑膜下的脑组织，在内毒素的作用下，脑微循环障碍，血管壁通透性增高，导致大量浆液渗出和脑组织淤血，进而出现严重脑水肿，颅内压急剧升高。临床表现为突发高热、剧烈头痛、频繁呕吐，常伴惊厥、昏迷或脑疝形成。

### 2.脑脓肿

脑脓肿的致病菌多为葡萄球菌、链球菌等需氧菌，近年来厌氧菌发病率逐渐增高。脓肿发病部位与致病菌数量和感染途径相关。血源性感染者常为多发，可分布于大脑各部。由局部感染灶直接蔓延所致者常为单发，其中耳源性脑脓肿多见于颞叶或小脑；鼻窦炎引起的脑脓肿多见于额叶。

（1）病因及发病机制

致病菌有多种入颅途径。①耳源性：致病菌主要经邻近的骨结构直接蔓延至硬脑膜、蛛网膜、血管、血管周围间隙，入颅侵犯颞叶实质，形成脓肿。②鼻源性：致病菌经额窦或筛窦壁，侵犯硬脑膜形成硬脑膜外或硬膜下脓肿，经炎症扩散进入脑实质和血管（主要是静脉），形成脓肿。③血源性：可经动脉血循环、静脉血循环或椎管内静脉丛进入椎管内静脉，逆行入颅，形成脓肿。

（2）病理变化

脑脓肿的病理变化与颅外器官的脓肿相似。急性脓肿发展快，境界不清，可向周围扩展，甚至破入蛛网膜下腔或脑室，引起脑室积脓，可迅速致死。慢性脓肿边缘可形成炎性肉芽组织和纤维包膜，边界清楚。脑脓肿周围组织水肿明显，伴有星形胶质细胞增生。

## （二）病毒性疾病

引起中枢神经系统病毒性疾病的病毒种类繁多，可分为 DNA 病毒和 RNA 病毒，主要包括疱疹病毒、虫媒病毒、肠源性病毒、狂犬病病毒及人类免疫缺陷病毒等。本节主要以流行性乙型脑炎为例叙述神经系统病毒感染。

流行性乙型脑炎是一种由乙型脑炎病毒感染引起的急性传染病，首发于日本，在夏秋季引起流行，故又称日本夏季脑炎。因与冬季发生的甲型昏睡性脑炎不同，故又称为乙型脑炎。本病起病急骤，病情危重，死亡率较高。主要临床表现为高热、嗜睡、抽搐、昏迷等。儿童发病率较成人明显增高，尤以 10 岁以下居多。

### 1.病因及发病机制

本病的病原体是嗜神经性乙型脑炎病毒，为有膜的 RNA 病毒。流行性乙型脑炎患者和中间宿主家畜、家禽是主要传染源，库蚊、伊蚊和按蚊是主要传播媒介。病毒在带病毒的蚊子叮人时侵犯人体，在血管内皮细胞及全身单核巨噬细胞系统中增殖，然后入血引起短暂病毒血症。当机体免疫力低下或血－脑屏障功能障碍时，病毒可侵犯中枢神经系统，反之则成为隐性感染。由于受感染的神经细胞表面有膜抗原存在，机体可产生相应的抗体并与其结合，同时激活补体，通过体液免疫或细胞免疫反应引起神经细胞损伤，是本病发病的基础。

### 2.病理变化

本病病变范围广泛，可累及整个中枢神经系统，引起神经细胞变性、坏死，胶质细胞增生和血管周围炎细胞浸润，属变质性炎。病变以大脑皮质、基底核和视丘最为严重；小脑皮质、丘脑和脑桥次之；脊髓病变最轻，常仅限于颈段脊髓。肉眼下可见软脑膜充血、水肿，脑回变宽，脑沟变窄浅，切面脑组织充血、水肿，严重者可出现脑实质散发出血灶，或边界清楚的粟粒样、针尖样半透明软化灶。镜下观察，通常表现为以下几种类型。①血管改变和炎症反应：脑实质血管高度扩张充血，可伴有小灶性出血，脑组织水肿，血管周围间隙增宽。大量炎细胞浸润，以淋巴细胞、单核细胞和浆细胞为主，常以变性坏死的神经元为中心，或围绕血管周围间隙形成袖套状。②神经细胞变性坏死：病毒在神经细胞内大量繁殖，破坏细胞结构和功能，表现为神经细胞胞体肿胀、尼氏小体消失、胞质内空泡形成、核偏位等。严重者可出现神经细胞核固缩、溶解。可见卫星现象和噬神经细胞现象。③软化灶形成：病变严重时可出现灶性神经组织液化性坏死，形成质地疏松、染色较淡的镂空筛网状病灶，称为筛状软化灶，是本病的特征性表现。④胶质细胞增生：主要是小胶质细胞呈弥漫性或局灶性增生，后者多位于小血管附近或坏死的神经细胞周围，构成胶质结节。

### 3.临床病理联系

本病早期常有高热、全身不适等病毒血症的表现。由于神经细胞广泛变性坏死，患者可出现不同程度的意识障碍。脑神经核团受损严重时，可出现肌张力增强、腱反射亢进、抽搐、痉挛等上运动神经元损害的表现。脑桥和延髓的运动神经细胞受损严重时，可出现吞咽困难，甚至发生呼吸、循环衰竭。由于脑实质血管高度扩张充血，血管壁通透性改变引发脑水肿，导致颅内压升高，可出现头痛、呕吐。严重者可引起脑疝，压迫延髓生命中枢，危及生命。由于脑膜有轻度的炎症反应，临床上也有脑膜刺激症状。

### （三）海绵状脑病

海绵状脑病又称朊蛋白病，是一组以前被划归为慢病毒感染的疾病，以中枢神经系统慢性海绵状退行性变为特征，包括克罗伊茨费尔特－雅各布病（CJD）、库鲁病（Kuru disease）、致死性家族性失眠症（FFI）、格斯特曼－施特劳斯勒尔－沙因克尔综合征（Gerstmann-Straussler-Scheinker syndrome，GSS），以及动物的疯牛病、羊瘙痒病等。

#### 1. 病因及发病机制

该病的致病因子为朊蛋白（PrP），是一种缺少核酸的糖脂蛋白，具有感染性。正常的 PrP（PrP$^C$）是神经元的跨膜蛋白，为 α－螺旋结构，可被完全降解。致病性朊蛋白可使正常朊蛋白结构发生改变，成为 β－折叠结构的异常 PrP（PrP$^{SC}$），具有致病性和传染性，且不能被降解。PrP$^{SC}$ 以指数方式大量增殖，在溶酶体内聚集沉积，导致溶酶体崩解和细胞变性死亡。

#### 2. 病理变化及临床表现

本病主要累及大脑皮质和深部灰质（尾状核和壳核），呈灶性分布。肉眼下可见大脑萎缩。光镜下观察，神经元胞质内及神经毡（由神经元和胶质细胞的突起构成的网状结构）内出现大量的空泡，呈海绵状外观，伴有不同程度的神经元缺失和反应性胶质化，但无炎症反应。PrP$^{SC}$ 常沉积于神经突触，可用免疫组织化学技术检测。PrP$^{SC}$ 在细胞间质中的大量沉积形成库鲁斑，刚果红和 PAS 染色呈阳性反应，多见于 GSS 小脑和变异性 CJD 的大脑皮质。

## 四、神经系统变性疾病

变性疾病是一组至今原因不明的以神经元原发性变性为主要病变的神经系统疾病。其共同病变特点为选择性地累及某 1 ～ 2 个功能系统的神经元，引起受累部位神经元萎缩、死亡和星形胶质细胞增生，从而产生受累部位特定的临床表现。常见的变性疾病：①累及大脑皮质的阿尔茨海默病（AD）和皮克（Pick）病，主要表现为痴呆；②累及基底节和脑干的多系统萎缩（MSA）、帕金森（Parkinson）病（PD）、进行性核上性麻痹（PSP）和亨廷顿（Huntington）病，主要表现为运动障碍；③累及小脑和脊髓的弗里德赖希（Friedriech）共济失调和共济失调性毛细血管扩张症，主要表现为共济失调；④累及运动神经元的运动神经元病（MND）及脊髓性肌萎缩（SMA），主要表现为肌无力。

### （一）运动神经元病

运动神经元病是一系列以上、下运动神经元损害为突出表现的慢性进行性神经系统变性疾病，通常分为肌萎缩侧索硬化（ALS）、进行性球麻痹（PBP）、进行性肌萎缩（PMA）和原发性侧索硬化（PLP）4个临床亚型。我国一般将肌萎缩侧索硬化和运动神经元病混用。

#### 1. 病因与发病机制

MND的病因和发病机制迄今未明，存在多种假说，主要包括遗传机制、氧化应激、兴奋性毒性、神经营养因子障碍、自身免疫机制、病毒感染及环境因素等。目前学术界的主流观点是，在以遗传为背景的基础上，运动神经元受到氧化损害和兴奋性毒性作用的共同损害，导致线粒体和细胞骨架的结构和功能异常。临床研究表明，老年男性、外伤史、过度体力劳动（如矿工、重体力劳动者等）都可能是本病的危险因素。此外，与本病可能有关的因素还包括：①感染和免疫。一些学者认为，ALS发病与病毒感染有关，主要是朊病毒和人类免疫缺陷病毒。通过免疫功能测定发现，部分ALS患者脑脊液中免疫球蛋白含量升高，血液中T细胞数目和功能异常，免疫复合物形成，抗神经节苷脂抗体阳性，甚至检测到乙酰胆碱受体的抗体，由此推测ALS的血清可能对前角细胞等神经组织存在毒性作用。②金属元素。一些学者认为，ALS发病与某些金属中毒或某些元素缺乏有关。一部分人注意到MND患者有铝接触史，并发现患者血液和脑脊液中铝元素含量增高。Canaradi（加那拉迪）认为铝的逆行性轴索流动可引起前角细胞中毒，导致ALS。环境中金属元素含量的差异可能是某些地区ALS高发病率的原因。③遗传因素。本病大多为散发，5%～10%的患者有家族史，遗传方式主要为常染色体显性遗传。最常见的致病基因是铜（锌）超氧化物歧化酶（SOD-1）基因，约20%的家族性ALS和2%的散发性ALS与此基因突变有关。④营养障碍。Poloni（波洛尼）发现ALS患者血液中维生素$B_1$及单磷酸硫胺素均减少。有研究报道5例患者胃切除后发生ALS，提示营养障碍可能与ALS发病有关。⑤神经递质。ALS患者脑脊液中抑制性神经递质GABA水平较正常显著下降，而去甲肾上腺素较正常增高，且异常程度与病情严重程度呈正相关。近年来的研究认为，兴奋性氨基酸（主要是谷氨酸和天冬氨酸）的神经细胞毒性作用在ALS发病中起着重要作用。总之，目前本病的病因及发病机制仍不明确，可能为各种原因引起神经系统有毒物质聚集沉积，特别是自由基和兴奋性氨基酸的增加，损伤神经细胞。

### 2. 病理变化

肉眼下可见脊髓萎缩变细。光镜下观察，脊髓前角细胞变性脱失，尤以颈、胸腰段明显；大脑皮质运动区的锥体细胞也发生变性、脱失。ALS 患者的神经元细胞胞质内含有一种泛素化包涵体，主要成分为 TDP-43，是 ALS 的特征性病理改变。脑干运动神经核中以舌下神经核变性最为突出，疑核、三叉神经运动核、迷走神经背核和面神经核也有变性改变，动眼神经核则很少被累及。病变部位可见不同程度的胶质增生，吞噬活动不明显。脊神经前根变细，轴索断裂，髓鞘脱失，纤维减少。锥体束的变性自远端向近端发展，出现脱髓鞘和轴突变性。有时还可见到其他传导束的变化，如皮质的联系纤维、后纵束、红核脊髓束，以及脑干和脊髓内多种其他传导束。肌肉呈现失神经支配性萎缩。在亚急性与慢性病例中可见肌肉内有神经纤维的萌芽，可能为神经再生的证据。晚期，体内其他组织如心肌、胃肠道平滑肌亦可出现变性改变。

### （二）阿尔茨海默病

阿尔茨海默病发生于老年和老年前期，是以进行性认知功能障碍和行为损害为特征的大脑变性疾病，是造成老年人痴呆的最主要原因。本病常于 50 岁以后起病，发病率随年龄增长而呈增高趋势。临床上常表现为进行性精神状态衰变，包括记忆、智力、判断力、视空间能力、情感障碍和行为改变等，后期患者可陷入木僵状态。

### 1. 病因与发病机制

AD 的病因和发病机制迄今未明，目前存在多种学说，其发病涉及 β 淀粉样蛋白（Aβ）和神经微管结合蛋白 tau 的沉积，炎症反应、遗传、饮食习惯、低教育程度、吸烟、高血压、高胆固醇、高同型半胱氨酸都是本病的危险因素。本病多呈散发，5% ～ 10% 的患者有家族史，与本病相关的基因定位于 21、19、14 和 1 号染色体。研究证实，AD 患者乙酰胆碱合成、释放和摄取功能损害，其最主要的改变是基底核神经元的大量缺失导致其投射到新皮质、海马及杏仁核等区域的乙酰胆碱能纤维减少。目前学术界的主流观点是 β 淀粉样蛋白瀑布假说，认为 AD 的基本病变是因 Aβ 生成过多并和 tau 在脑组织特定部位蓄积形成斑块和缠结。Aβ 的过度生成是发病的起始事件。Aβ 是一种由淀粉样前体蛋白异常降解产生的多肽，其基因位于 21 号染色体。Aβ 具有高度聚合倾向，在细胞基质沉淀聚积后具有很强的神经毒性作用，少量的 Aβ 聚集可以损害神经传递，对神经元和突触末端造成损伤，大量的 Aβ 聚集构成聚合体，在脑组织内沉积形成斑块，导致神经元死亡，并引发一系列炎症反应，进一步加重细胞损伤。Aβ 还导致 tau 过磷酸化，使 tau 失去结合微管能力，从轴突脱离，重新分布于树突和神经细胞体，并聚集形成缠结，致使神经元功能障碍和细胞死亡。19 号染色体上编码脂蛋白 E（APoE）的基因位点对 AD 的发病有重要影响，ApoE 的变异体 E4 可促进 Aβ 产生和沉积。铝、锌、铜等金属离子可能参与 Aβ 蛋白沉积和氧化还原反应的调节，进而影响 AD 的发生。

### 2. 病理变化

肉眼下可见大脑皮质不同程度萎缩，脑回变窄，脑沟增宽，尤以额叶、颞叶和顶叶最为明显。切面可见代偿性脑室扩张。光镜下观察，主要病理学改变为老年斑、神经原纤维缠结、颗粒空泡变性和（平野）Hirano 小体形成等。①老年斑：也称神经斑，是一球形的细胞外结构，常见于大脑皮质、皮质下神经核和海马等部位。其本质为退变的神经突起围绕中心淀粉样物质，中心周围有空晕环绕，外围有不规则嗜银颗粒或丝状物质。免疫组化染色显示淀粉样中心内含 Aβ 沉积。电镜下观察，老年斑是由多个异常扩张弯曲的变性轴突终末及淀粉样细丝构成。②神经原纤维缠结：为细胞内病变，主要在神经元胞体内产生，神经原纤维增粗扭曲形成缠结。电镜下为双螺旋缠绕的微丝构成，主要成分是过磷酸化的 tau 蛋白，多见于皮质神经元，特别是内嗅区皮质、海马、杏仁核、基底前脑和中缝核的锥体细胞。③颗粒空泡变性：神经细胞质中出现小空泡，内含嗜银颗粒，多见于海马锥体细胞。④ Hirano 小体：为神经细胞树突近端棒状嗜酸性包涵体，生化分析证实大多为肌动蛋白，多见于海马锥体细胞。

### （三）多系统萎缩

多系统萎缩是一组成年期发病、散发性的神经系统变性疾病，主要累及纹状体黑质系统（纹状体黑质变性）、橄榄脑桥小脑系统（橄榄脑桥小脑萎缩）和自主神经系统。临床表现为不同程度的自主神经功能障碍、对左旋多巴类药物反应不良的帕金森综合征、小脑性共济失调和锥体束征等。由于发病时累及这三个系统的先后顺序不同，所以造成的临床表现各不相同。但随着疾病进展，最终出现这三个系统全部损害的病理表现和临床表现。

### 1. 病因与发病机制

MSA 的病因尚不明确，目前认为 MSA 的发病机制可能有以下 2 条途径。①原发性少突胶质细胞病变假说，即先出现以 α-突触核蛋白阳性包涵体为特征的少突胶质细胞变性，导致神经元髓鞘变性脱失，激活小胶质细胞，诱发氧化应激，进而导致神经元变性死亡。②神经元本身 α-突触核蛋白异常聚集，造成神经元变性死亡。目前 α-突触核蛋白异常聚集的原因尚未明确，可能与遗传易感性和环境因素有关。MSA 患者很少有家族史，全基因组单核苷酸多态性关联分析显示，α-突触核蛋白基因（SNCA）rs11931074、rs3857059 和 rs3822086 位点多态性可增加 MSA 患病风险。其他候选基因包括 tau 蛋白基因（MAPT）、帕金（Parkin）基因等。环境因素的作用尚不十分明确。有研究表明，职业、生活习惯（如有机溶剂、塑料单体和添加剂暴露、重金属接触、从事农业工作等）可能增加 MSA 发病风险，但这些危险因素尚未得到完全证实。

### 2. 病理变化

MSA 的病理学标志是在神经胶质细胞胞质内发现嗜酸性包涵体，其他具有特征性的病理学表现包括神经元丢失和胶质细胞增生。MSA 包涵体的核心成分为 α-突触核蛋白，是特有的病理特征。因此，MSA 和帕金森病、路易体痴呆一起被归为突触核蛋白病。

### （四）帕金森病

帕金森病又称原发性震颤性麻痹，是一种纹状体黑质多巴胺能神经元损害导致的神经变性疾病。本病多见于中老年人，运动功能减退是其特征，主要表现为震颤、肌强直、运动迟缓和姿势及步态不稳。

### 1. 病因与发病机制

PD 的病因和确切机制目前尚不明确。既往研究表明，本病与纹状体黑质神经元缺失、线粒体损伤及蛋白异常蓄积有关，此外，还可能受到多种因素影响，如环境、遗传、神经系统老化、感染、毒物、氧化应激及自由基形成等。许多环境因素可增加 PD 的易感性，其中最主要的是 MPTP（1-甲基-4苯基1，2，3，6-四氢基吡啶）。该物质在黑质细胞内脱氢生成 $MPP^+$ 离子，抑制线粒体复合酶，导致黑质神经元死亡，形成路易（Lewy）小体样包涵体。部分学者认为，PD 属于加速性老化病，或为单基因显性遗传病等。目前发现与常染色体显性或隐性 PD 有关的基因有 6 种，最重要的是 PARK-1 基因（又名 SNCA 基因），与 α-突触核蛋白有关。该基因突变导致 α-突触核蛋白功能异常，形成具有特征性的 Lewy 小体。通过对 PD 的组织学研究发现，PD 患者存在一种遗传的对外界环境因子的易感性，导致多巴胺神经元损伤，致使多巴胺分泌不足，胆碱能神经功能相对亢进，导致神经功能紊乱。

### 2. 病理变化

本病主要有 2 大病理特征：①黑质致密区多巴胺能神经元及其他含色素的神经元（如蓝斑）大量变性丢失。肉眼下可见病变部位脱色。光镜下观察，该处的神经黑色素细胞丧失。②残留的神经元胞质内出现嗜酸性包涵体，即路易小体（Lewy body）。该小体位于胞质内，呈圆形玻璃样团块，由 α - 突触核蛋白、泛素和热休克蛋白构成，中央有致密的核心，周围有细丝状晕圈。

## 五、缺氧与脑血管病

脑是机体代谢最旺盛的器官，重量虽仅占全身重量的 2% ～ 3%，但其耗氧量占全身的 20% ～ 30%，所需供血量占每分心搏出量的 20%。脑的能量来源主要依赖糖的有氧代谢，脑组织不能进行糖的无氧酵解，几乎无能量储备，对氧和血液的供应要求极高，脑缺血可激活谷氨酸（兴奋性氨基酸递质）受体，导致大量 $Ca^{2+}$ 进入神经元，致使神经元破坏。当脑缺血缺氧 4 分钟，即可造成神经元的死亡。

### （一）脑血管病

脑血管病泛指脑部血管的各种疾病，包括脑动脉粥样硬化、血栓形成、狭窄、闭塞、脑动脉炎、颅内血管畸形等，其特点为引起脑组织缺血或出血性意外，导致患者出现不同程度的功能障碍，甚至死亡。目前脑血管病的发病率和死亡率在国内外均名列前茅，在我国的发病率是心肌梗死的 5 倍。

### 1. 病因

脑血管病根据解剖结构和发病机制不同，主要有以下 4 类病因。①血管壁病变：以高血压性动脉硬化和动脉粥样硬化导致的血管损害最为常见，其次为结核、梅毒、结缔组织疾病和钩端螺旋体等病因导致的动脉炎，再次为先天性血管病（如动脉瘤、血管畸形和先天性狭窄）和各种原因（如外伤、颅脑手术、插入导管、穿刺等）导致的血管损伤，另外还有药物、毒物、恶性肿瘤导致的血管病损等。②心脏病和血流动力学改变：如高血压、低血压或血压的急骤波动，以及心功能障碍、传导阻滞、风湿性或非风湿性心脏瓣膜病、心肌病及心律失常，特别是心房纤颤（简称房颤）。③血液成分和血液流变学改变：包括各种原因导致的血液凝固性增加和出血倾向，如脱水、红细胞增多症、高纤维蛋白原血症等高黏血症，抗凝血酶Ⅲ、蛋白 C、蛋白 S 缺乏和第 V 因子基因突变等遗传性高凝状态，应用抗凝剂、抗血小板药物，弥散性血管内凝血和各种血液系统疾病等导致的凝血机制异常。④其他病因：空气、脂肪、癌细胞和寄生虫等栓子，脑血管受压、外伤、痉挛等。

### 2. 脑血液循环调节及病理生理

脑组织的血流量分布不均，通常白质的血流量较灰质低，大脑皮质的血供最为丰富，其次为基底核和小脑皮质。不同脑组织细胞对缺血、缺氧性损害的敏感性不尽相同：神经元最为敏感，神经胶质细胞次之，最后为血管内皮细胞。不同部位神经元对缺血、缺氧性损害的敏感性亦不相同：大脑新皮质（第 3、第 5、第 6 层）的锥体神经元、海马 CA1 锥体神经元和小脑浦肯野细胞最不能耐受，脑干运动神经核耐受性较高。脑血流可以进行自我调节，正常情况下平均动脉压在 50 ～ 150mmHg 范围内，脑血流保持恒定。许多病理情况可使脑血流的自身调节功能发生紊乱，如大多数急性重症脑卒中患者脑血流自动调节的下限上移至平均动脉压 120mmHg 左右，故在血压＜ 180/100mmHg 时，尤其是在合并颅压增高时，不能满足最低 50 ～ 70mmHg 的脑灌注压需要，导致脑缺血加重。脑细胞缺血缺氧性损害可分为 2 个时相：①"突触传递衰竭"相，其局部脑血流（rCBF）阈值为 20mL/100g/min。此时，脑自发电活动消失，脑细胞功能完全丧失，但仍有血氧持续进入脑细胞内，只要及时增加脑供血供氧，脑细胞功能仍可恢复，此时相内发生的脑损害具有可逆性。②"膜泵衰竭"相，其局部脑血流阈值为 10mL/100g/min。此时，从毛细血管释放的氧弥散到脑细胞线粒体所需的有效氧分压梯度消失，脑细胞完全停止氧供，细胞膜离子泵功能衰竭，细胞内外离子紊乱，导致脑细胞水肿、坏死，此时相内发生的一系列脑损害不可逆。如果全脑的血供完全中断持续 6 秒，患者即出现意识丧失；持续 10 秒自发脑电活动消失；持续 5 分钟，对缺血缺氧性损害最敏感的神经元出现不可逆性损伤。心搏骤停时，如果持续时间超过 5 ～ 10 分钟，体温正常的患者难以恢复意识；如果复苏时间超过 10 ～ 20 分钟，一般大脑皮质会出现广泛性的选择性神经元坏死。正常血糖水平情况下，若局部脑血流＜ 16mL/100g/min，持续超过 1 ～ 2 小时，即可出现脑组织梗死；血糖较高时，脑梗死可提前出现。

### （二）缺血性脑病

缺血性脑病指由于低血压、心搏骤停、失血、低血糖及窒息等原因引起的全脑损伤。

### 1. 病变的影响因素

损伤主要与局部血管分布情况和血管自身状况有关。发生缺血（氧）时，动脉血管远心端供血区域最易发生灌流不足。大脑供血主要依赖发自颈内动脉的大脑前动脉、大脑中动脉和发自椎动脉的大脑后动脉，3支血管的供应区之间存在一个"C"形的边缘带，位于大脑凸面，与矢状缝相平行。发生缺血（氧）时，该区最易受累。此外，受损程度也与脑组织缺血（氧）程度和持续时间及患者存活时间有关。

### 2. 病理变化

轻度缺氧往往无明显病变，重度缺氧患者仅存活数小时者尸检时也可无明显病变。只有中度缺氧，存活时间超过12小时者才出现典型病变，主要表现为神经元出现中央性尼氏小体溶解和坏死（红色神经元）；髓鞘和轴突崩解；星形胶质细胞肿胀。第1~2天出现脑水肿，大量毛细血管和内皮细胞增生，中性粒细胞和巨噬细胞浸润，并开始出现泡沫细胞。第4天星形胶质细胞明显增生，出现修复反应。大约30天形成蜂窝状胶质瘢痕。常见的缺血性脑病有层状坏死、海马硬化和边缘带梗死3种类型：①层状坏死主要累及皮质第3、第5、第6层神经元。②海马硬化累及海马锥体细胞。③边缘带梗死可形成"C"形分布的梗死灶，极端情况下甚至可引起全大脑梗死。

### （三）脑梗死

脑梗死又称缺血性卒中，是由于各种原因导致血管阻塞，引起局部脑组织血液供应中断，出现脑组织缺血缺氧性病变坏死，可以是血栓性阻塞，也可以是栓塞性阻塞。大动脉，如颈内动脉、椎动脉之间存在脑底动脉环，故当其中一支血管发生阻塞时一般不引起脑梗死。中等动脉，如大脑前动脉、大脑中动脉等，其终末支之间仅有部分吻合，当管腔发生阻塞可导致相应供血区出现梗死，但梗死区小于供血区。小动脉，如豆纹动脉、皮质穿支则少有吻合支，一旦发生阻塞，梗死的范围和供血区基本一致。

### 1. 血栓性阻塞

（1）病因与发病机制

本病常继发于动脉粥样硬化，粥样硬化好发于管径500μm以上的动脉，以动脉分叉处多见，如颈内动脉与大脑前动脉、中动脉分支处，椎动脉入颅段，后交通动脉，基底动脉起始段及分叉部等。其危险因素包括高龄、高血压病、高脂血症、糖尿病、吸烟等。动脉粥样硬化伴血管内皮损伤和血小板激活并黏附聚集在受损的内皮上是动脉血栓形成的基础，血流缓慢（尤其是产生涡流时）和血液凝固性增高在血栓形成中也有着重要作用。脑动脉发生阻塞后是否出现脑梗死，与缺血脑组织的侧支循环和缺血程度有关，也与缺血持续时间和缺血部位对缺血的耐受性有关。大动脉粥样硬化性脑梗死有多种发病机制。①原位血栓形成：是大动脉粥样硬化性脑梗死最主要的发病机制。血栓性阻塞导致大动脉急性闭塞或严重狭窄，发病缓慢，进展性加重，主要表现为大面积脑梗死。②动脉栓塞：较为常见，动脉粥样硬化血管壁上的血栓栓子发生脱落，阻塞远端的动脉，主要引起病变血管的供血区脑梗死，一般梗死灶较小，症状较局限。③斑块内破裂出血：单纯斑块内破裂出血导致血管急性完全闭塞较为少见，常合并局部血栓形成导致脑梗死，或导致血管严重狭窄，在合并低灌注时出现局部脑缺血核心区梗死，或在缺血核心区发生梗死的同时出现血管交界区分水岭梗死。④低灌注：大动脉粥样硬化导致的严重血管狭窄通常没有明显改变，但合并低灌注可导致血管交界区发生分水岭梗死。⑤载体动脉病变堵塞穿支动脉：动脉粥样硬化病变或血栓形成累及载体动脉分支开口，导致穿支动脉闭塞发生脑梗死。

（2）病理变化

闭塞血管内可见动脉粥样硬化改变和血栓形成。脑梗死首先表现为凝固性坏死，随后坏死组织开始液化，最后有可能形成囊腔。脑细胞死亡有坏死性细胞死亡和程序性细胞死亡（细胞凋亡）两种方式。细胞死亡12～24时后开始出现形态学改变，其典型神经元凝固性坏死表现为神经元核固缩，胞体缩小变形，胞质尼氏小体消失，HE 染色胞质呈深红色，故称红色神经元。与细胞凋亡不同，坏死性细胞死亡与细胞器肿胀、崩解相关，并伴有细胞膜破损、分解。这两种细胞死亡方式可以同时出现，通常坏死性细胞死亡发生在脑梗死发病数小时内，而细胞凋亡在发病数周内都可出现。脑梗死1天后，梗死灶开始出现边界模糊水肿区，并伴有大量炎性细胞浸润。脑梗死1～2天后，大量毛细血管和内皮细胞增生，中性粒细胞被巨噬细胞替代。脑梗死3～5天后，脑水肿达到高峰，大面积梗死时脑组织高度肿胀，可向对侧移位，导致脑疝形成。在脑梗死发生的数天内，巨噬细胞数量迅速增加，吞噬大量细胞和组织碎片，并最终返回血液循环。7～14天后梗死区域内坏死组织逐渐转变为液化的蜂窝状囊腔。3～4周后，小病灶形成胶质瘢痕，大病灶可形成中风囊。

### 2. 栓塞性阻塞

栓子可来源于全身各处，以心源性栓子居多。病变常累及大脑中动脉供应区。本病起病急骤，病情进展较快，预后较差。

（1）病因与发病机制

心源性栓子通常来自心房、心室壁血栓和心脏瓣膜赘生物，少部分来自心房黏液瘤，也可见于静脉栓子经未闭合的卵圆孔和缺损的房间隔迁移到脑动脉（称为反常栓塞）。导致脑栓塞的病因：非瓣膜性心房颤动、风湿性心脏病、急性心肌梗死、左心室血栓、充血性心力衰竭、人工心脏瓣膜、扩张性心肌病及其他较少见的原因，如感染性心内膜炎、非细菌性血栓性心内膜炎、病态窦房结综合征、左心房黏液瘤、房间隔缺损、卵圆孔未闭、心房扑动、二尖瓣脱垂、二尖瓣环状钙化、心内膜纤维变性等。

非瓣膜性心房颤动是最常见的病因，栓子主要来自左心耳，其主要发病机制是房颤导致血流速度缓慢，瘀滞于血管内，在低剪切率和其他因素共同作用下激活凝血级联反应，形成红细胞－纤维蛋白血栓（红色血栓），导致脑栓塞。风湿性心脏瓣膜病的栓子主要来自左心室心肌梗死形成的附壁血栓，通常来自心尖部，少部分来自左心房。同时急性心肌梗死还可以继发血液高凝状态，促进心脏血栓形成。这种继发高凝状态可持续数天或数周，诱发动静脉血栓形成，导致血栓栓塞事件。感染性心内膜炎的瓣膜和心内膜赘生物栓子主要由血小板、纤维蛋白、红细胞和炎性细胞构成，栓子体积较小，尸检时常见皮质和皮质下多发小梗死，偶见较大的梗死常发生于金黄色葡萄球菌性心内膜炎患者，部分患者可出现梗死后出血转化。非细菌性血栓性心内膜炎主要见于癌症、系统性红斑狼疮和抗磷脂抗体综合征等高凝状态疾病。虽然疾病本身没有细菌性心内膜炎的证据，但纤维瓣膜增厚，心脏瓣膜和邻近的心内膜上出现许多赘生物。这些赘生物主要是血小板和纤维蛋白的混合物。感染栓子和癌栓子还可以破坏动脉引起脑出血或蛛网膜下腔出血。

（2）病理变化

心源性脑栓塞的病理变化与大动脉粥样硬化较为类似，但由于栓塞性梗死发展较快，没有足够时间建立侧支循环，因此栓塞性脑梗死较血栓性脑梗死临床发病更快，局部脑缺血更严重。脑栓塞引起的脑组织坏死分为缺血性、出血性和混合性梗死 3 种，以出血性较为常见。局部动脉血液供应中断引起的梗死多为白色梗死（即贫血性梗死）。若闭塞血管内栓子破碎，栓塞区缺血坏死的血管壁在血压作用下破裂，重新灌注的血液可经受损血管壁大量外溢，使白色梗死转变成红色梗死（即出血性梗死）。大静脉（如矢状窦）血栓形成先引起组织严重淤血，继而发展为淤血性梗死，属出血性梗死。

### （四）脑出血

脑出血包括脑内出血（ICH）、蛛网膜下腔出血（SAH）和混合性出血。颅脑外伤常致硬脑膜外出血和硬脑膜下出血。①脑内出血：多见于高血压病，也可见于血液病、血管瘤破裂等。大面积脑出血常起病急骤，患者突感剧烈头痛，随即出现频繁呕吐、意识模糊，进而昏迷。出血量和出血部位的不同可导致不同的神经系统症状和体征，并发脑室内出血或严重脑疝时可危及生命。②蛛网膜下腔出血：自发性蛛网膜下腔出血占急性脑卒中的 10% ～ 15%，临床表现为突发性剧烈头痛、脑膜刺激症状和血性脑脊液。常见原因为先天性球形动脉瘤破裂，好发于基底动脉环的前半部，常呈多发性，因此部分患者可反复出现蛛网膜下腔出血。③混合性出血：常由动静脉畸形（AVMs）引起。AVMs 指走行扭曲、管壁结构异常、介于动脉和静脉之间的一类血管，其管腔直径大小不一，可以成簇成堆出现。90%AVMs 分布于大脑半球浅表层，因此破裂后常导致脑内和蛛网膜下腔的混合性出血。

#### 1. 病因与发病机制

脑出血最常见病因是高血压合并细小动脉硬化，其他病因包括动静脉血管畸形、脑淀粉样血管病变、血液病（如白血病、再生障碍性贫血、血小板减少性紫癜、血友病、红细胞增多症和镰状细胞病等）、抗凝或溶栓治疗等。高血压脑出血的主要发病机制是脑内细小动脉在长期高血压作用下发生慢性病变破裂。脑内动脉与其他血管的结构不同，缺少外弹力层，中层肌细胞和外层结缔组织含量较少。长期高血压可使脑细小动脉发生玻璃样变性、纤维素样坏死，甚至形成微动脉瘤或夹层动脉瘤，在此基础上血压急骤升高易导致血管破裂出血。豆纹动脉和旁正中动脉等深穿支动脉，发自脑底部的动脉直角，承受较高的血流冲击压力，易导致血管破裂出血，故又称出血动脉。非高血压性脑出血，由于其病因不同，故发病机制各异。

#### 2. 病理变化

高血压性脑出血常见于基底核的壳核及内囊区，其次为脑叶、脑干及小脑齿状核。受累血管依次为大脑中动脉深穿支豆纹动脉、基底动脉脑桥支、大脑后动脉丘脑支、供应小脑齿状核及深部白质的小脑上动脉分支、顶枕交界区和颞叶白质分支。壳核出血常侵入内囊，若出血量较大也可破入侧脑室，使血液充满脑室系统和蛛网膜下腔；丘脑出血常破入第三脑室或侧脑室，向外也可损伤内囊；脑桥或小脑出血则可直接破入蛛网膜下腔或第四脑室。非高血压性脑出血的出血灶多位于皮质下，常见于动、静脉血管畸形和脑淀粉样血管病等。病理检查可见出血灶形成不规则空腔，中心充满血液或紫色葡萄浆状血块，压迫周围脑组织引起周围微循环障碍，使周围脑组织缺血水肿，伴有炎细胞浸润。血肿较大时引起颅内压增高，可使脑组织和脑室移位、变形，继发出血，严重者形成脑疝。发病 1 ～ 6 个月后血肿逐渐溶解，胶质增生，小出血灶形成胶质瘢痕，大出血灶形成椭圆形中风囊，囊腔内含有铁血黄素等血红蛋白降解产物和黄色透明黏液。

## 六、脱髓鞘疾病

脱髓鞘疾病是一类以神经纤维髓鞘脱失而轴索相对保留为基本病变的疾病。有髓神经纤维是大脑白质的主要成分，多数髓鞘性疾病为白质病变。中枢神经系统髓鞘再生能力有限，髓鞘脱失后还可进一步继发轴索损伤，导致严重后果。患者的临床表现取决于脱髓鞘继发性轴索损伤和再生髓鞘的程度。原发性脱髓鞘疾病是一组原因不明的中枢神经系统特异性髓鞘病变性疾病，包括多发性硬化（MS）、视神经脊髓炎（NMO）、急性播散性脑脊髓膜炎（ADEM）、急性坏死出血性白质脑炎等。继发性脱髓鞘由感染、缺氧等原因导致。白质营养不良则指某些遗传性髓鞘合成障碍性疾病。脱髓鞘疾病一般指原发性脱髓鞘病。

### （一）多发性硬化

多发性硬化是一种由免疫介导的中枢神经系统慢性炎性脱髓鞘性疾病，常累及脑室周围、近皮质、视神经、脊髓、脑干和小脑。本病多见于中年女性，病程可长达 10 余年，特点为发作和缓解反复交替。

#### 1. 病因及发病机制

MS 的病因及发病机制迄今不明，目前认为是环境因素和遗传因素等共同作用，导致机体丧失对自身蛋白（髓鞘抗原）耐受性而产生的自身免疫性疾病。①遗传因素：MS 有明显的家族倾向，患者直系亲属患病率是健康人群的 15 倍；单卵双生者患病率较异卵双生者显著增高。MS 遗传易感性可能受多数微效基因的相互作用影响。研究显示，编码细胞因子 IL-2 和 IL-7 受体的基因多态性与 MS 关系密切，6 号染色体断臂上主要组织相容性抗原 HLA-DR 的多态性也与本病相关，其中 DR2 等位基因在增加 MS 发病风险中最显著。②环境因素：MS 发病率与纬度增高呈正相关，热带发病率较低，寒温带较多，南北半球皆为如此。欧洲人发病率高于亚洲人和非洲人，MS 高危地区包括美国北部、加拿大、冰岛、英国等。这提示日照减少和维生素 D 缺乏可能是 MS 发病的危险因素。随着中国人饮食作息逐渐西方化，近年来我国发病率呈上升趋势。③感染因素：本病的诱发因素不明，分子模拟学说认为 MS 发病可能与感染相关。免疫介导的髓鞘损伤在 MS 发病中发挥着核心作用，如直接针对自身髓鞘碱性蛋白（MBP）产生的免疫攻击可以导致中枢神经系统白质髓鞘的脱失。同时 CD4$^+$T 细胞对髓鞘损害也有着关键作用，机体激活 T 细胞并生成相应抗体同时，可与神经髓鞘多肽片段发生交叉（免疫）反应从而导致脱髓鞘病变。

### 2. 病理变化

病变主要累及白质，可形成散发的斑块状脱髓鞘病灶，形态各异，大小不等，呈灰红、灰褐色，半透明状，境界清楚，以脑室角和室旁白质最多见。镜下观察，主要变化为神经纤维髓鞘崩解、脱失，呈多发性小的播散性病灶，或由一个或多个病灶融合而成的较大病灶；轴突及支持组织相对保存完整，无沃勒变性或继发传导束变性；早期病变多从静脉周围开始，伴血管周围炎性细胞（单核、淋巴和浆细胞）袖套状浸润。活动性斑块区表现为进行性脱髓鞘，可见大量巨噬细胞浸润，吞噬髓鞘碎片，形成泡沫细胞。

### （二）视神经脊髓炎

视神经脊髓炎是免疫介导的主要累及视神经和脊髓的原发性中枢神经系统炎性脱髓鞘病。

### 1. 病因及发病机制

NMO 的病因及发病机制迄今不明，既往关于 NMO 是多发性硬化的亚型还是独立的疾病一直争议不断。2004 年 Lennon（列侬）等人研究发现 NMO 患者血清中存在一种特异性抗体，其靶抗原位于星形胶质细胞足突的水通道蛋白（AQP4），在 NMO 的发病机制中有着重要作用。目前认为 NMO 的可能发病机制为 AQP4 抗体与 AQP4 特异性结合，并在补体参与下激活了补体依赖和抗体依赖的细胞毒途径，继而造成星形胶质细胞坏死，炎症介质释放和炎性反应浸润，最终导致少突胶质细胞的损伤及髓鞘脱失。由于 NMO 在免疫机制、病理改变、临床和影像学改变、治疗和预后等方面均与 MS 有差异，故大部分学者认为 NMO 是不同于 MS 的疾病实体。

### 2. 病理变化

NMO 的病灶主要位于视神经和脊髓，部分患者有脑部非特异性病灶。病理改变是白质脱髓鞘、坏死甚至囊性变，脊髓病灶长于 3 个椎体节段，病灶位于脊髓中央，脱髓鞘及急性轴索损伤程度较重。浸润的炎性细胞包括巨噬细胞、淋巴细胞（以 B 淋巴细胞为主）、中性粒细胞及嗜酸性粒细胞。血管周围可见抗体和补体呈玫瑰花环样沉积，可见病灶血管透明性变。

### （三）急性播散性脑脊髓炎

急性播散性脑脊髓炎是特发性中枢神经系统脱髓鞘病的一种，多见于病毒（如麻疹病毒、风疹病毒、水痘-带状疱疹病毒等）感染后或疫苗（如牛痘疫苗、狂犬病疫苗等）接种后。本病较为少见，年发病率为（0.2 ~ 0.8）10 万，主要见于 10 岁以下儿童，成人罕见。临床表现为发热、呕吐、嗜睡及昏迷。

### 1. 病因及发病机制

ADEM 的发病机制尚不清楚，可能的机制是机体在病毒感染、疫苗接种后，免疫功能被过度激活，导致自身免疫反应，或是由于某种因素引起了隐蔽抗原的释放，机体错误识别这些抗原，从而导致机体发生针对自身髓鞘的免疫攻击。

### 2. 病理变化

静脉周围脱髓鞘伴炎症反应是本病的病理特点。病变呈多发性，可累及大脑、脑干、小脑和脊髓的灰质和白质，尤以白质深层和脑桥腹侧为主。病灶多位于中、小静脉周围，脱髓鞘区可见小神经胶质细胞，同时伴有以淋巴细胞、巨噬细胞为主的炎细胞浸润和炎性水肿。髓鞘的损伤是由病原相关抗原的抗体与髓鞘抗原发生交叉（免疫）反应所致，故在患者的中枢神经组织中不能检出病毒。

### （四）急性坏死出血性白质脑炎

急性坏死出血性白质脑炎是一种罕见的发展迅速而凶险的疾病，常见于青壮年，也可见于儿童。发病期常有上呼吸道感染史，起病急骤，恶化迅速，通常以发热、头痛、颈项强直等脑膜刺激征为初始表现，继而出现癫痫、瘫痪、吞咽困难和构音障碍等局灶性神经系统症状，严重者可出现不同程度的意识障碍，甚至昏迷。

## 1. 病因及发病机制

本病常是败血性休克、过敏反应（哮喘等）的一种严重并发症，可能是一种由免疫复合物沉积和补体激活导致的超级型急性播散性脑脊髓炎，被认为是 ADEM 暴发型。

## 2. 病理变化

病变多见于大脑半球和脑干，呈局灶型分布。病变的特点为脑肿胀，伴白质点状出血，与脑脂肪栓塞颇相似。镜下观察，主要为小血管局灶性坏死伴周围球形出血；血管周围脱髓鞘伴中性粒细胞、淋巴细胞、巨噬细胞浸润；脑水肿和软脑膜炎。与 ADEM 不同，本病坏死范围较广，急性炎性细胞浸润及血管坏死出血较明显。

# 七、癫痫

癫痫（epilepsy），俗称羊痫风，是多种原因引起的大脑神经元高度同步化异常放电，导致短暂性大脑功能障碍的一种临床综合征，临床表现具有发作性、短暂性、重复性和刻板性的特点。异常放电神经元的位置不同及异常放电波及的范围差异，导致本病有多种发作形式，可表现为感觉、运动、意识、精神、行为、自主神经功能障碍或兼有之。临床上每次发作或每种发作的过程称为痫性发作（seizure），一个患者可有一种或数种形式的痫性发作。在癫痫发作中，一组具有相似症状和体征特性所组成的特定癫痫现象统称为癫痫综合征。

## 1. 病因及发病机制

癫痫并不是独立的疾病，而是一组疾病或综合征，引起癫痫的病因非常复杂，根据病因学不同，可将癫痫分为以下 3 大类。①症状性癫痫：由各种明确的中枢神经系统结构损伤或功能异常导致，如颅脑外伤、脑血管病、脑肿瘤、中枢神经系统感染、寄生虫、遗传代谢性疾病、神经系统变性疾病、药物和毒物等。②特发性癫痫：病因尚未明确，且未发现脑部有足以引起癫痫发作的结构性损伤或功能异常，可能与遗传因素密切相关，常在某一特定年龄段起病，具有特征性临床及脑电图表现，如伴中央颞区棘波的良性儿童癫痫、家族性颞叶癫痫等。③隐源性癫痫：临床表现提示为症状性癫痫，但现有的检查手段不能发现明确的病因。

## 2. 病理变化

癫痫的病因错综复杂，病理改变也多种多样，通常将癫痫的病理改变分为引起癫痫发作的病理改变（即癫痫发作的病因）和癫痫发作引起的病理改变（即癫痫发作的后果）两大类。受医学伦理所限，目前关于癫痫的病理研究主要来自难治性癫痫患者手术切除的病变组织，在这类患者中，海马硬化（HS）具有一定的代表性。海马硬化又称阿蒙角硬化（AHS）或颞叶中央硬化（MTS），它既可以是癫痫反复发作的后果，又可能是导致癫痫反复发作的原因。肉眼下可见，海马萎缩变得坚硬；组织学表现为双侧海马硬化病变多呈现不对称性，即一侧海马有明显硬化表现，而另一侧海马仅有轻度神经元脱失；此外，病变也可波及海马旁回、杏仁核、钩回等结构。镜下观察，海马神经元严重脱失伴胶质增生，在癫痫易损区尤为明显。海马硬化的另一重要病理表现为苔藓纤维出芽，苔藓纤维即颗粒细胞的轴突，正常情况下只投射至齿状回门区和 CA3 区，反复癫痫发作可触发苔藓纤维芽生，进入齿状回的内分子层，主要涉及颗粒细胞的树突和 CA1区，构成局部异常的神经环路，导致癫痫发作。海马硬化患者还可出现齿状回结构的异常，最常见的是颗粒细胞弥散增宽，表现为齿状回颗粒细胞宽度明显宽于正常对照，颗粒层和分子层界限模糊，这可能是癫痫发作导致颗粒细胞的正常迁移被打断，或者是癫痫诱发神经发生的结果。此外，大量学者研究发现，在癫痫患者海马门区存在异形神经元，同时伴有细胞骨架结构的异常。对于非海马硬化的患者，目前没有证据可以证实癫痫反复发作一定会伴有神经元脱失等海马的神经病理改变。国外一些学者通过研究癫痫患者的尸检标本，发现长期反复发作的癫痫患者并不一定有明显的神经元脱失。随着现代科学的发展和技术的革新，癫痫发作所引起的细胞超微构架损伤及分子病理机制将逐步明朗。

## 八、周围神经疾病

周围神经指嗅、视神经以外的脑神经和脊神经、自主神经及其神经节。周围神经疾病指原发于周围神经系统的结构或者功能损害的疾病。周围神经疾病的病因非常复杂，可能与营养代谢、药物、中毒、血管炎、肿瘤、遗传、外伤或机械压迫等原因有关。它们选择性地损伤周围神经的不同部位，导致相应的临床表现。

### （一）三叉神经痛

三叉神经痛又称面部痛性痉挛，是最常见的脑神经疾病。临床表现主要为一侧面部三叉神经分布区内反复发作的阵发性剧烈痛，常见于中老年人，女性发病率较男性略高。该病发病急骤，一般无预兆，可伴有电击样、刀割样、烧灼样的剧烈性疼痛，持续数秒或数分钟，疼痛发作呈周期性。

### 1. 病因及发病机制

原发性三叉神经痛的病因和发病机制至今尚不明确。周围学说认为病变位于三叉神经半月节到脑桥间的部分，有多种原因导致神经受到压迫刺激；中枢学说认为三叉神经痛为一种感觉性癫痫样发作，异常放电部位可能在三叉神经脊束核或脑干。本病的发病机制通常认为是各种原因引起三叉神经局部脱髓鞘而产生异位冲动，在相邻轴索纤维之间形成伪突触或产生短路，痛觉冲动通过短路传入中枢，中枢传出冲动亦通过短路传入，如此叠加造成三叉神经痛发作。

### 2. 病理变化

三叉神经感觉根切断术活检可见神经节细胞消失伴有炎症细胞浸润，神经鞘膜不规则增厚、髓鞘瓦解，轴索节段性蜕变、裸露、扭曲、变形等。电镜下观察，郎飞结附近轴索内聚集大量线粒体，后者可能与神经组织受机械性压迫有关。

### （二）特发性面神经麻痹

特发性面神经麻痹俗称面神经炎，主要特征是面部表情肌群运动功能障碍，表现为口眼㖞斜，不能皱眉、闭眼、鼓腮。

### 1. 病因及发病机制

面神经炎的病因迄今不明，目前认为本病与嗜神经病毒感染有关，发病前常有上呼吸道感染史。面神经从脑干到颅外软组织走行较为复杂，尤其颞内段长而曲折。在内听道底部，面神经进入狭窄的骨性面神经管，该处只能容纳面神经通过。当面神经出现缺血、水肿时，必会导致神经受压损伤。病毒感染可导致局部神经的自身免疫反应及营养血管痉挛，引起神经缺血、水肿，进而出现面肌瘫痪。

### 2. 病理变化

面神经炎早期病理改变主要为神经水肿和脱髓鞘，严重者可伴有轴索变性，以茎乳孔和面神经管内部分最为明显。

### （三）吉兰 - 巴雷综合征

吉兰 - 巴雷综合征（GBS）是以周围神经和神经根的脱髓鞘病变及小血管炎性细胞浸润为病理特点的自身免疫性周围神经病，主要累及脊神经根和周围神经，脑神经亦可受累。各年龄段均可发病，男性患病率较女性偏高，临床表现为急性对称性弛缓性肢体瘫痪。

### 1. 病因及发病机制

GBS 的病因尚未明确。多数患者发病前有前驱感染史，少数患者有手术史或疫苗接种史。临床及流行病学资料显示，部分患者发病可能与空肠弯曲菌（CJ）感染相关，以腹泻为前驱症状就诊的 GBS 患者 CJ 感染率高达 85%，常导致急性运动性轴索型神经病（AMAN）。此外，GBS 还可能与巨细胞病毒、EB 病毒、水痘 – 带状疱疹病毒、肺炎支原体、乙型肝炎病毒及 HIV 感染有关。一些报告指出，白血病、淋巴瘤、器官移植后使用免疫抑制剂或患者有系统性红斑狼疮、桥本甲状腺炎等自身免疫病常可合并 GBS。分子模拟是目前认为可能导致 GBS 发病的最主要的机制之一。此学说认为病原体某些成分结构与周围神经相似，机体免疫系统发生识别错误，自身免疫 T 细胞和自身抗体对正常的周围神经组分进行免疫攻击，致周围神经脱髓鞘。不同类型 GBS 可识别不同部位的神经组织靶位，临床表现也不尽相同。

### 2. 病理变化

GBS 有两种病理学理论，一种理论认为脱髓鞘主要是由神经水肿所致，另一种理论则认为脱髓鞘是由神经内膜炎性细胞浸润所致。GBS 的典型病理改变为周围神经组织小血管周围出现淋巴细胞、巨噬细胞等炎性细胞浸润，形成血管鞘，同时伴有神经纤维节段性脱髓鞘，严重者可出现不同程度的沃勒变性。免疫组化光镜下偶可发现周围神经 IgM、IgG 及补体 C3 沉积。电镜下可见血管周围巨噬细胞"撕裂"髓鞘和吞饮髓鞘过程。

## 九、脊髓疾病

### （一）急性脊髓炎

急性脊髓炎又称急性横贯性脊髓炎，指各种自身免疫反应（多见急性感染后，少数为疫苗接种后或隐源性原因）导致的急性横贯性脊髓炎性病变，是临床上最为常见的脊髓炎。任何年龄均可患病，主要见于青壮年。临床表现为病损平面以下肢体瘫痪、传导束性感觉障碍和二便障碍。

### 1. 病因与发病机制

急性脊髓炎的病因迄今未明，包括不同的临床综合征，如感染后脊髓炎和疫苗接种后脊髓炎、脱髓鞘性脊髓炎（急性多发性硬化）、坏死性脊髓炎和副肿瘤性脊髓炎等。大部分患者出现脊髓症状前有病毒感染症状或疫苗接种史。但患者脑脊液未能检测出病毒抗体，脊髓和脑脊液中也未分离出病毒，推测本病并非直接感染所致，可能与病毒感染后的自身免疫反应相关，属于非感染性炎症性脊髓炎。

### 2. 病理变化

病变可累及脊髓的任何节段，最常见于胸髓（$T_3 \sim T_5$），因该处的血供不如其他地方丰富，易于受累；其次见于颈髓和腰髓。急性横贯性脊髓炎通常局限于脊髓的 1 个节段，多灶融合或多个节段散在病灶较少见；若同时存在 2 个以上散在病灶称为播散性脊髓炎。肉眼下可见病变部位脊髓肿胀、质地变软，软脊膜充血、混浊或有炎性渗出物附着。切面可见病变脊髓软化、边缘不清、灰质与白质界限模糊不清。镜下观察，软脊膜和脊髓内血管扩张、充血，伴有血管周围炎性细胞浸润，以淋巴细胞和浆细胞为主。灰质内神经细胞肿胀、胞核移位、尼氏小体溶解，并可出现细胞破碎、溶解、消失；白质内髓鞘脱失和轴索变性，病灶中可见胶质细胞增生。脊髓严重损害时可软化形成空腔。

### （二）脊髓亚急性联合变性

脊髓亚急性联合变性（SCD）是维生素 $B_{12}$ 的摄入、吸收、结合、转运或代谢障碍导致体内含量不足而引起的中枢和周围神经系统变性的疾病。本病多在中年以后隐匿起病，呈亚急性或慢性病程，男女发病率无明显差异。临床表现为双下肢深感觉缺失、感觉性共济失调、痉挛性瘫痪及周围性神经病变等，常伴有贫血。

### 1. 病因及发病机制

本病与维生素 $B_{12}$ 缺乏有关。维生素 $B_{12}$ 主要贮存于肝脏，是 DNA 和 RNA 合成时必需的辅酶，维生素 $B_{12}$ 缺乏会影响核蛋白的合成，造成神经轴突变性，特别是长轴突（如脊髓后索、侧索）。维生素 $B_{12}$ 也是维持髓鞘结构和功能所必需的一种辅酶，它的缺乏会造神经髓鞘脱失和变性。同时维生素 $B_{12}$ 还参与类脂质代谢，类脂质代谢障碍可以造成神经髓鞘肿胀、断裂，引起轴突变性。维生素 $B_{12}$ 摄取、吸收、结合及转运中任意一环节出现问题均可导致体内维生素 $B_{12}$ 缺乏，导致中枢神经系统甲基化，造成髓鞘脱失、轴突变性。此外，维生素 $B_{12}$ 还参与血红蛋白的合成，故缺乏时常可伴有恶性贫血。正常人维生素 $B_{12}$ 日需求量仅为 $1 \sim 2 \mu g$，从食物中摄取的游离维生素 $B_{12}$ 必须与胃底腺壁细胞分泌的内因子结合构成稳定复合物，才可在回肠远端与受体结合被吸收。萎缩性胃炎、胃大部切除术及内因子分泌先天缺陷等因素导致内因子缺乏或不足；回肠切除术、局限性肠炎等影响维生素 $B_{12}$ 的吸收；血液中转运腺苷钴胺素缺乏等均可导致维生素 $B_{12}$ 代谢障碍。由于叶酸代谢与维生素的代谢相关，叶酸缺乏也可产生相应症状及体征。

### 2.病理变化

病变主要累及脊髓的后索、侧索和锥体束，严重时大脑白质、视神经和周围神经可出现不同程度损伤。大脑可见轻度萎缩，常见周围神经病变，可为髓鞘脱失和轴突变性。脊髓切面显示白质脱髓鞘样改变。镜下观察，髓鞘肿胀，空泡形成及轴突变性。起初病变散在分布，以后融合成海绵状坏死灶伴有不同程度胶质细胞增生。

## 十、神经－肌肉接头疾病和肌肉疾病

神经－肌肉接头疾病是指一组神经－肌肉接头处传递功能障碍疾病，临床上主要包括重症肌无力（MG）和肌无力综合征（LEMS）。肌肉疾病指原发于骨骼肌或神经－肌肉接头处的非炎症性疾病，主要表现为肌收缩力减退或消失及肌肉萎缩等。

（1）神经－肌肉接头的发病机制

1）突触前膜病变造成 ACh（乙酰胆碱）合成和释放障碍：如肉毒杆菌中毒和高镁血症阻碍 $Ca^{2+}$ 进入神经末梢，影响 ACh 释放；氨基糖苷类药物和癌性类重症肌无力综合征可使 ACh 合成和释放减少。

2）突触间隙中乙酰胆碱酯酶活性和含量异常：如有机磷中毒时，抑制乙酰胆碱酯酶活性而出现突触后膜过度去极化。

3）突触后膜 ACh 病变：如重症肌无力是因体内产生了 ACh 自身抗体而破坏了 AChR（乙酰胆碱受体）；美洲箭毒是因为与 AChR 结合从而阻止了 ACh 与受体的结合。

（2）肌肉疾病的发病机制

1）肌细胞膜电位异常：如周期性瘫痪、强直性肌营养不良和先天性肌强直等，因终板电位下降而引起肌膜去极化阻断。

2）能量代谢障碍：如线粒体肌病、脂质代谢性肌病和糖原累积症等均影响肌肉的能量代谢而发病。

3）肌细胞结构病变：如各种肌营养不良、先天性肌病、内分泌性肌病、炎症性肌病和缺血性肌病等。

### 重症肌无力

重症肌无力是一种神经-肌肉接头传递功能障碍的获得性自身免疫性疾病，主要由于神经-肌肉接头突触后膜上的 AChR 受损引起。

#### 1. 病因及发病机制

MG 是一种获得性自身免疫性疾病，主要与自身抗体介导的突触后膜 AChR 损害有关。患者常合并甲状腺功能亢进、甲状腺炎、系统性红斑狼疮、类风湿关节炎和天疱疮等其他自身免疫性疾病。MG 的发病机制：该病主要由 AChR 抗体介导，在细胞免疫和补体共同参与下，突触后膜的 AChR 被大量破坏，不能产生足够的终板电位，导致突触后膜传递功能障碍而发生肌无力。AChR 抗体是一种多克隆抗体，主要由 lgG 和 lgM 构成。直接封闭抗体可以竞争性抑制 ACh 与 AChR 的结合；间接封闭抗体可以干扰 ACh 与 AChR 结合。MG 的发病还与细胞免疫有关，MG 患者周围血中辅助性 T 细胞增多，抑制性 T 细胞减少，造成 B 细胞活性增强而产生过量抗体。AChR 抗体与 AChR 的结合还可以通过激活补体而使 AChR 降解和结构改变，导致突触后膜上的 AChR 数量减少。最终，神经-肌肉接头的传递功能发生障碍，当连续的神经冲动到来时，不能产生引起肌纤维收缩的动作电位，从而在临床上表现为易疲劳的肌无力。但是，引起重症肌无力免疫应答的始动环节仍不清楚。

#### 2. 病理变化

① 胸腺：绝大多数重症肌无力患者胸腺重量增加，淋巴滤泡增生，生发中心增多；少部分患者可合并胸腺瘤。②神经-肌肉接头：突触间隙加宽，突触后膜皱褶变浅并且数量减少，免疫电镜可见突触后膜崩解，AChR 明显减少，并且可见 lgG-C3-AChR 结合的免疫复合物沉积等。③肌纤维：肌纤维本身变化不明显，有时可见肌纤维凝固、坏死、肿胀。少数患者肌纤维和小血管周围可见淋巴细胞浸润。慢性病变可见肌萎缩。

### 十一、睡眠障碍

人一生约有三分之一的时间在睡眠，睡眠是生命的需要，是维持机体健康和中枢神经系统功能正常的必要生理过程。能够引起睡眠障碍的因素很多，包括生理、心理、环境、精神疾病、躯体疾病及药物等。如果睡眠障碍性疾病不能得到及时有效的控制，会引起机体产生一系列的病理生理变化，诱发更严重的躯体和心理疾病。解剖学上与睡眠相关的结构有网状上行激活系统、中缝核、孤束核、蓝斑、丘脑网状核、下丘脑及额叶眶面皮质等。与睡眠有关的神经递质有乙酰胆碱、多巴胺、5-羟色胺、肾上腺素、γ-氨基丁酸等。各种原因造成这些解剖结构的破坏和递质传递功能障碍均能导致睡眠障碍。

### （一）发作性睡病

发作性睡病是一种原因不明的慢性睡眠障碍，常见于儿童和青少年，主要临床表现为白天反复发作的不可抗拒的短期睡眠、猝倒发作和夜间睡眠障碍。

#### 1. 病因及发病机制

本病的病因尚不明确，可能与基因、环境因素及某些中枢神经系统疾病有关。8%～10%的发作性睡病患者具有家族病史。研究发现，人类白细胞抗原（HLA）DQB1*0602 和 DR2/DRB1*1501 与发作性睡病关系密切，DQB1*0301 与发作性睡病易患性增加有关。据报道，发作性睡病可能的环境诱因包括头部外伤、睡眠习惯改变、精神刺激及病毒感染等。本病的发病机制迄今不明，可能与脑干网状结构上行激活系统功能降低或桥脑尾侧网状核功能亢进有关，多基因易患性、环境因素和免疫反应共同参与该病的发作机制。感染和强烈心理应激可能诱使本病提前发病。发作性睡病的病理生理学基础是快速眼动（REM）相关的睡眠异常，即在觉醒时突然插入 REM，导致睡眠发作。脑干蓝斑的去甲肾上腺素能神经元和中缝背核的 5-羟色胺能神经元在快速眼动睡眠和非快速眼动（NREM）睡眠转换中起重要作用，分别被称为 REM"开"和"关"神经元，下丘脑外侧区分泌素的缺失使两者的平衡失调，导致 REM 的突然插入。此外，不仅 REM"开"神经元对 REM 睡眠有启动作用，还有侧支投射经延髓到脊髓抑制运动神经元，造成肌肉瘫痪，形成猝倒发作。

#### 2. 病理变化

本病的特征性病理改变是下丘脑外侧区分泌素神经元特异性丧失。

### （二）阻塞性睡眠呼吸暂停低通气综合征

阻塞性睡眠呼吸暂停低通气综合征（OSAHS）是由于睡眠期反复发生上呼吸道狭窄或阻塞，出现打鼾、呼吸暂停及白天过度睡意等症状，发生呼吸暂停时口鼻无气流，但胸腹式呼吸仍然存在。脑性瘫痪、延髓性麻痹、夏-德（Shy-Drager）综合征、脊髓灰质炎、重症肌无力和自主神经功能紊乱等神经系统疾病，引起舌、咽和喉部肌肉运动功能障碍和上呼吸道阻塞，可以导致阻塞性睡眠呼吸暂停低通气综合征。

### 1. 病因及危险因素

上呼吸道任何解剖部位的狭窄或堵塞都可以引起阻塞性睡眠呼吸暂停低通气综合征。OSAHS 的危险因素：①年龄；②男性；③肥胖及颈围增粗；④鼻咽部疾病和气道解剖异常，如扁桃腺及腺样体肥大、鼻中隔偏曲、下颌后移等；⑤长期大量饮酒及服用镇静药物；⑥内分泌疾病，如甲状腺功能减退及肢端肥大症等；⑦遗传体质和遗传疾病也明显影响该病的发生和发展，如特雷彻·柯林斯（Treacher Collins）综合征、唐氏（Down）综合征、阿佩尔（Apert）综合征、软骨发育不全等。

### 2. 发病机制

OSAHS 的直接发病机制是上气道的狭窄和阻塞，病变部位主要在咽部。咽腔的大小主要靠咽部肌肉的收缩来调节，咽部肌肉与躯干骨骼肌比较，肌纤维少、血供丰富、收缩迅速，可使咽腔开放，但容易疲劳，由清醒转为睡眠时肌张力降低，加之平卧时由于重力因素，舌根及软腭后移，可使咽腔变窄。此外，咽侧壁肥厚、扁桃体及舌体肥大、软腭肥大、下颌后移、会厌水肿、声带麻痹、喉功能不全、颈部受压等因素均可导致咽腔狭窄或闭塞，引起 OSAHS。鼻腔疾病使鼻腔阻力增加甚至闭塞，从而导致张口呼吸，久而久之导致上述肌肉和软组织充血、水肿、肥大，进而引发 OSAHS。遗传与变异如肥胖、下颌骨长轴变短、上颌骨位置靠后、舌骨位置不良、男性气道的长度比女性长等均可影响咽腔的大小。此外，中枢的调控能力、肺容量及从睡眠中唤醒能力均可影响 OSAHS 发病。OSAHS 的发病机制迄今尚未完全明确，有待深入研究证实。

## 第三节　神经系统疾病的分类与临床表现

### 一、中枢神经系统感染性疾病

#### （一）病毒感染性疾病

#### 1. 单纯疱疹病毒性脑炎

单纯疱疹病毒性脑炎（HSE）又称为急性坏死性脑炎，是由单纯疱疹病毒（HSV）感染引起的一种急性中枢神经系统感染性疾病。

本病可发于任何年龄，以 40 岁以上成人较为常见。原发感染潜伏期为 2 ～ 21 天，平均 6 天，可伴有发热、全身不适、头痛、肌痛、嗜睡、腹痛和腹泻等前驱症状。大多急性起病，约 1/4 者有口唇疱疹史，病后体温可高达 38.4 ～ 40℃。病程持续数日至 1 ～ 2 个月。

常见症状主要有头痛、呕吐、轻微的意识和人格改变、记忆丧失、轻偏瘫、偏盲、失语、共济失调、多动（震颤、舞蹈样动作、肌阵挛）、脑膜刺激征等。1/3 的患者伴有全身性或部分性癫痫发作。部分患者起始表现为淡漠、呆滞、注意力涣散或行为奇特及冲动行为等精神症状。

病情进展迅速，多数患者有意识障碍，表现为意识模糊或谵妄，随病情加重可出现嗜睡、昏睡、昏迷或去皮质状态。部分患者在疾病早期迅即出现昏迷。重症患者可因广泛脑实质坏死和脑水肿引起颅内压增高，甚至脑疝形成而死亡。

### 2. 病毒性脑膜炎

病毒性脑膜炎是一组由各种病毒感染引起的脑膜急性炎症性疾病，临床以发热、头痛和脑膜刺激征为主要表现。本病大多呈良性过程。

本病常见于儿童，成人也可患病，夏秋季多发，在热带和亚热带地区可终年发病。患者通常急性起病，迅速出现病毒感染的全身中毒症状，如发热、头痛、畏光、肌痛、恶心、呕吐、食欲减退、腹泻和全身乏力等，并可有脑膜刺激征。儿童病程常超过 1 周，成人病程可持续 2 周甚至更长。

临床表现可因患者的年龄、免疫状态和病毒种类及亚型的不同而异，如幼儿可出现发热、呕吐、皮疹等症状，而颈强轻微甚至缺如。

### （二）细菌感染性疾病

#### 1. 化脓性脑膜炎

化脓性脑膜炎是化脓性细菌感染导致的脑脊膜炎症，是中枢神经系统常见的化脓性感染，通常起病较急，多见于婴幼儿和儿童。

各种细菌感染引起的化脓性脑膜炎临床表现类似，主要如下。

感染症状：发热、寒战或上呼吸道感染表现等。

脑膜刺激征：主要表现为颈项强直，Kernig（克尼格）征和 Brudzinski（布鲁津斯基）征阳性。新生儿、老年人或昏迷患者脑膜刺激征常不明显。

颅内压增高：主要表现为剧烈头痛、呕吐、意识障碍等。腰穿时检测颅内压明显升高，可伴脑疝形成。

局灶症状：部分患者可出现局灶性神经功能损害的症状，如偏瘫、失语等。

其他症状：部分患者有比较特殊的临床特征，如有流行性脑脊髓膜炎菌血症时，躯干、下肢、黏膜及结膜可出现弥散性红色斑丘疹，后迅速转变成皮肤瘀点。

### 2. 结核性脑膜炎

结核性脑膜炎（TBM）是由结核杆菌引起的脑膜和脊膜的非化脓性炎症性疾病。

本病多起病隐匿，慢性病程，也可急性或亚急性起病，可缺乏结核接触史，症状轻重不一，其自然病程发展表现如下。

结核中毒症状：低热、盗汗、食欲减退、全身倦怠无力、精神萎靡不振。

脑膜刺激症状和颅内压增高：早期表现为发热、头痛、呕吐及脑膜刺激征。颅内压增高是因为早期脑膜、脉络丛和室管膜炎性反应，脑脊液生成增多，蛛网膜颗粒吸收下降，形成交通性脑积水。颅内压多为轻、中度增高，通常持续 1 ～ 2 周。晚期蛛网膜、脉络丛粘连，呈完全或不完全性梗阻性脑积水，颅内压多明显增高，表现为头痛、呕吐和视乳头水肿。严重时出现去脑强直发作或去皮质状态。

脑实质损害：若早期未能得到及时救治，发病 4 ～ 8 周时常出现脑实质损害症状，如精神萎靡、淡漠、谵妄或妄想，部分性、全身性癫痫发作或痫持续状态，昏睡或意识模糊；肢体瘫痪如因结核性动脉炎所致，可呈卒中样发病，出现偏瘫、交叉瘫等；如由结核瘤或脑脊髓蛛网膜炎引起，则表现为类似肿瘤的慢性瘫痪。

脑神经损害：颅底炎性渗出物的刺激、粘连、压迫，可致脑神经损害，常累及动眼神经、外展神经、面神经和视神经，表现为视力减退、复视和面神经麻痹等。

老年人 TBM 的特点：头痛、呕吐较轻，颅内压增高症状不明显，约半数患者脑脊液改变不典型，但在动脉硬化基础上发生结核性动脉内膜炎而引起脑梗死较多。

## 二、神经系统变性疾病

### （一）运动神经元病

运动神经元病的临床表现为上、下运动神经元损害的不同组合，特征性表现为肌无力和萎缩、延髓麻痹及锥体束征，通常感觉系统和括约肌功能不受累。

本病通常起病隐匿，进展缓慢，偶可见亚急性进展者。由于损害部位的不同，临床表现为肌无力、肌萎缩和锥体束征的不同组合。损害仅限于脊髓前角细胞，表现为肌无力和肌萎缩而无锥体束征者，为进行性肌萎缩（PMA）。单独损害延髓运动神经核而表现为咽喉肌和舌肌无力、萎缩者，为进行性延髓麻痹（PBP）。仅累及锥体束而表现为肌无力和锥体束征者为原发性侧索硬化（PLS）。若上、下运动神经元同时受损，表现为肌无力、肌萎缩和锥体束征者，则为肌萎缩侧索硬化（ALS）。但不少病例先出现一种类型的表现，随后又出现另一类型的表现，最后演变成 ALS。因此，在疾病早期有时较难确定属哪一类型。

### 1. 肌萎缩侧索硬化

ALS 在临床上最为常见，也称为经典型，与其他类型（变异型）相区分。本病大部分为获得性，少部分为家族性。发病年龄多在 30 ～ 60 岁，多数 45 岁以上发病，男性发病率较女性偏高。本病呈典型的上、下运动神经元同时损害的临床特征，常见首发症状为一侧或双侧手指活动笨拙、无力，随后出现手部小肌肉萎缩，以大、小鱼际肌，骨间肌，蚓状肌为最为明显，双手可呈鹰爪形，后向上逐渐延伸至前臂、上臂和肩胛带肌群。随着病情加重，肌无力和萎缩可累及躯干和颈部，最后影响面肌和咽喉肌。少数病例肌萎缩和无力始于下肢或躯干。受累部位常伴有明显肌束颤动。双上肢肌萎缩，肌张力不高，腱反射亢进，Hoffmann（霍夫曼）征阳性；双下肢痉挛性瘫痪，肌萎缩和肌束颤动较轻，肌张力高，腱反射亢进，Babinski（巴宾斯基）征阳性。患者通常不伴有客观的感觉障碍，但常出现主观的感觉症状，如麻木等。意识和括约肌功能不受影响。晚期可出现延髓麻痹。本病最早累及舌肌，表现为舌肌萎缩、束颤和伸舌无力，随后出现腭、咽、喉、咀嚼肌萎缩无力，表现为吞咽困难、咀嚼无力、构音障碍。由于同时有双侧皮质延髓束受损，故可有假性延髓性麻痹。面肌中口轮匝肌受累最明显。眼外肌一般不受影响，预后不良，患者常在 3 ～ 5 年内死于呼吸肌麻痹或肺部感染。

### 2. 进行性肌萎缩

本病发病年龄在 20 ～ 50 岁，多在 30 岁左右，男性发病率较高。运动神经元变性仅限于脊髓前角细胞和脑干运动神经核，表现为下运动神经元损害的症状和体征。常见首发症状为单手或双手小肌肉萎缩、无力，向上逐渐延伸至前臂、上臂及肩胛带肌群。少数病例肌萎缩可始于下肢。受累肌肉萎缩明显，肌张力降低，可见肌束颤动，腱反射减弱，病理反射阴性。感觉功能和括约肌功能通常不受影响。本病进展缓慢，病程可达数十年甚至更长。晚期发展至全身肌肉萎缩、无力，生活不能自理，患者最后常死于肺部感染。

### 3. 进行性延髓麻痹

本病临床上较为少见，多在 40 岁或 50 岁以后起病。主要表现为进行性发音不清、声音嘶哑、吞咽困难、饮水呛咳、咀嚼无力。舌肌明显萎缩，并有肌束颤动，唇肌、咽喉肌萎缩，咽反射消失。有时同时损害双侧皮质脑干束，出现强哭强笑、下颌反射亢进，从而真性和假性延髓麻痹共存。病情进展较快，患者多在 1～2 年内因呼吸肌麻痹或肺部感染而死亡。

### 4. 原发性侧索硬化

本病在临床上罕见，多在中年以后发病，起病隐匿，常见首发症状为双下肢对称性僵硬、乏力，行走呈剪刀步态。病情进展缓慢，逐渐累及双上肢，四肢肌张力呈痉挛性增高，腱反射亢进，病理反射阳性，通常不伴有肌萎缩和肌束颤动，感觉功能和括约肌功能通常不受影响。如双侧皮质脑干束受损，可出现假性延髓麻痹表现。本病进展慢，患者可存活较长时间。

过去曾认为 MND 是一种纯运动系统的疾病，不伴有智能、感觉系统、锥体外系及自主神经系统损害的症状。但是近年研究发现，小部分患者存在运动系统以外的表现，如痴呆、锥体外系症状、感觉异常和膀胱直肠括约肌功能障碍等，少部分患者还可出现眼外肌运动障碍。习惯上，将伴有这些少见表现的 MND 称为不典型 MND，其确切发病机制仍不清楚，可能 MND 患者伴有其他疾病，或 MND 疾病累及其他系统。

### （二）阿尔茨海默病

AD 通常隐匿起病，持续进行性发展，主要表现为认知功能减退和非认知性神经精神症状。按照目前临床上的最新分期，AD 包括两个阶段：痴呆前阶段和痴呆阶段。

### 1. 痴呆前阶段

此阶段分为轻度认知功能障碍发生前期（pre-MCI）和轻度认知功能障碍期（MCI）。pre-MCI 通常无任何明显认知障碍的表现，或仅有极轻微的记忆力减退，这个概念目前主要用于临床研究。MCI 期，即 AD 源性 MCI，是引起非痴呆性认知损害（CIND）的原因之一，主要表现为记忆力轻度受损，学习和保存新知识的能力下降，其他认知域，如注意力、执行能力、语言能力和视空间能力也可出现轻度受损，但不影响基本日常生活能力，尚未达到痴呆的程度。

## 2. 痴呆阶段

痴呆阶段即传统意义上的 AD。此阶段患者表现出明显的认知功能损害症状，日常生活能力下降。根据认知损害的程度大致可以分为轻度、中度、重度。

（1）轻度

轻度者主要表现为记忆障碍。首先出现的是近期记忆减退，常将日常所做的事和常用的一些物品遗忘。随着疾病进展，远期记忆逐渐减退，即对发生已久的事情和人物遗忘。部分患者可伴有视空间障碍，外出后找不到回家的路，不能精确地临摹立体图。面对生疏和复杂的事物容易出现疲乏、焦虑和消极情绪，还会表现出人格方面的障碍，如不爱清洁、不修边幅、暴躁、易怒、自私多疑。

（2）中度

中度者除记忆障碍继续加重外，工作、学习新知识和社会接触能力减退，特别是原已掌握的知识和技巧出现明显的衰退，出现逻辑思维、综合分析能力减退，言语重复，计算力下降，明显的视空间障碍，如在家中找不到自己的房间，还可出现失语、失用、失认等，有些患者还可出现癫痫、强直－少动综合征。此时患者常有较明显的行为和精神异常，性格内向的患者变得易激惹、兴奋欣快、言语增多，而原来性格外向的患者则可变得沉默寡言，对任何事情提不起兴趣，出现明显的人格改变，甚至做出一些丧失羞耻感（如随地大小便等）的行为。

（3）重度

此期的患者除上述各项症状逐渐加重外，还伴有情感淡漠、哭笑无常、言语能力丧失，甚至不能完成日常简单的生活事项如穿衣、进食。终日无语而卧床，逐渐丧失与外界（包括亲友）的接触能力。四肢出现强直或屈曲瘫痪，括约肌功能障碍。此外，此期患者常并发全身系统疾病的症状，如肺部及尿路感染、压疮及全身性衰竭症状等，最终因并发症而死亡。

### （三）多系统萎缩

多系统萎缩是一组成年期发病、散发性的神经系统变性疾病，临床表现为不同程度的自主神经功能障碍、对左旋多巴类药物反应不良的帕金森综合征、小脑性共济失调和锥体束征等症状，主要累及纹状体黑质系统（纹状体黑质变性）、橄榄脑桥小脑系统（橄榄脑桥小脑萎缩）和自主神经系统。由于在起病时累及系统的先后不同，所以造成的临床表现各不相同。随着疾病的发展，最终出现这三个系统全部损害的病理和临床表现。

本病成年期发病，50～60岁多见，男性发病率稍高，缓慢起病，逐渐进展。首发症状常为自主神经功能障碍、帕金森综合征和小脑性共济失调，少部分患者以肌萎缩为首发症状。不论以何种神经系统的症状群起病，当疾病进一步进展都会出现两个或两个以上系统的神经症状群。目前 MSA 主要分为两种临床亚型，其中以帕金森综合征为突出表现的临床亚型称为 MSA-P 型，以小脑性共济失调为突出表现者称为 MSA-C 型。

### 1. 自主神经功能障碍

自主神经功能障碍常是本病的首发症状，也是最常见的症状之一。主要临床表现有尿失禁、尿频、尿急和尿潴留、男性勃起功能障碍、体位性低血压、吞咽困难、瞳孔大小不等和霍纳（Horner）综合征、哮喘、呼吸暂停和呼吸困难，严重时需气管切开。斑纹和手凉是自主神经功能障碍所致，有特征性。男性最早出现的症状是勃起功能障碍，女性为尿失禁。

### 2. 帕金森综合征

帕金森综合征是 MSA-P 亚型的突出症状，也是其他亚型的常见症状之一。临床特点为运动迟缓、肌强直和震颤，双侧同时受累，但轻重可不同。服用抗胆碱能药物后可缓解，多数对左旋多巴治疗反应不佳，1/3 患者有效，但维持时间不长，且易出现异动症等不良反应。

### 3. 小脑性共济失调

小脑共济失调是 MSA-C 亚型的突出症状，也是其他 MSA 亚型的常见症状之一。临床表现为进行性步态和肢体共济失调，始于下肢，以下肢的表现为突出症状，并有明显的构音障碍和眼球震颤等小脑性共济失调。检查可发现下肢受累较重的小脑病损体征。当合并皮质脊髓束和锥体外系症状时，常掩盖小脑体征的发现。

### 4. 其他

① 20% 的患者出现轻度认知功能损害。

②常见吞咽困难、构音障碍等症状。

③睡眠障碍，包括睡眠呼吸暂停、睡眠异常和 REM 睡眠行为异常等。

④其他锥体外系症状，可伴有肌张力障碍、腭肌阵挛和肌阵挛，手和面部刺激敏感

的肌阵挛是 MSA 的特征性表现。

⑤部分患者出现肌肉萎缩，后期出现肌张力增高、腱反射亢进和巴宾斯基征，可伴有视神经萎缩。少数有眼肌麻痹、眼球向上或向下凝视麻痹。

### （四）帕金森病

发病年龄平均约 55 岁，多见于 60 岁以后，40 岁之前较为少见，男性略多。本病隐匿起病，缓慢进展。

**1. 运动症状**

本病常始于一侧上肢，逐渐延及同侧下肢，再累及对侧上、下肢，呈"N"字形进展。

（1）静止性震颤

静止性震颤常为首发症状，多始于一侧上肢远端，静止时出现或明显，随意运动时减轻或消失，紧张或激动可诱发加重，睡眠时不发作。典型表现是拇指与食指呈"搓丸样"动作，频率为 4 ～ 6Hz。嘱患者一侧肢体握拳或松拳，可使另一侧肢体震颤加剧。少数患者可无震颤，部分患者可合并轻度姿势性震颤。

（2）肌强直

被动运动关节时阻力增高，且呈一致性，类似弯曲软铅管的感觉，故称铅管样强直；在伴有静止性震颤的患者中可感到在均匀的阻力中出现断续停顿，如同转动齿轮，称为齿轮样强直。颈部躯干、四肢、肌强直可使患者出现特殊的屈曲体姿，表现为头部前倾、躯干俯屈、肘关节屈曲、腕关节伸直、前臂内收、髋及膝关节略为弯曲。

（3）运动迟缓

随意运动减少，动作缓慢、迟钝。早期主要表现为手指精细动作笨拙，逐渐发展成全面性随意运动减少、迟钝，晚期因合并肌张力增高，导致起床、翻身困难。体检见面容呆滞，双眼凝视，瞬目减少，酷似"面具脸"；口、咽、腭肌运动迟缓，表现为语速变慢，声调变低；写字时越写越小。

（4）姿势步态障碍

早期表现为走路时患侧上肢摆臂幅度减小或消失，下肢拖曳。随病情进展，步伐逐渐变小变慢，启动、转弯时步态障碍尤为明显，自坐位、卧位起立时困难。行走途中可出现全身僵硬，不能动弹，称为"冻结"现象。有时迈步后，以极小的步伐越走越快，不能及时止步，称为前冲步态或慌张步态。

## 2. 非运动症状

非运动症状在临床上也比较常见，可以早于或伴随运动症状出现。

（1）感觉障碍

早期即可伴有嗅觉功能减退或睡眠障碍，中、晚期常出现肢体麻木、疼痛等感觉异常。部分患者可伴有不安腿综合征（RLS）。

（2）自主神经功能障碍

自主神经功能障碍较为常见，主要表现为便秘、多汗、溢脂性皮炎（油脂面）等。咽活动减少，可出现流涎。疾病后期也可出现性功能减退、排尿障碍或体位性低血压。

（3）精神和认知障碍

多数患者表现出抑郁，并常伴有焦虑。15%～30%的患者在疾病晚期发生认知障碍乃至痴呆，以及幻觉，其中以视幻觉较为多见。

## 三、脑血管病

脑血管病是脑血管病变导致脑功能障碍的一类疾病的总称，包括血管闭塞或狭窄、血管破裂、血管畸形、血管壁损伤或通透性发生改变等各种脑血管病变引发的局限性或弥漫性脑功能障碍，但不包括血流动力学异常等因素导致的全脑缺血或缺氧所引发的弥漫性脑功能障碍。脑卒中是脑血管疾病的主要临床类型，可分为缺血性脑卒中和出血性脑卒中，其临床特点为突然发病、迅速出现局限性或弥散性脑功能缺损，为一组器质性脑损伤导致的脑血管疾病，具有较高的发病率、死亡率和致残率。

### （一）脑血管疾病的分类

根据脑血管病的病因和发病机制、病变血管、病变部位及临床表现等因素，中华医学会神经病学分会和中华医学会神经病学分会脑血管病学组于2015年修订了《中国脑血管疾病分类2015（心脑血管病防治）》，将脑血管病归为13类。

#### 1. 缺血性脑血管病

（1）短暂性脑缺血发作

①颈动脉系统。

②椎基底动脉系统。

（2）脑梗死（急性缺血性脑卒中）

1）大动脉粥样硬化性脑梗死。

①颈内动脉闭塞综合征。

②大脑前动脉闭塞综合征。

③大脑中动脉闭塞综合征。

④大脑后动脉闭塞综合征。

⑤椎基底动脉闭塞综合征。

⑥小脑后下动脉闭塞综合征。

⑦其他。

2）脑栓塞。

①心源性。

②动脉源性。

③脂肪性。

④其他（反常栓塞、空气栓塞）。

3）小动脉闭塞性脑梗死。

4）脑分水岭梗死。

5）出血性脑梗死。

6）其他原因所致脑梗死。

7）原因未明脑梗死。

（3）脑动脉盗血综合征

1）锁骨下动脉盗血综合征。

2）颈动脉盗血综合征。

3）椎基底动脉盗血综合征。

（4）慢性脑缺血

## 2.出血性脑血管病

（1）蛛网膜下腔出血

1）动脉瘤破裂。

2）脑血管畸形。

3）中脑周围非动脉瘤性蛛网膜下腔出血。

4）其他原因。

5）原因未明。

（2）脑出血

1）高血压脑出血。

2）脑血管畸形或动脉瘤脑出血。

3）淀粉样脑血管病脑出血。

4）药物性脑出血。

5）瘤卒中。

6）脑动脉炎脑出血。

7）其他原因脑出血。

8）原因未明脑出血。

（3）其他颅内出血

1）硬膜下出血。

2）硬膜外出血。

**3.头颈部动脉粥样硬化、狭窄或闭塞（未导致脑梗死）**

1）头颈部动脉粥样硬化。

2）颈总动脉狭窄或闭塞。

3）颈内动脉狭窄或闭塞。

4）大脑前动脉狭窄或闭塞。

5）大脑中动脉狭窄或闭塞。

6）大脑后动脉狭窄或闭塞。

7）椎动脉狭窄或闭塞。

8）基底动脉狭窄或闭塞。

9）多发性脑动脉狭窄或闭塞。

10）其他头颈部动脉狭窄或闭塞。

**4.高血压脑病**

**5.颅内动脉瘤**

1）先天性动脉瘤。

2）动脉粥样硬化性动脉瘤。

3）感染性动脉瘤。

4）假性动脉瘤。

5）其他（夹层动脉瘤等）。

### 6. 颅内血管畸形

1）脑动、静脉畸形。

2）海绵状血管瘤。

3）静脉性血管畸形。

4）颈内动脉海绵窦瘘。

5）毛细血管扩张症。

6）脑－面血管瘤病。

7）颅内－颅外血管交通性动静脉畸形。

8）硬脑膜动静脉瘘。

9）其他。

### 7. 脑血管炎

（1）原发性中枢神经系统血管炎

（2）继发性中枢神经系统血管炎

1）感染性疾病导致的脑血管炎。

2）免疫相关性脑血管炎。

3）其他。

### 8. 其他脑血管疾病

1）脑底异常血管网症（moyamoya 病）。

2）肌纤维发育不良。

3）脑淀粉样血管病。

4）伴有皮质下梗死及白质脑病的常染色体显性遗传性脑动脉病和伴有皮质下梗死及白质脑病的常染色体隐性遗传性脑动脉病。

5）头颈部动脉夹层。

6）可逆性脑血管收缩综合征。

7）其他。

## 9. 颅内静脉系统血栓形成

（1）脑静脉窦血栓形成

1）上矢状窦血栓形成。

2）横窦、乙状窦血栓形成。

3）直窦血栓形成。

4）海绵窦血栓形成。

（2）脑静脉血栓形成

1）脑浅静脉血栓形成。

2）脑深静脉血栓形成。

（3）其他

## 10. 无急性局灶性神经功能缺损症状的脑血管病

1）无症状性脑梗死。

2）脑微出血。

## 11. 脑卒中后遗症

1）脑梗死后遗症。

2）蛛网膜下腔出血后遗症。

3）脑出血后遗症。

## 12. 血管性认知障碍

（1）非痴呆性血管性认知障碍

（2）血管性痴呆

1）多发梗死性痴呆。

2）关键部位的单个梗死痴呆（如丘脑梗死）。

3）脑小血管病性痴呆。

4）低灌注性痴呆。

5）出血性痴呆。

6）其他。

## 13. 脑卒中后情感障碍

## （二）缺血性脑卒中病因分型

目前临床应用最为广泛的卒中分型系统是比较类肝素药物治疗急性缺血性脑卒中试验（TOAST）分型和中国缺血性卒中亚型（CISS）分型。

### 1. TOAST 分型

（1）*大动脉粥样硬化*（large artery atherosclerosis，LAA）

①影像学检查可发现颅内、颅外大动脉或其皮质分支狭窄明显（程度＞50%），由动脉粥样硬化所致，或出现明显血管堵塞的症状。

②临床表现出现失语、忽视、意识障碍及运动功能受损等皮质损害，或脑干、小脑损害体征；病史中曾出现同一血管支配区域的短暂性脑缺血发作（TIA）；颈部听诊可闻及血管杂音或搏动减弱。

③头部影像学表现为大脑皮质、脑干、小脑或半球皮质下梗死灶直径＞1.5cm。

④颈部血管彩色超声或 DSA（数字减影血管造影）显示，颅内或颅外大动脉狭窄50%，但应排除心源性栓塞的可能。若颈部血管彩色超声或血管造影无异常所见或改变轻微，则不支持该型诊断。

（2）*心源性栓塞*（cardioembolism）

①该型致病栓子来源于心脏。

②临床表现和影像学表现与大动脉粥样硬化型相同。

③病史中曾有多根血管支配区域的 TIA 或脑卒中，或存在系统性栓塞。

④可以确定至少有一种栓子来源于心脏。应排除大动脉粥样硬化所致栓塞或血栓形成的可能。

⑤对于存在心源性栓塞中度危险因素且无其他病因的患者，应定为"可能"心源性栓塞。

（3）*小动脉闭塞*（small-artery occlusion）

①此亚型在其他分型方法中被称为腔隙性梗死。

②临床表现为腔隙综合征，包括纯运动性卒中、纯感觉性卒中、感觉运动性卒中、共济失调轻偏瘫综合征、构音障碍－手笨拙综合征等，无大脑皮质受累的表现。

③既往有高血压、糖尿病病史者。

④ CT（计算机体层扫描）或 MRI（磁共振成像）检查可无异常发现，或脑干、皮

质下卒中病灶的最大直径＜ 1.5cm。

⑤若患者有潜在的心源性栓子或同侧颈内动脉颅外段狭窄＞ 50%，可排除该亚型诊断。

（4）有其他明确病因（stroke of other determined cause）

除以上 3 种明确的病因，有其他少见病因所致的脑卒中，如凝血障碍性疾病、血液成分改变（红细胞增多症）、各种原因（结核、钩体病、梅毒等）引起的血管炎、血管畸形（动 – 静脉畸形、烟雾病等）。临床和影像学表现为急性缺血性脑卒中，辅助检查可提示有关病因，但应排除心源性栓塞型和大动脉粥样硬化型。

（5）不明原因型（stroke of undetermined cause）

经全面检查未发现病因者，辅助检查不完全者或存在两种或两种以上病因，不能确诊者。

### 2. CISS 分型

（1）大动脉粥样硬化

大动脉粥样硬化包括主动脉弓和颅内、颅外大动脉粥样硬化。

1）主动脉弓粥样硬化（aortic arch atherosclerosis，AA）

①急性多发梗死病灶，尤其累及双侧前循环和（或）前后循环。

②无确凿证据可以证实相应的颅内、外大动脉粥样硬化性病变（有易损斑块或狭窄程度≥ 50%）。

③排除心源性卒中。

④排除其他可以引起急性多发梗死的病因，如血管炎、凝血异常及肿瘤性栓塞。

⑤ MRI、MRA（磁共振血管成像）、TEE（经食管超声心动图）可见主动脉弓动脉粥样硬化证据［主动脉弓斑块≥ 4mm 和（或）表面有血栓］。

2）颅内外大动脉粥样硬化

①所有急性梗死灶（排除单个穿支动脉区孤立梗死灶），有相应颅内或颅外大动脉硬化证据（易损斑块或狭窄≥ 50%）。

②对于孤立的单个穿支动脉区梗死灶，伴有以下情形也归到此类：经 HR-MRI（高分辨磁共振成像）发现其载体动脉出现粥样硬化斑块，或经 TCD（经颅多普勒超声）、MRA、CTA（计算机体层成像血管造影）、DSA 发现有任意程度的粥样硬化性狭窄。

③排除心源性卒中。

④排除其他可以引起急性多发梗死的病因。

（2）心源性卒中（cardiogenic stroke，CS）

①急性多发梗死灶，特别是累及双侧前循环或前后循环共存的在时间上很接近的包括皮层在内的梗死灶。

②没有确凿证据可以证实相应的颅内、外大动脉粥样硬化。

③排除其他可以引起急性多发梗死的病因，如血管炎、凝血异常及肿瘤性栓塞。

④有心源性卒中证据。

⑤如果排除了主动脉弓粥样硬化，为肯定的心源性；如果不能排除，则考虑为可能的心源性心源性。卒中的潜在病因包括二尖瓣狭窄，心脏瓣膜置换，既往4周内的心肌梗死，左心室附壁血栓，左心室室壁瘤，任何有记录的永久性或阵发性房颤或房扑、伴有或不伴有超声自发显影或左房栓子，病窦综合征，扩张性心肌病，射血分数＜35%，心内膜炎，心内肿物，伴有原位血栓的卵圆孔未闭（PFO），在脑梗死发生之前伴有肺栓塞或深静脉血栓形成的卵圆孔未闭。

（3）穿支动脉疾病（penetrating artery disease，PDA）

由穿支动脉口粥样硬化或小动脉纤维玻璃样变导致的急性穿支动脉区孤立梗死灶称为穿支动脉疾病。其诊断标准如下。

①与临床症状相对应的发生在穿支动脉区的急性孤立梗死灶，不论梗死灶大小。

②经 HR-MRI 证实其载体动脉无粥样硬化斑块或经 TCD、MRA、CTA、DSA 证实无任何程度狭窄。

③有证据表明，同侧近端颅内或颅外动脉存在易损斑块或＞50% 的狭窄，孤立穿支动脉急性梗死灶归类到不明原因（多病因）。

④有心源性栓塞证据的孤立穿支动脉区梗死灶归类到不明原因（多病因）。

⑤排除其他可能的病因。

（4）其他病因（OE）

存在其他特殊疾病（如血管相关性疾病、感染性疾病、遗传性疾病、血液系统疾病、血管炎等）的证据。这些疾病与本次卒中相关，且可通过血液学检查、脑脊液检查及血管影像学检查证实，同时排除了大动脉粥样硬化或心源性卒中的可能性。

（5）病因不确定（undetermined etiology，UE）

①未发现能解释本次缺血性卒中的病因。

②多病因：发现两种以上病因，但难以明确哪一种与此次卒中相关。

③无确定病因：未发现确定的病因，或存在可疑病因但证据不足以确定，除非再做更深入的检查。

④检查欠缺：常规血管影像或心脏检查都未能完成，难以明确病因。

### （三）短暂性脑缺血发作

短暂性脑缺血发作是由于局部脑或视网膜缺血引起的短暂性神经功能缺损，持续时间一般不超过 1 小时，最长不超过 24 小时，影像学未能发现责任病灶的证据。

#### 1. 一般特点

本病常见于中老年人，男性发病率较女性偏高，多伴有高血压、动脉粥样硬化、糖尿病或高脂血症等脑血管病危险因素。TIA 发病突然，神经功能缺损的范围和严重程度通常比较有限，以单瘫、偏瘫、偏身感觉障碍、失语、单眼视力障碍最为常见，通常持续数分钟，最长不超过 24 时，不留后遗症状。偶可见短暂性、大面积严重脑缺血症状。本病常反复发作，血流动力学改变导致的 TIA 每次发作临床表现相似，微栓塞导致的 TIA 临床症状常多变。

#### 2. 颈内动脉系统

神经功能缺损的中位持续时间为 14 分钟，症状与受累血管分布相关。大脑中动脉（MCA）供血区缺血时出现对侧肢体的单瘫、轻偏瘫、面瘫和舌瘫，可伴有偏身感觉障碍和对侧同向偏盲，优势半球受损常出现失语和失用，非优势半球受损可出现空间定向障碍。大脑前动脉（ACA）供血区缺血可出现人格和情感障碍、对侧下肢无力等。颈内动脉（ICA）的眼支供血区缺血表现为自觉眼前发暗、视物模糊，甚至为单眼一过性黑矇、失明。颈内动脉主干供血区缺血可表现为患侧单眼一过性黑矇、失明和（或）对侧偏瘫及感觉障碍，Horner 交叉瘫（患侧 Horner 征、对侧偏瘫）。

#### 3. 椎基底动脉系统

神经功能缺损的中位持续时间为 8 分钟，最常见的表现是眩晕、平衡障碍、眼球运动异常和复视，可有单侧或双侧面部、口周麻木，单独出现或伴有对侧肢体瘫痪、感觉障碍，呈现典型或不典型的脑干缺血综合征。此外，椎基底动脉系统 TIA 还可出现下列几种特殊表现的临床综合征。

①跌倒发作：表现为突发性一过性的下肢肌张力丧失，不伴意识丧失，常可很快自行站起，由于脑干下部网状结构缺血所致。

②短暂性全面遗忘症（TGA）：突然起病，发作时记忆力丧失，对时间、地点定向障碍，但患者意识正常，日常复杂活动不受影响，通常持续数小时，不遗留记忆损害。发病机制尚未明确，可能与大脑后动脉颞支缺血累及边缘系统的颞叶海马、海马旁回和穹隆有关。

③双眼视力障碍发作：表现为暂时性皮质盲，因双侧大脑后动脉距状支缺血导致枕叶视皮质受累。

### （四）脑梗死

脑梗死又称缺血性脑卒中，依据病理生理学特点可分为脑血栓形成、脑栓塞和血流动力学机制所致的脑梗死3种类型。

**1. 大动脉粥样硬化性脑梗死**

动脉粥样硬化是本病的根本病因，其临床表现有以下几点。

（1）一般特点

本病好发于中老年人，常在静息时或睡眠中发病，部分伴有 TIA 前驱症状，临床表现与梗死灶的大小和部位，以及侧支循环情况密切相关。患者通常不伴有意识障碍，当发生基底动脉血栓或大面积脑梗死时，可出现昏迷，甚至危及生命。

（2）不同脑血管闭塞的临床特点

1）颈内动脉：症状性闭塞可表现为大脑中动脉和（或）大脑前动脉缺血症状。颈内动脉缺血可出现单眼一过性黑矇，偶见永久性失明（视网膜动脉缺血）或 Horner 征（颈上交感神经节后纤维受损）。触诊颈动脉搏动减弱或消失，听诊可闻及血管杂音，颈动脉严重狭窄时出现高调且持续到舒张期的血管杂音，但血管完全闭塞时血管杂音消失。

2）大脑中动脉

①主干闭塞：出现"三偏"，即病灶对侧偏瘫（包括中枢性面舌瘫和肢体瘫痪）、偏身感觉障碍及偏盲，伴双眼向病灶侧凝视，优势半球受累出现失语，非优势半球受累出现体象障碍，并可以出现意识改变，大面积脑梗死继发严重脑水肿时，可形成脑疝，危及生命。

②皮质支闭塞：上部分支闭塞出现病灶对侧面部、上下肢瘫痪和感觉障碍，且上肢症状较下肢重，足部通常不受影响，双眼向病灶侧轻度凝视，伴布罗卡（Broca）失语（优势半球受累）和体象障碍（非优势半球受累），通常无意识改变；下部分支闭塞较少单独出现，出现对侧同向性上四分之一视野缺损，伴感觉性失语（优势半球受累）、急性意识模糊状态（非优势半球受累），通常不伴有肢体偏瘫。

③深穿支闭塞：最常见的是纹状体内囊梗死，表现为对侧中枢性均等性轻偏瘫、对侧偏身感觉障碍，可伴对侧同向性偏盲。优势半球病变出现皮质下失语，常为基底节性失语，表现为自发性言语受限、音量小、语调低、持续时间短暂。

3）大脑前动脉闭塞的表现

①分出前交通动脉前的主干闭塞：当对侧动脉的侧支循环代偿充分时可不表现出任何临床症状，但当双侧动脉源自同一大脑前动脉主干时，导致双侧大脑半球的前、内侧梗死，表现为双下肢截瘫、二便失禁、意志缺失、运动性失语和额叶人格改变等。

②分出前交通动脉后的大脑前动脉远端闭塞：出现对侧上肢轻瘫、下肢和足部感觉运动障碍，面部和手部不受累。感觉障碍以辨别觉丧失为主，也可不出现。可以出现尿失禁（旁中央小叶受损）、精神改变（额极与胼胝体受损），对侧出现强握反射、吸吮反射和痉挛性强直（额叶受损）。

③皮质支闭塞：出现对侧下肢中枢性瘫，可伴感觉障碍（胼周和胼缘动脉闭塞）；对侧出现肢体短暂性共济失调、强握反射及精神症状（眶动脉及额极动脉闭塞）。

④深穿支闭塞：出现对侧中枢性面舌瘫、上肢近端轻瘫（内囊膝部和部分内囊前肢受损）。

4）大脑后动脉闭塞的表现：主干闭塞可以出现皮质支和穿支闭塞的症状，典型症状为对侧同向性偏盲、偏身感觉障碍，通常不伴有偏瘫。只有当大脑后动脉起始段的脚间支闭塞时，导致中脑大脑脚梗死可出现偏瘫。

①单侧皮质支闭塞：出现对侧同向性偏盲，常见于上部视野，黄斑区视力不受影响。优势半球受累可出现失读（伴或不伴失写）、命名性失语、失认等。

②双侧皮质支闭塞：可出现完全型皮质盲，偶见不成形的视幻觉、记忆受损（累及颞叶）、不能识别熟悉面孔（面容失认症）等。

③大脑后动脉起始段的脚间支闭塞：可引起中脑中央和下丘脑综合征，包括垂直性凝视麻痹和意识障碍；旁正中动脉综合征，主要表现为同侧动眼神经麻痹和对侧偏瘫，

即韦伯（Weber）综合征（病变位于中脑基底部，动眼神经和皮质脊髓束受累）；同侧动眼神经麻痹和对侧共济失调、震颤，即克洛德（Claude）综合征（病变位于中脑被盖部，动眼神经和结合臂）；同侧动眼神经麻痹和对侧不自主运动和震颤，即贝尼迪克特（Benedikt）综合征（病变位于中脑被盖部，动眼神经、红核和结合臂）。

④大脑后动脉深穿支闭塞：丘脑穿通动脉闭塞时出现红核丘脑综合征，主要表现为病灶侧舞蹈样不自主运动、意向性震颤、小脑性共济失调和对侧偏身感觉障碍；丘脑膝状体动脉闭塞出现丘脑综合征（丘脑的感觉中继核团梗死），主要表现为对侧深感觉障碍、自发性疼痛、感觉过度、轻偏瘫、共济失调、手部痉挛和舞蹈 – 手足徐动症等。

5）椎基底动脉闭塞的表现：血栓性闭塞多见于基底动脉起始部和中部，栓塞性闭塞常在基底动脉尖。基底动脉或双侧椎动脉闭塞是危及生命的严重脑血管事件，引起脑干梗死，出现眩晕、呕吐、四肢瘫痪、共济失调、肺水肿、消化道出血、昏迷和高热等。脑桥病变出现针尖样瞳孔。

①闭锁综合征：见于基底动脉的脑桥支闭塞引起双侧脑桥基底部梗死，主要表现为患者意识清晰，双侧中枢性瘫痪（双侧皮质脊髓束和支配三叉神经以下的皮质脑干束受损），眼球只能上下运动，不能转向两侧（动眼神经与滑车神经功能保留），语言理解能力正常，但不能张口讲话，双侧面瘫，吞咽功能障碍，可有双侧病理反射。

②脑桥腹外侧综合征：见于基底动脉短旋支闭塞，主要表现为病灶侧周围性面瘫（面神经核受损）和眼球不能外展（展神经麻痹），以及对侧中枢性偏瘫（椎体束受损）和对侧偏身感觉障碍（内侧丘系和脊髓丘脑束受损）。

③脑桥腹内侧综合征：又称福维尔综合征，见于脑桥旁正中动脉闭塞，主要表现为病灶侧周围性面瘫（面神经核受损）和眼球不能外展（展神经麻痹），两眼向病灶对侧凝视（脑桥侧视中枢及内侧纵束受损），对侧中枢性偏瘫（锥体束受损）。

④基底动脉尖综合征：见于小脑上动脉和大脑后动脉闭塞，主要表现为眼球运动障碍及瞳孔异常、觉醒和行为障碍，可伴有记忆力丧失、对侧偏盲或皮质盲。

⑤延髓背外侧综合征：见于小脑后下动脉或椎动脉供应延髓外侧的分支动脉闭塞，主要表现如下。a.眩晕、恶心、呕吐及眼震（前庭神经核受损）；b.病灶侧软腭、咽喉肌瘫痪，导致吞咽和构音功能障碍、同侧软腭低垂及咽反射消失（疑核及舌咽、迷走神经受损）；c.病灶侧共济失调（绳状体及脊髓小脑束、部分小脑半球受损）；d.Horner综合征（交感神经下行纤维受损）；e.交叉性感觉障碍，即同侧面部痛、温觉减弱或消失

（三叉神经脊束核受损），对侧偏身痛、温觉减退或消失（脊髓丘脑侧束损）。

（2）特殊类型的脑梗死

特殊类型的脑梗死常见以下几种类型。

1）大面积脑梗死：常见于颈内动脉主干、大脑中动脉主干或皮质支闭塞，主要表现为病灶对侧完全性偏瘫、偏身感觉障碍及向病灶对侧凝视麻痹。病程呈进行性加重，常伴有严重的脑水肿和颅内压增高，甚至发生脑疝危及生命。

2）分水岭脑梗死（CWSI）：也称边缘带脑梗死，由相邻血管供血区交界处或分水岭区局部缺血导致，多因血流动力学原因所致。一般症状较轻，及时纠正病因后可迅速控制病情。主要分为以下类型。

①皮质前型：见于大脑前、中动脉分水岭脑梗死，病灶位于额中回，可沿前后中央回上部带状走行直达顶上小叶。主要表现为以上肢为主的偏瘫及偏身感觉障碍，伴有情感障碍、强握反射和局灶性癫痫，优势侧半球病变可出现经皮质运动性失语。

②皮质后型：见于大脑中、后动脉或大脑前、中、后动脉皮质支分水岭区梗死，病灶位于顶、枕、颞交界区。主要表现为偏盲、象限盲（多见于下象限），可伴皮质性感觉障碍，通常无偏瘫或瘫痪较轻。半数患者可出现情感异常、记忆力下降或格斯特曼（Gerstmann）综合征（优势半球角回受累），可伴经皮质感觉性失语（优势半球侧受损）或体象障碍（非优势半球侧受损）。

③皮质下型：见于大脑前、中、后动脉皮质支与深穿支分水岭区梗死，或大脑前动脉回返支与大脑中动脉豆纹动脉分水岭区梗死，病灶位于大脑深部白质、壳核和尾状核等。主要表现为纯运动性轻偏瘫或感觉障碍、不自主运动等。

3）出血性脑梗死：脑梗死灶内的动脉自身滋养血管的同时缺血，导致动脉血管壁损伤、坏死，若此时已损伤血管重新恢复血流灌注，再灌注的血液会从破损的血管壁漏出，引发出血性脑梗死，常见于大面积脑梗死后。

4）多发性脑梗死：指两个或两个以上不同供血系统脑血管闭塞引起的梗死。当存在高黏血症和高凝状态时，患者的多个脑动脉狭窄可以同时形成血栓，导致多发性脑梗死。本病一般由反复多次发生脑梗死所致。

### 2.心源性脑栓塞

脑栓塞栓子来源可分为心源性、非心源性和来源不明性3种类型，其中心源性脑栓塞最为常见，约占全部脑梗死的1/5。

心源性脑栓塞可发于任何年龄，风湿性心脏病引起的脑栓塞以青年女性为多，非瓣膜性心房颤动、急性心肌梗死引起的脑栓塞以中老年人为多。典型脑栓塞多在活动中急骤发病，通常无前驱症状，局灶性神经功能缺损体征在数秒至数分钟即达到高峰。神经功能缺损和影像学表现与大动脉粥样硬化性脑梗死大致相同，但可能同时出现多个血管支配区的脑损害。不同部位血管栓塞会造成相应的血管闭塞综合征，详见大动脉粥样硬化性脑梗死部分。心源性脑栓塞容易反复发作，亦合并出血。病情波动较大，病初严重，主干动脉阻塞或继发血管痉挛时，可在发病早期出现意识障碍，但因为血管的再通，部分病例临床症状可迅速缓解；有时因并发症出血，临床症状可急剧恶化；有时因栓塞再发，稳定或一度好转的局灶性体征可再次加重。发病时出现头痛或癫痫发作相对多见。大部分心源性脑栓塞患者常伴有房颤、风湿性心脏病、急性心肌梗死等提示栓子来源的病史。约1%的心源性脑栓塞同时并发全身性栓塞，出现肾栓塞（腰痛、血尿等）、肠系膜栓塞（腹痛、便血等）和皮肤栓塞（出血点或瘀斑）等疾病表现。

**3.小动脉闭塞性脑梗死**

小动脉闭塞性脑梗死又称腔隙性缺血性脑卒中，指大脑半球或脑干深部的小穿通动脉，在长期高血压等危险因素基础上，血管壁受损，最终管腔闭塞，导致动脉供血区脑组织发生缺血性坏死（其梗死灶直径＜1.5～2cm），进而出现急性神经功能损害的一类临床综合征。

小动脉闭塞性脑梗死常累及脑深部白质、基底核、丘脑和脑桥等。部分小病灶位于脑的相对静区，与1个穿支动脉供血区内的皮质下小梗死或出血相一致，放射学检查或尸检时才得以证实，推测为血管源性的腔隙。还有部分皮质小梗死也无明显的神经缺损症状，与大动脉疾病、心源性脑栓塞或其他非小血管病机制相关。

（1）一般特点

本病常见中老年人，男性发病率较女性高，黄种人发病率较白种人高。本病首次发病的平均年龄为65岁，发病率与年龄呈正相关。大部分患者有高血压病史，突然或逐渐起病，出现偏瘫或偏身感觉障碍等局灶症状。一般症状较轻、体征单一、预后良好，通常不伴有头痛、颅内压增高和意识障碍等症状。

（2）常见的腔隙综合征

依据临床和病理学资料可将本病归纳为21种临床综合征，比较常见的5种如下。

1）纯运动性轻偏瘫（PMH）：临床上最为常见，约占60%。病变多位于内囊、放射冠或脑桥，表现为对侧面部及上下肢大体相同程度的轻偏瘫，感觉、视觉和皮质功能不受影响，通常不伴有眩晕、耳鸣、眼震、复视及小脑性共济失调等。发病突然，进展迅速，多数遗留受累肢体的笨拙或运动缓慢。

2）纯感觉性卒中（PSS）：较为常见，病变主要位于对侧丘脑腹后外侧核，主要表现为偏身感觉缺失，可伴感觉异常，如麻木、烧灼或沉重感、刺痛、僵硬感等。

3）共济失调性轻偏瘫：病变位于脑桥基底部、内囊或皮质下白质，主要表现为病变对侧轻偏瘫，伴小脑性共济失调。偏瘫以面部最轻，其次为上肢，下肢较重，足踝部明显。共济失调不能用无力来解释，可伴锥体束征。

4）构音障碍 - 手笨拙综合征（DCHS）：约占20%。病变位于脑桥基底部、内囊前肢或膝部。本病起病急骤，主要表现为吞咽和构音功能障碍，病变对侧中枢性面舌瘫、手无力和精细动作笨拙，轻度平衡障碍，指鼻试验阳性。

5）感觉运动性卒中（SMS）：见于丘脑膝状体动脉分支或脉络膜后动脉丘脑支闭塞，病变位于丘脑腹后核及邻近内囊后肢。主要表现为偏身感觉障碍和轻偏瘫。腔隙状态是本病反复发作引起多发性腔隙性梗死，累及双侧皮质脊髓束和皮质脑干束，出现严重精神障碍、认知功能下降、假性延髓性麻痹、双侧锥体束征、类帕金森综合征和二便失禁等的原因。

### （五）脑出血

脑出血（ICH）是指非外伤性脑实质内出血，发病率较脑梗死低，但其致死率较高，急性期病死率为30%～40%。

#### 1. 一般表现

ICH多见于50岁以上患者，男性较女性偏多，寒冷季节常见，患者多伴有高血压病史。本病常发生于情绪激动时或剧烈运动中，起病急骤，迅速加重，数分钟至数小时内达到高峰。少数在安静状态下发病，通常无明显前驱症状。ICH患者发病后多伴有血压明显升高，由于颅内压升高，可有头痛、呕吐及不同程度的意识障碍。

#### 2. 局限性定位表现

局限性定位表现取决于出血量和出血部位。

（1）基底核区出血

1）壳核出血：在临床上最常见，占全部病例的50%～60%，因豆纹动脉尤其是其外侧支破裂所致，可分为局限型（血肿仅局限于壳核内）和扩延型。主要表现为病灶对侧偏瘫、偏身感觉缺失和同向性偏盲，可伴有双眼球向病灶对侧同向凝视不能，优势半球受累可出现失语症。

2）丘脑出血：约占全部病例的 10%，因丘脑膝状体动脉和丘脑穿通动脉破裂所致，可分为局限型（血肿仅局限于丘脑）和扩延型。主要表现为病灶对侧偏瘫、偏身感觉障碍，感觉障碍一般较运动障碍严重。深浅感觉同时受累，深感觉更为严重。本病可伴有特征性眼征，如上视不能或凝视鼻尖、眼球偏斜或分离性斜视、眼球会聚障碍和无反应性小瞳孔等。少量丘脑出血致丘脑中间腹侧核受累时，可出现运动性震颤和帕金森综合征样表现；累及丘脑底核或纹状体，可出现偏身舞蹈 - 投掷样运动；累及优势侧丘脑，可出现丘脑性失语、精神和认知异常，以及人格改变。

3）尾状核头出血：较罕见，多因高血压动脉硬化和血管畸形破裂所致，通常出血不多，可经侧脑室前角破入脑室。主要表现为头痛、呕吐、颈强直和精神异常，可伴有或不伴有神经系统功能缺损症状。

（2）脑叶出血

脑叶出血占全部脑出血的 5%～10%，多因脑动、静脉畸形，血管淀粉样病变，血液病等所致。出血部位以顶叶最为常见，其次为颞叶、枕叶、额叶，也可呈多发脑叶出血。额叶出血时可出现偏瘫、尿便障碍、Broca 失语、摸索和强握反射等症状；颞叶出血时可出现 Wernicke 失语、精神症状、对侧上象限盲、癫痫等症状；枕叶出血时可出现视野缺损；顶叶出血时可出现偏身感觉障碍、轻偏瘫、对侧下象限盲等症状，非优势半球受累可伴构象障碍。

（3）脑干出血

1）脑桥出血：约占脑出血的 10%，多因基底动脉脑桥支破裂所致，出血灶多位于脑桥基底部与被盖部之间。大量出血（血肿＞5mL）累及双侧被盖部和基底部，常破入第四脑室，患者迅即出现昏迷、双侧针尖样瞳孔、呕吐咖啡样胃内容物、中枢性高热、中枢性呼吸障碍、眼球浮动、四肢瘫痪和去大脑强直发作等。小量出血可无意识障碍，主要表现为交叉性瘫痪和共济失调性偏瘫，两眼向病灶侧凝视麻痹或核间性眼肌麻痹。

2）中脑出血：较为少见，常伴有头痛、呕吐和意识障碍，轻症仅表现为一侧或双侧动眼神经不全麻痹、眼球不同轴、同侧肢体共济失调，也可出现 Weber 或 Benedikt 综合征；重症表现为深昏迷，四肢弛缓性瘫痪，可迅速死亡。

3）延髓出血：更为罕见，临床表现为突然意识障碍，影响生命体征，如呼吸、心率、血压改变，继而死亡。轻症患者可表现为不典型的瓦伦贝格（Wallenberg）综合征。

4）小脑出血：约占脑出血的 10%，多因小脑上动脉分支破裂所致。本病起病突然，常伴有头痛、呕吐，眩晕和共济失调较为明显。出血量较少者，主要表现为小脑受损症状，如患侧共济失调、眼震和小脑语言等，多不伴有瘫痪；出血量较多者，尤其是小脑蚓部出血，病情迅猛，发病时或病后 12 ～ 24 小时内出现昏迷及脑干受压征象，双侧瞳孔缩小至针尖样、呼吸不规则等。暴发型则常突然昏迷，在数小时内迅速死亡。

5）脑室出血：占脑出血的 3% ～ 5%，分为原发性和继发性脑室出血。原发性脑室出血多因脉络丛血管或室管膜下动脉破裂出血所致，继发性脑室出血是指脑实质出血破入脑室。患者常有头痛、呕吐，严重者出现意识障碍如深昏迷、脑膜刺激征、针尖样瞳孔、眼球分离斜视或浮动、四肢弛缓性瘫痪及去脑强直发作、高热、呼吸不规则、脉搏和血压不稳定等症状。

### （六）蛛网膜下腔出血

SAH 常见于中青年，起病急骤，多数有明显诱因（如剧烈运动、过度疲劳、用力排便、情绪激动等），临床表现差异较大，轻者可无任何明显临床症状和体征，重者可突然昏迷甚至死亡。一般症状如下。

#### 1. 头痛

动脉瘤性 SAH 的典型表现是突发异常剧烈全头痛，呈进行性加重，常伴有一过性意识障碍和恶心、呕吐。约 1/3 动脉瘤性 SAH 患者发病前数日或数周有轻微头痛的表现，这是小量前驱（信号性）出血或动脉瘤受牵拉所致。动脉瘤性 SAH 的头痛可持续数日，2 周后开始减轻，如头痛再次加重，常提示动脉瘤再次出血。但动、静脉畸形破裂所致 SAH 头痛常不严重。局部头痛常可提示破裂动脉瘤的部位。

#### 2. 脑膜刺激征

患者出现颈强、Kernig 征和 Brudzinski 征等脑膜刺激征，以颈强直最多见。老年、体弱患者或小量出血者，可无明显脑膜刺激征。脑膜刺激征常于发病后数小时出现，3 ～ 4 周后消失。

#### 3. 眼部症状

约 20% 患者眼底可见玻璃体下片状出血，发病 1 小时内即可出现，是急性颅内压增高和眼静脉回流受阻所致。此外，眼球活动障碍也可提示动脉瘤所在的位置。

### 4. 精神症状

约 25% 的患者可出现精神症状，如欣快、谵妄和幻觉等，多在起病后 2 ～ 3 周内自行消失。

### 5. 其他症状

部分患者可以出现脑心综合征、消化道出血、急性肺水肿和局限性神经功能缺损症状等。

## 四、中枢神经系统脱髓鞘疾病

### （一）多发性硬化

多发性硬化的主要临床特点为病灶的空间多发性（DIS）和时间多发性（DIT）。

#### 1. 年龄和性别

起病年龄多在 20 ～ 40 岁，10 岁以下和 50 岁以上患者少见，男女患病之比约 1 ∶ 2。

#### 2. 起病形式

本病以急性或亚急性起病多见，少数可隐匿起病。

#### 3. 临床特征

绝大多数患者在临床上表现为空间和时间多发性。空间多发性指病变部位的多发，时间多发性是指缓解－复发的病程。少数病例在整个病程中呈现单病灶征象。单相病程多见于以脊髓症状起病的缓慢进展型多发性硬化和临床少见的病势凶险的急性多发性硬化。

#### 4. 临床症状和体征

由于多发性硬化患者大脑、脑干、小脑、脊髓可同时或相继受累，故其临床症状和体征多种多样，主要特点如下。

（1）肢体无力

肢体无力最为常见，约半数患者首发症状包括一个或多个肢体无力。下肢运动障碍程度较上肢偏重，可为偏瘫、截瘫或四肢瘫，以不对称性瘫痪最多见。腱反射早期可正常，后随着疾病进展变为亢进，腹壁反射消失。

（2）感觉异常

浅感觉障碍表现为肢体、躯干或面部针刺麻木感，异常的肢体发冷、蚁走感、痛痒感和尖锐、烧灼样疼痛，以及定位不明确的感觉异常。疼痛感可能与脊髓神经根部的脱髓鞘病灶有关，具有显著特征性，亦可有深感觉障碍。

（3）眼部症状

眼部症状主要表现为急性视神经炎或球后视神经炎，多为急性起病的单侧视力下降，有时双眼同时受累。眼底检查早期可见视乳头水肿或正常，后期可伴有视神经萎缩。约30%的患者出现眼肌麻痹和复视。眼球震颤多为水平性或水平加旋转性。内侧纵束受损时出现核间性眼肌麻痹，脑桥旁正中网状结构受损时出现一个半综合征。

（4）共济失调

30%～40%的患者出现不同程度的共济运动失调，少部分晚期多发性硬化患者可出现夏科（Charcot）三联征，表现为眼震、意向性震颤、吟诗样语言。

（5）发作性症状

发作性症状指持续时间较短，可被特殊因素诱发的感觉或运动异常。发作性的神经功能障碍每次持续数秒至数分钟不等，频繁过度换气、焦虑或维持肢体某种姿势可诱发该症状，是多发性硬化特征性的症状之一。强直痉挛、感觉异常、构音障碍、共济失调、癫痫和疼痛不适是较常见的多发性硬化发作性症状。其中，局限于肢体或面部的强直性痉挛，常伴放射性异常疼痛，亦称痛性痉挛，发作时通常不伴有意识障碍和脑电图异常。被动屈颈时会诱导出刺痛感或电击样感觉，自颈部沿脊柱扩散至大腿或足部，称为莱尔米征（Lhermitte sign），是由屈颈时脊髓局部的牵拉力和压力升高、脱髓鞘的脊髓颈段后索受激惹所致。

（6）精神症状

精神症状在临床上较为常见，主要表现为抑郁、易激易怒和性格暴躁，部分患者出现欣快、兴奋，也可表现为淡漠、嗜睡、强哭强笑、反应迟钝、智能低下、重复语言、猜疑和被害妄想等，可伴有不同程度的记忆力下降、注意力不集中。

（7）其他症状

膀胱功能障碍是困扰多发性硬化患者的主要痛苦之一，包括尿频、尿急、尿潴留、尿失禁，常与脊髓功能障碍合并出现。此外，男性多发性硬化患者还可出现原发性或继发性性功能障碍。

临床孤立综合征（CIS）指首次发作的因中枢神经系统脱髓鞘病变导致的一系列临床综合征，可表现为孤立的视神经炎、脑干脑炎、脊髓炎或某个解剖部位受累后症状体征（通常不包括脑干脑炎以外的其他脑炎），也可出现多部位同时受累的复合临床表现。常见症状包括视力下降、肢体麻木、肢体无力、二便障碍等；病灶特点表现为时间上的孤立，且症状持续 24 小时以上。多发性硬化还可伴有周围神经损害和多种其他自身免疫性疾病，如风湿病、类风湿综合征、干燥综合征、重症肌无力等。其机制多为机体的免疫调节障碍引起多个靶点受累。

### （二）视神经脊髓炎

视神经脊髓炎是免疫介导的主要累及视神经和脊髓的原发性中枢神经系统炎性脱髓鞘病。该病在亚洲人群中发病率较欧洲、美洲偏高。

本病多在 5 ～ 50 岁发病，平均年龄 39 岁，女性患病率是男性的 5 ～ 10 倍。

本病主要表现为单侧或双侧视神经炎（ON）和急性脊髓炎，初期可为单纯的视神经炎或脊髓炎，两者也可以同时出现，但多数先后出现，间隔时间无规律。

视神经炎可单眼、双眼间隔或同时发病。急性起病，进展迅速，视力下降甚至失明，可伴有眼眶疼痛，眼球运动或按压时加重。眼底检查可见视乳头水肿，晚期可出现视神经萎缩，多遗留明显的视力障碍。

横贯性脊髓炎发病迅猛，常在几天内达到高峰，主要表现为双下肢瘫痪、双侧感觉障碍和尿潴留，程度较重。脑干受累时可出现眩晕、眼震、复视、顽固性呃逆和呕吐、饮水呛咳和吞咽困难。根性神经痛、痛性肌痉挛和前核间型眼肌麻痹综合征也较为常见。

部分 NMO 患者可伴有其他自身免疫性疾病，如系统性红斑狼疮、干燥综合征、混合结缔组织病、重症肌无力、甲状腺功能亢进、桥本甲状腺炎、结节性多动脉炎等，血清亦可检出抗核抗体、抗 SSA 抗体或抗 SSB 抗体、抗心磷脂抗体等。

### （三）急性播散性脑脊髓炎

急性播散性脑脊髓炎是广泛累及脑和脊髓白质的急性炎症性脱髓鞘疾病，通常发生在感染后、出疹后或疫苗接种后。

本病多见于儿童和青壮年，呈散发性，无季节性，感染或疫苗接种后 1 ～ 2 周急性起病，主要表现为高热、头痛、头昏、全身酸痛，严重时出现痫性发作和意识改变等；脊髓受累可出现损伤平面以下的四肢瘫或截瘫；锥体外系受累可出现震颤和舞蹈样动作；小脑受累可出现共济运动障碍。急性坏死性出血性脑脊髓炎又称为急性出血性白质脑炎，也称（韦斯顿–赫斯顿）Weston-Hurst综合征，通常被认为是ADEM暴发型。本病好发于青壮年，病前1～2周内可有上呼吸道感染病史，起病急骤，进展迅猛，常在2～4日内达到高峰，病情危重，死亡率高。本病主要表现为高热、意识模糊或昏迷进行性加深、烦躁不安、痫性发作、偏瘫或四肢瘫；脑脊液压力增高、细胞含量增多；脑电图提示弥漫性慢波活动；头颅CT可见大脑、脑干和小脑白质有不规则低密度区。

## 五、癫痫

### （一）癫痫发作的分类

癫痫的临床表现丰富多样，但都具有如下共同特征：①发作性，即症状突然发生，持续一段时间后迅速恢复，间歇期正常；②短暂性，即发作持续时间非常短，通常为数秒钟或数分钟，除癫痫持续状态外，很少超过半小时；③重复性，即第一次发作后，经过不同间隔时间会有第2次或更多次的发作；④刻板性，指每次发作的临床表现几乎一致。

#### 1. 部分性发作

部分性发作是指源于大脑半球局部神经元的异常放电，包括单纯部分性发作、复杂部分性发作、部分性发作继发全面性发作3类。前者为局限性发放，通常不伴有意识障碍，后两者放电从局部扩展到双侧脑部，可伴有意识改变。

（1）单纯部分性发作

发作时程短，通常不超过1分钟，突发突止，通常不伴有意识改变，可分为以下4型。

1）部分运动性发作：主要表现为身体某一部位突发不自主抽动，多见于一侧眼睑、口角、手指或足趾，也可波及对侧面部或肢体，病灶常位于中央前回及附近。

2）部分感觉性发作：躯体感觉性发作主要表现为一侧肢体麻木感和针刺感，多见于口角、舌、手指或足趾，病灶常位于中央后回躯体感觉区；特殊感觉性发作主要表现为视觉性（如闪光或黑矇等）、听觉性、嗅觉性和味觉性；眩晕性发作主要表现为坠落感、飘动感、水平或垂直运动感等。

3）自主神经性发作：主要表现为肤色苍白、面部及全身潮红、多汗、立毛、瞳孔散大、呕吐、腹痛、肠鸣、烦渴和欲排尿感等。病灶常位于岛叶、丘脑及周围（边缘系统），易扩散出现意识障碍，成为复杂部分性发作部分。

4）精神性发作：主要表现为各种类型的记忆障碍（如似曾相识、似不相识、强迫思维、快速回顾往事）、情感障碍（无名恐惧、忧郁、欣快、愤怒）、错觉（视物变形、变大、变小，声音变强或变弱）、复杂幻觉等，病灶常位于边缘系统。该型常作为复杂部分性发作的先兆，继发全面性强直－阵挛发作，偶见单独出现。

（2）复杂部分性发作（CPS）

复杂部分性发作也称为精神运动性发作，占成人癫痫发作的半数以上。病灶常位于颞叶，故又称为颞叶癫痫，也可见于额叶、嗅皮质等部位。因起源部位、扩散途径和传导速度的不同，常表现出不同的临床症状，可分以下类型。

1）仅表现为意识障碍：通常表现为意识模糊，少部分可伴有意识丧失，但发作中的精神性或精神感觉性成分常掩盖意识障碍，表现类似失神。成人失神几乎全是复杂部分性发作，但在小儿应注意与失神性发作鉴别。

2）表现为意识障碍和自动症：经典的复杂部分性发作可从先兆开始，先兆是痫性发作出现意识丧失前的部分，患者对此保留意识，以上腹部异常感觉最常见，也可出现情感（恐惧）、认知（似曾相识）和感觉性（嗅幻觉）症状，随后出现意识障碍、呆视和动作停止，通常持续 1～3 分钟。

3）表现为意识障碍与运动症状：复杂部分性发作可表现为开始即出现意识障碍和各种运动症状，尤其在睡眠中发作，可能与放电扩散速度较快有关。运动症状可表现为局灶性或不对称强直、阵挛和变异性肌张力动作，各种特殊姿势（如击剑样动作）等，也可表现为不同运动症状的组合或先后出现，与放电起源部位及扩散过程累及区域有关。

（3）部分性发作继发全面性发作

单纯部分性发作可继发复杂部分性发作，单纯或复杂部分性发作均可扩展为全面性强直－阵挛发作。

### 2. 全面性发作

最初的症状学和脑电图提示发作源自双侧脑部，发作初期即可出现意识丧失。

（1）全面强直－阵挛发作（GTCS）

主要特点为意识丧失和双侧强直后出现阵挛，可由部分性发作演变而来，也可在疾病开始即表现为全面强直－阵挛发作。早期即可出现意识丧失、跌倒，随后的发作分为3期。

1）强直期：表现为全身骨骼肌持续性收缩。眼肌收缩出现眼睑上牵、眼球上翻或凝视；咀嚼肌收缩出现张口，随后猛烈闭合，可咬伤舌尖；喉肌和呼吸肌强直性收缩致患者尖叫一声，呼吸停止；颈部和躯干肌肉的强直性收缩致颈和躯干先屈曲后反张；上肢由上举后旋转为内收旋前，下肢先屈曲后猛烈伸直，持续 10～20 秒钟后进入阵挛期。

2）阵挛期：肌肉交替性收缩与松弛，呈一张一弛交替性抽动，阵挛频率逐渐变慢，松弛时间逐渐延长，本期可持续 30～60 秒甚至更长。在一次剧烈阵挛后，发作停止，进入发作后期。以上两期均可发生舌咬伤，并伴呼吸停止、血压升高、心率加快、瞳孔散大、光反射消失、唾液和其他分泌物增多；Babinski 征可为阳性。

3）发作后期：此期尚有短暂阵挛，以面肌和咬肌为主，导致牙关紧闭，可发生舌咬伤。本期全身肌肉松弛，括约肌松弛，尿液自行流出可发生尿失禁。呼吸首先恢复，随后瞳孔、血压、心率渐至正常。肌张力松弛，意识逐渐恢复。从发作到意识恢复历时 5～15 分钟。醒后患者常感头痛、全身酸痛、嗜睡，部分患者可有意识模糊，此时强行约束患者可能发生伤人和自伤。

（2）强直性发作

强直性发作多见于弥漫性脑损害的儿童，睡眠中发作较多。主要表现为与强直－阵挛发作中强直期相似的全身骨骼肌强直性收缩，多伴有明显的自主神经症状，如面色苍白等。若发作时处于站立位可发生跌倒。通常持续数秒至数十秒。

（3）阵挛性发作

阵挛性发作几乎都发生在婴幼儿，特征是重复阵挛性抽动伴有意识丧失，之前无强直期。双侧对称或以某一肢体为主的抽动，幅度、频率和分布多变，为婴儿发作的特征，通常持续 1 分钟至数分钟。

（4）失神发作

失神发作分为典型和不典型失神发作，两者在临床表现、脑电图背景活动及发作期改变、预后等方面存在较大差异。

1）典型失神发作：儿童期起病，青春期前停止发作。特征性表现是突然短暂的（5～10 秒）意识丧失和正在进行的动作中断，双眼茫然凝视，呼之不应，可伴简单自动性动作，如咀嚼、吞咽等，或伴失张力如手中持物坠落或轻微阵挛，通常不致跌倒，事后对发作全无记忆，每日可发作数次至数百次。发作后立即清醒，无明显不适，可继续先前活动，醒后不能回忆。

2）不典型失神：起始和终止均较典型失神缓慢，除意识丧失外，常伴肌张力降低，偶可见肌阵挛。

（5）肌阵挛发作

肌阵挛发作主要表现为快速、短暂、触电样肌肉收缩，可遍及全身，也可仅限于某个肌群或肢体，常成簇发生，声、光等刺激可诱发。肌阵挛发作可发于任何年龄段，多见于预后较好的特发性癫痫患者，也可见于罕见的遗传性神经变性病及弥漫性脑损害。

（6）失张力发作

失张力发作是姿势性张力丧失使一部分或全身肌肉张力突然降低导致垂颈（点头）、张口、肢体下垂（持物坠落）或躯干失张力跌倒或猝倒发作，通常持续数秒至1分钟，时间短者意识障碍可不明显，发作后立即清醒和站起。

## 六、周围神经疾病

周围神经病是由各种病因引起的周围神经系统结构或者功能损害的疾病总称。由于疾病病因、受累范围及病程不同，周围神经疾病的分类标准尚未统一，单一分类方法很难涵盖所有病种。

### （一）三叉神经痛

三叉神经痛是原发性三叉神经痛的简称，主要表现为三叉神经分布区内短暂的反复发作性剧痛。

本病常见于中老年人，40岁以上患者占全部病例的70%～80%，女性发病较男性多。三叉神经痛常局限于三叉神经第2或第3支分布区，以上颌支、下颌支较多见。发作时表现为以面颊上、下颌及舌部明显的剧烈电击样、针刺样、刀割样或撕裂样疼痛，通常持续数秒或1～2分钟，突发突止，间歇期完全正常。患者口角、鼻翼、颊部或舌部为敏感区，轻触可诱发，称为扳机点或触发点。严重病例可因疼痛出现面肌反射性抽搐，口角牵向患侧。病程呈周期性，发作可为数日、数周或数月不等，缓解期如常人。随着病程迁延，发作次数逐渐增多，发作时间延长，间歇期缩短，甚至为持续性发作，很少自愈。神经系统查体一般无阳性体征，患者主要表现为因恐惧疼痛而不敢洗脸、刷牙、进食，面部、口腔卫生较差，面色憔悴，情绪低落。

### （二）特发性面神经麻痹

特发性面神经麻痹亦称为面神经炎或贝尔麻痹，是茎乳孔内面神经非特异性炎症所致的周围性面瘫。

本病可于任何年龄发病，常见于 20 ～ 40 岁，男性较女性偏多。面神经麻痹急性起病，在数小时至数天达高峰，主要表现为患侧面部表情肌瘫痪，额纹消失，不能蹙额、皱眉，眼裂不能闭合或者闭合不全。部分患者起病前 1 ～ 2 日可有患侧耳后持续性疼痛和乳突部压痛。体格检查时，可见患侧闭眼时眼球向外上方转动，露出白色巩膜，称为贝尔征（Bell sign）；鼻唇沟变浅，口角下垂，示齿时口角向健侧歪斜；由于口轮匝肌瘫痪，不能鼓腮；颊肌瘫痪，食物易滞留患侧齿龈。根据面神经受损部位不同可有其他特征性表现，如鼓索以上面神经病变可出现同侧舌前 2/3 味觉消失；镫骨肌神经以上部位受损，则同时有舌前 2/3 味觉消失及听觉过敏；膝状神经节受累时，除有周围性面瘫，舌前 2/3 味觉消失及听觉过敏外，患者还可出现乳突部疼痛，耳郭、外耳道感觉减退和外耳道、鼓膜疱疹，称为亨特（Hunt）综合征。

### （三）吉兰 – 巴雷综合征

吉兰 – 巴雷综合征（GBS）是一种自身免疫介导的周围神经病，主要损害多数脊神经根和周围神经，也常累及脑神经。临床特点为急性起病，症状常在 2 周左右达到高峰，主要表现为多发神经根及周围神经损害，伴有脑脊液蛋白 – 细胞分离现象，多呈单时相自限性病程。该病包括急性炎性脱髓鞘性多发神经根神经病（AIDP）、急性运动性轴索型神经病（AMAN）、急性运动感觉轴索型神经病（AMSAN）、米 – 费（Miller–Fisher）综合征（MFS）、急性泛自主神经病（APN）和急性感觉神经病（ASN）等亚型。AIDP 是 GBS 最常见的类型，也称经典型 GBS，主要临床表现如下。

①任何年龄、任何季节均可发病。

②发病前 1 ～ 3 周常有上呼吸道感染或胃肠道感染症状或疫苗接种史。

③急性起病，病情多在 2 周左右达到高峰。

④首发症状多为肢体对称性迟缓性肌无力，自远端渐向近端发展或自近端向远端加

重，常始于双下肢，逐渐累及躯干肌、脑神经。常在数日至 2 周达到高峰。严重者可出现肋间肌和膈肌麻痹致呼吸衰竭。通常四肢腱反射常减弱，约 10% 的患者可表现为腱反射正常或活跃。

⑤发病时患者常伴有肢体感觉异常，如烧灼感、麻木、刺痛和不适感等，可先于或与运动症状同时出现。感觉缺失相对轻，呈手套 – 袜套样分布。少数患者可伴有压痛，以腓肠肌最为常见，偶可出现 Kernig 征和拉赛格（Lasegue）征等神经根刺激症状。

⑥脑神经受累以双侧面神经麻痹最为常见，其次为舌咽、迷走神经，很少累及动眼神经、展神经、舌下神经、三叉神经，部分患者就诊时仅有脑神经损害症状。

⑦部分患者可出现自主神经功能障碍，表现为皮肤潮红、出汗增多、心动过速、心律失常、体位性低血压、手足肿胀及营养障碍、尿便障碍等。

⑧多为单相病程，病程中可有短暂波动。

## 七、脊髓疾病

### （一）急性脊髓炎

急性脊髓炎又称急性横贯性脊髓炎，是临床上最常见的一种脊髓炎，主要表现为以病变平面以下肢体瘫痪、传导束性感觉障碍和二便障碍。

本病可见于任何年龄，以青壮年居多。男女发病率无明显差异。发病前 1 ～ 2 周常有上呼吸道感染、消化道感染症状，或有疫苗接种史。外伤、劳累、受凉等为发病诱因。起病急骤，起病时有低热，病变部位神经根痛，肢体麻木无力，病变节段有束带感；亦有患者无任何其他症状而突然发生瘫痪。患者多在数小时或数日内出现受累平面以下运动障碍、感觉缺失，以及膀胱、直肠括约肌功能障碍。本病以胸段脊髓炎最为常见，尤其是 $T_3 \sim T_5$ 节段，颈髓、腰髓次之。

#### 1. 运动障碍

起病急骤，进展迅猛，早期为脊髓休克期，表现为肢体瘫痪、肌张力减低、腱反射消失、病理反射阴性。通常 1 ～ 2 周后进入恢复期，肌张力、腱反射逐渐恢复，出现病理反射，肢体肌力的恢复常始于下肢远端，逐渐向上延伸。脊髓休克期的长短取决于脊髓损害严重程度和有无发生并发症（如肺部感染、尿路感染、压疮等）。脊髓严重损伤时，常导致屈肌张力增高。下肢任何部位的刺激或膀胱充盈，均可引起下肢屈曲反射和痉挛，伴有出汗、竖毛、尿便自动排出等症状，称为总体反射，常提示预后不良。

### 2. 感觉障碍

受损节段以下所有感觉丧失，在感觉缺失平面的上缘可有感觉过敏或束带感；轻症患者感觉平面可不明显。随病情恢复感觉平面逐步下降，但较运动功能的恢复慢且差。

### 3. 自主神经功能障碍

早期表现为尿潴留，脊髓休克期膀胱容量可达 1000mL，呈无张力性神经源性膀胱，因膀胱充盈过度，可出现充盈性尿失禁。随着脊髓功能的恢复，膀胱容量缩小，尿液充盈到 300 ～ 400mL 即自行排尿，称为反射性神经源性膀胱，出现充溢性尿失禁。受损平面以下出现少汗或无汗、皮肤脱屑及水肿、指（趾）甲松脆和角化过度等。受损平面以上可有发作性出汗过度、皮肤潮红、反射性心动过缓等，称为自主神经反射异常。

### （二）脊髓亚急性联合变性

脊髓亚急性联合变性（SCD）是维生素 $B_{12}$ 的摄入、吸收、结合、转运或代谢障碍导致体内含量不足而引起的中枢和周围神经系统变性的疾病。主要表现为双下肢深感觉缺失、感觉性共济失调、痉挛性瘫痪及周围性神经病变等，常伴有贫血的临床征象。

本病多在中年以后起病，男女发病率无明显差别，隐匿起病，缓慢进展。

早期常伴有贫血、倦怠、腹泻和舌炎等病史，伴血清维生素 $B_{12}$ 减低，常先于神经系统症状出现。神经症状为双下肢无力、发硬和双手动作笨拙、步态不稳、踩棉花感，可见步态蹒跚、步基增宽，罗姆伯格（Romberg）征阳性等。随后出现手指、足趾末端对称性持续刺痛、麻木和烧灼感等。检查双下肢振动觉、位置觉障碍，以远端明显；肢端感觉客观检查多正常，少数患者有手套 – 袜套样感觉减退。有些患者屈颈时出现由脊背向下放射的触电感。

双下肢可呈不完全性痉挛性瘫痪，表现为肌张力增高、腱反射亢进和病理征阳性，如周围神经病变较重时，则表现为肌张力减低、腱反射减弱，但病理征常为阳性。少数患者可见视神经萎缩及中心暗点，提示大脑白质与视神经广泛受累，很少波及其他脑神经。括约肌功能障碍出现较晚。

本病还可见精神异常如易激惹、抑郁、幻觉、精神错乱、类偏执狂倾向，认知功能减退甚至痴呆。

## 八、神经－肌肉接头疾病和肌肉疾病

神经－肌肉头疾病指神经－肌肉接头间传递功能障碍所引起的疾病，主要包括重症肌无力和肌无力综合征。肌肉疾病是指骨骼肌疾病，主要包括周期性瘫痪、多发性肌炎、进行性肌营养不良症、强直性肌营养不良症和线粒体肌病等。

### （一）神经－肌肉接头疾病和肌肉疾病的共同临床表现

#### 1. 肌肉萎缩

肌肉萎缩指因肌纤维数目减少或体积变小导致的骨骼肌的容积下降。

#### 2. 肌无力

肌无力指骨骼肌力量下降。不同类型的神经－肌肉病，肌无力的分布不尽相同。肌肉疾病和神经－肌肉接头疾病所致的肌无力一般双侧对称，累及范围常不能以某一组或某一条神经损害来解释。

#### 3. 运动不耐受

运动不耐受指达到疲劳的运动负荷量下降，行走短距离即产生疲劳感，休息后可缓解。该症状多见于重症肌无力、线粒体肌病、脂质沉积性肌病等。

#### 4. 肌肥大与假性肥大

肌肥大分为功能性和病理性肥大两种。举重运动员及重体力劳动者的某些肌群特别发达，肌肉体积肥大，肌力增强，这是生理性（功能性）肥大。病理性肌肉肥大主要见于以下几种情况。

肌病：先天性肌强直症患者可伴有肌肥大，但肌力减弱。假性肥大型肌营养不良症可有腓肠肌等肌肉肥大，这是肌纤维的破坏使脂肪和结缔组织反应性增生所致，故称假性肥大。真性肌肥大较为罕见，多见于儿童，肢体肌肉肥大呈进行性发展，到一定程度后可自行停止。

内分泌障碍：甲状腺功能减退可引起黏液性水肿导致肢体外形增大。肢端肥大症早期肌肥大，晚期肌萎缩。

先天性偏侧肥大：主要表现为一侧面部肥大，或一侧面部与同侧半身肥大。

### 5. 肌肉疼痛和肌压痛

肌肉疼痛和肌压痛常见于炎性肌病。活动性疼痛指活动时肌肉疼痛，可见于长跑后的缺血性胫前肌综合征、线粒体肌病和脂质沉积性肌病等。Ⅴ型糖原贮积病患者运动后可出现痉挛性疼痛，称为痛性痉挛。

### 6. 肌肉强直

肌肉强直指因肌膜兴奋性改变导致肌肉收缩或机械刺激后产生的不自主的持续性肌收缩。反复多次活动或温暖以后症状减轻，见于先天性肌强直症、强直性肌营养不良症。

### 7. 肌肉不自主运动

肌肉不自主运动指肌肉在静息状态下不自主地收缩、抽动，有以下几种形式。

肌束颤动：肌束发生的短暂性不自主收缩，肉眼可以观察到，但通常不引起肢体运动，可见于脊髓前角或前根损害。

肌纤维颤动：肉眼无法观察到，只能通过肌电图捕捉。

肌颤搐：一群或一块肌肉在休止状态下呈现的缓慢、持续、不规则的波动性颤动，肉眼可见，见于特发性肌颤搐。

### （二）重症肌无力

重症肌无力是一种神经－肌肉接头传递功能障碍的获得性自身免疫性疾。主要表现为部分或全身骨骼肌无力和极易疲劳，活动后症状加重，经休息和胆碱酯酶抑制剂（ChEI）治疗后症状缓解。

### 1. 临床表现

任何年龄均可患病，发病年龄有两个高峰：20～40岁发病者女性多于男性；40～60岁发病者以男性多见，常合并胸腺瘤。少部分患者有家族史。常见诱因有感染、手术精神创伤、全身性疾病、过度疲劳、妊娠、分娩等，有时甚至可以诱发重症肌无力危象。

### 2. 临床特征

（1）受累骨骼肌病态疲劳

肌肉连续收缩后出现严重无力甚至瘫痪，休息后可缓解。肌无力常于下午或傍晚因劳累后加重，晨起或休息后减轻，称为晨轻暮重。

（2）受累肌的分布和表现

全身骨骼肌均可受累，最先累及脑神经支配的肌肉。肌无力常从一组肌群开始，范围逐步扩大。首发症状常为一侧或双侧眼外肌无力，如上眼睑下垂、斜视和复视，重者眼球运动明显受限，甚至眼球固定，但瞳孔括约肌不受影响。面部肌肉和口咽肌受累时出现表情淡漠、苦笑面容；连续咀嚼无力、饮水呛咳、吞咽困难；说话带鼻音、发音障碍。胸锁乳突肌和斜方肌受累时出现颈软、抬头困难，转颈、耸肩无力。四肢肌肉受累以近端无力为重，表现为抬臂、梳头、上楼梯困难，腱反射通常不受影响，感觉功能正常。

（3）重症肌无力危象

重症肌无力危象指呼吸肌受累时出现咳嗽无力甚至呼吸困难，需靠呼吸机支持，是本病致死的主要原因。口咽肌无力和呼吸肌乏力者易发生危象，诱发因素包括呼吸道感染、手术（包括胸腺切除术）、精神紧张、全身疾病等。心肌偶可受累，可引起猝死。

（4）胆碱酯酶抑制剂治疗有效

胆碱酯酶抑制剂治疗有效是重症肌无力一个重要的临床特征。

（5）病程特点

本病缓慢或亚急性起病，受凉、劳累后可诱发加重。病程呈波动性，缓解与复发交替。晚期患者休息后不能完全恢复。多数病例迁延数年至数十年，靠药物维持。少数病例可自然缓解。

**3.临床分型**

（1）成年型

1）Ⅰ型（眼肌型）：占15%～20%，病变局限于眼外肌，出现上眼睑下垂和复视。

2）ⅡA（轻度全身型）：占30%，可累及眼、面、四肢肌肉，生活多可自理，咽喉肌通常不受影响。

3）ⅡB（中度全身型）：占25%，四肢肌群受累明显，除伴有眼外肌麻痹外，还有较明显的咽喉肌无力症状，如说话含糊不清、吞咽困难、饮水呛咳、咀嚼无力，呼吸肌通常不受影响。

4）Ⅲ（急性重症型）：占15%，急性起病，常在数周内累及延髓肌、肢带肌、躯干肌和呼吸肌，肌无力严重，有重症肌无力危象，需做气管切开，病死率较高。

5）Ⅳ（迟发重症型）：占10%，病程可长达2年以上，常由Ⅰ、ⅡA、ⅡB型发展而来，症状与Ⅲ型相似，常合并胸腺瘤，预后不良。

6）Ⅴ（肌萎缩型）：少部分患者可仅表现为肌无力和肌萎缩。

（2）儿童型

儿童约占我国重症肌无力患者的 10%。多数病例仅限于眼外肌麻痹，双眼睑下垂可交替出现，呈拉锯状。1/4 病例可自然缓解，仅少数病例累及全身骨骼肌。

1）新生儿型：约有 10% 的 MG 孕妇可将 AChR 抗体 lgG 经胎盘传给胎儿，患儿出生后即哭声低、吸吮无力、肌张力低、动作减少。通常经治疗可在 1 周至 3 个月内缓解。

2）先天性肌无力综合征：出生后短期内出现持续的眼外肌麻痹，常有阳性家族史，但其母亲未患 MG。

（3）少年型

少年型多在 10 岁后发病，表现为单纯眼外肌麻痹，部分可伴有吞咽困难和四肢无力。

## 九、睡眠障碍

睡眠障碍性疾病包括失眠症（insomnia）、发作性睡病、睡眠呼吸暂停综合征、不安腿综合征、快速眼球运动睡眠期行为障碍（RBD）、克莱恩 – 莱文（Kleine-Levin）综合征、梦游症、睡惊症等。

### （一）失眠症

失眠症是入睡和（或）睡眠维持困难所致的睡眠质量或数量达不到正常生理需求而影响日间社会功能的一种主观体验，是最常见的睡眠障碍性疾患。

失眠症主要表现为入睡困难（入睡时间超过 30 分钟）、睡眠维持障碍（夜间觉醒次数 ≥ 2 次）、早醒、睡眠质量下降及总睡眠时间减少（通常不足 6 小时），同时伴有日间功能障碍，出现日间困倦疲劳、注意力不集中、记忆力减退，伴有紧张、不安、强迫、情绪低落，多数患者因过度关注自身的睡眠问题产生焦虑，而焦虑又可加重失眠，形成恶性循环。

### （二）发作性睡病

发作性睡病是一种原因不明的慢性睡眠障碍，主要表现为白天反复发作的无法克制的睡眠、猝倒发作和夜间睡眠障碍。

本病常于 10 ～ 30 岁起病，8 ～ 12 岁为发病高峰。男性发病率较女性偏高。

## 1. 日间过度睡眠（EDS）

日间过度睡眠也称病理性睡眠，本病的主要症状表现为白天突然发生不可遏制的睡眠，任何情况下均可发作，持续时间从几分钟到数小时不等。随着时间的推移或年龄的增长，症状可以减轻但不会消失。

## 2. 猝倒发作

猝倒发作是本病的特征性症状，具有诊断价值，出现于病理性睡眠之后的数月到数年，表现为在觉醒时躯体随意肌突然失去张力而摔倒，持续几秒钟，偶可达几分钟，通常不伴有意识丧失。情绪骤然波动是最常见的诱因，剧烈运动也可诱发。

## 3. 夜间睡眠障碍

夜间睡眠障碍包括夜间睡眠中断、觉醒次数和时间增多、睡眠效率下降、睡眠瘫痪、入睡前幻觉、梦魇、异态睡眠及 REM 睡眠期行为障碍等。与梦境相关的入睡前幻觉和睡眠瘫痪是其特征性表现。睡眠幻觉出现于睡眠开始时或睡眠到觉醒之间的转换过程中。幻觉内容包括视、听、触觉的成分，常伴有类似于梦境般的离奇内容；睡眠瘫痪发生于刚入睡或刚觉醒时数秒钟到数分钟内，表现为肢体运动障碍，不能言语，可伴有濒死感，但无意识障碍，这种发作可以被轻微刺激终止。

### （三）睡眠呼吸暂停综合征

睡眠呼吸暂停综合征（SAS）也称为睡眠呼吸暂停低通气综合征（SAHS），是指在每夜 7 小时睡眠过程中，反复出现呼吸暂停和低通气次数 30 次以上，或平均每小时呼吸暂停和低通气次数 5 次以上，通常用呼吸暂停低通气指数（AHI）表示，即睡眠中平均每小时呼吸暂停与低通气的次数之和。

睡眠呼吸暂停是指在睡眠状态下，口、鼻气流消失或较基线幅度下降 90% 以上，持续 10 秒以上。低通气是指口、鼻气流低于正常 30% 以上并伴有 4% 以上的氧饱和度下降，或口、鼻气流低于正常 50% 以上，同时伴有 3% 以上的氧和度下降，持续 10 秒以上。根据口鼻通气情况及胸腹部呼吸运动，临床上 SAHS 可分为阻塞型、中枢型、混合型三种，以阻塞性睡眠呼吸暂停低通气综合征最为常见。

睡眠时打鼾是本病最突出的症状，鼾声不规律，时高时低，有时可中断，可伴有呼吸暂停，严重者可被憋醒，醒后出现心慌、气短等不适。此外，还可出现睡眠行为异常，如夜间出现恐惧、周期性肢体抽动、夜游、梦呓等。

询问睡眠史时，患者常诉有睡眠障碍，如频繁夜间觉醒、睡眠片段、窒息感、夜间排尿次数增多等，但多数患者没有入睡困难。晨起感头昏、白天疲倦、困乏，容易在开会、听课、晚间读书、看报或看电视时睡觉。多数患者可伴有注意力减退、记忆力下降、烦躁易怒、性格改变、性功能减退、心悸或心律失常、高血压、肺动脉高压、水肿、红细胞增多、认知功能减退等。严重者可合并心力衰竭和其他脑功能减退的症状和体征。

## 第四节　神经系统疾病检查与诊断

### 一、意识状态检查

意识由觉醒状态与意识内容两部分构成。觉醒状态指与睡眠呈周期性交替的清醒状态，由脑干网状激活系统和丘脑非特异性核团维持和激活。意识内容指人的知觉、思维、记忆、注意、智能、情感、意志活动等心理过程（精神活动），还有通过言语、听觉、视觉、技巧性运动及复杂反应与外界环境保持联系的机敏力，属大脑皮质的功能。意识障碍指人对外界环境和自身状态的识别和觉察能力出现障碍，多由脑和脑干功能活动受到抑制引起。依据觉醒度改变可将意识障碍分为嗜睡、昏睡和昏迷；依据意识内容改变可将意识障碍分为意识模糊和谵妄状态；依据意识范围改变可将意识障碍分朦胧状态和漫游性自动症；此外还有特殊类型的意识障碍，包括最低意识状态、去大脑皮质状态和植物状态。临床上常以觉醒度改变为主和以意识内容改变为主进行分类。临床上常用格拉斯哥（Glasgow）昏迷评定量表（表2）评价意识障碍的程度，最高15分（无昏迷），最低3分，分数越低，昏迷程度越严重。通常8分以上预后良好，7分以下预后较差，3～5分者存在死亡风险。意识障碍患者的神经系统查体主要包括眼征、对疼痛刺激的反应、瘫痪体征、脑干反射等。

#### 1. 眼征

（1）瞳孔

瞳孔检查包括瞳孔大小、形状、对称性及直接、间接对光反射。一侧瞳孔散大见于固定见于该侧动眼神经受损；双侧瞳孔散大和对光反应消失见于中脑受损、脑缺氧和阿托品类中毒等；双瞳孔针尖样缩小见于脑桥出血、有机磷中毒和吗啡类中毒等；一侧瞳孔缩小见于 Horner 征，如延髓背外侧综合征或颈内动脉夹层等。

（2）眼底

检查是否有视乳头水肿、出血。水肿见于颅内压增高等；玻璃体膜下片状或块状出血见于蛛网膜下腔出血等。

（3）眼球位置

检查是否有眼球凸起或凹陷。凸起见于甲亢、动眼神经麻痹和眶内肿瘤等；凹陷见于 Horner 征、颈髓病变及瘢痕收缩等。

（4）眼球运动

眼球同向性偏斜的方向在肢体瘫痪的对侧见于大脑半球病变；眼球同向性偏斜在肢体瘫痪的同侧见于脑干病变；垂直性眼球运动障碍如双眼向上或向下凝视见于中脑四叠体附近或下丘脑病变；眼球向下向内偏斜见于丘脑损害；分离性眼球运动见于小脑损害表现；眼球浮动说明昏迷尚未达到中脑功能受抑制的深度。

表 2　格拉斯哥昏迷评定量表

| 检查项目 | 临床表现 | 评分 |
| --- | --- | --- |
| 睁眼反应 | 自动睁眼 | 4 |
| | 呼喊睁眼 | 3 |
| | 疼痛刺激睁眼 | 2 |
| | 不睁眼 | 1 |
| 言语反应 | 定向正常 | 5 |
| | 应答错误 | 4 |
| | 言语错乱 | 3 |
| | 言语难辨 | 2 |
| | 不语 | 1 |
| 动作反应 | 能按指令发出动作 | 6 |
| | 对刺激能定位 | 5 |
| | 对刺激能躲避 | 4 |
| | 刺激肢体屈曲反应 | 3 |
| | 刺激肢体过伸反应 | 2 |
| | 无动作 | 1 |

## 2. 对疼痛刺激的反应

用力按压眶上缘、胸骨检查昏迷患者对疼痛的运动反应，有助于判断昏迷程度。出现单侧或不对称性姿势反应时，健侧上肢可表现出防御姿态，患侧则无反应，提示瘫痪对侧大脑半球或脑干病变。疼痛引起去皮质强直（decorticate rigidity），表现为上肢屈曲、下肢伸直，与丘脑或大脑半球病变有关；去大脑强直（decerebrate rigidity）表现为四肢伸直、肌张力增高或角弓反张，提示中脑功能受损，较去皮质强直脑功能障碍程度更为严重，但这两种反应都不能精确地定位病变部位。脑桥和延髓病变患者通常对疼痛无反应，偶可发现膝部屈曲（脊髓反射）。

## 3. 瘫痪体征

观察有无面瘫，一侧面瘫时表现为该侧睑裂增宽，鼻唇沟变浅，口角㖞斜。观察有无瘫痪，偏瘫侧下肢常呈外旋位，受到疼痛刺激时回缩较差或无回缩，病理征阳性，急性昏迷瘫痪者瘫痪侧肌张力多降低。坠落试验可检查瘫痪的部位：检查上肢时将患者双上肢同时托举后突然放开任其坠落，瘫痪侧上肢迅速坠落而且沉重，无瘫痪肢体则向外侧倾倒，缓慢坠落；检查下肢时将患者一侧下肢膝部屈曲提高，足跟着床，突然松手时瘫痪肢体不能自动伸直，并向外倾倒，无瘫痪肢体则呈弹跳式伸直，并能保持足垂直位。

## 4. 脑干反射

可通过睫脊反射、角膜反射、反射性眼球运动等脑干反射来判断是否存在脑干功能损害，其中反射性眼球运动包括头眼反射和眼前庭反射两种检查方法。①睫脊反射（ciliospinal reflex）：给予颈部皮肤疼痛刺激时可引起双侧瞳孔散大，此反射存在提示下位脑干、颈髓、上胸段脊髓及颈交感神经功能正常。②角膜反射（corneal reflex）：角膜反射是由三叉神经的眼神经与面神经共同完成的，当三叉神经第1支（眼神经）或面神经损害时，均可出现角膜反射消失。如果脑桥上部和中脑未受累及，角膜反射存在；一侧角膜反射消失见于同侧面神经病变（同侧脑桥），双侧角膜反射消失见于一侧三叉神经受损或双侧面神经受损，提示中脑或脑桥受累，双侧角膜反射消失提示昏迷程度较深。③头眼反射（oculocephalic reflex）：又称玩偶眼试验（dolls eye test），轻扶患者头部向左右、上下转动时，眼球向头部运动相反方向移动，然后逐渐回到中线位。婴儿为正常反射，随着大脑发育而抑制，该反射涉及前庭核、脑桥侧视中枢、内侧纵束和眼球运动神经核，此反射在大脑半球弥漫性病变和间脑病变导致昏迷时出现并加强；脑干病变时此反射消失，如一侧脑干病变，头向该侧转动时无反射，向对侧仍存在。④眼前庭反射（oculovestibular reflex）：或称冷热水试验，用注射器向外耳道注入 1mL 冰水，半球弥漫性病变而脑干功能正常时出现双眼向冰水灌注侧强直性同向运动；昏迷患者，如存在完全的反射性眼球运动，提示脑桥至中脑水平的脑干功能完好；中脑病变时，眼前庭检查可显示灌注对侧眼球内收不能，同侧眼外展正常；脑桥病变时反应完全丧失。

**5. 意识障碍的其他体征**

意识障碍者还可伴有感知能力、对环境的识别能力及生活自理能力障碍，尤其是昏迷者由于咳嗽、吞咽等各种反射减弱或消失，无自主运动，不能控制排便、排尿及留置导尿等，除生命体征常有改变外，还可出现营养不良、肺部或泌尿系统感染、口腔炎、结膜炎、角膜炎、角膜溃疡和压疮等，久卧者还可发生关节僵硬和肢体挛缩畸形等。

## 二、精神状态和高级皮质功能检查

精神状态和高级皮质功能检查用于判断患者所患的是神经性疾病还是精神性疾病，明确精神症状背后潜在的神经疾病基础，并协助确定是局灶性脑损害还是弥漫性脑损害。高级皮质功能可分为认知功能和非认知功能两大部分，认知功能检查主要包括记忆力、计算力、定向力、失语、失用、失认、抽象思维和判断、视空间技能等方面；非认知功能检查包括人格改变、行为异常、精神症状（幻觉、错觉和妄想）和情绪改变等。本节主要介绍认知功能障碍的检查方法。

### （一）记忆

记忆是获得存储和再现以往经验的过程，包括信息的识记、保持和再现三个环节。一般分为瞬时记忆、短时记忆和长时记忆 3 类。

**1. 瞬时记忆检查方法**

顺行性数字广度测验是用于检测注意力和瞬时记忆的有效手段。检查者给出患者若干位的数字串，一般从 3 或 4 位数字开始给起，1 秒钟给出 1 个，让患者重复刚才的数串。然后逐渐增加给出数串的长度，直到想者不能完整重复为止。所用的数串必须是随机、无规律的，比如不能使用生日、电话号码等。逆行性数字广度试验则是让患者反向说出所给出的数串，这是一种更为复杂的测试，需要保存和处理数串的能力。

## 2.短时记忆检查方法

先让患者记一些非常简单的事物，比如铅笔、汽车、房子，或更为复杂一些的短句，如"周日、华山路955号、医院"，其中各条目应属于不同的类别，确认记住这些条目后再继续进行其他测试，约5分钟后再次询问患者对这些词条的回忆情况。有严重记忆障碍的患者不仅不能回忆起刚才的词条，可能连所问所指是什么都想不起来。有些患者在提醒下可以想起来，或者在词汇表中可以找出。在提示或词汇表的帮助下回忆起来的患者提示能储留信息但有提取障碍；当提醒及词汇表都没有作用时，提示患者有存储障碍。早期痴呆的患者可能仅表现为提取障碍。

## 3.长时记忆检查方法

长时记忆包括在学校学习的基础知识、当前信息及与自己的相关信息。

## （二）计算力

常用方法是从100中连续减7（如果不能准确计算，则让患者从100连续减3）。

## （三）定向力

检查时可细分为时间定向力（星期、年月日、季节）、地点定向力（医院或家的位置）和人物定向力（能否认出家属和熟悉的人）。

## （四）失语

检查包括6个方面：口语表达、听理解、复述、命名、阅读和书写。

### 1.口语表达

检查时注意患者谈话语量、语调和发音，说话是否费力，有无语法功能或语句结构错误，有无实质词或错语、找词困难、刻板语言，能否达义等。具体分如下几种。

1）言语流畅性。有无言语流利程度的改变，可分为流利性言语和非流利性言语。

2）语音障碍。有无在发音、发声器官无障碍的情况下言语含糊不清，是否影响音调和韵律。

3）找词困难。有无言语中不能自由想起恰当的词汇，或找词的时间延长。

4）错语、新语、无意义杂乱语及刻板语。有无在表达中使用：①语音或语义错误的词；②无意义的新创造出的词；③意义完全不明了的成串的音或单词；④同样的、无意义的词、词组或句子的刻板持续重复。

5）语法障碍。有无难以组成正确句型的状态：①失语法症，常表现为表达的句子中缺乏语法功能词，典型表现为电报式语言；②语法错乱，表现为助词错用或词语位置顺序不合乎语法规则。

### 2. 听理解

听理解障碍指患者可听到声音，但对语义的理解不能或不完全。听理解具体检查方法：要求患者执行简单的口头指令（如张嘴、睁眼、闭眼等）和含语法的复合句（如"用左手摸左耳朵""用右手点鼻子"等）。

### 3. 复述

要求患者重复检查者所用的词汇或短语等内容，包括常用词（如衣服、水杯、凳子）、不常用词、抽象词、短语、短句和长复合句等。注意听患者能否一字不错或不漏地准确复述，有无复述困难、错语复述、原词句缩短、延长或完全不能复述等。

### 4. 命名

让患者说出检查者所指的常用物品如手机、空调、轮椅或身体部分的名称，不能说出时可描述物品的用途等。

### 5. 阅读

通过让患者朗读书报的文字和执行写在纸上的指令等，判定患者对文字的朗读和理解能力。

### 6. 书写

要求患者书写姓名、地址、系列数字和简要叙事，以及听写或抄写等判定其书写能力。

## （五）失用

检查时可给予口头和书面命令，观察患者执行命令、模仿动作和实物演示能力等。注意观察患者穿衣、洗脸、梳头和用餐等动作是否有序协调，能否完成目的性简单的动作如伸舌、闭眼、举手、书写和系纽扣等。可先让患者做简单的动作（如刷牙、拨电话号码、握笔写字等），再做复杂动作（如穿衣、划火柴和点香烟等）。

## （六）失认

失认是指感觉通路正常而患者不能经由某种感觉辨别熟识的物体，主要包括视觉失认、听觉失认、触觉失认。体象失认也为失认的一种，系自身认识缺陷，多不作为常规体检。

### 1. 视觉失认

给患者看一些常用物品、照片、风景画和其他实物，令其辨认并用语言或书写进行表达。

### 2. 听觉失认

令患者辨认熟悉的声音，如铃声、闹钟、敲击茶杯声和乐曲声等。

### 3. 触觉失认

令患者闭目，让其触摸手中的物体加以辨认。

### （七）视空间技能和执行功能

可让患者画一个钟面，填上数字，并在指定的时间上画出表针。此项检查需视空间技能和执行功能相互协助，若出现钟面缺失或指针不全，提示两者功能障碍。

## 三、脑神经检查

脑神经检查有助于疾病的定位诊断。进行脑神经检查时，应确定是否有异常、异常的范围及其关联情况。

### （一）嗅神经

#### 1. 检查方法

首先确定患者鼻腔通畅、无鼻黏膜病变和嗅幻觉等主观嗅觉障碍。嘱患者闭目，先压住一侧鼻孔，用患者熟悉的、无刺激性气味的物体置于患者受检鼻孔下，让患者分辨嗅到的气味。然后换至另一侧鼻孔进行检测。患者可以分辨出有无气味及不同物体的气味不同即可。

#### 2. 异常表现和定位

1）嗅觉丧失或减退：头面部外伤累及嗅神经常导致双侧嗅觉丧失；嗅沟处病变压迫嗅球、嗅束，多引起一侧嗅觉丧失；嗅觉减退也可见于帕金森病和阿尔茨海默病等。

2）嗅觉过敏：多见于癔症。

3）幻嗅：嗅中枢的刺激性病变可引起幻嗅发作，如颞叶癫痫。幻嗅还可见于精神分裂症、酒精戒断和阿尔茨海默病等。

### （二）视神经

#### 1. 视力

视力代表视网膜黄斑中心凹处的视敏度，分为远视力和近视力。

1）远视力：通常采用国际标准视力表，自上而下分为 12 行，被检者距视力表 5m，使 1.0 这一行与被检眼在同一高度，两眼分别检查，把能分辨的最小视标记录下来，例如，右眼 1.5，左眼 1.2。视力的计算公式为 $V=d/D$，$V$ 为视力，$d$ 为实际看见某视标的距离，$D$ 为正常眼看见该视标的距离，如 5/10 指患者在 5m 处能看清正常人在 10m 处能看清的视标，视力为 0.5。戴眼镜者必须测裸眼视力和矫正视力。

2）近视力：常用的有标准视力表，被检眼距视标 30cm 测定，在充足的照明下，分别查左眼和右眼，自上而下逐行认读视标，直到不能分辨的一行为止，前一行标明的视力即代表患者的实际视力。正常远视力标准为 1.0，如在视力表前 1m 处仍不能识别最大视标，可从 1m 开始逐渐移近，辨认指数或眼前手动，记录距离表示视力。如在 50cm 处能说出指数，则视力＝指数 /50cm；如不能辨认眼前手动，可在暗室中用电筒照射眼，记录看到光亮为光感，光感消失为失明。

#### 2. 视野

视野是双眼向前方凝视不动时所能观察到的空间范围，分为周边视野和中心视野（中央 30° 以内）。

1）周边视野检查：①手动法（对向法）粗略测试，患者与检查者相距约 1m 面对面而坐，测试左眼时，患者遮其右眼，左眼注视检查者右眼，检查者遮其左眼，用食指或视标在两人中间等距离处分别从颞上、颞下、鼻上和鼻下等方位自周围向中央移动，嘱患者看到后告知，可与检查者的正常视野比；②用周边视野计可精确测定，常用者为直径 3mm 的白色视标，半径为 330mm 的视野计，其范围是鼻侧约 60°，颞侧约 90°，上方约 55°，下方约 70°，外下方视野最大。

2）中心视野检查：目标可以是检查者的脸，患者遮住一只眼睛，然后询问是否可以看到整个检查者的脸。如果只能看到一只眼睛或没看到嘴，则可能存在中心视野缺损。必要时可用精确的视野计检查。在中心视野里有一椭圆形的生理盲点，其中心在固视点外侧。

### 3. 眼底

眼底检查时患者背光而坐，眼球正视前方。检查右眼时，医生站在患者右侧，右手持检眼镜，用右眼观察眼底；左眼相反。从离开患者 50cm 处开始寻找并逐渐窥入瞳孔，观察时检眼镜要紧贴患者面部，一般不需散瞳。正常眼底可见视乳头呈圆形或椭圆形，边缘清楚，色淡红，视乳头中央区域的生理凹陷清晰，动、静脉伴行，动脉色红，静脉色暗，动静脉比例为 2∶3。检查后应记录视乳头的形状、大小、色泽、边缘及视网膜和血管情况。

### 4. 异常表现和定位

1）视力障碍和视野缺损：单侧视交叉前和双侧视交叉后病变均可引起视力减退，如双侧视皮质病变可导致皮质盲。视觉传入通路上的病变可引起视野缺损，如一侧枕叶病变出现对侧偏盲和黄斑回避。视交叉中部病变（如垂体瘤、颅咽管瘤）使来自双眼鼻侧的视网膜纤维受损，引起双颞侧偏盲；视束或外侧膝状体病变引起对侧同向性偏盲；视辐射下部受损（颞叶后部病变）引起对侧同向性上象限盲，视辐射上部受损（顶叶肿瘤或血管病变）引起对侧同向性下象限盲。

2）视乳头异常：①视乳头水肿（papilledema）：是最常见的视乳头异常，表现为视乳头异常粉红或鲜红，边缘模糊，血管被肿胀的视乳头拱起，静脉扩张，可见出血和渗出，是颅内压增高的客观体征；②视神经萎缩（optic atrophy）：根据病因分为原发性视神经萎缩和继发性视神经萎缩。前者表现为视乳头普遍苍白而边界清楚，见于中毒、眶后肿瘤直接压迫、球后视神经炎、视神经脊髓炎、部分变性病等。继发性视神经萎缩表现为视乳头普遍苍白而边界不清楚，常见于视乳头水肿和视乳头炎的晚期等。

### （三）动眼、滑车和展神经

此 3 对脑神经共同支配眼球运动，可同时检查。

### 1. 外观

观察脸裂是否对称，是否有上睑下垂。观察眼球有否前突或内陷、斜视和同向偏斜、眼震等自发运动。

### 2. 眼球运动

让患者头部不动，检查者将食指置于患者眼前 30cm 处向左、右、上、下、右上、右下、左上、左下 8 个方向移动，嘱患者两眼注视检查者的手指并随之向各方向转动，并检查辐辏动作。观察有无眼球运动受限及受限方向和程度，有无复视和眼球震颤。

### 3. 瞳孔及其反射

观察瞳孔大小、形状、位置及是否对称。正常瞳孔呈规则圆形，双侧等大，位置居中，直径 3～4mm，小于 2mm 为瞳孔缩小，大于 5mm 为瞳孔扩大，但儿童的瞳孔稍大，老年人稍小。需要在亮处和暗处分别观察瞳孔大小及以下内容。

1）对光反射（light reflex）：是光线刺激引起的瞳孔收缩，感光后瞳孔缩小称为直接对光反射，对侧未感光的瞳孔也收缩称为间接对光反射。检查时嘱患者注视远处，用电筒光从侧方分别照射瞳孔，观察收缩反应是否灵敏和对称。如受检侧视神经损害，则直接和间接光反射均迟钝或消失；如受检侧动眼神经损害，则直接光反射消失，间接光反射保留。

2）调节反射（accommodation reflex）：患者两眼注视远方，再突然注视面前 20cm 处正上方的近物（辐辏动作），出现两眼会聚、瞳孔缩小。

### 4. 异常表现和定位

1）眼睑下垂（ptosis）：Horner 综合征、动眼神经麻痹、外伤等可引起单侧眼睑下垂。Miller–Fisher 综合征可引起双侧眼睑下垂。单侧或双侧眼睑下垂也可见于某些肌病和神经 – 肌肉接头疾病，需注意鉴别。

2）眼外肌麻痹（extraocular muscle palsy）：①中枢性眼肌麻痹，如核上性水平凝视麻痹见于脑外伤、丘脑出血及累及脑桥的血管病、变性病和副肿瘤性脑病；垂直凝视麻痹见于影响到中脑被盖区的广泛病变；核间性眼肌麻痹和一个半综合征多见于脑卒中和多发性硬化。②周围性眼肌麻痹，可见于动眼神经、滑车神经和展神经核性和神经本身的损害，如各种脑干综合征、海绵窦病变、脑动脉瘤和小脑幕裂孔疝等。

3）眼震（nystagmus）：可表现为钟摆样、急跳性、凝视诱发性、垂直样、跷跷板样和旋转性眼震等，见于多种病因，如前庭（中枢性或周围性）和小脑性病变等。检查时应记录出现眼震时的凝视位置、方向、幅度，是否有头位改变等诱发因素和眩晕等伴随症状。

4）瞳孔（pupil）：单纯瞳孔不等大可见于 20% 的正常人群，通常这种差异 < 1mm。瞳孔一次通常为一侧性，扩大见于中脑顶盖区病变、动眼神经麻痹、睫状肌及其神经节内副交感神经病变；缩小见于交感神经通路病变、阿 – 罗瞳孔等。除大小不等外，瞳孔的异常表现还包括反应差和形状不规则等。检查瞳孔的大小、反应性和形状可为评价自主神经到中脑的神经系统通路病变提供信息。

### （四）三叉神经

#### 1. 面部感觉

用圆头针、棉签末端搓成的细毛及盛冷热水的试管（或音叉表面）分别测试面部三叉神经分布区皮肤的痛、温和触觉，用音叉测试振动觉，进行两侧及内外对比。

#### 2. 咀嚼肌运动

首先观察是否有颞肌、咬肌萎缩。检查肌容积时，嘱患者张闭口，同时用双手触诊双侧颞肌或咬肌。检查咬肌和颞肌肌力时，用双手压紧双侧颞肌或咬肌，让患者做咀嚼动作，感知两侧肌张力和肌力是否对称等。检查翼状肌时，嘱患者张口，以上下门齿中缝为标准，判定下颌有无偏斜，如下颌偏斜提示该侧翼状肌瘫痪，健侧翼状肌收缩使下颌推向病侧。

#### 3. 反射

1）角膜反射（corneal reflex）：检查者用细棉絮轻触角膜外缘，注意勿触及睫毛、巩膜和瞳孔前面。正常表现为双眼瞬目动作，受试侧瞬目称为直接角膜反射，对侧瞬目为间接角膜反射。细棉絮轻触结合膜也可引起同样反应，称为结合膜反射。叩击眉间区，正常表现为双眼瞬目动作不超过 10 次，称为眉间反射。

2）下颌反射（jaw reflex）：嘱患者略张口，检查者将拇指置于患者下颌中央，然后轻叩拇指，引起患者下颌快速上提，正常人一般不易引出。

#### 4. 异常表现及定位

三叉神经眼支、上颌支或下颌支区域内各种感觉缺失见于周围性病变；洋葱皮样分离性感觉障碍见于核性病变；咀嚼肌无力或萎缩见于三叉神经运动纤维受损；前伸下颌时，中枢性三叉神经损害下颌偏向病灶对侧，周围性（核性及神经本身）三叉神经损害下颌偏向病灶同侧；检查一侧角膜反射发现双侧角膜反射消失，见于受试侧三叉神经麻痹，此时健侧受试则双侧角膜反射存在；下颌反射亢进，见于双侧皮质脑干束病变。

### （五）面神经

#### 1. 面肌运动

先观察额纹、眼裂、鼻唇沟和口角是否对称，有无肌痉挛，然后让患者做蹙额、皱眉、瞬目、示齿、鼓腮和吹哨等动作，可分别检查面神经的五个周围分支。①颞支：皱眉和蹙额；②颧支：用力闭目，使眼睑不被检查者扒开；③颊支：笑、露齿和鼓腮；④下颌缘支：撅嘴、吹哨；⑤颈支：使口角伸向外下，冷笑。观察有无瘫痪及是否对称。

### 2. 感觉

首先检查患者的味觉。嘱患者伸舌，检查者以棉签醮少许白糖、食盐、醋或奎宁溶液，轻涂于一侧舌前 2/3，患者不能讲话、缩舌和吞咽，然后让患者用手指出事先写在纸上的甜、咸、酸、苦四个字之一。患者于测试前要禁食和禁烟数小时，测试时需屏气以避免嗅觉的干扰。先试可疑侧，再试对侧，每试一种溶液需用温水漱口。面神经损害可使舌前 2/3 味觉丧失。此外，尚需检查外耳道和耳后皮肤的痛、温和触觉及有无瘢、疹；询问患者是否有听觉过敏现象。

### 3. 反射

1）眼轮匝肌反射：检查者的拇、食指将患者的目外眦拉向一侧，用诊锤敲击拇指可引起同侧眼轮匝肌明显收缩（闭目），对侧眼轮匝肌轻度收缩。周围性面瘫时眼轮匝肌反射减低，中枢性面瘫面肌痉挛时此反射增强。

2）掌颏反射：敲击或划手掌引起同侧颏肌收缩，该病理反射提示皮质脑干束受损。双侧掌颏反射阳性也可见于正常老年人。

### 4. 副交感

膝状神经节或其附近病变可导致同侧泪液减少，膝状神经节远端病变可导致同侧泪液增多。

### 5. 主要异常表现及定位

1）周围性面瘫导致眼裂上、下的面部表情肌均瘫痪，表现为患侧鼻唇沟变浅，瞬目减慢，皱纹减少及眼睑闭合不全，睫毛征阳性。正常人在强力闭眼时，睫毛多埋在上下眼睑之中。当面神经麻痹时，嘱患者强力闭眼，则睫毛外露，称睫毛征阳性，可见于面神经管病变、Bell 麻痹等。刺激性病变可表现为面肌痉挛。

2）中枢性面瘫只造成眼裂以下的面肌瘫痪，可见于脑桥小脑脚肿瘤，颅底、脑干病变等。

### （六）前庭蜗神经

前庭蜗神经分为前庭神经和蜗神经两部分。

### 1. 前庭神经

检查时可观察患者的自发性症状如眩晕、呕吐、眼球震颤和平衡障碍等，也可进行冷热水试验和转椅试验，分别通过变温和加速刺激引起两侧前庭神经核接受冲动不平衡而诱发眼震。冷热水试验时患者仰卧，头部抬起 30°，向外耳道灌注热水时眼震快相向同侧，灌注冷水时快相向对侧，正常时眼震持续 1.5 ～ 2 秒，前庭神经受损时该反应减弱或消失。转椅试验是让患者闭目坐在旋转椅上，头部前屈 80°，让转椅向一侧快速旋转后突然停止，让患者睁眼注视远处，正常应出现快相与旋转方向相反的眼震，持续约30 秒，如小于 15 秒提示前庭功能障碍。

### 2. 蜗神经

蜗神经常用耳语、表声或音叉进行检查，声音由远及近，测量患者单耳（另侧塞住）能够听到声音的距离，再同另侧耳比较，并与检查者比较。用电测听计检测可获得准确资料。

1）林内（Rinne）试验：比较骨传导与气传导的听敏度，将振动的音叉（频率128Hz）置于受试者耳后乳突部（骨传导），听不到声音后速将音叉置于该侧耳旁（气传导），直至气传导听不到声音，再检查另一侧。正常情况下，气传导能听到的时间长于骨传导能听到的时间，即气传导＞骨传导，称为 Rinne 试验阳性。传导性耳聋时，骨传导＞气传导，称为 Rinne 试验阴性；感音性耳聋时，虽气传导＞骨传导，但两者时间均缩短。

2）Weber 试验：将振动的音叉置于患者额顶正中，比较双侧骨传导。正常时两耳感受到的声音相同，传导性耳聋时患侧较响，称为 Weber 试验阳性；感音性耳聋时健侧较响，称为 Weber 试验阴性。

### 3. 异常表现和定位

蜗神经的刺激性病变出现耳鸣，破坏性病变出现耳聋。传导性耳聋见于外耳或中耳病变；感音性耳聋主要见于内耳或耳蜗神经病变。眩晕、呕吐、眼球震颤和平衡障碍见于前庭神经病变；冷热水试验和转椅试验有助于评估前庭功能障碍。

### （七）舌咽神经、迷走神经

### 1. 运动检查

检查患者发音是否有声音嘶哑、带鼻音或完全失音。嘱患者发"啊"音，观察双侧软腭抬举是否一致，悬雍垂是否偏斜。一侧麻痹时，病侧腭弓低垂，软腭上提差，悬雍垂偏向健侧；双侧麻痹时，悬雍垂虽居中，但双侧软腭抬举受限，甚至完全不能。此外，需询问患者是否有饮水呛咳。

### 2. 感觉

用棉签或压舌板轻触患者两侧软腭及咽后壁黏膜，询问其有无感觉。

### 3. 味觉

舌咽神经支配舌后 1/3 味觉，检查法同面神经。

### 4. 反射

1）咽反射（gag reflex）：嘱患者张口，用压舌板分别轻触两侧咽后壁，正常出现咽肌收缩和舌后缩（作呕反应），舌咽、迷走神经损害时，患侧咽反射减弱或消失。

2）眼心反射（oculocardiac reflex）：检查者用中指与食指对双侧眼球逐渐施加压力 20 ～ 30 秒，正常人脉搏可减少 10 ～ 12 次 / 分。此反射由三叉神经眼支传入，迷走神经心神经支传出，迷走神经功能亢进者反射加强（脉搏减少 12 次 / 分以上），迷走神经麻痹者反射减退或消失。

3）颈动脉窦反射（carotid sinus reflex）：检查者用食指与中指压迫一侧颈总动脉分叉处引起心率减慢，反射由舌咽神经传入，由迷走神经传出。颈动脉窦过敏患者按压时可引起心率过缓、血压下降和晕厥，检查时需谨慎。

### 5. 异常表现和定位

1）真性延髓麻痹：一侧或双侧舌咽、迷走神经下运动神经元损害引起腭、舌和声带麻痹或肌肉本身的无力被称为真性延髓麻痹。一侧舌咽、迷走神经麻痹时吞咽困难不明显。

2）假性延髓麻痹：双侧皮质脑干束受损产生假性延髓麻痹，咽反射存在甚至亢进，而肌肉萎缩不明显，常伴有下颌反射活跃和强哭强笑等。

3）迷走神经受刺激时可出现咽肌、舌肌和胃痉挛。

## （八）副神经

副神经为运动神经，司向对侧转颈及同侧耸肩。检查时让患者对抗阻力向两侧转颈和耸肩，检查胸锁乳突肌和斜方肌上部功能，比较双侧的肌力和坚实度。副神经损害时向对侧转颈和同侧耸肩无力或不能，同侧胸锁乳突肌和斜方肌萎缩、垂肩和斜颈。

## （九）舌下神经

舌下神经为运动神经，常与舌咽、迷走神经一起引起真性延髓麻痹。观察舌在口腔内位置及形态，然后观察有无伸舌偏斜、舌肌萎缩和肌束颤动。嘱患者做舌的侧方运动，以舌尖隔着面颊顶住检查者手指，比较两侧舌肌肌力。异常表现及定位：①核下性病变伸舌偏向病侧，伴同侧舌肌萎缩。双侧舌下神经麻痹时舌不能伸出口外，出现吞咽困难和构音障碍。②核性损害除上述核下性病变的表现，还可见舌肌束颤。③一侧核上性损害伸舌偏向病灶对侧，无舌肌萎缩或束颤。

## 四、运动系统检查

运动系统检查包括观察肌容积（muscle bulk）、肌张力（muscle tone）、肌力（muscle strength）、不自主运动（involuntary movement）、共济运动（coordination movement）、姿势和步态（stance and gait）等。

### （一）肌容积

肌容积指肌肉的体积。观察和比较两侧对称部位肌容积，有无肌萎缩或假性肥大，除用肉眼观察外，还可借助软尺测量肢体周径，相差＞1cm 为异常。下运动神经元损害和肌肉疾病可见肌萎缩；进行性肌营养不良可见肌肉假性肥大，表现为外观肥大、触之坚硬，但肌力减弱，尤以腓肠肌和三角肌最为明显。

### （二）肌张力

肌张力指静息状态下肌肉的紧张度和被动运动时遇到的阻力。检查时嘱患者肌肉放松，触摸感受肌肉硬度，并被动屈伸肢体感知阻力。

#### 1. 肌张力减低

肌张力减低表现为肌肉松弛柔软，被动运动阻力减低，关节活动范围扩大，见于下运动神经元病变（如多发性神经病、周围神经炎）、小脑病变、肌源性病变及脑和脊髓急性病变的休克期等。

#### 2. 肌张力增高

肌张力增高表现为肌肉坚硬，被动运动阻力增加，关节活动范围缩小，见于锥体系和锥体外系病变。前者表现为痉挛性肌张力增高，上肢屈肌和下肢伸肌张力增高明显，被动运动开始时阻力大，结束时变小，称为折刀样肌张力增高；后者表现为强直性肌张力增高，伸肌与屈肌张力均增高，向各方向被动运动时阻力均匀，也称为铅管样（不伴有震颤）或齿轮样肌张力增高（伴有震颤）。

## （三）肌力

肌力指肌肉的最大收缩力，通常以关节为中心检查肌群的伸、屈、外展、内收、旋前和旋后等功能，适用于上运动神经元病变及周围神经损害引起的瘫痪。对于单神经损害（如尺神经、桡神经）和局限性脊髓前角病变（如脊髓前角灰质炎），需要对相应的肌肉进行单独检查。

### 1. 六级（0～5级）肌力记录法

检查时嘱患者做有关肌肉收缩运动，检查者从相反方向施予阻力，或嘱患者用力维持某一姿势时，检查者用力改变其姿势，以判断肌力（表3）。

表3　六级肌力记录法

| 等级 | 表现 |
| --- | --- |
| 0级 | 完全瘫痪，肌肉无收缩 |
| 1级 | 肌肉可收缩，但不能产生动作 |
| 2级 | 肢体能在床面上移动，但不能抵抗自身重力，即不能抬起 |
| 3级 | 肢体能抵抗重力离开床面，但不能抵抗阻力 |
| 4级 | 肢体能做抗阻力动作，但不完全 |
| 5级 | 正常肌力 |

### 2. 肌群肌力测定

可分别选择下列运动。①肩：外展、内收；②肘：屈、伸；③腕：屈、伸；④指：屈、伸；⑤髋：屈、伸、外展、内收；⑥膝：屈、伸；⑦踝：背屈、跖屈；⑧趾：背屈、跖屈；⑨颈：前屈、后伸；⑩躯干：仰卧位抬头和肩，检查者给予阻力，观察腹肌收缩力；俯卧位抬头和肩，检查脊旁肌收缩力。

### 3. 主要肌肉肌力检查方法

主要肌肉肌力检查方法见下表（表4）。

表4　主要肌肉肌力检查方法

| 肌肉 | 节段 | 神经 | 功能 | 检查方法 |
| --- | --- | --- | --- | --- |
| 三角肌 | $C_5 \sim C_6$ | 腋神经 | 上臂外展 | 上臂水平位外展，检查者将肘部向下压 |
| 肱二头肌 | $C_5 \sim C_6$ | 肌皮神经 | 前臂屈肌和外旋 | 维持肘部屈曲、前臂外旋位，检查者使其伸直并加阻力 |

续表

| 肌肉 | 节段 | 神经 | 功能 | 检查方法 |
|---|---|---|---|---|
| 肱桡肌 | $C_5 \sim C_6$ | 桡神经 | 前臂屈曲、旋前 | 前臂旋前，之后屈肘，检查者加阻力 |
| 肱三头肌 | $C_7 \sim C_8$ | 桡神经 | 前臂伸直 | 肘部做伸直动作，检查者加阻力 |
| 腕伸肌 | $C_6 \sim C_8$ | 桡神经 | 腕部伸直 | 维持腕部背屈位，检查者自手背下压 |
| 腕屈肌 | $C_6 \sim T_1$ | 正中神经、尺神经 | 腕部屈曲 | 维持腕部掌屈位，检查者自手掌上抬 |
| 伸指总肌 | $C_6 \sim C_8$ | 桡神经 | 第 $2 \sim 5$ 掌指关节伸直 | 维持指部伸直，检查者在近端指节处加压 |
| 拇指伸肌 | $C_7 \sim C_8$ | 桡神经 | 拇指关节伸直 | 伸拇指，检查者加阻力 |
| 拇屈肌 | $C_7 \sim T_1$ | 正中神经、尺神经 | 拇指关节屈曲 | 屈拇指，检查者加阻力 |
| 指屈肌 | $C_7 \sim T_1$ | 正中神经、尺神经 | 指关节屈曲 | 屈指，检查者于指节处上抬 |
| 桡侧腕屈肌 | $C_6 \sim C_7$ | 正中神经 | 腕屈曲和外展 | 维持腕部屈曲，检查者在桡侧掌部加压 |
| 尺侧腕屈肌 | $C_7 \sim T_1$ | 尺神经 | 腕屈曲和内收 | 维持腕部屈曲，检查者在尺侧掌部加压 |
| 髂腰肌 | $L_2 \sim L_4$ | 腰丛、股神经 | 髋部屈曲 | 仰卧，屈膝，维持髋部屈曲，检查者将大腿往足部推 |
| 股四头肌 | $L_2 \sim L_4$ | 股神经 | 膝部伸直 | 仰卧，伸膝，检查者屈曲之 |
| 股内收肌 | $L_2 \sim L_5$ | 闭孔神经、坐骨神经 | 股部内收 | 仰卧，下肢伸直，两膝并拢，检查者分开之 |
| 股二头肌 | $L_4 \sim S_2$ | 坐骨神经 | 膝部屈曲 | 俯卧，维持膝部屈曲，检查者加阻力 |
| 臀大肌 | $L_5 \sim S_2$ | 臀下神经 | 髋部伸直 | 仰卧，膝部屈曲 90°，将膝部抬起，检查者加阻力 |
| 胫前肌 | $L_4 \sim L_5$ | 腓深神经 | 足部背屈 | 足部背屈，检查者加阻力 |
| 腓肠肌 | $L_5 \sim S_2$ | 胫神经 | 足部跖屈 | 膝部伸直，跖屈足部，检查者加阻力 |
| 蹬伸肌 | $L_4 \sim S_{1l}$ | 腓深神经 | 跖伸直和足部背屈 | 趾背屈，检查者加阻力 |
| 蹬屈肌 | $L_5 \sim S_2$ | 胫神经 | 趾跖屈 | 趾跖屈，检查者加阻力 |
| 趾伸肌 | $L_4 \sim S_1$ | 腓深神经 | 足 $2 \sim 5$ 趾背屈 | 伸直足趾，检查者加阻力 |
| 趾屈肌 | $L_5 \sim S_2$ | 胫神经 | 趾跖屈 | 跖屈足趾，检查者加阻力 |

## 4. 轻瘫检查法

不能确定的轻瘫可用以下方法检查。①上肢平伸试验：双上肢平举，掌心向上，轻瘫侧上肢逐渐下垂和旋前（掌心向内）；②巴利（Barre）分指试验：相对分开双手五指并伸直，轻瘫侧手指逐渐并拢屈曲；③小指征：双上肢平举，手心向下，轻瘫侧小指常轻度外展；④杰克逊（Jackson）征：仰卧位双腿伸直，轻瘫侧下肢常呈外旋位；⑤下肢轻瘫试验：俯卧位，双膝关节均屈曲成直角，轻瘫侧小腿逐渐下落。

### （四）不自主运动

不自主运动指患者意识清楚状态下随意肌不自主收缩产生的无目的性异常运动，常见于锥体外系受损。观察患者是否存在不可控制的舞蹈样动作、手足徐动、肌束颤动、肌痉挛、震颤（静止性、动作性和姿势性）和肌张力障碍等，以及出现的部位、范围、程度和规律，与情绪、动作、寒冷、饮酒等的关系，并注意询问既往史和家族史。

### （五）共济运动

共济运动指依赖于一组或多组肌群相互协调完成的运动，不仅需要依靠小脑的功能以协调肌肉活动、维持平衡和帮助控制姿势，还需要运动系统的正常肌力，前庭神经系统的平衡功能，眼睛、头、身体动作的协调，以及感觉系统对位置的感觉共同参与作用。

#### 1. 指鼻试验（finger-to-nose test）

嘱患者用食指尖触及前方距其 0.5m 检查者的食指，再触摸自己的鼻尖，用不同方向、速度、睁眼与闭眼反复进行，两侧比较。小脑半球病变可见同侧指鼻不准，接近目标时动作迟缓或出现动作（意向）性震颤，常超过目标，称为辨距不良。感觉性共济失调睁眼时指鼻准确，闭眼时出现障碍。

#### 2. 反击征

反击征也称为 Holmes（霍尔姆斯）反跳试验。嘱患者收肩屈肘，前臂旋后、握拳，肘关节放于桌上或悬空靠近身体，检查者用力拉其腕部，受试者屈肘抵抗，检查者突然松手。正常情况下屈肘动作立即停止，不会击中自己。小脑疾病患者失去迅速调整能力，屈肘力量使前臂或掌部碰击自己的肩膀或面部。

#### 3. 跟 - 膝 - 胫试验（heel-knee-shintest）

取仰卧位，上抬一侧下肢，将足跟至于对侧下肢膝盖，再沿胫骨前缘下移。小脑病变时，抬腿触膝时出现辨距不良和意向性震颤，下移时摇晃不稳；感觉性共济失调闭眼时足跟难寻到膝盖。

### 4. 轮替试验

嘱患者用前臂快速旋前和旋后，或一手用手掌、手背连续交替拍打对侧手掌，或用足趾反复快速叩击地面等。小脑性共济失调患者动作笨拙，节律慢而不协调，称轮替运动障碍。

### 5. 起坐试验

取仰卧位，双手交叉置于胸前，不用支撑设法坐起。正常人躯干屈曲并双腿下压，小脑病变患者髋部和躯干屈曲，双下肢向上抬离床面，起坐困难，称联合屈曲征。

### 6. 闭目难立征试验（Romberg test）

患者双足并拢站立，双手向前平伸、闭目。闭眼时出现摇摆甚至跌倒，称为Romberg征阳性，提示关节位置觉丧失的深感觉障碍。后索病变时出现感觉性共济失调，睁眼站立稳，闭眼时不稳；小脑或前庭病变时睁眼闭眼均不稳，闭眼更明显。小脑蚓部病变向前后倾倒，小脑半球和前庭病变向病侧倾倒。

## （六）姿势与步态

姿势指举止的状态，正常的姿势依靠骨骼结构和各部分肌肉的紧张度来保持。步态指行走过程中的姿态。健康人的步态可因年龄、状态和所受训练的影响而有所不同，某些疾病时亦可导致明显的步态异常。常见异常步态包括蹒跚（摇摆）步态、醉酒步态、共济失调步态、慌张步态、跨阈步态、剪刀步态、间歇性跛行等。

### 1. 蹒跚（摇摆）步态（waddling gait）

行走时身体左右摇摆，似鸭行，常见于佝偻病、大骨节病、进行性肌营养不良或先天性双侧髋关节脱位等。

### 2. 醉酒步态（drunken man gait）

行走时重心不稳，步态紊乱，如醉酒状，常见于小脑疾病、酒精及巴比妥类中毒。

### 3. 共济失调步态（ataxic gait）

起步时一脚高抬，骤然下落，且双目向下注视，两脚间距很宽，以防身体倾斜，闭目时则不能保持平衡，常见于脊髓病变。

### 4. 慌张步态（festinating gait）

起步后小步急速趋行，双脚擦地，身体向前倾，有难以停止的趋势，常见于帕金森病。

### 5. 跨阈步态（steppage gait）

由于踝部肌腱、肌肉弛缓，患足下垂，行走时必须抬高下肢才能起步，见于腓总神经麻痹。

### 6. 剪刀步态（scissors gait）

由于双下肢肌张力增高，伸肌和内收最为明显，移步时下肢内收过度，两腿交叉呈剪刀状，常见于脑性瘫痪和截瘫患者。

### 7. 间歇性跛行（intermittent claudication）

行走过程中，因下肢突发性酸痛乏力，被迫停止前行，需休息后方能继续行走，常见于椎管狭窄、血栓闭塞性脉管炎、动脉硬化。

## 五、感觉系统检查

感觉系统检查主观性强，宜在环境安静、患者情绪稳定的情况下进行。检查者应耐心细致，尽量使患者充分配合。检查时自感觉缺失部位查向正常部位，自肢体远端查向近端，注意左右、远近端对比，必要时重复检查，切忌暗示性提问，以获取准确的资料。

### （一）浅感觉（superficial sensation）

#### 1. 痛觉（pain sensation）

用大头针的针尖和钝端交替轻刺皮肤，询问患者是否疼痛，两侧对比进行检查。

#### 2. 触觉（touch sensation）

嘱患者闭目，用棉签轻触患者皮肤、黏膜，询问触碰部位。

#### 3. 温度觉（temperature sensation）

用盛有冷水（0～10℃）和热水（40～50℃）的玻璃试管，交替接触患者皮肤，嘱其辨别冷、热感。若有感觉障碍，应双侧对比异常部位和范围。温度觉障碍常见于脊髓丘脑侧束损害。

### （二）深感觉（deep sensation）

#### 1. 运动觉（motor sensation）

嘱患者闭目，检查者轻轻夹住患者手指或足趾末节两侧，向上或下移动，令其辨别移动方向。若感觉不明显可加大活动幅度或测试较大关节。运动觉障碍常见于后索受损。

### 2. 位置觉（position sensation）

嘱患者闭目，检查者将其肢体摆成某一姿势，请患者描述该姿势或用对侧肢体模仿。位置觉障碍常见于后索受损。

### 3. 振动觉（vibration sensation）

将振动的音叉柄置于骨隆起处，如手指、桡尺骨茎突、鹰嘴、锁骨、足趾、内外踝、胫骨、膝、髂前上棘和肋骨等处，询问有无振动感和持续时间，并两侧对比。振动觉障碍常见于后索受损。

## （三）复合（皮质）感觉（synesthesia sensation）

### 1. 皮肤定位觉（point localization）

嘱患者闭目，用手指或棉签轻触患者皮肤某处，让其指出接触的部位。定位觉障碍见于皮质病变。

### 2. 两点辨别觉（two-point discrimination）

嘱患者闭目，将钝脚分规分开一定距离后，两脚同时轻触皮肤，让患者指出接触的部位，若患者感觉为两点，再缩小间距，直至感觉为一点为止，测量两脚间距。正常情况指尖辨别间距为 2 ～ 4mm，手背为 2 ～ 3cm，躯干为 6 ～ 7cm。触觉正常而两点辨别觉障碍时见于额叶病变。

### 3. 体表图形觉（graphesthesia）

嘱患者闭目，用钝针在皮肤上画出简单图形（如方形、三角形）或写简单的字（如一、二、十），让患者辨别，注意双侧对比。图形觉障碍常见于丘脑水平以上病变。

### 4. 实体觉（graphesthesia）

嘱患者闭目，令其用单手触摸常用物品如纽扣、铅笔、牙刷等，说出物品名称，注意两手对比。实体觉障碍见于皮质病变。

## 六、反射检查

反射检查包括深反射（deep reflex）、浅反射（superficial reflex）和病理反射（pathologic reflex）等。检查时患者处于安静、松弛状态，需两侧对比进行检查。根据反射的改变可分为亢进、活跃（或增强）、正常、减弱和消失。

### （一）深反射

深反射又称为腱反射，由骨膜、肌腱受到刺激经深部感受器完成。

**1. 肱二头肌反射（biceps reflex）**

肱二头肌反射由 $C_5 \sim C_6$ 支配，经肌皮神经传导。患者坐位或卧位，肘部屈曲 90°，检查者左拇指（坐位）或左中指（卧位）置于患者肘部肱二头肌腱上，右手持叩诊锤叩击左手指，反射为肱二头肌收缩，引起前臂屈曲。

**2. 肱三头肌反射（triceps reflex）**

肱三头肌反射由 $C_6 \sim C_7$ 支配，经桡神经传导。患者坐位或卧位，患者上臂外展，肘部半屈，检查者托持其上臂，持叩诊锤直接叩击鹰嘴上方肱三头肌腱，反射为肱三头肌收缩，引起前臂伸展。

**3. 桡骨膜反射（radial reflex）**

桡骨膜反射由 $C_5 \sim C_8$ 支配，经桡神经传导。患者坐位或卧位，前臂半屈半旋前位，检查者左手托起其腕部，使腕关节自然下垂，右手持叩诊锤叩击桡骨茎突，反射为肱桡肌收缩，引起肘部屈曲、前臂旋前。

**4. 膝反射（knee jerk）**

膝反射由 $L_2 \sim L_4$ 支配，经股神经传导。患者取坐位时膝关节屈曲 90°，小腿松弛下垂，与大腿成直角；仰卧位时检查者用左手托其膝关节，使之呈 120° 屈曲，右手持叩诊锤叩击髌骨下股四头肌腱，反射为小腿伸展。

**5. 踝反射（ankle reflex）**

踝反射又称跟腱反射，由 $S_1 \sim S_2$ 支配，经胫神经传导。患者取仰卧位，屈膝约 90°，呈外展位，检查者用左手将患者足背屈曲 90°，右手持叩诊锤叩击跟腱，反射为腓肠肌收缩、足跖屈。

**6. 阵挛（clonus）**

阵挛是腱反射高度亢进表现，见于锥体束及以上病变。常见者如下。①髌阵挛（knee clonus）：患者仰卧，下肢伸直，检查者用拇、示两指捏住髌骨上缘，突然而迅速地向下方推动，髌骨发生连续节律性上下颤动；②踝阵挛（ankle clonus）：较常见，检查者用左手托患者腘窝，使膝关节半屈曲，右手握足前部，迅速而突然用力，使足背屈，并用手持续压于足底，跟腱发生节律性收缩，导致足部交替性屈伸动作。

### 7. 霍夫曼征

霍夫曼（Hoffmann）征由 $C_7 \sim T_1$ 支配，经正中神经传导。患者手指微屈，检查者左手握患者腕部，右手食指和中指夹住患者中指，以拇指快速地向下拨动患者中指指甲，阳性反应为拇指屈曲内收和其他各指屈曲。

### 8. 罗索里莫征

罗索里莫（Rossolimo）征由 $L_5 \sim S_1$ 支配，经胫神经传导。患者仰卧，双下肢伸直，检查者用手指或叩诊锤急促地弹拨或叩击足趾跖面，阳性反应为足趾向跖面屈曲。以往该征与 Hoffmann 征被列入病理反射，实际上是牵张反射，阳性可视为腱反射亢进表现，见于锥体束损害，也见于腱反射活跃的正常人。

## （二）浅反射

浅反射是刺激皮肤、黏膜、角膜等引起肌肉快速收缩反应。角膜反射、咽反射和软腭反射见脑神经检查。

### 1. 腹壁反射（abdominal reflex）

腹壁反射由 $T_1 \sim T_{12}$ 支配，经肋间神经传导。患者仰卧，双下肢略屈曲使腹肌松弛，用钝针或竹签沿肋弓下缘（$T_7 \sim T_8$）、脐孔水平（$T_9 \sim T_{10}$）和腹股沟上（$T_{11} \sim T_{12}$）平行方向，由外向内轻划两侧腹壁皮肤，反应为该侧腹肌收缩，脐孔向刺激部分偏移，分别为上、中、下腹壁反射。肥胖者和经产妇可引不出。

### 2. 提睾反射（cremasteric reflex）

提睾反射由 $L_1 \sim L_2$ 支配，经生殖股神经传导。用钝针自上向下轻划大腿上部内侧皮肤，反应为该侧提睾肌收缩使睾丸上提。年老体衰患者可引不出。

### 3. 跖反射（plantar reflex）

跖反射由 $S_1 \sim S_2$ 支配，经胫神经传导。用竹签轻划足底外侧，自足跟向前至小趾根部足掌时转向内侧，反射为足趾跖屈。

### 4. 肛门反射（anal reflex）

肛门反射由 $S_4 \sim S_5$ 支配，经肛尾神经传导。用竹签轻划肛门周围皮肤，正常反射表现为肛门外括约肌收缩。

### （三）病理反射

#### 1. Babinski 征

Babinski 征是经典的病理反射，提示锥体束受损。检查方法同跖反射，阳性反应为趾背屈，可伴其他足趾扇形展开，也称为伸性跖反射。

#### 2. Babinski 等位征

Babinski 等位征包括以下几种。①查多克（Chaddock）征：由外踝下方向前划至足背外侧；②奥本海姆（Oppenheim）征：用拇指和食指沿胫骨前缘自上向下用力下滑；③舍费尔（Scheffer）征：用手挤压跟腱；④戈登（Gordon）征：用手挤压腓肠肌；⑤贡达（Gonda）征：用力下压第4、第5足趾，数分钟后突然放松；⑥普谢普（Pussep）征：轻划足背外侧缘。阳性反应均为趾背屈。这些等位征阳性反应的病理意义，临床上一般认为同 Babinski 征。

#### 3. 强握反射

强握反射指检查者用手指触摸患者手掌时被强直性握住的一种反射。新生儿为正常反射，成人见于对侧额叶运动前区病变。

#### 4. 脊髓自主反射

脊髓横贯性病变时，针刺病变平面以下皮肤引起单侧或双侧髋、膝、踝部屈曲（三短反射）和 Babinski 征阳性。若双侧屈曲并伴腹肌收缩、膀胱及直肠排空，以及病变以下竖毛、出汗、皮肤发红等，称为总体反射。

## 七、脑膜刺激征检查

脑膜刺激征包括颈强直、Kernig 征和 Brudzinski 征等，颈上节段的脊神经根受刺激引起颈强直，腰骶节段脊神经根受刺激，则出现 Kernig 征和 Brudzinski 征。脑膜刺激征常见于脑膜炎、蛛网膜下腔出血、脑水肿及颅内压增高等，深昏迷时脑膜刺激征可消失。检查方法如下。

#### 1. 屈颈试验

患者仰卧，检查者托患者枕部并使其头部前屈而表现不同程度的颈强，被动屈颈受限，称为颈强直，但需排除颈椎病。正常人屈颈时下颏可触及胸骨柄，部分老年人和肥胖者除外。

## 2. Kernig 征

患者仰卧，下肢于髋、膝关节处屈曲成直角，检查者于膝关节处试行伸直小腿，如伸直受限并出现疼痛，大、小腿间夹角＜135°，为 Kernig 征阳性。如颈强（＋）而 Kernig 征（－），称为颈强 –Kernig 征分离，见于后颅窝占位性病变和小脑扁桃体疝等。

## 3. Brudzinski 征

患者仰卧屈颈时出现双侧髋、膝部屈曲；一侧下肢膝关节屈曲位，检查者使该侧下肢向腹部屈曲，对侧下肢亦发生屈曲（下肢征），均为 Brudzinski 征（＋）。

# 八、自主神经检查

自主神经系统由交感神经和副交感神经系统组成。交感神经系统受刺激会发生心动过速、支气管扩张、肾上腺素和去甲肾上腺素释放（维持血压）、胃肠道蠕动减弱、排尿抑制、排汗增加和瞳孔扩大。副交感神经系统受刺激发生心动过缓、支气管收缩、唾液和泪液分泌增加、胃肠蠕动增加、勃起亢进、排尿增加和瞳孔缩小。自主神经检查包括一般检查、内脏及括约肌功能、自主神经反射等。

## （一）一般检查

注意皮肤黏膜和毛发指甲的外观和营养状态、出汗情况和瞳孔反射等情况。

### 1. 皮肤黏膜

颜色（苍白、潮红、发绀、红斑、色素沉着、色素脱失等）、质地（光滑、变硬、增厚、变薄、脱屑、干燥、潮湿等）、温度（发热、发凉）及水肿、溃疡和压疮等。

### 2. 毛发和指甲

多毛、毛发稀疏、局部脱毛，指（趾）甲变厚、变形、松脆、脱落等。

### 3. 出汗

全身或局部出汗过多、过少或无汗等。汗腺分泌增多时，可通过肉眼观察；无汗或少汗可通过触摸感知皮肤的干湿度，必要时可进行两侧对比。

### 4. 瞳孔

正常的瞳孔对光反射和调节反射见"脑神经检查"部分。

## （二）内脏及括约肌功能

注意胃肠功能（如胃下垂、腹胀、便秘等）、排尿障碍及性质（尿急、尿频、排尿困难、尿潴留、尿失禁、自动膀胱等）、下腹部膀胱区膨胀程度等。

## （三）自主神经反射

### 1. 竖毛试验

皮肤受寒冷或搔划刺激，可引起竖毛肌（由交感神经支配）收缩，局部出现竖毛反应，毛囊隆起如鸡皮状，逐渐向周围扩散，刺激后 7～10 秒最明显，15～20 秒后消失。竖毛反应一般扩展至脊髓横贯性损害的平面停止，可帮助判断脊髓损害的部位。

### 2. 皮肤划痕试验

用钝竹签在两侧胸腹壁皮肤适度加压画一条线，数秒钟后出现白线条，稍后变为红条纹，为正常反应；如划线后白线条持续较久超过 5 分钟，为交感神经兴奋性增高；红条纹持续较久（数小时）且明显增宽或隆起，为副交感神经兴奋性增高或交感神经麻痹。

### 3. 眼心反射试验

该试验详见"脑神经检查"。迷走神经麻痹者无反应，交感神经功能亢进者压迫后脉搏不减慢甚至加快，称为倒错反应。

### 4. 血压和脉搏的卧立位试验

让患者安静平卧数分钟，测血压和 1 分钟脉搏，然后嘱患者直立，2 分钟后复测血压和脉搏。健康人血压下降范围为 10mmHg，脉搏最多增加 10～12 次/分。特发性直立性低血压和 Shy-Drager 综合征的患者，站立后收缩压降低 $\geq$ 20mmHg，舒张压降低 $\geq$ 10mmHg，脉搏次数增加或减少超过 10～12 次/分，提示自主神经兴奋性增高。

### 5. 汗腺分泌发汗试验（碘淀粉法）

先将碘 2g，蓖麻油 10mL 与 96% 乙醇 100mL 配制成碘液，涂满全身，待干后均匀涂淀粉，皮下注射毛果芸香碱 10mg 使全身出汗。淀粉遇湿后与碘发生反应，使出汗处皮肤变蓝，无汗处皮色不变。该试验可指示交感神经功能障碍范围。头、颈及上胸部交感神经支配来自 $C_8$～$T_1$ 脊髓侧角，节后纤维由颈上（至头）和颈中神经节（至颈、上胸）发出；上肢交感神经支配来自 $T_2$～$T_8$，节后纤维由颈下神经节发出；躯干交感神

经支配来自 $T_5 \sim T_{12}$；下肢来自 $T_{10} \sim L_3$。但此节段性分布可以有较大的个体差异。

在本部分内容，笔者详细介绍了神经系统的查体内容，在临床实际工作中，并非需要对每项内容均按部就班地全部进行检查。随着经验的积累，每个医生可能会形成自己的查体风格，在结合病史进行高效、快速查体的基础上，根据具体情况，按照临床思路，有选择性地再进行重点筛查，找有临床意义的体征。并根据查体过程中的所见，动态调整诊断思路，和进一步的查体方向，乃至重新询问病史，以获得正确诊断疾病的依据。

## 九、神经系统疾病的诊疗程序

神经系统疾病诊断的第一步是先确定疾病是否为神经系统疾病或病变是否主要累及神经系统。许多神经系统症状可由其他系统疾病引起，某些神经系统的疾病常伴有其他系统或器官的症状。因此在临床上确定神经系统疾病诊断时，要有整体观念，综合考虑分析，避免因过度重视局部症状而忽略整体。神经病学作为一门独立的学科，其病变范围十分广泛，包括了中枢神经系统、周围神经系统和全身骨骼肌，且相互之间的联系密切。因此，神经病学的临床诊断更为强调定位的内容，通常以病变部位作为划分疾病的主线，然后再以定性的方式串联各种疾病。

### （一）定位诊断

定位诊断是根据疾病所表现出的神经系统症状、体征，结合神经解剖、神经生理和神经病理等，明确病变损害的部位。神经系统的病变部位根据其病损范围可分为局灶性、多灶性、弥漫性和系统性病变。局灶性病变指只累及神经系统的单一局限部位，如面神经麻痹、尺神经麻痹、脊髓肿瘤等；多灶性病变指病变累及两个或两个以上的部位，如多发性硬化、视神经脊髓炎等；弥漫性病变常比较广泛地侵犯中枢和（或）周围神经系统、肌肉，如中毒性脑病、病毒性脑炎等；系统性病变指病变选择性地损害某一特定功能解剖系统或传导束，如肌萎缩性侧索硬化症、亚急性脊髓联合变性等。定位诊断要遵循一元论的原则，即尽量用一个局灶性病变解释患者的全部症状和体征。无法解释时，再考虑多灶性（包括播散性）或弥漫性病变的可能。在分析病变的分布和范围之后，还需进一步明确其具体部位。

#### 1. 大脑病变

大脑病变主要表现为意识水平和内容及精神障碍、偏瘫、偏身感觉障碍、偏盲、癫病发作等。不同脑叶病变可表现出不同的症状，如额叶受损可见随意运动障碍、运动性失语、认知功能障碍等症状；颞叶受损可见精神症状、感觉性失语、精神运动性癫痫等；顶叶受损可见皮质型感觉障碍、失读、失用等；枕叶受损可见视野受损、皮质盲等。大脑半球深部基底核受损，可表现为肌张力改变，运动异常及不自主运动等锥体外系症状。

### 2. 脑干病变

一侧脑干病变多表现为病变同侧周围性脑神经麻痹和对侧肢体中枢性偏瘫，即交叉性瘫痪，或病变同侧面部及对侧偏身痛、温觉减退的交叉性感觉障碍，其病变的具体部位根据受损脑神经平面而做出判断。脑干两侧或弥漫性损害时常引起双侧多数脑神经和双侧长束受损症状。

### 3. 小脑病变

小脑蚓部病变主要出现躯干的共济失调，小脑半球病变则表现为同侧肢体的共济失调，有时还可出现小脑性语言和辨距不良。

### 4. 脊髓病变

脊髓横贯性损伤，出现损害平面以下运动、感觉及括约肌功能障碍，表现为完全或不完全的截瘫或四肢瘫、传导束型感觉障碍和尿便功能障碍。根据感觉障碍的最高平面、运动障碍、深浅反射的改变和自主神经功能的障碍，大致确定脊髓损伤的范围。脊髓的单侧损伤出现脊髓半切综合征，表现为病变平面以下对侧痛、温觉减退或丧失，同侧上运动神经元性瘫痪和深感觉减退或丧失。脊髓的部分性损伤可仅有锥体束和前角损害症状，如肌萎缩侧索硬化症；亦可仅有锥体束及后索受损症状，如亚急性脊髓联合变性；或可因后角、前联合受损仅出现节段性痛觉和温度觉障碍，但轻触觉保留，呈分离性感觉障碍，如脊髓空洞症。

### 5. 周围神经病变

由于脊神经是混合神经，受损时可出现其支配区的运动、感觉和自主神经功能障碍。运动障碍为下运动神经元性瘫痪，感觉障碍的范围与受损的周围神经支配区一致。前根、后根的损害分别出现根性分布的运动、感觉障碍；多发性神经病出现四肢远端的运动、感觉障碍。

### 6. 肌肉病变

病变累及肌肉或神经－肌肉接头时，最常表现为肌无力，此外还有病态性疲劳、肌痛与触痛、肌肉萎缩、肌肉假性肥大及肌强直等，通常不伴有明显的感觉障碍。

### （二）定性诊断

定性诊断是确定疾病病因（性质）的诊断，它建立在定位诊断的基础上，将年龄、性别、病史特点、体检所见及各种神经影像学等辅助检查结合在一起进行综合分析。病史中特别要重视起病急缓和病程特点。通常情况下，起病急骤，迅速达到高峰，应考虑血管病变、炎症、外伤及中毒等；当发病缓慢、隐匿且渐近性加重，病程中无明显缓解现象，则多为肿瘤或变性疾病；发病形式呈间歇发作性，则考虑癫痫、偏头痛或周期性瘫痪等可能。

#### 1. 血管性疾病

起病急，进展快，症状在短时间内（数秒、数分钟、数小时或数天）达到高峰，多见于中、老年人，既往常有高血压、动脉粥样硬化、心脏病、糖尿病或高脂血症等病史。神经系统症状表现为头痛、头晕、呕吐、肢体瘫痪、意识障碍、失语等。CT、MRI、DSA等影像学检查可获得比较确切的中枢神经系统受损证据。

#### 2. 感染性疾病

起病呈急性或亚急性，病情多数于数日、少数于数周内达到高峰，常伴有发热、外周血白细胞计数增加或血沉加快等全身感染中毒的症状，神经系统症状和体征较广泛。针对性地选择血液及脑脊液的微生物学、免疫学、寄生虫学检查有助于明确感染的性质和原因。

#### 3. 变性疾病

起病缓慢，病程长，呈进行性加重。各年龄段均可发病，不同疾病所表现的症状差异较大，如阿尔茨海默病主要为认知功能障碍，帕金森病主要为肌张力增高和运动障碍，运动神经元病主要为延髓麻痹、肢体无力和肌肉萎缩。

#### 4. 外伤

有明确的外伤史，多呈急性起病；少部分较轻的外伤，可为迟发性。检查时需详细询问外伤经过，以区别其是否先发病而后外伤，如癫痫发作后或脑卒中后的头部外伤。X线及CT检查有助于明确诊断。

#### 5. 肿瘤

起病缓慢，病情呈进行性加重。但某些恶性肿瘤或转移瘤发展迅速，病程较短。颅内肿瘤除常有的癫痫发作、肢体瘫痪和麻木等局灶定位症状外，还可伴有头痛、呕吐、视乳头水肿等颅内压增高的征象。除原发于中枢神经系统的肿瘤，还应注意部分癌肿的颅内转移，可呈弥漫性分布，早期除颅内压增高症状，可无局灶性神经系统受累症状。脑脊液检查可有蛋白质含量增加，有时可检出肿瘤细胞。CT、MRI 等检查可以发现转移瘤来源。

### 6. 脱髓鞘性疾病

脱髓鞘疾病常呈急性或亚急性起病，有缓解和复发的倾向，部分病例起病缓慢，呈进行性加重。常见疾病有多发性硬化、急性播散性脑脊髓炎等。MRI、脑脊液和诱发电位检查有助于诊断。

### 7. 代谢和营养障碍性疾病

代谢和营养障碍性疾病常发病缓慢，病程相对较长；大多数临床表现无特异性，多在全身症状的基础上出现神经功能障碍的体征，可依据组织、体液中相应酶、蛋白质、脂质等的异常做出诊断。有些疾病常引起较固定的神经症状，如维生素 $B_1$ 缺乏常发生多发性神经病，维生素 $B_{12}$ 缺乏发生亚急性脊髓联合变性，糖尿病引起多发性周围神经病。

### 8. 其他

其他包括中毒和遗传性疾病等。神经系统中毒性疾病呈急性或慢性发病，原因有化学品、毒气、生物毒素、食物、药物中毒等，诊断中毒时需要结合病史及必要的化验检查方能确定。神经系统遗传病多于儿童及青年期发病，家族中可有同样疾病，其症状和体征繁多，部分具有特征性，如先天性肌强直症出现的肌强直、肝豆状核变性的角膜色素环等，为这些疾病的诊断提供了重要依据。


# 第五节　神经系统疾病的中医病因病机


## 一、眩晕

眩晕也称眩冒，是以自觉头晕眼花或视物旋转为主症的病证。眩指眼花或眼前发黑，晕指头晕或视物旋转，二者常同时出现，故统称为眩晕。轻者发作短暂，平卧或闭目片刻即止；重者如坐舟车，旋转起伏不定，难以站立，或伴有恶心、呕吐、出汗，甚至仆倒。本病病位在脑，与肝、脾、肾等脏腑关系密切。基本病机是风、火、痰、瘀扰乱清窍，或气血虚弱、髓海不足，清窍失养。西医学中的耳源性眩晕、高血压、低血压、后循环缺血、梅尼埃病等疾患以眩晕为主症时，可参考本节。

### 1. 情志不遂

肝为刚脏，体阴而用阳。长期忧郁恼怒，肝气郁结，气郁化火，暗耗肝阴，肝阳偏盛，风阳上扰，发为眩晕。《临证指南医案·眩晕》云："经云：诸风掉眩，皆属于肝。头为六阳之首，耳目口鼻皆系清空之窍。所患眩晕者，非外来之邪，乃肝胆之风阳上冒耳，甚则有昏厥跌仆之虞。"

### 2. 年老体弱

肾为先天之本，主藏精生髓。若年老肾精亏虚，生髓乏力，脑失充养，或房劳过度，耗伤阴精，或先天不足，体虚多病，肾精不充，均可导致肾精亏耗，髓海空虚，发为眩晕。《灵枢·海论》云："脑为髓之海。""髓海有余，则轻劲多力，自过其度；髓海不足，则脑转耳鸣，胫酸眩冒，目无所见，懈怠安卧。"

### 3. 饮食不节

恣食肥甘，或嗜酒无度，损伤脾胃，健运失司，水谷不化，聚湿生痰，痰湿中阻，致清阳不升，浊阴不降，清窍失养，发为眩晕。《丹溪心法·头眩》曰："头眩，痰挟气虚并火，治痰为主，挟补气药及降火药。无痰则不作眩，痰因火动，又有湿痰者，有火痰者。"

### 4. 久病劳倦

脾胃为后天之本，气血生化之源。若久病不愈，耗伤气血，或失血之后，气随血耗；或忧思劳倦，损伤脾胃，暗耗气血，致气血两虚，气虚则清阳不升，血虚则清窍失养，发为眩晕。《灵枢·口问》曰："故上气不足，脑为之不满，耳为之苦鸣，头为之苦倾，目为之眩。"

### 5. 跌仆坠损

跌仆坠损致头脑外伤，或久病入络，瘀血停滞，阻滞经脉，使气血不能上荣于头目，清窍失养而发眩晕。

此外，外感六淫之中，因"高颠之上，惟风可到"，风邪与寒、热、湿、燥等诸邪，皆可导致经脉运行失度，挛急异常，使清窍失养而发眩晕。

## 二、中风

中风又名卒中，是以突然出现口眼㖞斜、言语不利、半身不遂，甚则猝然昏倒、不省人事为主症的病证。因发病急骤，症见多端，变化迅速，与风邪"善行而数变"相似，故古代医家以此取象比类命名为中风。

有外邪侵袭而引发者称为外风，又称真中风或真中；无外邪侵袭而发病者称为内风，又称类中风或类中。本病与《伤寒论》中所论述的由风邪袭表所致的中风名同而实异。本病病位在脑，与心、肝、肾等脏腑关系密切。基本病机是脏腑阴阳失调，气血逆乱，上扰清窍，窍闭神匿，神不导气。西医学中的急性脑血管病，包括出血性（出现中风表现者，均可参考本节）和缺血性（脑血栓形成、脑栓塞）脑血管意外等出现中风表现者，均可参考本节。

### 1. 内伤积损

年老体弱，正气不足，或久病迁延，或恣情纵欲，或劳逸失度，损伤五脏之气阴，气虚则无力运血，脑脉瘀滞；阴虚则不能制阳，内风动越，突发本病。如明·李东垣《医学发明·中风有三》云："凡人年逾四旬，气衰者，多有此疾。"

### 2. 情志过极

肝气郁结，气郁化火，或郁怒伤肝，肝阳暴动，或心火暴盛，内风动越，风火相煽，气热郁逆，血随气逆，上冲犯脑，血溢脉外或血瘀脑脉而发为中风。本病情志过极者尤以暴怒多见，即《素问·生气通天论》所谓："大怒则形气绝，而血菀于上，使人薄厥。"

### 3. 饮食不节

饮食不节，过食肥甘厚味，脾失健运，聚湿生痰，痰瘀互阻，化热生风，阻滞脑络，发为中风。如《素问·通评虚实论》所云："仆击、偏枯、痿厥、气满发逆……则膏粱之疾也。"

### 4. 体态肥盛

肥盛之人多气衰痰湿，易致气血郁滞，因风阳上扰而致血瘀脑脉，发为中风。如元·王履《医经溯洄集·中风论辨》所云："凡人年逾四旬气衰之际，或因忧喜忿怒伤其气者，多有此疾，壮年之时无有也，若肥盛则兼有之。"清·沈金鳌《杂病源流犀烛·中风源流》也云："肥人多中风……人肥则腠理致密而多郁滞，气血难以通利，故多卒中也。"

中风的主要病机概而论之，有风、火（热）、痰、瘀、虚五端，在一定条件下相互影响，相互转化，引起内风旋动，气血逆乱，横窜经脉，直冲犯脑，导致血瘀脑脉或血溢脉外而发中风。

## 三、痴呆

痴呆又称呆病，是以呆傻愚笨、智能低下、健忘等为主症的病证。重者可终日不语，或闭门独居，或口中喃喃，言辞颠倒，行为失常，忽笑忽哭，或不欲食，数日不知饥饿等。本病病位在脑，与心、肝、脾、肾等脏腑关系密切。基本病机是髓减脑消，神机失用。西医学中的阿尔茨海默病、血管性痴呆、脑叶萎缩症、营养缺乏及代谢性脑病、中毒性脑病、颅脑外伤等具有本病临床特征者可参考本节。

### 1. 先天不足

《灵枢·经脉》云："人始生，先成精，精成而脑髓生。"先天禀赋不足，髓海不充，不能继年，延至成年，或因衰老，或因情志，或因饮食，或因劳逸等后天因素影响，而致髓海空虚，元神失养，神机失用，发为痴呆。

### 2. 后天失养

清·陈士铎《辨证录·呆病门》云："人有一时而成呆病者，全不起于忧郁……谁知是起居失节，胃气伤而痰迷之乎。"起居失宜、饮食不节、过度劳逸，或久病不复，致脾失健运，气血生化无力，不能充养脑髓，又可聚湿生痰，蒙蔽清窍，神明被扰，发为痴呆。

### 3. 年老肾虚

清·汪昂《医方集解·补养之剂》云："人之精与志皆藏于肾，肾精不足则志气衰，不能上通于心，故迷惑善忘也。"年老体弱，肾精、阴阳、气血亏虚，脑髓失充，元神失养，发为痴呆。

### 4. 久郁不解

明·张介宾《景岳全书·杂病谟》云："痴呆证，凡平素无痰，而或以郁结，或以不遂，或以思虑，或以疑贰，或以惊恐，而渐致痴呆。"肝失疏泄，气机郁滞，久郁化火，炼液成痰，或木郁土衰，脾失健运，痰浊内生，蒙蔽清窍，或心火扰神，或惊恐伤肾，神机失养，发为痴呆。

### 5. 中风外伤

外伤或外感热毒，损伤脑络，瘀血阻滞，脑络不畅，脑气不通，血气互结，脏气无法上荣于脑，脑失所养，神明不清，发为痴呆。清·吴鞠通《吴鞠通医案·中风》云："中风神呆不语，前能语时，自云头晕、左肢麻、口大歪。"

本病的发病机制主要有虚、痰、瘀等方面，且互相影响，导致髓海空虚，元神失养，或痰迷清窍，或脑络瘀阻，而致呆病。

## 四、不寐

不寐又称"失眠""不得卧"，是以经常不能获得正常睡眠为特征的病证。轻者入睡困难，或寐而不酣，时寐时醒，或醒后再难入寐，重者甚至彻夜不眠。

不寐的病位在心，与肝、脾、肾、胆、胃等脏腑密切相关。基本病机是心神失养或心神被扰，心神不宁，或阴跷、阳跷脉功能失衡，阳盛阴衰，阴阳失交。

西医学的中的神经官能症、围绝经期综合征、焦虑症、抑郁症、贫血等具有本病临床特征者可参考本节。

### 1. 饮食不节

暴饮暴食，宿食停滞，或饥饿中虚，或进食浓茶、咖啡、寒凉之品，脾失健运，胃失和降，酿生痰热，壅遏于中，上扰心神，夜寐不安。

### 2. 情志失常

情志不遂，肝气郁结，气郁化火，邪火扰动心神，神不安而不寐；或由五志过极，心火内盛，扰动心思而不寐；或喜笑无度，心神不宁，神魂不安而不寐；或由暴受惊恐，心虚胆怯，神魂不安，夜不能寐。

### 3. 劳逸失调

劳倦太过，损伤脾胃，或过逸少动，脾虚气弱，脾胃运化失职，气血生化无力，不能上荣于心，致心神失养，发为失眠；或因思虑过度，伤及心脾，心伤则阴血耗伤，神不守舍；脾伤则食少，纳呆，生化乏源，营血亏虚，不能上荣于心，而致心神不安。

### 4. 病后体虚

久病耗损，气血亏虚，心失所养，心神不安而不寐；或年迈体弱，阴阳亏虚而致不寐；或素体阴虚，加之房劳过度，肾阴耗伤，阴衰于下，不能上奉于心，水火不济，心火独亢，火盛神动，心肾失交而神志不宁。

不寐每因饮食不节，情志失常，劳倦、思虑过度及病后、年迈体虚等因素，导致心神不安，神不守舍。病理变化总属阳盛阴衰，阴阳失交。一为阴虚不能纳阳，二为阳盛不得入于阴。

## 五、头痛

头痛是以患者自觉头部疼痛为主症的病证，可单独出现，也可见于各种急慢性疾病。本病病位在头，与手、足三阳经和足厥阴肝经、督脉关系密切。基本病机是气血逆乱、经络不通或脑窍失养。西医学中的高血压病、偏头痛、紧张性头痛、丛集性头痛、三叉神经痛等以头痛为主要临床特征者可参考本节。

### 1. 外感头痛

起居不慎，坐卧当风，感受风、寒、湿、热等外邪，尤以风邪为主。《素问·太阴阳明论》云："伤于风者，上先受之。"外邪自肌表侵袭经络，上犯于头，清阳之气受阻，气血凝滞，脉络不畅，发为头痛。风为百病之长，易兼夹他邪致病。若风寒袭表，寒凝血涩，则头痛且见恶寒战栗；若风热上炎，侵扰清空，则头痛且身热心烦；若风湿袭表，阻遏气机，蒙蔽清窍，则头痛且沉重胀闷。如《医砭·头痛》所云："六淫外邪，惟风寒湿三者，最能郁遏阳气。火暑燥三者皆属热，受其热则汗泄，非有风寒湿袭之，不为患也。然热甚亦气壅脉满，而为痛矣。"

### 2. 内伤头痛

"脑为髓之海"，"肾主骨生髓"，髓海充盈依赖肝肾精血的充养及脾胃运化水谷精微的濡养，输布气血上充于脑。故内伤头痛的发生，与肝、脾、肾三脏密切相关。因于肝者，或系情志不遂，肝失疏泄，气郁化火，上扰清空，多见头痛且胀；或系肝肾阴虚，肝失濡养，水不涵木，肝阳上亢，多见头痛且眩。因于脾者，多系饮食不节，恣食肥甘，脾失健运，痰湿内生，蒙蔽清空，以致清阳不升，浊阴不降，多见头痛且重；若系饥饱劳倦、产后体虚、大病久病者，中焦脾胃虚弱，气血生化乏源，而致清阳不升，髓海失养，多见头痛隐隐。因于肾者，多系禀赋不足，或房劳过度，以致肾精亏虚，髓海渐空，多见头痛且空；或肾亏日久，阴损及阳，肾阳衰微，清阳不展，多见头部冷痛。《证治准绳·头痛》云："盖头象天，三阳六腑清阳之气皆会于此，三阴五脏精华之血亦皆注于此。于是天气所发六淫之邪，人气所变五贼之逆，皆能相害。"

此外，跌仆闪挫损伤脑脉，或久病入络，亦可导致脑络瘀阻，临证多见头痛如刺，固定不移。头痛虽病因多端，总属外感、内伤两类。主要病机概而论之，外感多责之于风、寒、湿、热，内伤多关乎气、血、痰、瘀、虚，导致经气不通，不通则痛，或经脉失养，不荣则痛。

## 六、痫证

痫证是以猝然昏仆、口吐涎沫、两目上视、肢体抽搐，或口中怪叫、醒后神志如常为主症的病证，具有突然性、短暂性、反复性发作的特点。本病病位在脑，与肝、心、脾、肾功能失调有关。基本病机是风、痰、火、瘀导致气血逆乱，蒙蔽清窍，扰乱神明，神失所司。本病即西医学的癫痫，分原发性癫痫和继发性癫痫。

痫证病因可分为先天因素和后天因素两大类。先天因素主要为先天禀赋不足或禀赋异常，后天因素包括情志失调、饮食不节、跌仆外伤或患其他疾病致脑窍受损等。

### 1. 禀赋异常

禀赋异常常见于幼年发病者，与先天因素相关，正所谓"羊痫风，系先天之元阴不足"。胎儿时期，母亲突受惊恐，气机逆乱，精伤肾亏，或母体多病、过度劳累、误服药物等因素损伤胎儿，胎气受损，发育异常，发为此病。此外，父母体虚致胎儿先天禀赋不足，后天易发生痫证。

### 2. 情志失调

《证治汇补·痫病》云："或因卒然闻惊而得，惊则神出舍空，痰涎乘间而归之。"突受惊恐，气机逆乱，痰浊随气上逆，蒙蔽清窍；或五志过极，化火生风，或肝郁日久，化火生风，风火夹痰，上犯清窍，元神失控，发为本病。小儿脏腑娇嫩，元气未充，神气怯弱，更易因惊恐而发本病。

### 3. 饮食不节

过食肥甘厚味，脾失健运，聚湿生痰，痰浊内蕴；或气郁化火，炼津成痰，积痰内伏，一遇诱因，痰浊上蒙，元神失控，发为本病。

### 4. 脑窍损伤

由于跌仆闪挫，或出生时难产，或患有他病，如瘟疫（颅内感染）、中毒等，致脑脉瘀阻或脑窍受损，而致神志逆乱，昏不知人，发为本病。

本病主要病机为积痰内伏，经风火诱动，痰瘀互结，上蒙清窍，气机逆乱，元神失控而发病。病理性质属虚实夹杂。

## 七、痿证

痿证又称痿躄，是指肢体筋脉弛缓，软弱无力，日久因不能随意运动而致肌肉萎缩的一种病证。"痿"指肢体痿弱不用，"躄"为下肢软弱无力，不能步履之意。本病病位在筋脉肌肉，根于五脏虚损，与肝、肾、肺、脾胃关系密切。实证病机多为筋脉肌肉受损，气血运行受阻；虚证病机多为气血阴精亏耗，筋脉肌肉失养。西医学中的吉兰–巴雷综合征、重症肌无力、运动神经元病、脊髓病变、肌肉病变、肌营养不良及周围神经损伤等具有本病临床特征者可参考本节。

### 1. 感受温毒

感受温热毒邪，持续高热不退，或病后余邪未尽，低热不解，皆令内热燔灼，耗气伤津，肺热叶焦，津失敷布，五脏失润，筋脉肌肉失养，而痿弱不用。

### 2. 湿热浸淫

久居湿地或冒雨涉水，湿邪内侵经脉，营卫受阻；或郁遏生热，或痰湿内停，久蕴积热，致湿热相蒸，浸淫筋脉，气血不畅，筋脉肌肉失于滋养，发为痿证。《素问·痿论》云："有渐于湿，以水为事，若有所留，居处相湿，肌肉濡渍，痹而不仁，发为肉痿。"

### 3. 饮食毒物所伤

饮食不节，嗜食肥甘辛辣，损伤脾胃；或素体脾胃虚弱，气血津液生化乏源，脾胃受纳、运化、输布水谷精微的功能失常，无以濡养五脏，致筋骨肌肉失养，发为本病；或服用或接触毒物，气血经脉受损，经气运行不畅，脉道阻滞，发为痿证。

### 4. 久病房劳

先天不足，或久病体虚，或房劳过度，伤及肝肾，精损难复；或劳役过度而伤肾，耗损阴精，肾水亏虚，筋脉失于灌溉濡养。

### 5. 跌仆瘀阻

跌打损伤，瘀血内阻，新血不生，经气运行不畅，脑失神明之用，发为痿证；或产后恶露未尽，瘀血流注于腰膝，以致气血瘀阻，脉道不利，四肢失其濡润滋养。

痿证的病机主要包括感受温毒、湿热浸淫、饮食毒物所伤、久病房劳、跌仆瘀阻五端，可在一定条件下相互影响、相互转化，引起五脏受损，精津不足，气血亏耗，肌肉筋脉失养，而发痿证。病机演变常见于本虚标实之间，通常以热证、虚证为多，虚实夹

下篇 疾病篇
- 273 -

杂者亦不少见。

## 八、颤证

颤证又称振掉、颤振、震颤，是以头部或肢体摇动、颤抖，不能自制为主症的病证。本病病位在脑，与肝、脾、肾三脏关系密切。基本病机为虚风内动，神机失司，或痰热动风，上扰脑神。西医学中的锥体外系疾病所致的不随意运动，如特发性震颤、帕金森病、舞蹈病、手足徐动症等，以及颅脑损伤、小脑疾患、甲状腺功能亢进症、慢性肝脑变性、一氧化碳或二硫化碳等化学物质中毒等具有颤证临床特征者可参考本节。

### 1. 年老体虚

中年之后，脾胃渐损，肝肾亏虚，精气暗衰，筋脉失养；或禀赋不足，肾精虚损，脏气失调；或罹患沉疴，久病体弱，脏腑功能紊乱，气血阴阳不足，筋脉失养，虚风内动。

### 2. 情志过极

情志失调，郁怒忧思太过，脏腑气机失于调畅。郁怒伤肝，肝气郁结不畅，气滞而血瘀，筋脉失养；或肝郁化火生风，风阳暴张，窜经入络，扰动筋脉；若思虑太过，则损伤心脾，气血化源不足，筋脉失养；或因脾虚不运，津液失于输布，聚湿生痰，痰浊流窜，扰动筋脉。

### 3. 饮食不节

恣食肥厚或嗜酒成癖，损伤脾胃，聚湿生痰，痰浊阻滞经络而动风；或滋生内热，痰热互结，壅阻经脉而动风；或因饥饱无常，过食生冷，损伤脾胃，气血生化乏源，致使筋脉失养而发为颤证。

### 4. 劳逸失当

行役劳苦，动作不休，使肌肉筋膜损伤疲极，虚风内动；或贪逸少动，使气缓脾滞而气血日减；或房事劳欲太过，肝肾亏虚，阴血暗损，筋脉失于调畅，阴虚风动，发为颤证。

颤证的主要病机概而论之，有风、火、痰、瘀四端，在一定条件下相互影响，相互转化，引起气血阴精亏虚，不能濡养筋脉；或痰浊、瘀血壅阻经脉，气血运行不畅，筋脉失养；或热甚动风，扰动筋脉，而致肢体拘急颤动而发颤证。本病的病机演变常见于本虚标实。本为气血阴阳亏虚，其中以阴津精血亏虚为主；标为风、火、痰、瘀为患。标本之间密切联系，风、火、痰、瘀可因虚而生，诸邪又进一步耗伤阴津气血。风、火、痰、瘀之间也相互联系，甚至可以互相转化，如阴虚、气虚可转为阳虚，气滞、痰湿也可化热等。

## 九、面瘫

面瘫又称为口眼㖞斜、口僻，是以口角向一侧歪斜、眼睑闭合不全为主症的病证。其发生常与劳作过度、正气不足、风寒或风热乘虚而入等因素有关。

本病病位在面部，与少阳、阳明经筋相关。基本病机是经气痹阻，经筋功能失调。本病多指西医学的周围性面神经麻痹，最常见于贝尔麻痹。

### 1. 正气不足，风邪入中

机体正气不足，络脉空虚，卫外不固，风邪夹寒、夹热乘虚而入，客于颜面，走窜阳明经脉，气血痹阻，肌肉弛缓不收发为本病。《诸病源候论·偏风口㖞候》云："偏风口㖞是体虚受风，风入于夹口之筋也。足阳明之筋，上夹于口，其筋偏虚，而风因虚乘之，使其经筋急而不调，故令口僻也。"

### 2. 痰湿内生，阻于经络

平素嗜食辛辣肥甘，日久损伤脾胃，痰湿内生，或因外感病邪，内袭络脉，气血受阻，津液外渗，停而为痰，加之外风引触，风痰互结，流窜经络，上扰面部，阳明经脉壅滞不利，发为本病。

### 3. 气虚血滞，经脉失濡

素体虚弱或病久不愈，正气亏耗，气血不足，气虚不能上奉于面，阴血亦难灌注阳明；或气虚血行无力，血瘀滞于经脉，面部肌肉失于荣养，弛缓失用。

本病的基本病机为风、痰、瘀、虚，多为正气不足，脉络空虚，风邪乘虚入中经络，气血痹阻，筋面部经脉失养，肌肉弛缓不收而发病。

# 第六节　神经系统疾病的中医辨证分型

## 一、眩晕

眩晕多属本虚标实之证，肝肾阴虚、气血不足为病之本，风、火、痰、瘀为病之标。临床上，各类眩晕可单独出现，也可彼此影响，相互转化，或相互并见。如痰浊中阻，初起多为湿痰偏盛，日久可痰郁化火。又如肾精亏虚本属阴虚，若因阴损及阳，则转为阴阳俱虚之证。因此，临证时须详察病情，才能正确辨治。

### 1. 肝阳上亢

证候：眩晕耳鸣，头目胀痛，每因烦劳郁怒而剧，急躁易怒，颜面潮红，失眠多梦，口苦，舌红苔黄，脉弦或数。

### 2. 肾精不足

证候：眩晕经久不愈，精神萎靡，少寐多梦，神疲健忘，腰膝酸软，遗精滑泄，耳鸣齿摇。偏于阴虚者，伴颧红咽干、五心烦热，舌红苔少，脉细数；偏于阳虚者，伴形寒肢冷，阳痿早泄，舌淡苔白，脉沉细无力。

### 3. 气血亏虚

证候：眩晕动则加剧，劳累即发，唇甲淡白，神疲自汗，气短懒言，纳减腹胀，心悸少寐，舌淡苔薄白，脉细弱。

### 4. 痰浊中阻

证候：眩晕，头重如裹，或伴视物旋转，胸闷痰多，恶心欲呕，食少多寐，心悸，舌苔白腻，脉濡滑。

### 5. 瘀血阻窍

证候：眩晕，头痛如刺，痛有定处，神疲健忘，心悸失眠，耳鸣耳聋，面唇紫暗，舌暗有瘀斑，舌下脉络迂曲增粗，脉涩或细涩。

## 二、中风

中风属于本虚标实之证，在本属肝肾阴虚，气血衰少，阴阳偏盛；在标为风火相煽，痰浊壅盛，气逆血瘀。临床上，根据病情的轻重、病位的深浅，将中风分为中经络、中脏腑两大类。中经络者，病在经络，伤及脑脉，病情较轻，一般无神昏，仅见口眼㖞斜，言语不利，或有半身不遂，肌肤不仁。中脏腑者，病入脏腑，伤及脑髓。病情较重，主要表现为神志昏蒙或谵语，常有发病先兆及后遗症状出现。

### （一）中经络

### 1. 风阳上扰

证候：突发口眼㖞斜，言謇语涩或舌强不语，口角流涎，半身不遂，肌肤不仁，烦躁易怒，头痛，眩晕，面红目赤，口苦咽干，尿赤，便干，舌红少苔或苔黄，脉弦数。

### 2. 风痰阻络

证候：突发口眼㖞斜，言謇语涩或舌强不语，半身不遂，肌肤不仁，平素头晕目眩，舌质暗淡，舌苔白腻，脉弦滑。

### 3. 痰热腑实

证候：半身不遂，肌肤不仁，口眼㖞斜，言謇语涩或舌强不语，头晕目眩，吐痰或痰多，腹胀，便干或便秘，舌质暗红或暗淡，苔黄或黄腻，脉弦滑或兼数。

### 4. 气虚血瘀

证候：半身不遂，肌肤不仁，口眼㖞斜，言謇语涩或舌强不语，面色无华，气短乏力，口角流涎，自汗，心悸，便溏，手足或偏身肿胀，舌质暗淡或瘀斑，舌苔薄白或腻，脉沉细、细缓或细弦。

### 5. 阴虚风动

证候：半身不遂，一侧手足沉重麻木，口眼㖞斜，言謇语涩，平素头晕头痛，耳鸣目眩，双目干涩，腰膝酸软，急躁易怒，少眠多梦，舌质红绛或暗红，少苔或无苔，脉细弦或细弦数。

## （二）中脏腑

### 1. 闭证

#### （1）阳闭

证候：突然昏仆，不省人事，牙关紧闭，口噤不开，两手握固，大小便闭，肢体强痉，并有面赤身热，气粗口臭，躁扰不宁，舌苔黄腻，脉弦滑而数。

#### （2）阴闭

证候：突然昏仆，不省人事，牙关紧闭，口噤不开，两手握固，大小便闭，肢体强痉，并见面白唇青，四肢不温，静卧不烦，舌苔白腻，脉沉滑。

### 2. 脱证

证候：突然昏仆，不省人事，目合口开，鼾息低微，四肢冰冷，汗多不止，二便自遗，舌痿，脉微弱欲绝。

### 三、痴呆

本病乃本虚标实之证，临床上多为虚实夹杂。虚为髓海失养、心脾不足、肝肾亏虚，实为气滞、痰浊、瘀血诸邪蒙蔽清窍。

#### （一）平台期

##### 1. 髓海不足

证候：智能减退，兴趣缺失，忘失前后，倦怠嗜卧，动作笨拙，步履缓慢，腰膝酸软，齿枯发焦，脑转耳鸣，目无所见，舌瘦色淡，脉沉细弱。

##### 2. 脾肾亏虚

证候：迷惑健忘，反应迟钝，多梦易惊，食少纳呆，口涎外溢，四肢不温，小便混浊，夜尿频多，或二便失禁，舌苔白或腻，脉沉细弱，两尺尤甚。

##### 3. 气血不足

证候：善忘茫然，不识人物，言语颠倒，少言寡语，倦怠少动，面唇无华，爪甲苍白，纳呆食少，大便溏薄，舌淡苔白，脉细弱。

#### （二）波动期

##### 1. 痰浊蒙窍

证候：表情呆滞，智力衰退，迷路误事，哭笑无常，亲疏不辨，洁秽不分，口多痰涎，痞满纳呆，舌质淡，苔白黏腻浊，脉弦而滑。

##### 2. 瘀阻脑络

证候：神呆不慧，反应迟钝，言语不利，思维异常，动作笨拙，行为古怪，头痛难愈，面色晦暗，肌肤甲错，口干不欲饮，舌紫暗或有瘀点瘀斑，脉细弦涩或沉迟。

##### 3. 心肝火旺

急躁易怒，烦躁不安，妄闻妄见，妄思妄行，或举止异常，噩梦或梦幻游离或梦寐喊叫，头晕目眩、头痛、耳鸣如潮，口臭、口疮、尿赤、便干，舌红或绛，苔黄或黄腻，脉弦滑或弦数。

### （三）下滑期

**热毒内盛**

证候：迷蒙昏睡，不识人物，或神呆遗尿，二便失禁，或躁扰不宁，谵语妄言，口苦口干，目赤溲黄，肢体僵硬，或颤动，或痫痉，舌红绛少苔，苔黏腻浊或腐秽厚积，脉弦数。

## 四、不寐

不寐辨证首分虚实。虚证多属阴血不足；实证多因肝郁化火，或食滞痰浊。实证日久，气血耗伤，亦可转为虚证。

**1. 肝火扰心**

证候：入睡困难，甚则彻夜不眠，性急易怒，伴头晕头胀，目赤耳鸣，口干而苦，不思饮食，便秘溲黄赤，舌红苔黄，脉弦数。

**2. 痰热扰心**

证候：心烦失眠，多梦易醒，胸闷痰多，泛恶嗳气，脘痞纳呆，头重目眩，舌偏红，苔黄腻，脉滑数。

**3. 心脾两虚**

证候：多梦易醒，醒后不易再睡，心悸健忘，神疲食少，头晕目眩，面色少华，四肢倦怠，腹胀便溏，舌淡苔薄，脉细弱无力。

**4. 心肾不交**

证候：心烦心悸，入睡困难，睡梦纷纭，头晕耳鸣，潮热盗汗，五心烦热，咽干津少，腰膝酸软，男子遗精，女子月经不调，舌红少苔，脉细数。

**5. 心虚胆怯**

证候：虚烦不眠，心悸多梦，夜梦易醒，胆怯易惊，终日惕惕，气短自汗，倦怠乏力，舌淡，脉弦细。

## 五、头痛

头痛的辨证，首辨外感或内伤、虚证或实证。可依据病史、症状、部位、久暂、性质特点进行辨别。通常病程较短，疼痛剧烈，痛无休止，伴有其他外感症状者，多为实证。内伤头痛，病程较长，痛势较缓，时作时止，反复发作，多与肝、脾、肾三脏的病变及气血失调有关，病情有虚有实。

### （一）外感头痛

#### 1. 风寒头痛

证候：头痛时作，痛及项背，呈掣痛样，时有拘急紧张感，常伴恶风畏寒，遇风加剧，头痛喜裹，口不渴，舌淡红，苔薄白，脉浮或浮紧。

#### 2. 风热头痛

证候：头痛而胀，甚则胀痛如裂，面红目赤，发热或恶风，口渴喜冷饮，便秘尿赤，舌质红，苔薄黄，脉浮数。

#### 3. 风湿头痛

证候：头痛如裹，昏胀沉重，肢体困重，胸闷纳呆，小便不利，大便或溏，舌淡，苔白腻，脉濡。

### （二）内伤头痛

#### 1. 肝阳头痛

证候：胀痛而眩，侧头为主，心烦易怒，面红口苦，睡眠不宁，或兼胁肋痛，舌红苔薄黄，脉弦数有力。

#### 2. 血虚头痛

证候：头痛而晕，心悸怔忡，神疲乏力，面色少华，舌质淡，苔薄白，脉细弱。

#### 3. 气虚头痛

证候：头痛隐隐，时发时止，遇劳加剧，神疲倦怠，气短乏力，食少纳呆，自汗，舌质淡，苔薄白，脉细弱。

#### 4. 痰浊头痛

证候：头痛昏蒙，胸脘痞满，纳呆呕恶，口吐痰涎，舌淡苔白腻，脉滑或弦滑。

#### 5. 瘀血头痛

证候：头痛如刺，痛处固定不移，经久不愈，夜间加重，或有头部外伤史，舌质紫暗，可伴瘀斑瘀点，苔薄白，脉细或细涩。

### 6. 肾虚头痛

证候：头痛且空，常伴眩晕耳鸣，腰膝酸软，神疲健忘，遗精带下，舌嫩红少苔，脉细无力。

## 六、痫证

痫证发作时有阳痫、阴痫之分。阳痫发作多属实证，阴痫发作多属虚证。发病早期多属实证，日久多为虚实夹杂。发作期多实或实中夹虚，休止期多虚或虚中夹实。实者当辨风、痰、火、瘀之别，虚者则当区分脾虚不运、心脾两虚、心肾两虚、肝肾阴虚等不同。

### （一）发作期

#### 1. 阳痫

证候：突然昏仆，不省人事，面色紫红，继之转为青紫或苍白，口唇青紫，牙关紧咬，两目上视，项背强直，四肢抽搐，口吐涎沫，或喉中痰鸣，或发怪叫，甚则二便自遗，移时苏醒，舌质红，苔白腻或黄腻，脉弦数或弦滑。发病常多有眩晕、头胀、胸闷乏力等先兆症状；平素急躁易怒，心烦失眠；口苦咽干，便干尿赤。

#### 2. 阴痫

证候：突然昏仆，不省人事，面色晦暗青灰而黄，手足清冷，双眼半开半合，肢体拘急，或抽搐时作，口吐涎沫，通常口中无怪叫，或声音微小，醒后疲乏，或如常人，或仅表现为呆若木鸡，不闻不见，不动不语，数秒至数分钟即可恢复，醒后全然不知，多则一日数次或十数次发作，舌质淡，苔白腻，脉多沉细或沉迟。平素多见神疲乏力、恶心泛呕、胸闷咳痰、纳差便溏等症。

### （二）休止期

#### 1. 肝火痰热

证候：平素急躁易怒，面红目赤，心烦失眠，咳痰不爽，口苦咽干，便秘溲赤；发作时昏仆抽搐，口吐痰涎，或口中痰鸣；舌红，苔黄腻，脉弦滑而数。

#### 2. 脾虚痰盛

证候：平素神疲乏力，少气懒言，胸脘痞闷，纳差便溏；发作时面色晦滞或白，四肢不温，蜷卧拘急，呕吐涎沫，叫声低微，舌质淡，苔白腻，脉濡滑或弦细滑。

### 3. 肝肾阴虚

证候：发作频发，神思恍惚，面色晦暗，头晕目眩，伴两目干涩，耳轮焦枯不泽，健忘失眠，腰膝酸软，大便干燥，舌红，苔薄白或薄黄少津，脉沉细数。

### 4. 瘀阻脑络

证候：平素头晕头痛，痛如针刺，固定不移，常伴单侧肢体抽搐，或一侧面部抽动，颜面口唇青紫，舌质暗红或有瘀斑瘀点，舌苔薄白，脉涩或弦。患者常有中风、颅脑外伤、产伤、颅内感染性疾病史。

## 七、痿证

首辨脏腑病位。痿证病变部位虽在筋脉、肌肉，但发病根源为五脏受损。起病急骤，伴见发热恶寒、咳嗽咽痛，或在热病之后出现肢体痿弱不用者，病位多在肺；四肢痿软，而伴有乏力、食少便溏、纳呆腹胀、恶心呕吐，或下肢微肿者，其病位多在脾胃；四肢痿软，甚则不能站立，腰膝酸软，形寒肢冷，夜尿清长，男子阳痿遗精，女子月经不调，咽干目眩，其病位多在肝肾。次辨标本虚实。外感温热毒邪或湿热浸淫者，起病急，进展快，多属实证；内伤日久，起病与发展慢，病程较长，多属虚证或虚中夹实证。

### 1. 肺热津伤

证候：发病急，起病伴有发热，或热后突然出现肢体软弱无力，可较快发生肌肉瘦削，皮肤干燥，甚则枯槁，心烦口渴，咳呛少痰，咽干不利，甚者胸闷、呼吸困难，小便黄赤、量少或热痛，大便干燥，舌质红，苔黄，脉细数。

### 2. 湿热浸淫

证候：起病较缓，逐渐出现肢体困重，或麻木肿胀，痿软无力，尤以下肢或两足为著，喜凉恶热，或身热不扬，胸脘痞闷，小便短赤涩痛，舌质红，舌苔黄腻，脉濡数或滑数。

### 3. 脾胃虚弱

证候：起病缓慢，肢体软弱无力，逐渐加重，甚则萎缩，神疲倦怠，少气懒言，腹胀纳呆，大便溏，面色萎黄无华，伴浮肿，舌淡苔薄白，脉细弱。

### 4. 肝肾亏损

证候：起病缓慢，病久不愈，渐见肢体痿软无力，尤以下肢为著，腰膝酸软，不能久立，甚至步履全废，腿胫大肉渐脱，或伴有眩晕耳鸣，发干齿枯，口咽干燥，遗精或遗尿，或女性月经不调，舌红苔少，脉细数。

### 5. 脉络瘀阻

证候：痿证日久，或有跌仆损伤病史，四肢痿软，肌肉瘦削，手足麻木，肌肤不仁，肢冷不温，可伴有活动时隐痛，四肢青筋显露，舌体瘦小或舌痿不能伸缩，舌质暗淡或有瘀点、瘀斑，脉细涩。

## 八、颤证

本病为本虚标实。肝肾阴虚、气血不足为病之本，属虚；风、火、痰、瘀等病理因素多为病之标，属实。一般震颤较剧、肢体僵硬、烦躁不宁、胸闷体胖、遇郁怒而发者，多为实证；颤抖无力、缠绵难愈、腰膝酸软、体瘦眩晕、遇烦劳而加重者，多为虚证。但病久常标本虚实夹杂，临证需仔细辨别其主次偏重。

### 1. 风阳内动

证候：肢体颤动粗大，程度较重，不能自制，头晕耳鸣，面赤烦躁，易激动，心情紧张时颤动加重，伴有肢体麻木，口苦而干，语言迟缓不清，流涎，尿赤，大便干，舌质红，苔黄，脉弦滑数。

### 2. 痰热风动

证候：头摇不止，肢麻震颤，重则手不能持物，头晕目眩，胸脘痞闷，口苦口黏，甚则口吐痰涎，舌体胖大，有齿痕，舌质红，舌苔黄腻，脉弦滑数。

### 3. 气血亏虚

证候：头摇肢颤，面色白，表情淡漠，神疲乏力，动则气短，心悸健忘，眩晕，纳呆，舌体胖大，舌质淡红，舌苔薄白滑，脉沉濡无力或沉细弱。

### 4. 髓海不足

证候：头摇肢颤，持物不稳，腰膝酸软，失眠心烦，头晕，耳鸣，善忘，老年患者常兼有神呆、痴傻，舌质红，舌苔薄白，或红绛无苔，脉象细数。

### 5. 阳气虚衰

证候：头摇肢颤，筋脉拘挛，畏寒肢冷，四肢麻木，心悸懒言，动则气短，自汗，小便清长或自遗，大便溏，舌质淡，舌苔薄白，脉沉迟无力。

## 九、面瘫

### 1. 风寒袭络

证候：突发口眼㖞斜，眼睑闭合不全，或有口角流涎，眼泪外溢，有受凉史，伴恶风寒，头痛鼻塞，面部麻木，肢体酸痛，舌淡，苔薄白，脉浮紧。

### 2. 风热袭络

证候：发病急骤，口眼㖞斜，眼睑闭合不全，头痛面热，或发热恶风，咽痛口渴，耳后乳突部疼痛，舌红，苔薄黄，脉浮数。

### 3. 风痰阻络

证候：突发口眼㖞斜，面肌麻木或抽搐，颜面肿胀，或口角流涎，头重如裹，胸膈满闷，呕吐痰涎，舌体胖大，苔白腻，脉弦滑。

### 4. 气虚血瘀

证候：口眼㖞斜，迁延日久，时有抽搐，面色淡白无华，头晕气短，神疲倦怠，肢体乏力，舌紫暗，苔薄，脉细涩或弦涩。

第七章

# 常见神经系统疾病康复埋线治疗

神经系统疾患是临床上导致残疾的常见疾病，疾病康复过程中的功能障碍主要有意识障碍，运动功能障碍，言语、吞咽功能障碍，认知功能障碍，二便控制障碍等，涉及各年龄段的人群。埋线治疗在神经康复中的应用主要是针对神经系统疾患所致的功能障碍进行。

## 第一节　脑卒中

### 一、概述

脑卒中（stroke）亦称脑血管意外（cerebrovascular accident，CVA），是指突然发生的，由脑血管病变引起的局限性或全脑功能障碍，持续时间超过 24 小时或引起死亡的临床综合征。它包括脑梗死（cerebral infarction）、脑出血（intracerebral hemorrhage）。脑梗死包括脑血栓形成（cerebral thrombosis）、脑栓塞（cerebral embolism）和腔隙性脑梗死（lacunar stroke）。脑卒中在中医学属于"中风"范畴，中风也是人们对急性脑血管疾病的统称和俗称。本病具有极高的病死率和致残率。出血性脑中风早期死亡率很高，约有半数患者于发病数日内死亡，幸存者中多数留有不同程度的运动障碍，认知障碍，言语、吞咽障碍等后遗症。缺血性脑中风患者临床上以偏瘫为主要后遗症。本病多发生于 50 岁以后，男性略多于女性。

### （一）流行病学

脑卒中是危害中老年人生命与健康的常见病，我国城乡脑卒中年发病率为 200/10

万，年死亡率为（80～120）/10万，存活者中70%以上有不同程度的功能障碍，其中40%为重度残疾，脑卒中的复发率达40%。世界卫生组织（WHO）提出脑卒中的危险因素包括：①可调控的因素，如高血压、心脏病、糖尿病、高脂血症等；②可改变的因素，如不良饮食习惯、大量饮酒、吸烟等；③不可改变的因素，如年龄、性别、种族、家族史等。近年来，随着临床诊疗水平的提高，脑卒中急性期死亡率有了大幅度下降，使得人群中脑卒中的总患病率和致残率明显升高。

我国每年新发脑卒中150万人，存活者中75%致残，5年内复发率高达41%，近年来发病率呈逐年递增趋势。

### （二）发病机制

#### 1. 西医病因病理

（1）出血性脑卒中

1）秋冬季比夏季好发，这是因为冬天天气冷，血管收缩，血压上升，而夏季天气转热，血管扩张，血压下降。但是夏季中暑、出汗增多也会促发脑出血。

2）情绪激动会使血压突然升高，引起脑出血。

3）过度疲劳和用力过猛可引起血压升高，成为脑出血的诱因。

4）过饱进餐和进食过分油腻的食物能使血液中的脂质增多，血液循环加快，血压突然上升，可导致脑出血。

脑出血后会引起不同程度的脑组织破坏，虽经治疗但仍留有不同程度的后遗症。此与以下因素有关。①出血量：出血量的多少直接影响临床症状的严重程度。②出血的部位：不同部位的出血，脑功能受损的程度不一。③康复期的治疗和护理：及时规范的康复治疗可以大大降低后遗症的发生。

（2）缺血性脑中风

1）心源性脑栓塞。

2）动脉粥样硬化、高脂血症、高血压、糖尿病。

3）其他原因如动脉炎症等。

#### 2. 中医病因病机

（1）病因

内伤积损、劳欲过度、饮食不节、情志所伤、外感时邪均可导致中风发生。

（2）病机

病位在心、脑，与肝、肾密切相关。《素问·脉要精微论》说："头者，精明之府。"李时珍在《本草纲目》中亦指出脑为"元神之府"。"精明""元神"均指主宰精神意识、思维活动功能而言，因此可认为神明为心脑所主。中风的病理基础为肝肾阴虚。因肝肾之阴下虚，则肝阳易于上亢，复加饮食起居不当，情志刺激或感受时邪，气血上冲于脑，神窍闭阻，故猝然昏仆，不省人事。

病理性质属于本虚标实证。肝肾阴虚，气血衰少为致病之本，风、火、痰、气、瘀为发病之标，两者可互为因果。发病之初，邪气盛张，风阳痰火炽盛，气血上菀，故以标实为主；如病情剧变，在病邪的猛烈攻击下，正气急速溃败，可以正虚为主，甚则出现正气虚脱。而后期因正气未复而邪气独留，可后遗难症。

基本病机为阴阳失调，气血逆乱，上犯于脑。轻者中经络，重者入脏腑。因阴虚阳亢，风火痰瘀相互为患，一遇诱因激发，阴阳严重失调，气血逆乱，则致卒中。由于病位浅深，病情轻重的不同，又有中经络和中脏腑之别：①若肝风夹痰，横窜经络，血脉瘀阻，气血不能濡养机体，则见中经络之证，表现为半身不遂，口眼㖞斜，不伴神志障碍。②若风阳痰火蒙蔽神窍，气血逆乱，上冲于脑则见中脏腑重证，络损血溢，瘀阻脑络，而致猝然昏倒，不省人事。中腑者，因肝阳暴亢或瘀热腑实，风痰上扰，见㖞僻不遂，神志欠清，大便不通。中脏者，风阳痰火内闭神窍，脑络瘀阻，则见昏仆、不省人事、肢体拘急等闭证。

中脏腑因邪正虚实的不同，有闭、脱之分，且可发生由闭转脱的演变。闭证：因于痰火瘀热者为阳闭。因于痰浊瘀阻者为阴闭。脱证：风阳痰火炽盛，进一步耗灼阴精，阴虚及阳，阴竭阳亡，阴阳离决，则出现脱证，表现为口开目合、手撒肢冷、气息微弱等虚脱证候。

恢复期因气血失调、血脉不畅而形成后遗症。中脏腑者病情危重，但经积极抢救治疗，往往可使患者脱离危险，神志渐趋清醒，但因肝肾阴虚，气血亏损未复，风、火、痰、瘀之邪留滞经络，气血运行不畅，而仍留有半身不遂、口眼㖞斜或舌强不语等后遗症，一般恢复较慢。

（三）临床特征

由于发生脑卒中时，脑损伤的部位、大小和性质等不同，其临床上可表现为如下特征。

1）感觉和运动功能障碍，表现为偏身感觉（浅感觉和深感觉）障碍、一侧视野缺失（偏盲）和偏身运动障碍。

2）交流功能障碍，表现为失语、构音障碍等。

3）认知功能障碍，表现为记忆力障碍、注意力障碍、思维能力障碍、失认等。

4）心理障碍，表现为焦虑、抑郁等。

5）其他功能障碍，如吞咽困难、二便失控、性功能障碍等。按照WHO"国际功能、残疾和健康分类"（ICF），脑卒中患者功能受损的程度可分为3个水平：①器官水平的功能障碍，即身体结构与功能的损害；②个体水平的功能障碍，即活动受限（指日常生活活动能力受限）；③社会水平的功能障碍，即参与受限（指参与社会生活的能力受限）；环境因素与所有功能及其损害交互作用，对三个水平产生积极或消极的影响。

### （四）诊断要点

#### 1. 临床症状

中老年患者一般会出现比较典型的临床表现。初期单侧上、下肢瘫痪无力，肌肤不仁，口眼㖞斜，舌强语涩，时流口水，面色萎黄。后期肢体逐渐痉挛僵硬，拘紧不张。久之，则产生肢体废用性强直、挛缩，导致肢体畸形和功能丧失。

#### 2. 检查

1）口眼㖞斜：口角及鼻唇沟歪向健侧，鼓腮漏气，但能做蹙额、皱眉及闭眼等动作。

2）半身不遂：患侧肢体初期软弱无力，知觉迟钝或稍有强硬，后期肌张力增高，关节挛缩畸形，感觉略减退，活动功能基本丧失，患侧上肢肱二头肌、肱三头肌腱反射亢进，下肢膝腱和跟腱反射均亢进，健侧正常。

3）血压：脑出血和脑血栓患者血压偏高，蛛网膜下腔出血患者血压一般正常，脑栓塞患者血压正常。

4）其他：颅脑CT、MRI检查可以确诊。脑脊液检查、脑血流图、脑电图、眼底检查、偏瘫步态等检查可帮助诊断。

### 二、埋线在脑卒中分期康复中的应用

康复时机的循证医学研究表明，早期康复有助于改善脑卒中患者受损的功能，减轻

残疾的程度，提高其生存质量。为了避免过早的主动活动使得原发的神经病学疾患加重，影响受损功能的改善，通常主张在生命体征稳定48小时后，原发神经病学疾患无加重或有改善的情况下，开始进行康复及埋线治疗。对伴有严重的合并症或并发症，如血压过高、严重的精神障碍、重度感染、急性心肌梗死或心功能不全、严重肝肾功能损害或糖尿病酮症酸中毒等，应在治疗原发病的同时，积极治疗合并症或并发症，待患者病情稳定48小时后方可逐步进行康复及埋线治疗。中医学认为中风病变在脑，夹脊穴位于督脉之旁，督脉为阳脉之海，在夹脊埋线可一线两经。从局部取穴意义讲，颈部夹脊穴可直接改善脑部供血，促进脑与机体的循环；从经络意义讲可疏调经脉，开窍通脑，使全身气血流通，阴阳调和，从而达到对脑神经修复的目的，配肢体阳经多血多气之穴位，从而加强机体功能的改善。穴位埋线疗法可影响血脂的代谢，促进胆固醇的运输能力，并使大脑微血管扩张，血小板聚集受抑制，血流阻力减小，血流通畅加快，有利于大脑病灶部位建立侧支循环并恢复病灶部位的大脑功能，且使纤凝系统趋向稳定和改善血液的黏、聚、凝状态，从而改善血管弹性和运动能力。大量临床资料证明，针灸治疗脑血管意外后偏瘫有较好效果，其机制为促进脑侧支循环建立，改善脑组织血液供应，促进血浆纤溶系统活性增强，使血管舒张，加速血流运行，降低血液黏稠度和细胞的聚集作用，这可能与针刺调节经络或自主神经系统，改善血运功能失衡状态有关。穴位埋线是多个穴位、长时间、大剂量刺激的长效针刺，可达到活血通络、促进肢体功能恢复、提高临床疗效的目的。近年来，有关专家证明无论是脑梗死还是脑出血患者，在恢复期都可早期接受埋线治疗，并且治疗越早，效果越好。

**（一）急性期**

脑卒中急性期通常是指发病后的1～2周，此期患者从患侧肢体无主动活动到肌肉张力开始恢复，并有弱的屈肌与伸肌共同运动。康复治疗是在神经内科或神经外科常规治疗（包括原发病治疗，合并症治疗，控制血压、血糖、血脂等治疗）的基础上，患者病情稳定48小时后开始进行。本期的康复治疗为一级康复，其目标是通过被动活动和主动参与，促进偏瘫侧肢体肌张力的恢复和主动活动的出现，以及肢体正确的摆放和体位的转换（如翻身等），预防可能出现的压疮、关节肿胀、下肢深静脉血栓形成、泌尿系和呼吸道的感染等并发症。偏瘫侧各种感觉刺激、心理疏导，以及其他相关的床边康复治疗（如吞咽功能训练、发音器官运动训练、呼吸功能训练等），有助于脑卒中患者受损功能的改善。同时，积极控制相关的危险因素（如高血压、高血糖、高血脂和心房纤颤等），做好脑卒中的二级预防。

## 1. 常规治疗

### （1）体位与患肢的摆放

定时翻身（每 2 小时 1 次）是预防压疮的重要措施，开始以被动为主，待患者掌握翻身动作要领后，由其主动完成。为增加偏瘫侧的感觉刺激，多主张偏瘫侧卧，此时偏瘫侧上肢应呈肩关节前屈 90°，伸肘、伸指、掌心向上；偏瘫侧下肢呈伸髋、膝稍屈、踝背屈 90°，而健侧肢体放在舒适的位置。仰卧位时，偏瘫侧肩胛骨和骨盆下应垫薄枕，防止日后的后缩，偏瘫侧上肢呈肩关节稍外展、伸肘、伸腕、伸指、掌心向下；偏瘫侧下肢呈屈髋、屈膝、足踩在床面上（必要时给予一定的支持或帮助）或伸髋、伸膝、踝背屈 90°（足底可放支持物或置丁字鞋，痉挛期除外），健侧肢体可放在舒适的位置。健侧卧时，偏瘫侧上肢有支撑（垫枕），肩关节呈前屈 90°，伸肘、伸腕、伸指，掌心向下；偏瘫侧下肢有支撑（垫枕），呈迈步状（屈髋、屈膝、踝背屈 90°，患足不可悬空）。

### （2）偏瘫肢体被动活动

本期多数脑卒中患者患侧肢体主动活动不能或很弱，肌张力低。为了保持关节活动度，预防关节肿胀和僵硬，促进偏瘫侧肢体主动活动的早日出现，应以被动活动偏瘫肢体为主。活动顺序为从近端关节到远端关节，一般每日 2 ～ 3 次，每次 5 分钟以上，直至偏瘫肢体主动活动恢复。同时，嘱患者头转向偏瘫侧，通过视觉反馈和医者言语刺激，加强患者的主动参与。被动活动宜在无痛或少痛的范围内进行，以免造成软组织损伤。在被动活动肩关节时，偏瘫侧肱骨应呈外旋位，即手掌向上（仰卧位），以防肩部软组织损伤，产生肩痛。

### （3）床上活动

①双手叉握上举运动：双手叉握，偏瘫手拇指置于健手拇指掌指关节之上博巴斯（Bobath）握手，在健侧上肢的帮助下，做双上肢伸肘、肩关节前屈、上举运动；②翻身：向偏瘫侧翻身呈患侧卧位，双手叉握、伸肘、肩前屈 90°，健侧下肢屈膝屈髋、足踩在床面上，头转向偏瘫侧，健侧上肢带动偏瘫侧上肢向偏瘫侧转动，并带动躯干向偏瘫侧转，同时健侧足踏在床面用力使骨盆和下肢转向偏瘫侧；向健侧翻身呈健侧卧，动作要领同前，只是偏瘫侧下肢的起始位需他人帮助，健侧卧的肢位摆放同前；③桥式运动（仰卧位屈髋、屈膝、挺腹运动）：仰卧位，上肢放于体侧，双下肢屈髋屈膝，足平

踏于床面，伸髋使臀部抬离床面，维持该姿势并酌情持续 5 ～ 10 秒。

（4）运动想象疗法

运动想象疗法可用于脑卒中恢复的任何阶段，因为其实施不依赖患者的残存运动功能，而是想象执行一个或一系列具体动作（不产生肢体活动），但要求患者有适当的认知功能和想象力，认知功能障碍会阻碍神经功能恢复。目前，该疗法在脑卒中手功能、步行、平衡障碍方面应用较多。

（5）物理因子治疗

局部机械性刺激（如用手在相应肌肉表面拍打等）、冰刺激、功能性电刺激、肌电生物反馈和局部气压治疗等，可使瘫痪肢体肌肉通过被动引发的收缩与放松，逐步改善其张力；音乐治疗能够易化运动，增加肢体活动范围，规律运动节律，改善运动效率，提高运动耐力；经颅磁刺激能够改变大脑皮质兴奋性，改变皮质代谢及脑血流，对神经元起到易化或抑制作用；经颅直流电刺激可通过调节神经网络的活性发挥作用，采用阳极刺激和阴极刺激不同的脑功能区，从而起到不一样的治疗效果。

（6）中医传统疗法

中医传统疗法常用的有推拿、按摩等，通过深、浅感觉刺激，有助于局部肌肉的收缩和血液循环，从而促进患侧肢体功能的改善。

## 2. 埋线治疗

埋线于穴位内产生生理、物理及生物化学反应而改变神经感觉核，刺激孤束核进行调节，最终将刺激信息传输至机体内脏脏器官及各肢体而调节其功能。对机体运动控制相关穴位的刺激可有效减少神经递质的释放，同时还可减少兴奋性氨基酸对神经的毒性，加速血液循环而改善患者中枢系统的恢复。

穴位埋线的方法使神经传导速度加快，从而改善喉部肌肉的控制，进一步改善吞咽功能。中脏腑者病情危重，但经积极抢救治疗，往往可以脱离危险，神志渐趋清醒，但因肝肾阴虚，气血亏损未复，风、火、痰、瘀之邪留滞经络，气血运行不畅，而仍留有半身不遂、口眼㖞斜或舌强不语等后遗症，一般恢复较慢。

（1）体位

仰卧或俯卧位。

（2）埋线针刀选择

针具为 4cm 或 8cm 长 8# 埋线针刀；线体为 3cm 长 3-0 PGA 线。

（3）定点

星状神经节点：第 6 颈椎横突前结节略下方处。

颈动脉窦点：甲状软骨上缘，第 4 颈椎横突前结节，相当于人迎处。

丰隆：位于小腿前外侧，外踝尖上 8 寸，胫骨前缘外二横指（中指）处，内与条口相平，当外膝眼（犊鼻）与外踝尖连线的中点。

内关：当曲泽与大陵的连线上，腕横纹上 2 寸，掌长肌腱与桡侧腕屈肌腱之间。

三焦俞：第 1 腰椎棘突下旁开 1.5 寸。

（4）操作

埋线部位按要求用碘伏常规消毒，医者戴口罩、帽子和无菌手套。

星状神经节点埋线参考手卡指压式星状神经节埋线术。患者仰卧位，使枕部与背部处于同一高度或将一薄枕置于双肩下，使头尽量后仰，以充分暴露颈部。面向上方，颏部抬向前，口微张开以减小颈前肌张力，且易于医者触及第 6 颈椎横突。医者应位于患者的右侧，左手四指与拇指分开，四指抵于薄枕或者紧靠于患者颈部，做卡颈状动作，以确保操作时押手的相对稳定；拇指在定位处再次做定点时的动作，以确保进针点的准确性，然后松开拇指，使拇指轻轻触及皮肤；右手持针，针斜口面对拇指，针尖触及进针点皮肤，拇指与针尖同时向下移动，拇指将胸锁乳突肌、颈总动脉、颈内静脉推向外侧，触及颈动脉搏动，确认已经把颈动脉控制在指腹下；继续向下移动，当到达第 6 颈椎横突前结节时有明显的抵抗感，稍作停顿后，左手拇指固定，右手向下快速突破，针尖所到之处即第 6 颈椎横突前结节；退针 0.2cm，右手持针固定不动，左手拇指轻轻抬起，以颈部皮肤随之而起为度，此时标志穿刺获得成功；之后，进行下一步操作（注射、埋线或者松解），出针，按压片刻，用创可贴贴敷即可。

颈动脉窦点埋线参考分筋拨脉式颈动脉窦埋线术。术区消毒，术者戴无菌手套，左手四指与拇指分开，四指抵于薄枕或者紧靠于患者颈部，做卡颈状动作，以确保操作时押手的相对稳定；拇指指腹感受颈动脉搏动，用指腹及指尖分开胸锁乳突肌，将颈动脉搏动控制于指腹一侧；右手持针，针斜口面对拇指，针尖触及"进针点"皮肤，拇指与针尖同时向下移动，拇指将胸锁乳突肌、颈总动脉、颈内静脉推向外侧，触及颈动脉搏动，确认已经把颈动脉控制在指腹下；继续向下移动，当到达第 4 颈椎横突前结节时有明显的抵抗感，稍作停顿后，左手拇指固定，右手向下快速突破，针尖所到之处即为第 4 颈椎横突前结节；退针 0.2cm，右手持针固定不动，左手拇指轻轻抬起，以颈部皮肤随之而起为度，此时标志穿刺获得成功；之后，进行下一步操作（注射、埋线或者松解），出针，按压片刻，用创可贴贴敷即可。

其余穴位针刀刃口线与人体纵轴平行，与肌纤维走行平行，术者左手在定点处按压，右手持针，将带有线体的针具抵住皮肤，轻轻加压后快速突破，缓慢进针，经皮下组织刺入外层筋膜，旋转针体，回提针具，将线体留在皮下，出针按压后用创可贴贴敷。

（5）治疗机制

星状神经节点的定位在足阳明胃经上，足阳明胃经为多气多血之经，星状神经节点为邻近取穴，取其疏通经络、行气活血之效。星状神经节属于交感神经节，能调节人体的自主神经系统、内分泌系统、循环系统，从而维持机体内环境的稳定，通过星状神经节埋线治疗，使兴奋水平降低，改善自主神经系功能，促进机体功能的恢复，改善脑供血，增加脑细胞活性。同时，调节血脂、血糖、血压，抗抑郁，从而达到二级预防的目的。颈动脉窦点的定位在足阳明胃经上，足阳明胃经为多气多血之经，颈动脉窦点为邻近取穴，取其疏通经络、行气活血之效。颈动脉窦点可调节血管弹性，改善脑供血，提高脑细胞活性，从而达到治疗中风的目的。同时，颈动脉窦点是血管压力感受器，是降压的核心要穴。丰隆穴为足阳明胃经之络穴，为辨证取穴。丰隆为古今医学家所公认的治痰之要穴，取其健脾和中、除湿化痰之效。丰隆能改善脑供血，提高脑细胞活性，抑制小血管痉挛，从而使中风后的症状得到改善。同时，丰隆降脂、降糖的作用已在临床中得到广泛验证。内关为手厥阴心包经的络穴，心包能"代心受邪"，心主神明，内关为远端取穴，取其调神定志、除湿化痰之效。内关能增加心脏每搏输出量，增加脑供血从而使中风症状得到改善，同时预防脑中风的再次发生。三焦俞在足阳明胃经上，为辨证取穴。《难经》云："三焦者，原气之别使也，主通行三气，经历于五脏六腑。"故三焦俞可疏利三焦，调和气血。三焦俞能改善微循环，促进侧支循环的建立，减轻脑组织损伤。同时，三焦俞可调节血糖、血脂、血压，达到二级预防的作用。另外，还可选取肩髎、肩髃、曲池、外关等穴位。对上述穴位进行埋线刺激，可有效疏通经络、缓解疼痛、通利关节。同时，现代研究还证实，穴位埋线可减轻肢体水肿、关节粘连，以起到预防肌肉萎缩、加速肢体功能恢复的作用。吞咽困难障碍的改善可通过神经元再次塑造而实现，通过对风池进行刺激，可对其周围神经阻滞、颈段副面神经核、脊髓前角外神经元创造联系，通过抬高副面神经核、紧缩舌骨而对咽不启动产生直接影响。

### 3. 其他特色疗法

（1）针灸疗法

针灸治疗脑卒中可使用石学敏院士的醒脑开窍针刺法。

1）处方

主穴：内关（手厥阴心包经）、水沟（督脉）、三阴交（足太阴脾经）。

辅穴：极泉（手少阴心经）、委中（足太阳膀胱经）、尺泽（手太阴肺经）。

配穴：吞咽障碍加风池、翳风、完骨；手指握固困难加合谷；语言不利加上廉泉，金津、玉液放血；足内翻加丘墟透照海。

2）操作方法

内关：直刺 0.5～1 寸，采用捻转提插结合泻法，施手法 1 分钟。

水沟：向鼻中隔方向斜刺 0.3～0.5 寸，用重雀啄法，至眼球湿润或流泪为度。

三阴交：沿胫骨内侧缘与皮肤呈 45° 斜刺，进针 1～1.5 寸，用提插补法，以患侧下肢抽动 3 次为度。

极泉：原穴沿经下移 1 寸，避开腋毛，直刺 1～1.5 寸，用提插泻法，以患侧上肢抽动 3 次为度。

委中：仰卧直腿抬高取穴，直刺 0.5～1 寸，施提插泻法，以患侧下肢抽动 3 次为度。

尺泽：屈肘呈 120°，直刺 1 寸，用提插泻法，以患者前臂、手指抽动 3 次为度。

风池、翳风、完骨：针向喉结方向，进针 1～1.5 寸，采用小幅度高频率捻转补法，每穴施手法 1 分钟。

合谷：针向三间进针 1～1.5 寸，采用提插泻法，以患者食指抽动或五指自然伸展为度。

上廉泉：针向舌根 0.5～1 寸，用提插泻法。

金津、玉液：用埋线针刀点刺放血，出血 1～2mL。

丘墟：透向照海 1.5～2 寸，以局部酸胀为度。

3）其他并发症的治疗

便秘：针外水道、外归来、丰隆。

呼衰：针双侧气舍。

尿失禁、尿潴留：针中极、曲骨、关元，局部施灸、按摩或热敷。

共济失调：针风府、哑门、颈椎夹脊穴。

复视：针天柱、睛明、球后。

癫痫：针大陵、鸠尾、

肩周炎：针肩髃、肩髎、肩内陵、肩贞、肩中俞、肩外俞，痛点刺络拔罐。

血管性痴呆：针百会、四神聪、四白、太冲。

睡眠倒错：针上星、神门。

4）治疗时间：每日针 1 次，10 天为 1 个疗程，持续治疗 3 ～ 5 个疗程。

（2）中药汤剂

1）中经络

①络脉空虚，风邪入中

证候：突然口眼㖞斜，口角流涎，语言不利，或有肌肤不仁，手足麻木，甚则半身不遂，或见恶寒，发热，肢体拘急，关节酸痛，苔薄白，脉浮数。

治法：祛风化痰，养血通络。

方药：大秦艽汤合半夏白术天麻汤。

②肝肾阴虚，风阳上扰

证候：半身不遂，口眼㖞斜，舌强语謇或不语，偏身麻木，眩晕头痛，面红耳赤，口干，心烦易怒，舌质红，苔少甚光，脉细数。

治法：滋阴潜阳，息风通络。

方药：镇肝息风汤加减。

2）中脏腑

①痰热内闭清窍

证候：起病骤急，神昏，鼻鼾痰鸣，半身不遂，项强身热，躁扰不宁，甚则手足频繁抽搐，舌质绛红，苔黄腻，脉弦滑数。

治法：清肝息风，辛凉开窍。

方药：先灌服局方至宝丹或安宫牛黄丸，并用羚羊角汤。

②痰湿蒙塞心神

证候：素体阳虚，痰湿内蕴，发病神昏，半身不遂，肢体松懈，瘫软不温，甚则四肢逆冷，面白唇暗，痰涎壅盛，舌质暗淡，苔白腻，脉沉滑或沉缓。

治法：豁痰息风，辛温开窍。

方药：急用苏合香丸，并用涤痰汤煎服。

③元气败脱，神明散乱

证候：突然神昏，肢体瘫软，手撒肢冷汗多，重则周身湿冷，二便失禁，舌痿，舌质紫暗，苔白腻，脉沉缓或沉微。

治法：益气回阳，救阴固脱。

方药：参附汤合参脉散。

## （二）恢复期

### 1. 常规治疗

（1）脑卒中恢复早期（亚急性期）

脑卒中恢复早期（亚急性期）指发病后的 3～4 周，患者从患侧肢体弱的屈肌与伸肌共同运动到痉挛明显，患者能主动活动患肢，但肌肉活动均为共同运动。本期的康复治疗为二级康复，其目标除前述的预防常见并发症和脑卒中二级预防，应抑制肌痉挛，促进分离运动恢复，加强患侧肢体的主动活动并与日常生活活动相结合，注意减轻偏瘫肢肌痉挛的程度和避免加强异常运动模式（上肢屈肌痉挛模式和下肢伸肌痉挛模式）。同时，针对患者其他方面的功能障碍配合相应的康复治疗。

1）床上与床边活动

①上肢上举运动：当偏瘫侧上肢不能独立完成动作时，仍采用前述双侧同时运动的方法，只是偏瘫侧上肢主动参与的程度增大。

②床边坐与床边站：患者在侧卧的基础上，逐步转为床边坐（双脚不能悬空），开始练习该动作时，应在医者的帮助指导下完成；床边站时，医者应站在患者的偏瘫侧，并给予其偏瘫膝一定帮助，防止膝软或膝过伸，要求在坐－站转移过程中双侧下肢应同时负重，防止重心偏向一侧。

③双下肢交替屈伸运动，休息时应避免足底的刺激，防止跟腱挛缩与足下垂。

④桥式运动：基本动作要领同前，可酌情延长伸髋挺腹的时间，患侧下肢单独完成可增加难度。

2）坐位活动

①坐位平衡训练：通过重心（左、右、前、后）转移进行坐位躯干运动控制能力训练，开始训练时应有医者在偏瘫侧给予帮助指导，酌情逐步减少支持，并过渡到日常生

活活动。

②患侧上肢负重：偏瘫侧上肢于体侧伸肘、腕背伸90°、伸指，重心稍偏向患侧，可用健手帮助维持伸肘姿势。

③上肢功能活动：双侧上肢或偏瘫侧上肢肩肘关节功能活动（包括肩胛骨前伸运动），双手中线活动并与日常生活活动相结合。

④下肢功能活动：双侧下肢或偏瘫侧下肢髋、膝关节功能活动，双足交替或患足踝背屈运动。

3）站立活动

①站立平衡训练：通过重心转移，进行站立位下肢和躯干运动控制能力训练，开始应有医者在偏瘫侧给予髋、膝部的支持，酌情逐步减少支持，注意在站立起始位双下肢应同时负重。

②偏瘫侧下肢负重（单腿负重）：健腿屈髋屈膝，足踏在矮凳上，偏瘫腿伸直负重，其髋膝部从有支持逐步过渡到无支持。

③上下台阶运动：患者面对台阶，健手放在台阶的扶手上，健足踏在台阶下，偏瘫足踏在台阶上，将健腿上一台阶，使健足与偏瘫足在同一台阶上，站稳后再将健腿下一台阶回到起始位，根据患者的体力和患侧股四头肌力量等情况，酌情增加运动次数和时间。

4）减重步行训练：在偏瘫侧下肢不能适应单腿支撑的前提下可以进行减重步行训练，训练通过支持部分体重使下肢负重减轻，又使患侧下肢尽早负重，为双下肢提供对称的重量转移，重复进行完整的步行周期训练，同时增加训练的安全性。

5）机器人辅助下步行训练：要求患者在能够适应站立体位下进行，可借助机器人减重系统调整患者在动力平台上的负重程度，并通过与腿部或足部相连的驱动装置带动患者步行。不断重复的运动不但可以提高步行能力，而且可以保证训练中步态的对称性。

6）平行杠内行走：在偏瘫侧下肢能够适应单腿支撑的前提下可以进行平行杠内行走，为避免偏瘫侧伸髋不充分、膝过伸或膝软，医者应在偏瘫侧给予帮助指导，如果患侧踝背屈不充分，可穿戴踝足矫形器，预防可能出现的偏瘫步态。

7）室内行走与户外活动：在患者能较平稳地进行双侧下肢交替运动的情况下，可先行室内步行训练，必要时可加用手杖，以增加行走时的稳定性。上下楼梯训练的原则是上楼梯时健腿先上，下楼梯时偏瘫腿先下，医者可在偏瘫侧给予适当的帮助指导。在患者体力和患侧下肢运动控制能力较好的情况下，可行户外活动，注意开始时应有医者陪同。

8）强制性使用运动疗法：该疗法主要用于脑卒中患者上肢功能的恢复。经典的强制性使用运动疗法包含 3 个部分：即重复的任务训练、以提高日常生活能力为目的的适应性任务训练、对于健侧肢体的持续限制。治疗中要求患者 90% 的清醒时间均限制非患侧上肢活动，同时进行每天 6 小时的训练，维持 2 ～ 3 周。

9）物理因子治疗：物理因子治疗重点是针对偏瘫侧上肢的伸肌（如肱三头肌和前臂伸肌），改善伸肘、伸腕、伸指功能；针对偏瘫侧下肢的屈肌（如股二头肌，胫前肌和腓骨长、短肌），改善屈膝和踝背屈功能。常用方法有功能性电刺激、肌电生物反馈和低中频电刺激等。

10）中医传统疗法：常用的中医传统疗法有推拿按摩等方法。部位宜选择偏瘫侧上肢伸肌和下肢屈肌，以改善其相应的功能。

11）作业治疗：根据患者的功能状况选择适应其个人的作业活动，提高患者日常生活活动能力和适应社会生活能力。作业活动一般包括以下几种。①日常生活活动：日常生活活动能力的水平是反映康复效果和患者能否回归社会的重要指标，基本的日常生活活动（如主动移动、进食、个人卫生、更衣、洗澡、步行和用厕等）和应用性日常生活活动（如做家务、使用交通工具、认知与交流等）都应包括在内；②运动性功能活动：通过相应的功能活动增大患者的肌力、耐力、平衡与协调能力和关节活动范围；③辅助用具使用训练：为了充分利用和发挥已有的功能，可配置辅助用具，有助于提高患者的功能活动能力。

12）步行架与轮椅的应用：对于年龄较大、步行能力相对较差者，为了确保安全，可使用步行架以增加支撑面，提高行走的稳定性。若下肢瘫痪程度严重、无独立行走能力者，可用轮椅代步，以扩大患者的活动范围。

13）言语治疗：对有构音障碍或失语的脑卒中患者，应早期进行言语功能训练，提高患者的交流能力，有助于其整体功能水平的改善。

（2）脑卒中恢复中期

脑卒中恢复中期一般指发病后的 4 ～ 12 周，此期患者从患肢肌肉痉挛明显，能主动活动患肢，到肌肉痉挛减轻，开始出现选择性肌肉活动，但肌肉活动均为共同运动。

本期的康复治疗为二级康复向三级康复过渡，其目标是以加强协调性和选择性随意运动为主，并结合日常生活活动进行上肢和下肢实用功能的强化训练，同时注意抑制异常的肌张力。脑卒中患者运动功能训练的重点应放在正常运动模式和运动控制能力的恢复上。相当一部分偏瘫患者的运动障碍与其感觉缺失有关。因此，改善各种感觉功能的康复训练对运动功能恢复十分重要。

1）上肢和手的治疗性活动：偏瘫上肢和手功能的恢复较偏瘫侧下肢相对滞后，这可能与脑损害的部位和上肢功能相对较精细、复杂有关。上肢和手是人体进行功能活动必需的功能结构，尽管健侧上肢和手在一定程度上可起到代偿作用，但是，偏瘫侧上肢和手的功能缺失或屈曲挛缩仍然对患者的日常生活活动有相当大的影响。因此，在康复治疗中，应当重视偏瘫侧上肢和手的功能训练。在日常生活活动中，不能忽略偏瘫侧上肢和手，酌情选用强制性运动疗法，以提高偏瘫侧上肢和手的实用功能。在进行偏瘫侧上肢功能性活动之前，必须先降低该肢体的屈肌张力，常用的方法为反射性抑制模式（RIP）：患者仰卧，被动使其肩关节稍外展，伸肘，前臂旋后，腕背伸，伸指并拇指外展。该法通过缓慢、持续牵伸屈肌，可以明显降低上肢屈肌的张力，但效果持续时间短。为了保持上肢良好的屈肌张力，可重复使用该方法。另外，主动或被动地进行肩胛骨的前伸运动也可达到降低上肢屈肌张力的目的。患手远端指间关节的被动后伸、患手部的冰疗、前臂伸肌的功能性电刺激或肌电生物反馈均有助于缓解该肢体的高屈肌张力，改善手的主动活动，尤其是伸腕和伸指活动。值得注意的是，此时的肢体推拿应为上肢的伸肌（肱三头肌和前臂伸肌），否则将加强上肢屈肌张力。在进行上述的功能性活动中，可逐步增加上肢和手的运动控制能力训练（如某一肢位的维持等）和协调性训练，为以后的日常生活活动创造条件。在进行上肢和手的运动控制能力训练时，为了防止共同运动或异常运动模式的出现，医者可用手给予一定的帮助，以引导其正确的运动方向。在偏瘫侧上肢和手的治疗性活动中，尤其是在运动控制能力的训练中，尤要重视"由近到远，由粗到细"的恢复规律，近端关节的主动控制能力直接影响到该肢体远端关节的功能恢复（如手功能的改善与恢复）。

2）下肢的治疗性活动：当偏瘫侧下肢肌张力增高和主动运动控制能力差时，常先需要抑制异常的肌张力，再进行有关的功能性活动（以主动活动为主，必要时可给予适当的帮助）。降低下肢肌张力的方法（卧位）：腰椎旋转（动作同骨盆旋转）；偏瘫侧躯干肌的持续牵伸（通过患髋及骨盆内旋牵拉该侧腰背肌）；跟腱持续牵拉（可在屈膝位或伸膝位进行被动踝背屈）。可在屈髋屈膝位、屈髋伸膝位、伸髋屈膝位进行偏瘫侧下肢主要关节的主动运动控制活动，可以加用指压第1和第2跖骨间的肌肉，以促进踝背屈功能的恢复；患足的跟部在健腿的膝、胫前、内踝上进行有节律的、协调的、随意的选择性运动（称跟膝胫踝运动）。该运动是下肢运动控制能力训练的重要内容，同时可作为评定其训练效果的客观依据。由于下肢肌张力增高主要为伸肌（与上肢相反），因此，在使用推拿、针灸等方法时，应以促进下肢的屈肌功能恢复为主（如胫前肌）。在运动控制训练中，主要练习不同屈膝位的主动伸膝运动、主动屈膝运动和踝背屈活动，可加用指压第1跖骨和第2跖骨间的肌肉。下肢的功能除负重以外，更重要的是行走，人们通过行走可以更好地参与日常生活、家庭生活和社区生活，以实现其自身的价值。如果患者的踝背屈无力或足内翻明显，影响其行走，可用弹性绷带或踝足矫形器（AFO）使其患足至踝背屈位，以利于行走，休息时可将其去除。对于老年体弱者，可根据其具体情况，选用相应的手杖或步行架。如果患者脑损害严重，同时合并有其他功能障碍（如认知功能障碍等），影响了肢体运动功能恢复，使其无法行走时，可使用轮椅，以减轻其残障的程度。在患者出院前，医者应教会患者及其家属如何进行床-椅转移和轮椅的使用。

3）作业性治疗活动：针对患者的功能状况选择适合的功能活动内容，如书写练习、画图、下棋、打毛线、粗线打结、系鞋带、穿脱衣裤和鞋袜、做家务、社区行走、使用交通通信工具等。

4）认知功能训练：认知功能障碍有碍于患者受损功能的改善，因此，认知功能训练应与其他功能训练同步进行。

（3）脑卒中恢复后期

脑卒中恢复后期一般是指发病后的4～6个月，此期患者大多数肌肉能自主活动，不受肢体共同运动影响，肌肉活动为选择性的，分离运动平稳，协调性良好，但速度较慢。本期的康复治疗为三级康复，其目标是抑制痉挛，纠正异常运动模式，改善运动控制能力，促进精细运动，提高运动速度和实用性步行能力，掌握日常生活活动技能，提高生存质量。

1）上肢和手的功能训练：综合应用神经肌肉促进技术，抑制共同运动，促进分离运动，提高运动速度，促进手的精细运动。

2）下肢功能训练：抑制痉挛，促进下肢运动的协调性，增加步态训练的难度，提高实用性步行能力。

3）日常生活活动能力训练：加强修饰、用厕、洗澡、上下楼梯等日常生活自理能力训练，增加必要的家务和户外活动训练等。

4）言语治疗：在前期言语治疗的基础上，增加与日常生活有关的内容，以适应今后日常生活活动。

5）认知功能训练：结合日常生活活动进行相关的训练。

6）心理治疗：鼓励并进行心理疏导，加强患者对康复治疗的信心，以保证整个康复治疗顺利进行。

7）支具和矫形器的应用：必要的手部支具、患足矫形器和助行器等的应用，有助于提高患者的独立生活能力。

**2. 埋线治疗**

（1）治疗方案

套餐选择：风五针。

治疗策略：针刀松解并埋线。

（2）体位

仰卧或俯卧位。

（3）埋线针刀选择

针具为 4cm 或 8cm 长 8# 埋线针刀；线体为 3cm 长 3-0 PGA 线。

（4）定点

星状神经节点：第 6 颈椎横突前结节略下方处。

颈动脉窦点：甲状软骨上缘，第 4 颈椎横突前结节，相当于人迎处。

丰隆：位于小腿前外侧，外踝尖上 8 寸，胫骨前缘外二横指（中指）处，内与条口相平，当外膝眼（犊鼻）与外踝尖连线的中点。

内关：当曲泽与大陵的连线上，腕横纹上 2 寸，掌长肌腱与桡侧腕屈肌腱之间。

三焦俞：第 1 腰椎棘突下旁开 1.5 寸。

（5）操作

埋线部位按要求用碘伏常规消毒，医者戴口罩、帽子和无菌手套。

星状神经节点埋线参考"手卡指压式星状神经节埋线术"。颈动脉窦点埋线参考"分筋拨脉式颈动脉窦埋线术"。

其余穴位针刀刃口线与人体纵轴平行，与肌纤维走行平行，术者左手在定点处按压，右手持针，将带有线体的针具抵住皮肤，轻轻加压后快速突破，缓慢进针，经皮下组织刺入外层筋膜，旋转针体，回提针具，将线体留在皮下，出针按压后创可贴贴敷。

（6）治疗机制

恢复期治疗以促进功能障碍恢复为主，取穴机制与早期治疗机制相似。星状神经节点的定位在足阳明胃经上，足阳明胃经为多气多血之经，星状神经节点为邻近取穴，取其疏通经络、行气活血之效。星状神经节属于交感神经节，能调节人体的自主神经系统、内分泌系统、循环系统，从而维持机体内环境的稳定。通过星状神经节埋线治疗，使兴奋水平降低，改善自主神经系功能，促进机体功能的恢复，改善脑供血，增加脑细胞活性，起到治疗中风后遗症的作用。同时，刺激星状神经节点能调节血脂、血糖、血压，抗抑郁，从而达到二级预防的目的。颈动脉窦点的定位在足阳明胃经上，足阳明胃经为多气多血之经，颈动脉窦点为邻近取穴，取其疏通经络、行气活血之效。颈动脉窦点可调节血管弹性，改善脑供血，提高脑细胞活性，从而达到治疗中风后遗症的目的。同时，颈动脉窦点是血管压力感受器，是降压的核心要穴。丰隆为足阳明胃经之络穴，为辨证取穴。丰隆为古今医学家所公认的治痰之要穴，取其健脾和中、除湿化痰之效。丰隆能改善脑供血，提高脑细胞活性，抑制小血管痉挛，从而使中风后遗症的症状得到改善。同时，丰隆降脂、降糖的作用已在临床中得到广泛验证。内关为手厥阴心包经的络穴，心包能"代心受邪"，心主神明，内关为远端取穴，取其调神定志、除湿化痰之效。内关能增加心脏每搏输出量，增加脑供血，从而使中风后遗症症状得到改善，同时预防脑中风的再次发生。三焦俞的定位在足阳明胃经上，为辨证取穴。《难经》云："三焦者，原气之别使也，主通行三气，经历五脏六腑。"故三焦俞可疏利三焦，调和气血。三焦俞可改善微循环，促进侧支循环的建立，减轻脑组织损伤。同时，三焦俞可调节血糖、血脂、血压，达到二级预防的作用。

### 3. 其他特色疗法

（1）火针疗法

火针疗法能迅速消除或改善病变局部组织水肿、渗出、钙化、粘连、挛缩等病理改变，达到迅速止痛和恢复正常功能的效果，是治疗中风的一种有效方法。

取穴：阿是穴（压痛点）1～2个，手、足阳明经经穴。

操作方法：患者取俯卧位。医者选定穴位，做好标记，常规消毒，将细火针在酒精灯火焰上烧至白亮，迅速刺入穴内，立即出针，可反复2～3次。针刺角度都为直刺。针刺压痛点深度以约0.5寸为度。7～10天1次，3次为1个疗程。

注意事项：火针治疗要掌握好火候、深度、速度，操作腕力要均匀，切不可使用暴力，以免损伤重要血管和神经。

（2）其他并发症的针灸治疗

便秘：针外水道、外归来、丰隆。

呼吸衰竭：针刺双侧气舍。

尿失禁、尿潴留：针中极、曲骨、关元，局部施灸、按摩或热敷。

共济失调：针风府、哑门、颈椎夹脊穴。

复视：针天柱、睛明、球后。

癫痫：针大陵、鸠尾。

肩周炎：针肩髃、肩髎、肩内陵、肩贞、肩中俞、肩外俞，痛点刺络拔罐。

血管性痴呆：针百会、四神聪、四白、太冲。

睡眠倒错：针上星、神门。

治疗时间：每日针1次，10天为1个疗程，持续治疗3～5个疗程。

（3）中药汤剂

1）气虚血瘀

证候：半身不遂，口舌㖞斜，口强言謇或不语，偏身麻木，面色㿠白，气短乏力，自汗出，心悸便溏，手足肿胀，舌质暗淡，有齿痕，舌苔白腻，脉沉细。

治法：益气活血。

方药：补阳还五汤。

2）阴虚风动

证候：半身不遂，口舌㖞斜，言语謇涩不语，偏身麻木，舌体颤抖，眩晕耳鸣，心烦躁扰，手足心热，咽干口燥，舌质红而体瘦，少苔或无苔，脉弦细数。

治法：滋养肝肾，潜阳息风。

方药：镇肝息风汤。

3）肝肾亏虚

证候：手足瘫缓不收，酸麻不仁，腰腿软弱，足废不能行，或患肢僵硬，拘挛变形，肌肉萎缩，舌质淡红，脉细。

治法：滋养肝肾。

方药：地黄饮子。

### （三）后遗症期

脑卒中后遗症期指脑损害导致的功能障碍经过各种治疗，受损的功能在相当长的时间内不会有明显的改善，此时为后遗症期，临床上有的在发病后 6 ～ 12 个月，但多在发病后 1 ～ 2 年。导致脑卒中后遗症的主要原因有颅脑损害严重，未及时进行早期规范的康复治疗，治疗方法或功能训练指导不合理而产生误用综合征，危险因素（高血压、高血糖、高血脂）控制不理想致原发病加重或再发等。脑卒中常见的后遗症主要表现为患侧上肢运动控制能力差和手功能障碍、失语、构音障碍、面瘫、吞咽困难、偏瘫步态、患足下垂、行走困难、大小便失禁、血管性痴呆等。此期的康复治疗为三级康复，应加强残存和已有功能的恢复，即代偿性功能训练，包括矫形器、步行架和轮椅等的应用，以及环境改造和必要的职业技能训练，以适应日常生活的需要。同时，注意防止异常肌张力和挛缩的进一步加重。避免失用综合征、骨质疏松和其他并发症的发生，帮助患者下床活动和进行适当的户外活动，注意多与患者交流和必要的心理疏导，激发其主动参与的意识，发挥家庭和社会的作用。

#### 1. 常规治疗

脑卒中后遗症期一般是指发病后的 6 个月后。此期患者大多数功能障碍恢复缓慢，甚至止步不前，多遗留关节挛缩、僵硬，疼痛，肌张力持续偏高等症状。本期的康复治疗，其目标是缓解关节僵硬，增加关节活动度，缓解疼痛，降低肌张力，提高生存质量。

（1）关节松动治疗

综合应用神经肌肉促进技术，抑制共同运动，促进分离运动，提高运动速度，促进手的精细运动。

（2）疼痛的缓解

加强对卒中后疼痛的评估，辨别原因，针对肩手综合征疼痛、肩关节脱位或神经营养不良的疼痛进行中频脉冲电等物理治疗。

（3）心理治疗

鼓励并进行心理疏导，加强患者对康复治疗的信心，以保证整个康复治疗顺利进行。

（4）支具和矫形器的应用

必要的手部支具、患足矫形器和助行器等的应用，有助于提高患者的独立生活能力。

## 2.埋线治疗

（1）选穴

主穴：星状神经节点、内关、三阴交、尺泽、四神、心俞、足三里、肝俞、脾俞、神门、肾俞、关元。

配穴：吞咽障碍，加风池、翳风、完骨；手指握固困难，加合谷；语言不利，加上廉泉，金津、玉液放血；足内翻，加丘墟透照海；便秘，加外水道、外归来、丰隆；呼吸衰竭，加双侧气舍；尿失禁、尿潴留，加中极、曲骨、关元；共济失调，加风府、哑门、颈椎夹脊穴；复视，加天柱、睛明、球后；癫痫，加大陵、鸠尾；肩周痛，加肩髃、肩髎、肩内陵、肩贞、肩中俞、肩外俞；血管性痴呆，加百会、四神聪、四白、太冲；睡眠倒错，加上星、神门；喜怒无常等肝火偏盛者，加胆俞、太冲；心肾两虚，加神门、膻中；阴虚火旺者，加涌泉、行间；腰眼酸痛，加大椎、复溜、太冲、风池、合谷；阳虚者，加膏肓、中脘、阳陵泉、气海；血瘀痰阻，加丰隆、解溪；肝胆湿热重者，加肝俞、三焦俞、阳陵泉；久病肾虚者，加肾俞、三阴交；肌肉萎缩者，加脾俞、脾关、条口、风市；中风后平衡功能障碍，加长强。

（2）操作

星状神经节点埋线参考手卡指压式星状神经节埋线术。其余穴位用 PGA 或 PGLA 线体对折旋转埋线法，或者胶原蛋白线注线法，选 1～2 号线。

## 3.其他特色疗法

后遗症的相关证治及方药如下。

①半身不遂

治法：气虚血滞，脉络瘀阻。

方药：补阳还五汤。

②肝阳上亢，脉络瘀阻

治法：补气，活血，通络。

方药：镇肝息风汤或天麻钩藤饮。

③语言不利，风痰阻络

治法：息风，化痰，开窍。

方药：解语丹。

④肝阳上亢，痰邪阻络

治法：镇肝息风，滋阴潜阳，化痰通络。

方药：镇肝息风汤或天麻钩藤饮。

⑤肾虚精亏

治法：滋肾阴，补肾阳，化痰开窍。

方药：地黄饮子。

⑥口眼㖞斜

治法：祛风通络，化痰止痉。

方药：牵正散。

## 三、埋线在脑卒中功能障碍中的应用

### （一）运动障碍

主穴：风五针、星状神经节点、颈动脉窦点、丰隆、内关、三焦俞。

辅穴：上肢肩三针、肩髎、手三里、曲池、外关、内关、合谷等。下肢的风市、犊鼻、足三里、委中、承扶、承山、三阴交、太冲、太溪等。

### （二）言语障碍

主穴：风五针。

辅穴：太白、丰隆、冲阳。

### （三）吞咽障碍

主穴：舌三针。

辅穴：人迎、承浆、哑门、百会等。

### （四）其他功能障碍

1. 肩部问题

脑卒中患者在发病 1 ～ 3 个月，有 70% 左右发生肩痛及其相关功能障碍，限制了患侧上肢功能活动和功能的改善，常见的有肩手综合征、肩关节半脱位和肩部软组织损伤（如肩袖损伤、滑囊炎、腱鞘炎）等。肩手综合征表现为肩痛、肩部运动障碍、手肿痛，后期出现手部肌萎缩、手指关节挛缩畸形，常用的治疗方法有抬高患侧上肢、腕关节背屈、鼓励主动活动，活动受限或无主动活动时加用被动活动、向心性气压治疗或线缠绕加压治疗、手部冷疗、类固醇制剂局部注射治疗等。肩关节半脱位表现为肩部运动受限，局部有肌萎缩，肩峰与肱骨头之间可触及明显凹陷，常用的治疗方法有纠正肩胛骨的后缩，刺激三角肌和冈上肌的主动收缩（如关节挤压、局部拍打或冰刺激、电针治疗等），Bobath 肩托有利于患侧肩关节的主被动活动，预防肩部损伤。肩部软组织损伤表现为肩部主动或被动活动时肩痛，后期可有局部肌萎缩，治疗上应在肱骨外旋位做肩部活动，可加用局部理疗、中药外用和口服非甾体抗炎药等。

埋线治疗：穴位选肩三针、星状神经节。

### 2. 肌痉挛与关节挛缩

大多数脑卒中患者在运动功能恢复的过程中都会出现不同程度的骨骼肌张力增高，主要是由上运动神经元受损后引起的牵张反射亢进所致，表现为患侧上肢屈肌张力增高和下肢伸肌张力增高，常用的治疗方法有神经肌肉促进技术中的抗痉挛方法、正确的体位摆放（包括卧位和坐位）和紧张性反射的利用、口服肌松药物（如巴氯芬等）、局部注射肉毒毒素等。挛缩是脑卒中患者长时间骨骼肌张力增高，受累关节不活动或活动范围小，使关节周围软组织短缩、弹性降低，表现为关节僵硬，常用的治疗方法有抗痉挛体位和手法的应用、被动活动与主动参与（患肢负重）、矫形支具的应用，必要时可用手术治疗。

埋线治疗：阴急阳缓，阴经的肌肉拘急，阳经的肌肉迟缓，埋线施针时可以在阴经的穴位用泻法，阳经的穴位用补法，穴位可以选择肾俞、环跳、丰隆、委中、悬钟、阳陵泉、三阴交、阴陵泉。

### 四、脑卒中康复预测

一般来说，脑卒中后有三种结局：①经神经内科常规治疗，其受损功能完全恢复，临床痊愈；②经神经内、外科治疗，仍留有不同程度的功能障碍；③经积极抢救治疗无效，死亡。对于存活并有功能障碍的脑卒中患者来说，由于干预措施等因素的影响，其功能结局仍有较大差异。

影响脑卒中功能结局的因素如下。

年龄：随着年龄的增加，人体器官功能会发生退行性改变，易合并多种慢性疾病，有研究表明，年龄 ≥ 75 岁的脑卒中患者受损功能恢复不如年轻患者。

合并症与继发性功能损害：合并有心脏病的脑卒中患者，由于心功能受限，可影响原发病造成功能障碍的改善；继发于原发病的吞咽困难、失语、智力下降、感觉障碍、二便失禁和抑郁，也可延长脑卒中患者的住院时间，影响其受损功能恢复的速度，从而使其生存质量下降。

病灶部位与严重程度：在损害程度相同的情况下，脑卒中患者左、右半球病变对其功能结局没有明显影响，若有忽视存在，即右半球损害的患者功能结局相对较差。一般来说，脑卒中后受损功能程度越重，持续时间越长，其功能结局越差。

早期与综合康复治疗：大量的临床实践表明，规范康复治疗可以促进脑卒中患者的功能恢复，早期康复治疗不仅可以预防并发症的发生，缩短住院时长，加快恢复时间，其效果也较非早期康复者好。

家庭与社会的参与：在脑卒中患者的功能恢复过程中，家庭成员的积极配合和社会相关因素的参与，都对其功能结局产生积极的影响。

# 第二节　颅脑损伤

## 一、概述

### （一）定义

颅脑损伤（traumatic brain injury，TBI）指头颅部，特别是脑受到外来暴力打击所造成的脑部损伤，又称脑外伤（brain injury or brain damage，BI or BD）或头损伤（head injury，HI），可导致意识障碍、记忆缺失及神经功能障碍。颅脑损伤具有发病率高、病情急、病情变化快、导致的功能障碍多，以及多发生于青壮年的特点。因此，颅脑损伤一直以来都是临床康复的重点工作内容之一。

### （二）损伤分类

交通事故、工伤事故、意外坠落、运动损伤、跌倒是平时产生颅脑损伤的常见原因；难产和手术，产时引起的婴儿颅脑损伤也偶有所见；枪伤、炸伤等火器伤，以及车祸事故、工事和建筑物倒塌则是战时颅脑损伤的主要原因。颅脑损伤依据硬脑膜是否完整，分为开放性颅脑损伤和闭合性颅脑损伤。前者的诊断主要依据硬脑膜破裂，脑脊液外流，颅腔与外界交通。颅底骨折合并脑脊液漏者又称为内开放性颅脑损伤。闭合性颅脑损伤又可以分为原发性和继发性两类。我国于 1960 年首次制定了"急性闭合性颅脑损伤的分型"标准，按昏迷时间、阳性体征和生命体征将病情分为轻、中、重 3 型，经 2 次修订后已较为完善，已成为国内公认的标准。

### （三）流行病学

颅脑损伤是一种发病率高、死亡率高、致残率高的损伤。我国 20 世纪 80 年代进行的六大城市神经系统疾病的流行病学调查表明，颅脑损伤的患病率为 783.3/10 万，仅次于脑血管病。据国内另一组 10 年间创伤患者的统计报告，各类颅脑损伤患者占同期创伤患者的 25% ～ 42%，在各类创伤中居第 2 位，仅次于四肢损伤，而死亡率、致残率却居首位。在美国，颅脑损伤的发生率大约为 200/10 万，每年有 50 万新增病例，每年约有 8 万人死于颅脑损伤。颅脑损伤可以发生在各年龄组，其分布呈两极分化，即 15 ～ 24 岁青少年（200/10 万）、65 ～ 75 岁老年人（200/10 万）居多。老年人死亡率高，与青壮年相比，老年患者恢复过程非常慢，甚至难以恢复。男性颅脑损伤的发生率明显高于女性，约为 2∶1，男性颅脑损伤的死亡率也是女性的 3 ～ 4 倍。

### （四）病因

直接暴力是指外力作用于身体部位，经传递达于头部，并引起脑间接损伤。常见的如坠落时臀部着地所受到的暴力，可经脊柱传递到达枕骨髁部，引起颅底骨折和脑损伤。躯干受到暴力打击时由于惯性作用而引起的脑挥鞭样损伤、胸部遭受挤压导致的脑损伤也是典型的间接损伤。在颅脑损伤的全部病理生理过程中，脑组织不仅可因暴力的直接作用产生原发性损伤，还可出现继发性损伤而使伤情复杂化。原发性脑损伤是暴力作用于头部时直接造成的脑损害，局部脑损伤如脑震荡、脑挫裂伤，弥漫性脑损伤如原发性脑干损伤、弥漫性轴索损伤等。原发性脑损伤的病变性质与严重程度在受伤当时已经决定，并立即出现相应的临床症状与体征。继发性脑损伤指在受伤一定时间后在原发性损伤基础上出现的脑病变，主要有脑水肿、颅内血肿、脑压增高、脑移位和脑疝等，其症状和体征是在伤后逐步出现或加重，因而有别于原发性脑损伤，且其严重程度并不一定与原发性脑损伤的严重程度一致。

### （五）临床特征

#### 1. 临床表现

颅脑损伤的表现呈多样性与多变性，但其受伤后常见症状与体征仍有一定的共性，具体表现在以下方面。

（1）意识障碍

绝大多数颅脑损伤患者有不同程度的即刻出现的意识丧失。依伤情不同，意识障碍的程度不等，可表现为嗜睡、昏睡、浅昏迷或深昏迷等。意识障碍程度与脑损伤程度相一致，如昏迷程度深、持续时间长，提示重型颅脑损伤；反之则提示轻型颅脑损伤。意识障碍还提示脑损伤的病理类型，如伤后即发昏迷，多为原发性脑损伤所致；清醒后又昏迷，多为继发性脑损伤（如脑水肿、血肿等）所致。

（2）头痛、呕吐

头皮损伤及颅骨骨折可有伤处局部的疼痛。颅内高压时，头痛常呈持续性胀痛，呕吐常为频繁的、喷射状呕吐。

（3）生命体征的改变

体温、呼吸、脉搏、血压、心率也可以反映脑损伤的程度。不同类型的颅脑损伤其生命体征的变化也不一致。如颅内血肿形成时，常出现呼吸深慢、脉压增大、心率减慢、血压升高；脑挫裂伤时，脉搏与呼吸不仅不减慢，反而加快；出现枕骨大孔疝时，早期即可出现呼吸节律紊乱，甚至呼吸骤停；脑干、下丘脑受损，常有中枢性高热。

（4）眼部征象

眼部症状与体征对伤情判断和预后估计有重要意义，因此，应特别注意观察瞳孔大小、对光反射和眼球活动、眼底的改变。如一侧瞳孔先缩小，继而散大，光反射迟钝和消失，而另一侧瞳孔正常，提示脑疝（小脑幕切迹疝）；双侧瞳孔均散大，光反射消失，提示濒危状态。颅内高压时，常伴有视盘水肿或视神经萎缩。

（5）神经系统局灶症状与体征

依病变部位的不同可出现单肢瘫、偏瘫或四肢瘫、感觉障碍、失语、共济失调等。如一侧大脑半球损伤时，可出现对侧上肢或下肢或上下肢的中枢性瘫痪，伴有感觉障碍；内囊损伤可出现对侧的"三偏"综合征，即偏瘫、偏盲与偏身感觉障碍。

（6）脑疝

颅内高压进一步发展致各腔室间压力不均，推压部分脑组织向解剖间隙移位，引起脑疝的发生。最常见的脑疝有小脑幕切迹疝和枕骨大孔疝等。一旦出现脑疝，若不及时全力抢救，很快导致死亡。

### 2. 主要类型

除上述共性表现外，各型颅脑损伤可有各自的特点。下面分述临床上主要类型的颅脑损伤。

（1）脑震荡

脑震荡主要表现为伤后立即发生短暂的意识障碍，一般不超过半小时，清醒后多数患者有近事性遗忘而不能叙述当时的受伤经过。神经系统检查无阳性特征，脑脊液检查无红细胞，CT检查颅内无异常发现。一般认为脑震荡是最轻微的一种颅脑损伤。

（2）脑挫裂伤

脑挫裂伤包括脑挫伤与脑裂伤两部分，但实际上是同一种病变不同程度的表现，往往同时存在，临床上常难以区别，因而将其统称为脑挫裂伤。脑挫裂伤好发于额叶与颞叶，往往合并硬膜下血肿和外伤性蛛网膜下腔出血，其继发性改变如脑水肿和血肿形成等具有更为重要的临床意义。临床表现主要有不同程度的意识障碍、与损伤部位相关的局灶症状和体征如偏瘫与失语等、颅内压增高的症状与体征等。CT检查可了解损伤部位、范围、脑水肿程度及中线结构移位情况，损伤部位表现为低密度脑水肿区内可见多散在的点、片状高密度出血灶，病变广泛则有占位效应。

（3）弥漫性轴索损伤

弥漫性轴索损伤是一种脑实质的弥漫性损伤，既可单独存在，又可与其他脑损伤并存，临床上并不少见，多因车祸导致头部的加速运动，造成脑白质广泛性轴索损伤。病理特征是伤后出现轴索肿胀和轴索回缩球。其主要表现为广泛的脑挫裂伤，伴以点、片状出血灶。病变可分布于大脑半球、胼胝体、小脑或脑干。弥漫性轴索损伤患者伤后通常立即昏迷，而且昏迷程度深、持续时间长，一般无中间意识清醒（或好转）期。CT

或 MRI 检查显示弥漫性脑肿胀，灰质和白质界限不清，脑室、脑池受压，但占位效应常轻微，中线移位不明显；此外，两侧大脑半球白质内、胼胝体、基底节区和脑干上端背外侧等处还可见到多发性点、片状出血灶。弥漫性轴索损伤所引起的病理改变常难以恢复，且至今仍缺乏有效治疗手段，不但死亡率高，而且是导致颅脑损伤患者伤后植物生存状态和严重神经功能障碍的重要原因。

（4）原发性脑干损伤

原发性脑干损伤在临床上相当常见，虽可单独出现，但常与其他部位脑挫裂伤同时存在，多数情况下它是广泛性脑挫裂伤的一个组成部分。其主要病理表现是脑干表面挫裂伤和脑干内点、片状出血，病理变化如脑干神经组织结构紊乱、轴突断裂、挫伤或软化等。MRI 检查有助于明确诊断，了解损伤部位与范围。

原发性脑干损伤的主要表现：①伤后立即出现意识障碍，特点是昏迷程度深、持续时间长和恢复过程慢，甚至终生昏迷不醒。②早期出现脑干损伤的症状与体征，如呼吸、循环功能紊乱，严重者可迅速导致生命中枢衰竭而死亡；常出现眼球活动与瞳孔变化，严重者表现为眼球固定；出现双侧病理反射，严重时处于急性脑休克状态，各种深、浅反射与病理反射均不能引出，待病情稳定后方才出现；中脑受损时可出现去大脑强直。原发性脑干损伤与继发性脑干损伤的区别是，原发性脑干损伤症状和特征在损伤当时即出现，且不伴有颅内压增高的表现，常与弥漫性脑损伤并存。

（5）颅内血肿

颅内血管损伤出血是脑损伤的常见表现之一。如果出血在颅腔内某一部位积聚形成占位性病变，即为颅内血肿。颅内血肿是颅脑损伤后常见和重要的继发性病变之一。血肿达到一定体积，可以压迫脑组织，引起颅内压增高和相应的局灶性症状。若不及时处理，其症状往往呈进行性加重，最终导致脑疝形成而危及生命。颅内血肿按血肿来源和部位分为硬膜外血肿、硬膜下血肿和脑内血肿，以硬膜外和硬膜下者为常见。按伤后血肿症状出现的时间可将颅内血肿分为急性、亚急性和慢性三种，以急性者为常见。血肿可单发，也可多发。

颅内血肿最具特征性的临床表现是其意识障碍的演变过程具有外伤后原发性昏迷、中间意识清醒（或好转）期和继发性昏迷三个阶段。原发性昏迷是由脑震荡、脑挫裂伤等原发性脑损伤引起的，继发性昏迷则为血肿引起颅内压增高和脑受压造成，但并非所有颅内血肿患者意识障碍的演变过程均如此典型。少数无原发性脑实质损伤或脑实质损伤程度轻微的患者伤后早期可能不出现原发性昏迷，仅在受伤一定时间之后因血肿形成而出现继发性昏迷。原发性脑损伤严重而血肿形成速度快者，则可表现为伤后持续性昏迷并进行性加深，而不出现中间清醒（或好转）期。硬膜外血肿：硬膜外血肿一般位于颅盖部，血液积聚于颅骨内板与硬脑膜之间。其临床表现中，意识障碍常有中间清醒期，视血肿大小可有瞳孔异常、锥体束征及生命体征的改变。CT 检查可见在颅骨内板与脑表面之间有局限性双凸透镜形或梭形高密度影。CT 检查可明确部位、出血量、脑室受压情况及中线移位情况等。硬膜下血肿：其发生率远高于硬膜外血肿。由于经常合并脑挫裂伤及继发的脑水肿存在，硬膜下血肿的病情多较重，可有意识障碍、颅内高压的表现及脑挫裂伤的表现等。CT 检查可见在颅骨内板与脑表面下方有新月形或半月形高密度或混杂密度影，此外，CT 上占位效应常较硬膜外血肿明显。脑内血肿：脑内血肿可位于脑挫裂损伤灶附近或伤灶裂口中，也可位于白质深部。临床表现主要是进行性意识障碍加重及局灶性症状与体征。CT 检查可见圆形、类圆形或不规则形高密度影，周围常伴有点状、片状高密度出血灶，同时可见血肿周围的低密度水肿区。脑室内出血：外伤性脑室内出血多见于脑室邻近的脑实质内出血破入脑室，出血量大者可形成血肿。病情常较复杂、严重，除原发性脑损伤、脑水肿及颅内其他血肿的临床表现外，脑室内血肿可堵塞脑脊液循环而导致脑积水，引起急性颅内压升高，加重意识障碍。CT 检查可发现脑室扩大，脑室内有高密度或中等密度影。迟发性外伤性颅内血肿：指伤后首次 CT 检查时无血肿，而在以后的 CT 检查中发现了血肿，或在原来无血肿的部位发现了新的血肿。临床表现为伤后经历了一段病情稳定期后，患者出现进行性意识障碍加重等颅内压增高的现象，确诊需进行多次 CT 检查以对比。

## 二、埋线在颅脑损伤分期康复中的应用

颅脑损伤的康复是指利用各种康复手段，对患者身体上、精神上、职业上的功能障碍进行训练，使其功能缺陷消除或减轻，最大限度地恢复正常或较正常的生活、劳动能力并参加社会活动。颅脑损伤的康复，强调早期介入。康复曾被认为是一种后续治疗，康复治疗大多是在针对导致残疾的伤病的特异治疗告一段落，并转送至康复机构之后才开始进行。许多患者因此丧失了早期康复的宝贵时机，甚至由于发生了继发性功能障碍而进一步增加了康复的难度。目前国际上一致强调颅脑损伤的康复治疗要早期开始，应

从急性期就介入。为了获得最佳治疗效果,康复治疗必须在伤病发生后尽早开始,预防性康复措施应该完全融入伤病急性期的治疗之中。当然,伤病的临床治疗和康复治疗的结合需要根据患者的具体情况全面考虑,因为任何的康复措施均涉及某种程度的活动,康复措施的强度应该取决于患者体质情况和疾病的稳定状况。颅脑损伤患者首诊在神经外科。颅脑损伤的临床处理原则是在密切观察病情的基础上,根据损伤程度及性质进行处理。早期治疗的重点是及时处理继发性脑损伤,着重于脑疝的预防和早期发现,特别是颅内血肿的发现与处理。对原发性脑损伤的处理主要是对已发生的昏迷、高热等的护理和对症治疗,预防并发症。有手术指征则及时手术,以尽早解除脑受压。具体说来,颅脑损伤的临床处理包括以下几个方面。

### 1. 病情观察

主要观察患者的意识、瞳孔、生命体征、神经系统体征等。较重的颅脑损伤患者应进入监护病房,以便于观察。动态的病情观察有助于鉴别原发性和继发性脑损伤,有助于早期发现脑疝,并有助于判断治疗的效果与及时调整治疗方案。

### 2. 特殊检查

特殊检查包括头颅 CT 或 MRI 扫描、颅内压监测及脑电图、脑诱发电位检查等。

### 3. 脑水肿的治疗

脑水肿主要是进行脱水治疗。常用药物有 20% 甘露醇、呋塞米及白蛋白等。肾上腺皮质激素的使用仍有争议。脱水过程中要注意监测水电、酸碱平衡及肾功能等。

### 4. 手术治疗

开放性颅脑损伤原则上应尽早行清创缝合术,使之成为闭合性颅脑损伤。闭合性颅脑损伤的手术主要针对颅内血肿或重度脑挫裂伤合并脑水肿引起的颅内压增高合并脑疝,其次为颅内血肿引起的局灶性脑损害。常用的手术方式包括开颅血肿清除术、去骨瓣减压术、钻孔探查术、脑室引流术、钻孔引流术等。

### 5. 对症治疗与并发症的处理

针对高热、躁动、蛛网膜下腔出血、外伤性癫痫、上消化道出血、尿崩等予以相应的处理。同时注意加强护理等。

### 6. 康复治疗指征

(1)适应证

康复治疗是颅脑损伤治疗中不可缺少的重要组成部分。颅脑损伤引起的各种功能障碍，包括认知、行为、言语、情绪及运动、感觉等方面的功能障碍及继发性功能障碍都是康复治疗的适应证。康复治疗的目的就是使功能障碍能够最大程度地降低，残余的功能能够最大程度地提高及代偿，尽可能防止继发性功能障碍的产生。

（2）禁忌证

颅脑损伤康复治疗的实施与否及康复措施的强度取决于疾病的稳定状况和患者的体质情况。以下情况需要首先进行临床处理（包括手术治疗），因而均属于颅脑损伤康复治疗的禁忌证：开放性颅脑损伤、意识障碍加重、生命体征不稳定、神经系统症状体征进展、颅内血肿进行性扩大、弥漫性脑肿胀、颅内压明显增高、脑疝、高热、癫痫发作等。

### （一）急性期

颅脑损伤后急性期患者采取的是综合性治疗措施，无论手术与否，非手术治疗不可缺少。非手术治疗中，除了药物治疗，康复治疗也发挥着重要的作用。颅脑损伤患者的生命体征，即呼吸、心率、血压稳定，特别是颅内压持续 24 小时稳定在 20mmHg 以内即可进行康复治疗。此期的康复治疗目标：防治各种并发症；提高觉醒能力；促进创伤后的行为障碍改善；促进功能康复。此期康复治疗包括一般康复处理、综合促醒治疗、创伤后行为恢复过程中的治疗等。

#### 1. 一般康复处理

具体康复措施包括床上良肢位摆放；定时翻身与拍背，并指导体位排痰引流；各关节被动活动；牵拉易于缩短的肌群与软组织，必要时应用矫形器固定关节于功能位；尽早开始床上活动和坐位、站位的练习。其他如理疗、按摩、针灸、高压氧等均可应用。中度及重度的颅脑损伤患者不管其意识状态如何，在急性卧床期，上述的一般康复治疗措施均适合。这些治疗措施不仅有助于预防肢体关节挛缩、压疮、肺部感染、尿路感染、静脉血栓等并发症的发生，还能促进功能障碍的恢复。

#### 2. 综合促醒治疗

严重颅脑损伤患者会出现不同程度的昏迷、昏睡或嗜睡等。除临床上应用药物促进脑细胞代谢，改善脑的血液循环，必要时除施行手术降低颅内压力以外，还可以给予各种感觉刺激，以帮助患者苏醒，恢复意识。以下是一些常用的感觉刺激方法。

（1）听觉刺激

①定期播放患者受伤前较熟悉的音乐；②亲属定期与患者谈话，谈话内容包括患者既往遇到过的重要事件、患者喜欢或关心的话题等。③观察患者面部及身体其他方面的变化，观察患者对听觉刺激的反应。

（2）视觉刺激

在患者头上放置五彩灯，通过不断变换的彩光刺激视网膜、大脑皮质。上述治疗每日2次，每次1小时。

（3）肢体运动觉和皮肤感觉

刺激肢体关节位置觉、皮肤触觉对大脑皮质有一定的刺激作用。可由医者或患者家属每天对患者的四肢关节进行被动活动；利用毛巾、毛刷等从肢体远端至近端进行皮肤刺激。

（4）穴位埋线刺激

选用头部感觉区、运动区、百会、四神聪、合谷、内关、三阴交、星状神经节等进行穴位埋线，有助于解除大脑皮质的抑制状态，起到开窍醒脑的作用。除了上述感觉刺激的方法，高压氧治疗在颅脑损伤患者的促醒及功能恢复等方面有着重要的作用，一般要常规应用。高压氧治疗的作用：提高氧浓度，增加脑组织的氧含量，改善脑缺氧所致的脑功能障碍，从而促进脑功能的恢复。高压氧下颈动脉系统血管收缩，血流量减少，但椎动脉血流量反而增加。因此，网状激活系统和脑干部位的血流量和氧分压相对增加，刺激网状结构上行激活系统的兴奋性，有利于昏迷患者的觉醒和生命活动的维持。

### 3. 创伤后行为恢复过程中的康复治疗

与其他神经障碍的康复处理比较，颅脑损伤通常有一个长期的恢复过程，并且能够显示出较大程度的功能改善。严重的颅脑损伤恢复过程可由几个性质截然不同的阶段组成，认知功能分级描述了颅脑损伤神经行为恢复的顺序，为每一个恢复阶段的认知康复提供了理论基础。

（1）创伤后遗忘症康复

创伤后遗忘（post-traumatic amnesia，PTA）是指患者处于如下的阶段：患者学习新的信息的能力最低或不存在。在 PTA 早期，患者并没有意识到他在医院里，可能认为他处在家里或在工作单位，这种假象称为虚构症。PTA 后期，患者的虚构症状大为减少，但是难以保持特殊事件的记忆。创伤后遗忘的康复训练有以下几个方面。

1）视觉记忆：先将 3 ～ 5 张绘有日常生活中熟悉物品的卡片放在患者面前，告诉患者每张卡片可以看 5 秒，看后将卡片收去。让患者用笔写下所看到物品的名称，反复数次，成功后再逐步增加卡片的数目。

2）地图作业：在患者面前放一张大的、上有街道和建筑物而无文字标明的城市地图，告诉患者用手指从某地方出发，沿其中街道走到某一点停住，让患者将手指放在医者停住处，从该处找回到出发点，反复 10 次，连续两日无误，再增加难度。

3）彩色积木块排列：用品为 6 块 2.5cm×2.5cm×2.5cm 不同颜色的积木块和一块秒表，以每秒 1 块的速度向患者展示木块，展示完毕，让患者按医者所展示次序向医者展示木块，正确的记"＋"，不正确的记"－"，反复 10 次，连续两日 10 次均完全正确时，再加大难度进行（如增多木块数或缩短展示时间等）。

4）日常生活活动安排：将每天的日常生活活动、治疗安排、时间、地点贴在患者房间里，以期达到不断强化的目的。

（2）躁动不安的康复处理

在 PTA 期间，许多患者表现出一种神经行为综合征，称为躁动或躁动不安（agitation）。它包括认知混乱、极度情感不稳定、运动与活动过度、身体或言语性攻击。这种躁动患者通常不能保持注意力持续到完成一项简单任务如穿衣等，患者易被激怒，对工作人员、家庭成员表现出粗俗的不适当行为。如果患者对自己或别人有危害（如拔出鼻饲管、跳楼、试图从病房逃跑等），躁动不安则成为临床及康复治疗的关键。康复措施包括以下几个方面。

1）排除引起躁动不安的一些原因：躁动可由一种或多种医疗并发症引起，如电解质紊乱、营养不良、癫痫活动、睡眠障碍或水肿；有时躁动是对正经历的一种不舒服状态的反应，如亚急性感染或骨骼肌损伤；躁动也有可能是镇静剂、某些抗高血压药、胃肠道药物甚至是控制躁动本身的药物使用不当所致。康复医师应对这些原因引起的躁动做具体分析，排除诱因。

2）环境管理：假如躁动的医疗诱因解除后，对躁动首选的干预措施是环境处理。其目标是降低刺激的水平和患者周围认识的复杂性，对不同患者建议采取如下环境管理选择方案。

①减少或降低环境中的刺激水平：把患者放在一个安静的房间里；如果可能，尽量

排除有害刺激，如导管、引流管、手脚约束、牵引等；限制不必要的声音如电视、收音机、背景谈话；限制探视者数量；医务人员的行为应当稳定、毫无顾虑；限制治疗的次数和治疗的时间；在患者的房间里提供治疗。

②避免患者自伤或伤害别人：把患者放在用海绵垫围起来的地铺上；安排陪护（按1∶1或1∶2比例）看护患者并保证安全；避免让患者离开病房；把患者放在房门有锁的病房中。

③降低患者的认知混乱：在特定时间里，专门由一个人同患者谈话；诊治、护理患者的医务人员尽量固定专人，不要随意变动；最大限度减少与不熟悉医务人员的接触；与患者交谈应简明扼要，如在一定时间内只给予一个概念；让患者反复地重新确定时间和空间。

④允许患者情感宣泄：允许患者在地铺上翻来覆去；允许患者在监护病房内走动，实施一对一监护；允许错乱的患者语言不适当。

3）药物应用：在尽可能排除引起躁动不安的因素后，选择应用一些药物如卡马西平、普萘洛尔、锂盐、奥氮平等，有助于控制或减轻症状。

## （二）恢复期

颅脑损伤的急性期过后，生命体征已稳定1～2周后，可以认为病情已稳定，即可开始恢复期康复治疗。前已述及，颅脑损伤后引起的功能障碍多种多样，因此需要针对患者存在的功能障碍，有计划地、针对性地安排康复治疗。此期的康复治疗目标：最大限度地恢复患者的运动、感觉、认知、语言等功能和生活自理能力，提高其生存质量。这里主要介绍认知障碍和行为障碍的康复治疗。

### 1. 认知障碍的康复治疗

认知是指大脑处理、储存、回忆和应用信息的能力。颅脑损伤的认知障碍主要表现在觉醒和注意障碍、学习和记忆障碍及思维障碍等。可根据其认知功能恢复的不同时期，采用相应的治疗策略。早期（Ⅱ、Ⅲ）：对患者进行躯体感觉方面的刺激，提高觉醒能力，使其能认出环境中的人和物。中期（Ⅳ、Ⅴ、Ⅵ）：减少患者的定向障碍和言语错乱，进行记忆、注意、思维的专项训练，训练其组织和学习能力。后期（Ⅶ、Ⅷ）：增强患者在各种环境中的独立和适应能力，提高其在中期获得的各种功能的技巧，并应用于日常生活中。

（1）改善患者自知力的康复训练

在颅脑损伤（尤其是额叶损伤）的恢复早期，患者常缺乏自知力，否认疾病，拒绝治疗，或即使接受治疗但会确定不现实的目标，使康复治疗变得困难，严重影响治疗的效果。因此，此阶段应首先恢复患者的自知力。可采用下述的方法。

1）改善患者对自己缺陷的察觉：如有条件录像，可向患者播放一段针对暴露他在一些活动中的缺陷的录像，向他指出哪些是对的，哪些是错的，并逐步将放录像任务交给患者，并要求他在录像带中出现他的错误时停住，由自己述说错误的所在。如无录像条件，可面对镜子活动并在自己的实际活动中指出自己的错误。

2）改善患者的感知功能：让患者观看一群颅脑损伤患者的集体活动，并让他观察和记录下其中某一患者的错误，和他一起分析错误的特征和原因。

3）改善患者判断行为是否成功的知觉：选出一些与患者康复目标有关的行为，用录像机分别播放该行为成功和不成功的录像带，和患者一起进行足够详尽的分析，使他认识到行为成功和不成功的特征和原因，并告诉患者克服不正确行为的方法。

4）改善患者对现存缺陷和远期目标之间差距的认识：具体地、详尽地讨论患者的长期目标和期望，拟定一个为了达到这一目标所需技能的一览表，和他讨论哪些已掌握而哪些尚不足。

（2）注意障碍的康复训练

1）猜测作业：取两个透明玻璃杯和一粒弹球，在患者注视下，医者将一个杯子扣在弹球上，让患者指出哪个杯子中有弹球，反复进行数次。成功后可通过逐步改用不透明的杯子、用三个或更多的杯子、用两粒或更多不同颜色的弹球等方式以增加训练难度。

2）删除作业：在一张纸中部写几个大写的汉语拼音字母，如"KBEZBOY"（也可依据患者文化程度选用数字或图形），让患者删除由医者指定的字母，如其中的"B"。成功后，改变字母顺序和要删除的字母，反复进行多次。进一步可通过逐步缩小字母的大小、增加字母的数量、增加小写字母或插入新字母等方式以增加训练的难度。

3）时间作业：给患者一个秒表，让他按命令启动，并于10秒内停止。如此反复进行练习。随后可以逐步延长秒表走动时间以增加训练难度，进而还可在与患者交谈分散其注意力的情况下进行训练，以进一步提高难度。

4）顺序作业：让患者按顺序写出 0～10 的数字，如有困难，可排列 10 张数字卡。成功后，加大数字系列，反复进行。随后，改为让患者按奇数或偶数的规律说出或写出一系列数字，并由医者任意改变起点的数字。在此基础上再进行该列数字的算术处理，如在该列数字的每 4 个数字的末一个数字上加上由医者指定的数字，并由患者报出两者相加的结果等方式以增加训练难度。

（3）记忆障碍的康复治疗

1）运用环境能影响行为的原理

①日复一日地保持恒定、重复的常规和环境。

②控制环境中信息的量和呈现条件，每次提供的信息量少要比多好；信息重复的次数多比少好；多个信息相继出现时，间隔时间长比短好等。

③充分利用环境中的记忆辅助物，要帮助患者学会充分利用记忆策略和内、外环境中的记忆辅助物，而不是单调、重复的训练。

2）教会患者充分利用内部记忆辅助和外部记忆辅助

①内部记忆辅助：所谓内部记忆辅助（internal memory aid）是指在患者记忆损伤的严重程度不同的情况下，让患者以损伤较轻的部分来从事主要的记忆工作，或是以另一种新的方式去记忆的方法（如患者言语记忆差就让他改用形象记忆的方法等）。内部记忆辅助主要依靠以下一些记忆的策略（internal memory strategy）。

a. 背诵：反复无声地背诵要记住的信息。背诵的好处是背诵一个项目可以增加对它的注意时间，从而加强对它们的记忆。另外，背诵可以将一些项目保持在短期记忆之中，将它们编好码，并将之转移到长期记忆中去。

b. PQRST 法：P（preview）——先预习要记住的内容；Q（question）——向自己提问与内容有关的问题；R（read）——为了回答问题而仔细阅读资料；S（state）——反复陈述阅读过的资料；T（test）——用回答问题的方式来检验自己的记忆。

c. 精细加工：教会患者将要记住的信息详细地分析，找出各种细节，并将之分解，并设法与已知的信息联系起来，以便于记忆的方法。

d. 兼容：要患者培养成一种良好的、善于将新信息和已知的、熟悉的信息联系起来记忆的方法。

e. 自身参照：让患者学会分析新信息与其自身有何关系，并将之尽量与其自身的事物联系起来记忆的方法。

f. 视意象：让患者将要记住的信息在脑中形成预知与之有关的视觉形象的方法。

g. 首词记忆法：将要记住的信息的头一个词编成一些类似诗歌的句子，以便记忆。例如，将训练记忆的要点编成"天天复习，不要偷懒，作业勤快，美好的结果将等着你"的句子，由于头一个字合起来是"天不作美"这样一个好记的句子，因而易于记住。

h. 编故事法：按自己的喜爱和习惯将要记住的信息编成一个自己熟悉的故事。

②外部记忆辅助：所谓外部记忆辅助（external memory aid）是指利用身体以外的"提示"或"辅助物"来帮助记忆的方法。对于提示，要求：能在最需要的时候提供；其内容要和需记住的信息密切相关。对于辅助物，要求：便于携带，而且容量要大；容易使用而无须再借助于其他工具。常用的外部记忆辅助物如下。

a. 日记本：应用的条件包括患者能阅读，最好能写，如不能写，由他人代写也可；患者能提取信息中的关键词。应用时要注意：一人一本；随身携带；放置的地点要恒定；开始使用时记录要勤，以 15 分钟为一段记下要记的事，记忆能力改善后再逐步延长。如患者视力不佳、注意力差或口语能力不良等情况下使用日记本的效果较差。

b. 时间表：将有规律的每日活动写在大而醒目的时间表上，张贴在患者经常停留的场所，初用时，经常提醒患者观看时间表，让患者知道什么时候应当做什么。这样，即使有严重的记忆障碍，患者也能掌握生活的规律。

c. 地图：适用于伴有空间、时间定向障碍的患者。用大的地图、大的罗马字和鲜明的路线，标明常去的地点和顺序，以便应用。

d. 闹钟、手表和各种电子辅助物：有一种可以定期报时的手表就很适用，如日记本上每 15 分钟记一次事，则将手表调到每 15 分钟报时 1 次，便可及时地提醒患者看日记本。

e. 应用连接法训练记忆：将作业分解为许多步骤，每次只要求患者记住其中的一个步骤，记住后再加入下一步。

f. 修改外部环境以利于记忆：如房门上贴粗大的字或鲜明的标签，物品放置的位置恒定，简化环境，突出要记住的事物等，均有助于记忆。

g. 提供言语或视觉提示：让患者记住一件事物时，口头提问有关的问题并同时让患者观看相关的图片等。

进行记忆训练时，需要注意的事项：每次训练的时间要短，开始要求患者记忆的内容要少，而信息呈现的时间要长；以后逐步增加信息量，反复刺激以提高记忆能力；训练要从简单到复杂，可将整个练习分解为若干小节，分节进行训练，最后再逐步联合训练；如每次记忆正确时，应及时地给予鼓励，使其增强信心。

3）药物治疗：胆碱酯酶抑制剂，如多奈哌齐（安理申）、卡巴拉汀（艾斯能）、石杉碱甲（哈伯因）等有助于促进记忆。颅脑损伤后记忆障碍患者可选择应用。药物与记忆训练两者相结合，效果可能会更好。

（4）思维障碍的康复训练

颅脑损伤可引起推理、分析、综合、比较、抽象、概括等多种认知过程的障碍，常表现为解决问题的能力下降。对于这些患者，训练其解决问题的能力就是改善其思维障碍的有效方法。简易有效的方法如下。

1）提取信息的训练：取一张当地当天的报纸，让患者找出尽可能多的、不同种类的信息（表5）。

表5　报纸中的各类信息

| 信息内容 | 提取正确时的得分（%） |
| --- | --- |
| I 报纸名称 | 10 |
| II 日期 | 10 |
| III 头版头条新闻 | 10 |
| IV 天气预报 | 10 |
| V 患者感兴趣的栏目 | 10 |
| VI 电视节目 | 10 |
| VII 体育节目 | 10 |
| VIII 招聘广告 | 10 |
| IX 保健品或化妆品广告 | 10 |
| X 家用电器广告 | 10 |

给患者报纸后，先让患者自己述说其内容，当说得不完全时，再按表中的项目提问。提问时要稍加扩大，以核实患者是否真正了解内容。对真正了解的项目给相应的分数。再次训练时，如分数增加，即可看出进步。

2）排列顺序的训练：让患者进行数列的排序（表6）。

表 6　数列的排序

| 序列 | 范围 | 排列正确时的得分（%） |
|---|---|---|
| Ⅰ数目 | 1～20 | 20 |
| Ⅱ字母 | A～Z | 20 |
| Ⅲ星期 | 1～7 | 20 |
| Ⅳ月份 | 1～12 | 20 |
| Ⅴ年份 | 2000～2012 | 20 |

　　将上述内容制作成分列的卡片，每次 1 组，打乱后让患者重新排列，正确时给相应的分数。

　　3）物品分类的训练：将每类有 5 种共 5 大类物品的卡片打乱后，让患者重新分类，正确时给相应的得分（表 7）。

表 7　物品的分类

| 类别 | 内容 | 分类正确时的得分（%） |
|---|---|---|
| Ⅰ食物 | 西红柿、青椒、鸡蛋、土豆、香肠 | 20 |
| Ⅱ家具 | 写字台、沙发、书柜、茶几、椅子 | 20 |
| Ⅲ衣物 | 衬衫、长裤、西装、背心、鞋子 | 20 |
| Ⅳ家用电器 | 电视机、电脑、电扇、电冰箱、电话机 | 20 |
| Ⅴ梳洗用品 | 牙刷、洗发水、沐浴露、梳子、毛巾 | 20 |

　　在每组内，如排列不完全对时，可按每对一小项给 4 分计算。

　　4）从一般到特殊的推理训练：方法是向患者提供一类事物的名称，让患者通过向医者提问的方式，推导出究竟为何物。如告诉患者为食物，患者可以问是否是蔬菜？如回答是，患者可以再问是叶子、茎类，还是根类？如回答是根类，患者可以再问是长的还是圆的？如回答为长的，患者可以再问，是红的还是白的？如回答是红的，患者即可推导出是胡萝卜。起初允许患者通过无数次的提问猜出结果，以后限制他必须至多 20 次提问猜出结果，成功后再逐步限定为至多 10 次乃至 5 次（表 8）。

表8 从一般到特殊的推理

| 类别 | 目标事物 | 推理正确时的得分（%） |
|---|---|---|
| Ⅰ食物 | 香蕉 | 20 |
| Ⅱ工具 | 铁锤 | 20 |
| Ⅲ植物 | 柳树 | 20 |
| Ⅳ动物 | 孔雀 | 20 |
| Ⅴ职业 | 医生 | 20 |

5）问题及突发情况的处理训练：可让患者设想遇到的一些问题，训练患者处理问题的能力；进一步增加难度，可假设一些突发情况，训练其应变处理能力。这里需要指出的是，突发情况下的应变方法可以有多种，只要患者言之有理，均可认为是正确的（表9）。

表9 问题及突发情况的处理

| 问题 | 回答正确时的得分（%） |
|---|---|
| Ⅰ刷牙 | 20 |
| Ⅱ煎鸡蛋 | 20 |
| Ⅲ丢了钱包怎么办 | 20 |
| Ⅳ外出回到家门口时发现忘了带钥匙怎么办 | 20 |
| Ⅴ到新地方迷路了怎么办 | 20 |

6）计算和预算的训练：让患者进行简单的计算，并做出一个家庭预算（表10）

表10 计算和预算

| 项目 | 示例 | 回答正确时的得分（%） |
|---|---|---|
| Ⅰ加法 | 54+47 | 10 |
| Ⅱ减法 | 67-39 | 10 |
| Ⅲ乘法 | 15×6 | 20 |
| Ⅳ除法 | 90÷15 | 20 |
| Ⅴ家庭预算 | 每月工资用在房租、水电、伙食、衣着、装饰、文化、娱乐、保健、医疗、预算外支出等方面的分配是否合理 | 40 |

在计算方面，可以先是笔算，每题限时半分钟，以后可改为心算，最后即便心算也将规定的时间缩短。在家庭预算方面，视其合理性如何？所需时间是多少？为增加难度，可假设某月因故有较大的预算外开支，将余下的钱让患者重新分配，视其处理问题的能力如何。

以上各种训练，均应得分达到80%或以上，方可增加难度或更换训练项目。另外，并非一日之内将所有训练做完，每日可选择其中的2～3项进行练习，视患者的耐受和反应而定。

（5）电脑在认知障碍康复训练中的应用

由于电脑提供的刺激高度可控，给予的反馈即时、客观、准确；患者自己可以完成训练，也可以自己控制治疗的进程，因而可以节省医者的劳动；此外，由于电脑操作的趣味性较大，患者常乐于使用。因此，电脑及电脑软件在注意、记忆、思维等认知功能障碍的训练中得到了广泛应用。在编制或选用电脑软件时，应该注意到以下要求：①作业应有稳定的、可被控制的难度；②训练过程能培养患者的能力；③指导语简明易懂；④有一致的反应形式；⑤内容与年龄相符；⑥有患者乐于接受的反馈方法；⑦有保存记录的方法。由于电脑软件的种类终究不可能多到能满足所有患者的个别需要，因此，只宜作为一种训练方法应用，不能代替全部，更不能代替医者。

（6）认知障碍的穴位埋线治疗

取穴：足三里、丰隆、肾俞、悬颅、百会、神门、内关。

**2. 行为障碍的康复治疗**

对于颅脑损伤患者的行为障碍，其治疗目的在于设法消除患者不正常的、不为社会所接受的行为，促进其亲社会的行为。其治疗方法如下。

（1）创造适当的环境

创造一种能减少异常行为出现和增加亲社会行为出现概率的环境。这需要对患者进行详细的观察，找出能够促进亲社会行为出现的一些因素，以及能引发异常行为出现的一些不良因素。对于前者，要多加维护与保持；对于后者，要设法消除。稳定、限制的住所与结构化的环境，是改变不良行为的关键。

（2）药物治疗

一些药物对患者的运动控制和运动速度、认知能力和情感都有一定效果。尤其在颅脑损伤早期，药物治疗确有必要。多应用对改善行为和伤后癫痫有效而不良反应少的药物，如卡马西平、普萘洛尔、锂盐、奥氮平等对攻击行为或焦躁等有效；选择性 5- 羟色胺再摄取抑制剂，如氟西汀、帕罗西汀、西肽普兰等对症状性抑郁等有效。

（3）行为治疗

行为障碍可分为正性行为障碍和负性行为障碍。正性行为障碍常表现为攻击他人，而负性行为障碍常表现为情绪低落、感情淡漠，对一些能完成的事不愿意做。治疗原则：①对所有恰当的行为给予鼓励；②拒绝奖励目前仍在继续的不恰当行为；③在每次不恰当行为发生后的一个短时间内，杜绝一切鼓励与奖励；④在不恰当行为发生后应用预先声明的惩罚；⑤在极严重或顽固的不良行为发生之后，及时地给患者以他所厌恶的刺激。

在行为疗法中，常用代币法或用优惠券法向患者提供他所需要的东西；常用氨气等提供厌恶性刺激，或用隔离室等给以惩罚。在强化与惩罚中，实践证明最重要的是正强化与负惩罚（表 11）。

表 11　行为干预的基本模式

|  | I技术 | 正强化 | 负强化 |
|---|---|---|---|
| 强化 | II目的 | 增加行为的出现频率 | 增加行为的出现频率 |
|  | III方法 | 向患者提供一些他所需要的东西 | 先向患者提供一些他所不需要的东西，然后再撤除这些东西 |
| 惩罚 | I技术 | 正惩罚 | 负惩罚 |
|  | II目的 | 减少行为的出现频率 | 减少行为的出现频率 |
|  | III方法 | 向患者提供一些他所不需要的东西 | 先向患者提供一些他所需要的东西，然后再撤除这些东西 |

**（三）后遗症期**

颅脑损伤患者经过临床处理和正规的急性期、恢复期康复治疗后，各种功能已有不同程度的改善，大多可回到社区或家庭，但部分患者仍遗留有程度不等的功能障碍，需要进入后遗症期康复。此期的康复治疗目标：使患者学会应付功能不全状况，学会用新的方法来代偿功能不全，增强患者在各种环境中的独立和适应能力，回归社会。

此期的康复治疗包括：

（1）继续加强日常生活能力的训练

强化患者自我料理生活的能力，提高其生活质量。自理生活困难时，可能需要各种自助具等。尤其注意强化其操作电脑的能力，以便既能训练手的功能与大脑的认知功能，又方便患者通过电脑网络与外界交流。逐步加强患者与外界社会的直接接触，学习乘坐交通工具、去超市购物、看电影、逛公园等，争取早日回归社会。

（2）矫形支具与轮椅的训练

当患者的功能无法恢复到理想状况时，有时需要矫形支具或轮椅的帮助。如足下垂内翻的患者可佩戴足托。当下肢行走非常困难时，应帮助患者学会操纵手动或电动的轮椅。

（3）继续维持或强化认知、言语等障碍的功能训练

尽可能利用家庭或社区环境开展力所能及的认知与语言训练，如读报纸、看电视、发声与语言的理解、表达训练等，以维持或促进功能的进步，至少预防功能的退化。

（4）物理治疗因子与传统疗法等的应用

物理因子治疗和传统疗法如针灸、按摩、中药等仍有一定的作用。高压氧治疗也可考虑应用。

（5）复职前训练

颅脑损伤患者中大部分是青壮年，其中不少患者在功能康复后尚要重返工作岗位，部分可能要转变工作性质。因此，当患者的运动功能、认知功能等基本恢复后，应同时进行就业前的专项技术技能的训练，包括驾车、电脑操作、汽车修理、机械装配和货物搬运等。可在模拟情况下练习操作，也可把复杂过程分解成几个较为简单的动作，反复操练后，再综合练习。为满足某些工种的特殊需要，也可为患侧的上下肢装配一定的支具，以利于重返工作岗位。

## 三、埋线在颅脑损伤功能障碍中的应用

颅脑损伤功能障碍有认知功能障碍、行为障碍、言语障碍、运动障碍、吞咽障碍、其他功能障碍者，可参考本章第一节"脑卒中"相关内容。

## 四、颅脑损伤康复预测

关于颅脑损伤患者的预后估计，目前有以下方法。

### 1. 综合评定量表

在入院后立即评估患者的预后，可采用我国学者提出的综合评定量表。该量表最低为 7 分，最高为 36 分。7 ～ 19 分为预后不良；> 25 分为预后良好；20 ～ 24 分为不能判定（表 12）。

表 12　颅脑损伤预后综合评定量表

| 内容 | 评分 |
|---|---|
| I 格拉斯哥昏迷评分法（GCS） | 3 ～ 15 |
| II 脑干反射 | |
| A. 额 – 眼轮匝肌反射 | 5 |
| B. 垂直性眼反射 | 4 |
| C. 瞳孔对光反射 | 3 |
| D. 水平头眼反射 | 2 |
| E. 眼心反射 | 1 |
| III 运动姿势 | |
| A. 正常 | 2 |
| B. 去皮质强直 | 1 |
| C. 去大脑强直或弛缓性麻痹 | 0 |
| IV 生命体征 | |
| A. 呼吸　正常 | 2 |
| 　　　　＞ 30/ 分钟 | 1 |
| 　　　　病理性呼吸 | 0 |
| B. 体温　正常 | 3 |
| 　　　　38 ～ 39℃ | 2 |
| 　　　　＞ 39℃ | 1 |
| C. 脉搏　60 ～ 120 次 / 分 | 3 |
| 　　　　＞ 120 次 / 分 | 2 |
| 　　　　＜ 60 次 / 分 | 1 |
| D. 血压　正常 | 3 |
| 　　　　＞ 150/90mmHg | 2 |
| 　　　　＜ 90mmHg | 1 |
| V 年龄 | |
| A.0 ～ 20 岁 | 3 |
| B.21 ～ 40 岁 | 2 |
| C.21 ～ 60 岁 | 1 |
| D. ＞ 60 岁 | 0 |

## 2. 临床预测

颅脑损伤后，决定预后的最重要因素是脑损伤的程度。此外，根据电生理检查结果及临床用药情况等方面，也能推测颅脑损伤患者的预后。影响颅脑损伤预后的因素有很多，表13从症状、体征、检查和用药等方面列举了一些常见的因素。

表13 影响颅脑损伤预后的临床因素

| 影响因素 | 预后较好 | 预后较差 |
| --- | --- | --- |
| 昏迷时间 | <6小时 | >30天 |
| PTA | <24小时 | >30天 |
| GCS | ≥8分 | ≤5分 |
| 损伤范围 | 局灶性 | 弥漫性 |
| 颅内压 | 正常 | 增高 |
| 颅内血肿 | 无 | 有 |
| 脑室大小 | 正常 | 扩大 |
| 脑水肿 | 无 | 有 |
| 颅内感染 | 无 | 有 |
| 伤后癫痫 | 无 | 有 |
| 冲撞所致凹陷性骨折 | 无 | 有 |
| 脑电图 | 正常 | 异常 |
| 诱发电位 | 正常 | 异常 |
| 抗癫痫药物的使用 | 无需使用 | 需长期使用 |
| 影响精神的药物使用 | 无需使用 | 需长期使用 |

## 3. 颅脑损伤患者的康复结局

颅脑损伤的预后主要受伤情严重程度、脑损伤的性质与部位等影响，但也与患者受伤至接受治疗的时间、临床与康复治疗、患者的年龄与身体状况等因素有关。颅脑损伤的病情不同，临床与康复处理不同，其最终的结局可以完全不同。

在进行结局评定时，除了神经学表现，更重要的是要考虑到患者的功能表现如生活自理能力，恢复工作、学习能力等。评价颅脑损伤患者的治疗结局，临床上常使用格拉斯哥结局量表（Glasgow outcome scale，GOS）和残疾分级量表（disability rating scale,

DRS）。特别需要指出的是，颅脑损伤患者的康复结局并不是依靠患者出院当时的情况做出判断，而是在伤后至少半年（一般为 1 年）通过随访，根据患者的恢复情况按照下述标准来进行评定。

（1）格拉斯哥结局量表

该量表于 1975 年制订，并已被国际学术界普遍采纳。它根据患者是否恢复工作、学习、生活自理，将颅脑损伤患者的恢复及其结局分为死亡、持续性植物状态、重度残疾、中度残疾、恢复良好 5 个等级（表 14）。

表 14　格拉斯哥结局量表（GOS）

| 分级 | 简写 | 特征 |
| --- | --- | --- |
| I死亡（death） | D | 死亡 |
| II持续性植物状态（persistent vegetation state） | PVS | 无意识、无言语、无反应，有心跳、呼吸，在睡眠觉醒阶段偶有睁眼，偶有呵欠、吸吮等无意识动作，从行为判断大脑皮质无功能。特点：无意识但仍存活 |
| III重度残疾（severe disability） | SD | 有意识，但由于精神、躯体残疾或精神残疾但躯体尚好而不能自理生活。记忆、注意、思维、言语均有严重残疾，24 小时均需他人照顾。特点：有意识但不能独立 |
| IV中度残疾（moderate disability） | MD | 有记忆、思维、言语障碍、极轻偏瘫、共济失调等，可勉强利用交通工具，在日常生活、家庭中尚能独立，可在庇护性工厂中参加一些工作。特点：残疾，但能独立 |
| V恢复良好（good recovery） | GR | 能重新进入正常社交生活，并能恢复工作，但可遗留有各种轻的神经学和病理学的缺陷。特点：恢复良好，但仍有缺陷 |

（2）残疾分级量表

该量表（表 15）主要用于中度和重度残疾的颅脑损伤患者，目的是评定其功能状态及其随时间的变化。DRS 的最大优点是覆盖面广，从昏迷到社区活动，从睁眼、言语、运动反应到认知、心理、社会活动，全面反映了 WHO 有关残疾的最新国际功能、残疾和健康分类（international classification of functioning，disability and health，ICF）。此外，该量表评定简单，约 5 分钟即可完成。该量表共有 8 项，前 3 项（睁眼、言语、运动执行指令动作）为 GCS 的简化，反映身体的功能和结构（body function and stracture）的损伤；第 4～6 项（认知水平在进食、如厕、梳洗方面的表现）和第 7 项（功能水平）反映活动（activity）的受限；第 8 项（工作能力）反映参与（participation）的受限。

表 15　残疾分级量表（DRS）

| 项目 | 评分 |
| --- | --- |
| I睁眼 | |
| 自发睁眼 | 0 |
| 呼唤睁眼 | 1 |
| 疼痛刺激睁眼 | 2 |
| 无反应 | 3 |
| II语言 | |
| 回答正确 | 0 |
| 回答错误 | 1 |
| 语言不恰当 | 2 |
| 不可理解 | 3 |
| 无反应 | 4 |
| III运动执行指令动作 | |
| 疼痛时定位 | 1 |
| 疼痛时回撤 | 2 |
| 屈曲反应 | 3 |
| 伸直反应 | 4 |
| 无反应 | 5 |
| IV进食、如厕、梳洗方面的能力 | |
| 完好 | 0 |
| 部分完好 | 1 |
| 极少 | 2 |
| 无 | 3 |
| V功能水平 | |
| 完全独立 | 0 |
| 在特定环境中独立 | 1 |
| 轻度依赖 | 2 |
| 中度依赖 | 3 |
| 重度依赖 | 4 |
| 完全依赖 | 5 |
| VI工作能力 | |
| 不受限制 | 0 |
| 选择地工作 | 1 |

续表

| 项目 | 评分 |
|------|------|
| 保护地工作 | 2 |
| 不能工作 | 3 |

注：第Ⅳ项进食、如厕、梳洗三个项目分别评分。在评分时，不管运动有何残疾，只考虑患者是否知道怎样做和什么时间做。

依 DRS 评分将颅脑损伤患者的残疾水平分为从无残疾到死亡共 10 个等级（表 16）。若动态评定，则能连续反映患者的病情与功能的变化。

表 16　残疾分类

| DRS 总分 | 残疾水平 |
|----------|----------|
| 0 | 无 |
| 1 | 轻微 |
| 2～3 | 轻度 |
| 4～6 | 中度 |
| 7～11 | 中重度 |
| 12～16 | 重度 |
| 17～21 | 极重度 |
| 22～24 | 植物状态 |
| 25～29 | 永久植物状态 |
| 30 | 死亡 |

# 第三节　脊髓损伤

## 一、概述

### （一）流行病学

脊髓损伤（spinal cord injury，SCI）是指由脊柱骨折、炎症、肿瘤等各种原因导致脊髓结构和功能损害，造成损伤平面以下各种运动、感觉和自主神经功能障碍。根据损伤平面造成的肢体功能障碍可分为四肢瘫及截瘫。颈段脊髓损伤造成上肢、躯干、下肢及盆腔脏器功能障碍时称四肢瘫，胸段及以下脊髓损伤造成躯干、下肢及盆腔脏器功能障碍而上肢功能保留时称截瘫，包括马尾和圆锥损伤。脊髓损伤病因主要包括外伤及非外伤两类，外伤中交通意外所占比重最大，此外还有高处坠落、运动损伤；非外伤性病因中包括肿瘤占位、结核、脊髓炎症性疾病及医源性损害等继发病因，还包括脊柱侧弯、脊椎裂等先天发育不良等病因。外伤性脊髓损伤以青壮年为主，40岁以下约占80%，男女比例约为4∶1。发病率为（20～60）100万，病死率为4.4%～16.7%。脊髓损伤患者功能预后与神经损伤程度、损伤平面、康复干预、有无合并症和并发症、年龄、身体比例、体重分布、心理因素、家庭支持、财力支持等多种因素有关。

### （二）发病机制

#### 1. 病因

脊髓损伤属中医学"痿证"范畴。痿证形成的原因颇为复杂。外感温热毒邪，内伤情志、饮食劳倦、先天不足、房室不节、跌打损伤及接触神经毒性药物等，均可致使五脏受损，精津不足，气血亏耗，肌肉筋脉失养，而发为痿证。

#### 2. 病机

痿证病变部位在筋脉肌肉，但根柢在于五脏虚损。肺主皮毛，脾主肌肉，肝主筋，肾主骨，心主血脉，五脏病变，皆能致痿，且脏腑间常相互影响。上述各种致病因素，耗伤五脏精气，致使精血津液亏损。而五脏受损，功能失调，生化乏源，又加重了精血津液的不足，筋脉肌肉因之失养而弛纵，不能束骨而利关节，以致肌肉软弱无力，消瘦枯萎，发为痿证。

一般而言，本病以热证、虚证为多，虚实夹杂者亦不少见。外感温邪、湿热所致者，病初阴津耗伤不甚，邪热偏重，故属实证；但久延肺胃津伤，肝肾阴血耗损，则由实转虚，或虚实夹杂。内伤致病，脾胃虚弱，肝肾亏损，病久不已，气血阴精亏耗，则以虚证为主，但可夹湿、夹热、夹痰、夹瘀，表现为本虚标实之候。故临床常呈现因实致虚、因虚致实和虚实错杂的复杂病机。痿证病变累及五脏，且常相互传变。如肺热叶焦，精津失其宣布，久则五脏失濡而致痿；热邪内盛，肾水下亏，水不制火，则火灼肺津，又可加重肺热津伤；脾气虚而不运与湿热蕴积也可互为因果；湿热亦能下注于肾，伤及肾阴；温热毒邪，灼伤阴津，或湿热久稽，化热伤津，易致阴津耗损；脾胃虚弱，运化无力，又可津停成痰，痹阻经脉；肝肾阴虚，虚火内炽，灼伤津液，而致津亏血瘀，脉络失畅，致使病程缠绵难愈。久痿虚极，脾肾精气虚败，病情危笃。足少阴脉贯行舌根，足太阴脉上行夹咽，连舌本，散于舌下。脾肾精气虚损，则舌体失去支持，脾气虚损，无力升清，肾气虚衰，宗气不足，可见舌体瘫软、呼吸和吞咽困难等凶险之候。

### （三）临床特征

脊髓损伤的主要临床特征是脊髓休克、运动和感觉障碍、体温控制障碍、痉挛、排便功能障碍、性功能障碍等。不完全性损伤具有特殊的表现。

#### 1. 中央束综合征

中央束综合征常见于颈脊髓血管损伤。血管损伤时，脊髓中央先开始发生损害，再向外周扩散。上肢的运动神经偏于脊髓中央，而下肢的运动神经偏于脊髓的外周，造成上肢神经受累重于下肢，因此上肢障碍比下肢明显。患者有可能可以步行，但上肢部分或完全麻痹。

#### 2. 半切综合征

半切综合征常见于刀伤或枪伤。脊髓只损伤半侧，由于温痛觉神经在脊髓发生交叉，因而造成损伤同侧肢体本体感觉和运动丧失，对侧痛温觉丧失。

#### 3. 前束综合征

脊髓前部损伤，造成损伤平面以下运动和痛温觉丧失，而本体感觉存在。

#### 4. 后束综合征

脊髓后部损伤，造成损伤平面以下本体感觉丧失，而运动和痛温觉存在。

#### 5. 脊髓圆锥损伤

脊髓圆锥损伤可引起膀胱、肠道和下肢反射消失，偶尔可以保留骶段反射。

#### 6. 马尾综合征

马尾综合征指椎管内腰骶神经根损伤，可引起膀胱、肠道及下肢反射消失。马尾的性质实际上是外周神经，因此有可能出现神经再生，而使神经功能逐步恢复。马尾损伤后神经功能的恢复有可能需要 2 年左右的时间。

#### 7. 脊髓震荡

脊髓震荡指暂时和可逆性脊髓马尾神经生理功能丧失，可见于只有单纯性压缩性骨折，甚至放射线检查阴性的患者。脊髓震荡患者的脊髓并没有机械性压迫，也没有解剖上的损害。另一种假设认为，脊髓功能丧失是由于短时间压力波所致，缓慢的恢复过程提示反应性脊髓水肿的消退。此类患者可见反射亢进但没有肌肉痉挛。

## 二、埋线在脊髓损伤分期康复中的应用

### （一）脊髓损伤的分期及对应中医辨证分型

#### 1. 急性期

急性期通常指病后 8 周内，中医辨证分型为肺热津伤证及湿热浸淫证。

（1）肺热津伤证

证候：发病急，病起发热，或热后突然出现肢体软弱无力，可较快发生肌肉瘦削，皮肤干燥，心烦口渴，咳呛少痰，咽干不利，小便黄赤或热痛，大便干燥。舌质红，苔黄，脉细数。

（2）湿热浸淫证

证候：起病较缓，逐渐出现肢体困重，痿软无力，尤以下肢或两足痿弱为甚，兼见微肿，手足麻木，扪及微热，喜凉恶热，或有发热，胸脘痞闷，小便赤涩热痛。舌质红，舌苔黄腻，脉濡数或滑数。

#### 2. 恢复期

恢复早期指病后 8 周至 3 个月，恢复中期指病后 3～6 个月，中医辨证分型为脾胃虚弱证。

脾胃虚弱证

证候：起病缓慢，肢体软弱无力逐渐加重，神疲肢倦，肌肉萎缩，少气懒言，纳呆便溏，面色㿠白或萎黄无华，面浮。舌淡苔薄白，脉细弱。

#### 3. 后遗症期

后遗症期指病后 6 个月以上，又可称恢复后期、后期康复，中医辨证分型为肝肾亏损证及脉络瘀阻证。

（1）肝肾亏损证

证候：起病缓慢，渐见肢体痿软无力，尤以下肢明显，腰膝酸软，不能久立，甚至步履全废，腿胫大肉渐脱，或伴有眩晕耳鸣，舌咽干燥，遗精或遗尿，或妇女月经不调。舌红少苔，脉细数。

（2）脉络瘀阻证

证候：久病体虚，四肢痿弱，肌肉瘦削，手足麻木不仁，四肢青筋显露，可伴有肌肉活动时隐痛不适。舌痿不能伸缩，舌暗淡，或有瘀点、瘀斑，脉细涩。

## （二）穴位埋线在脊髓损伤各期均有较好的康复作用

在急性期，以针对患者原发病及相关严重并发症进行处理为主，通常脊髓损伤后6小时内是抢救的黄金时间。患者受伤后在脊柱外科（骨科）住院时，当临床抢救告一段落，患者生命体征和病情基本平稳、脊柱稳定，即可开始康复训练。急性期主要采取床边训练方法，主要目的是及时处理并发症，防止废用综合征，如预防肌肉萎缩、骨质疏松、关节挛缩等，为以后的康复治疗创造条件。此时，穴位埋线治疗可暂缓，主要在脊髓损伤恢复期进行。穴位埋线在后遗症期针对患者存在的各功能障碍也有一定积极作用。

治法：肺热伤津、湿热浸淫者，清热祛邪，通行气血，用泻法；脾胃虚弱、肝肾亏损者，补益气血，濡养筋脉；脉络瘀阻者，化瘀通络。

取穴：以手、足阳明经穴和夹脊穴为主。上肢：肩髃，曲池，手三里，合谷，外关，颈、胸夹脊；下肢：髀关、伏兔、足三里、丰隆、风市、阳陵泉、三阴交、腰夹脊。

加减：肺热津伤，加鱼际、尺泽、肺俞，清肺润燥；湿热浸淫，加阴陵泉、中极，利湿清热；脾胃虚弱，加脾俞、胃俞、章门、中脘，补益脾胃；肝肾亏虚，加肝俞、肾俞、太冲、太溪，补益肝肾。脉络瘀阻者，加血海、膈俞、合谷等，有助于化瘀通络。

## 三、埋线在脊髓损伤功能障碍中的应用

### （一）运动功能障碍

脊髓损伤导致的运动障碍是患者面临的一个严重问题。当脊髓受损时，受损区域以下的运动功能可能会丧失，这是由于脊髓是控制肌肉收缩和平滑运动的感觉传导通路。运动障碍可能表现为瘫痪或肌力下降，涉及下肢的情况更为常见。

埋线治疗：取两侧夹脊穴，双侧合谷、曲池、孔最、肩髃、肺俞等穴位行埋线治疗。2周1次，3次为1个疗程。

### （二）感觉障碍

脊髓损伤后的感觉障碍是一个复杂且多样的症状群，其涉及的感觉功能范围广泛，

包括痛觉、温觉、触觉等多个方面。

首先，脊髓损伤通常会导致所支配平面以下的感觉和运动功能障碍。其中，感觉障碍尤为突出，主要表现为痛觉和温觉的异常。患者可能会感到长期的疼痛或麻木，这种感觉可能涉及四肢、躯干等多个部位。

其次，脊髓损伤后的感觉障碍还表现为节段性分离性感觉障碍。这意味着在某些特定的区域，如单侧或双侧的手部、臂部或一部分颈部、胸部，患者可能会丧失痛觉和温觉，但触觉和深感觉相对正常。这种分离性感觉障碍的典型表现为"短上衣样分布"。

再次，脊髓损伤还可能影响反射功能。当受压节段的后根、前根或前角受累时，病变节段的腱反射可能会减弱或缺失。同时，腹壁反射和提睾反射也可能受到影响。锥体束受累时，还可能出现损害平面以下同侧腱反射亢进并出现病理反射。

最后，脊髓损伤后的感觉障碍还可能伴随自主神经功能障碍。这可能导致血管舒缩功能障碍、泌汗障碍和营养障碍等。在某些特定的脊髓节段受损时，还可能出现特定的症状，如眼裂缩小、眼球轻微内陷、瞳孔缩小或伴同侧面部少汗或无汗等。

埋线治疗：取颈、胸部夹脊穴及风池、三阴交、足三里等穴位行埋线治疗。

## （三）二便障碍

脊髓损伤后二便障碍是常见的并发症之一。由于脊髓是连接大脑和躯干的重要通道，负责传递感觉和运动信息，控制各个器官的正常功能，一旦受损，就可能导致一系列严重后果，其中就包括二便障碍。

在脊髓损伤后，二便障碍主要表现为神经源性膀胱和神经源直肠。神经源性膀胱指膀胱失去控制功能，无法在特定容量时自动收缩，导致尿液积累，可能引发尿失禁或尿潴留等症状。神经源直肠则表现为直肠无法正常收缩和排便，造成便秘或大便失禁等问题。此外，患者还可能出现大小便失禁、排便困难、大便一直有便意但排不出来、肛门坠胀感、小便尿不尽、尿频等症状。

埋线治疗：取肾俞、膀胱俞、中极、归来及颈夹脊穴行埋线治疗。2周1次，3次为1个疗程。

## 四、脊髓损伤康复预测

一般以损伤平面作为参考来估计患者可能的日常生活能力和运动或移动能力，但患者在完成这些功能运动时也受到一些因素限制，如年龄、身体状况、近期损伤情况、术后脊柱情况、器械的应用、智力、患者的主动性及环境障碍等。同时，能力的获得赖于家庭、朋友、护理者、同事的帮助。早期预测外伤性脊髓损伤恢复的主要因素包括最初的神经损伤平面、最初的运动力量及神经功能损伤程度，对于判断预后，受伤后 72 小时的检查优于受伤后 24 小时内的检查。神经恢复预后的其他因素：脊髓休克、反射恢复情况、放射学检查、电生理诊断等指标，均有帮助进行判断预后的作用。

# 第四节　帕金森病

## 一、概述

### （一）流行病学

帕金森病（Parkinson's disease，PD），又名震颤麻痹（paralysis agitans），是一种常见于中老年的神经系统变性疾病，临床上以静止性震颤、运动迟缓、肌强直和姿势平衡障碍等运动障碍为主要特征，部分患者存在精神障碍、二便障碍、吞咽功能障碍。本病由英国医师詹姆士·帕金森（James Parkinson）于 1817 年首先报道并系统描述。我国 65 岁以上人群总体患病率为 1700/10 万，我国目前大概有 170 多万人患有这种疾病。目前资料显示，帕金森病患者人群中，男性稍高于女性。迄今为止，对本病的治疗均为对症治疗，尚无根治方法可以使变性的神经细胞恢复。

### （二）发病机制

帕金森病又称震颤麻痹，属于中医学"颤证"的范畴，是一种常见的中枢神经系统变性的锥体外系疾病，以静止性震颤、肌强直、运动徐缓为主要特征。中医学很早就对本病有所认识，明·王肯堂《外科证治准绳》中说："颤，摇也；振，动也。筋脉约束不住而莫能任持，风之象也……壮年少见，中年始有之，老年尤多。"其基本病机多为肝肾亏虚，气血不足，脾湿痰浊，阻滞脉络，经筋失养，虚风内动。本病病位在脑，病变脏腑主要在肝，涉及肾、脾，病性属本虚标实。

### 1. 病因

（1）年老体虚

中年之后，脾胃渐损，肝肾亏虚，精气暗衰，筋脉失养；或禀赋不足，肾精虚损，脏气失调；或罹患沉疴，久病体弱，脏腑功能紊乱，气血阴阳不足，筋脉失养，虚风内动。

（2）情志过极

情志失调，郁怒忧思太过，脏腑气机失于调畅。郁怒伤肝，肝气郁结不畅，气滞而血瘀，筋脉失养；或肝郁化火生风，风阳暴张，窜经入络，扰动筋脉；若思虑太过，则损伤心脾，气血化源不足，筋脉失养；或因脾虚不运，津液失于输布，而聚湿生痰，痰浊流窜经络，扰动筋脉。

（3）饮食不节

恣食膏粱厚味或嗜酒成癖，损伤脾胃，聚湿生痰，痰浊阻滞经络而动风；或滋生内热，痰热互结，壅阻经脉而动风；或因饥饱无常，过食生冷，损伤脾胃，气血生化乏源，致使筋脉失养而发为颤证。

（4）劳逸失当

行役劳苦，动作不休，使肌肉筋膜损伤疲极；或房事劳欲太过，肝肾亏虚，阴血暗损，虚风内动；或贪逸少动，使气缓脾滞而气血日减，筋脉失于调畅而不得任持自主，发为颤证。

### 2. 病机

颤证病在筋脉，与肝、肾、脾等脏关系密切。上述各种原因导致气血阴精亏虚，不能濡养筋脉；或痰浊、瘀血壅阻经脉，气血运行不畅，筋脉失养；或热甚动风，扰动筋脉，而致肢体拘急颤动。本病的基本病机为肝风内动，筋脉失养。"肝主身之筋膜"，为风木之脏，肝风内动，筋脉不能任持自主，随风而动，牵动肢体及头颈颤抖摇动。其中又有肝阳化风、血虚生风、阴虚风动、瘀血生风、痰热动风等不同病机。肝肾乙癸同源，若水不涵木，肝肾交亏，肾虚髓减，脑髓不充，下虚则高摇。若脾胃受损，痰湿内生，土不栽木，亦可致风木内动。本病的病理性质总属本虚标实。本为气血阴阳亏虚，其中以阴津精血亏虚为主；标为风、火、痰、瘀为患。标本之间密切联系，风、火、痰、瘀可因虚而生，诸邪又进一步耗伤阴津气血。风、火、痰、瘀之间也相互联系，甚至也可以互相转化，如阴虚、气虚可转为阳虚，气滞、痰湿也可化热等。颤证日久可导致气血不足，络脉瘀阻，出现肢体僵硬、动作迟滞、乏力现象。颤证的病理因素为风、火、痰、瘀。风以阴虚生风为主，也有阳亢风动或痰热化风者。痰或因脾虚不能运化水湿而成，或热邪煎熬津液所致。痰邪多与肝风或热邪兼夹为患，闭阻气机，致使肌肉筋脉失养，或化热生风致颤。火有实火、虚火之分。虚火为阴虚生热化火，实火为五志过极化火，火热耗灼阴津，扰动筋脉不宁。久病多瘀，瘀血常与痰浊并病，阻滞经脉，影响气血运行，致筋脉肌肉失养而病颤。

### （三）临床特征

本病发病年龄平均约 55 岁，多见于 60 岁以后，40 岁以前相对少见。患病人群男性略多于女性。本病隐匿起病，缓慢发展。本病以患者运动功能障碍为主要表现，主要为静止性震颤、肌张力高、步态异常，还包括嗅觉减退、睡眠障碍、肢体疼痛麻木、不安腿综合征、排尿障碍、体位性低血压、焦虑、抑郁及认知障碍等临床表现。

#### 1. 运动症状

运动症状常始于一侧上肢，逐渐累及同侧下肢，再波及对侧上肢及下肢。

（1）静止震颤

静止震颤常为首发症状，多始于一侧上肢远端，静止位时出现或明显，随意运动时减轻或停止，紧张或激动时加剧，入睡后消失。典型表现是拇指与食指呈"送丸样"动作，频率为 46Hz。患者侧肢体运动如握拳或松拳，可使另一侧肢体震颤更明显。该试验有助于发现早期轻微震颤。少数患者可不出现震颤，部分患者可合并轻度姿势性震颤。

（2）强直

被动运动关节时阻力增高，且呈一致性，类似弯曲软铅管的感觉，故称"铅管样强直"。有静止性震颤的患者可感到在均匀的阻力中出现断续停顿，如同转动齿轮，称为"齿轮样强直"。四肢、躯干、颈部肌强直可使患者出现特殊的屈曲体姿，表现为头部前倾、躯干俯屈、肘关节屈曲、腕关节伸直、前臂内收、髋及膝关节略微弯曲。

（3）运动迟缓

随意运动减少，动作缓慢、笨拙。早期以手指精细动作如解或扣纽扣、系鞋带等动作缓慢，逐渐发展成全面性随意运动减少、迟钝，晚期因合并肌张力增高，导致起床、翻身均有困难。体检见面容呆板，双眼凝视，瞬目减少，酷似"面具脸"；口、咽、腭肌运动徐缓时，表现为语速变慢，语音低调；书写字体越写越小，呈现"小字征"；做快速重复性动作如拇指、食指对指时表现为运动速度缓慢和幅度减小。

（4）姿势障碍

在疾病早期，表现为走路时患侧上肢摆臂幅度减小或消失，下肢拖曳。随病情进展，步伐逐渐变小变慢，启动、转弯时步态障碍尤为明显，自坐位、卧位起立时困难。有时行走中全身僵住，不能动弹，称为"冻结"现象。有时迈步后，以极小的步伐越走越快，不能及时止步，称为前冲步态或慌张步态。

## 2. 非运动症状

非运动症状也是常见和重要的临床征象，而且有的可先于运动症状发生。

（1）感觉障碍

疾病早期即可出现嗅觉减退或睡眠障碍，尤其是快速眼动期睡眠行为异常。中、晚期常有肢体麻木、疼痛。有些患者可伴有不安腿综合征。

（2）自主神经功能障碍

自主神经功能障碍在临床常见，如便秘、多汗、溢脂性皮炎（油脂面）等。吞咽活动减少可导致流涎。疾病后期也可出现性功能减退、排尿障碍或体位性低血压。

（3）精神障碍

近半数患者伴有抑郁，并常伴有焦虑。15% ～ 30% 的患者在疾病晚期发生认知障碍乃至痴呆，以及幻觉，其中视幻觉多见。

## 3. 临床中医辨证分型

（1）肝肾亏虚

证候：筋脉拘紧，肌肉强直，动作笨拙，头及四肢震颤（静止时明显，情绪激动时加剧，随意运动时减轻或消失），头晕目眩，耳鸣，失眠或多梦，腰酸肢软，肢体麻木，舌体瘦，色暗红，脉细弦。

（2）气血不足

证候：筋脉拘紧，肌肉强直，运动减少，肢体震颤，四肢乏力，精神倦怠，头晕目眩，面色无华，舌暗淡，苔白，脉细无力。

（3）痰浊动风

证候：筋脉拘紧，肌肉强直，动作困难（震颤时重时轻，常可自我控制），胸脘痞闷，食少腹胀，头晕目眩，舌胖大，质淡，有齿痕，苔腻，脉弦滑。

## 二、埋线在帕金森病功能障碍中的应用

埋线在帕金森病的应用主要表现在运动功能障碍、认知功能障碍、精神障碍三个方面。

### 1. 埋线治疗

主穴：百会、四神聪、风池、风府、阳陵泉、绝骨、合谷、太冲、太溪。

配穴：肝肾亏虚，加肝俞、肾俞、三阴交，补益肝肾；气血不足，加足三里、气海、血海，益气养血；痰浊动风，加丰隆、中脘、阴陵泉，化痰通络。

操作：用 PGA 或 PGLA 线体对折旋转埋线法。3 周治疗 1 次，3 次为 1 个疗程。每次 8 ～ 12 穴，根据患者的临床表现随症加减。

### 2. 典型病例

刘某，女，56 岁，河南平顶山市某单位职工。上、下肢颤抖 4 年。初起时感觉右手颤抖，精细动作（如吃饭、穿针等）困难，逐渐发展到下肢及头部，情绪紧张时加重，生活不能自理。检查时患肢强直，步态慌张，诊断为帕金森病。第 1 次治疗，督脉通贯、足三里埋线。第 2 次复诊时，患者症状明显减轻，震颤改善明显，患肢强硬改善不明显。第 2 次、第 3 次如前法埋线治疗。2 个月后电话随访，患者诉症状基本控制，生活已能自理。

（马立昌，单顺，张金霞. 微创穴位埋线实用技术 [M]. 北京：中国医药科技出版社，2011.）

## 三、帕金森病康复预测

帕金森病的康复预测是一个复杂而多因素的问题，涉及患者的年龄、病程、症状严重程度、治疗方案及个人生活习惯等多个方面。目前，由于帕金森病是一种慢性、进展性的神经退行性疾病，因此很难对康复过程进行精确的预测。

然而，通过对帕金森病患者的一般状况、心理社会功能及治疗反应等进行全面评估，医生可以给出一些大致的康复趋势和建议。这包括使用各种评估量表，如异常不自主量表（AIMS）、贝克 – 拉范森躁狂量表（BRMS）和临床印象变化量表（CIBIC–plus）等，来评价患者的年龄、认知能力、吞咽情况、平衡及移动能力、姿势步态、言语流畅性、交流行为及生活质量等方面。

# 第五节 阿尔茨海默病

## 一、概述

### （一）流行病学

阿尔茨海默病（Alzheimer's disease，AD）是发生于老年和老年前期，以进行性认知功能障碍和行为损害为特征的中枢神经系统退行性病变。临床上表现为记忆障碍、失语、失用、失认、视空间能力损害、抽象思维和计算力损害、人格和行为改变等。AD是老年期最常见的痴呆类型，占老年期痴呆的50%～70%。随着对AD认识的不断深入，目前认为AD在痴呆阶段之前还存在一个极为重要的痴呆前阶段，此阶段可有AD病理生理改变，但没有或仅有轻微临床症状。AD是老年期最常见的慢性疾病之一，世界卫生组织（WHO）估计全球65岁以上老年人群AD的患病率为4%～7%，AD患病率与年龄密切相关，年龄平均每增加6.1岁，患病率升高1倍；在85岁以上的老年人群中，AD的患病率可高达20%～30%。2001年全球AD患者超过2000万，预计2040年将超过8000万。AD是造成老年人失去日常生活能力的最常见疾病，同时也是导致老年人死亡的第五位病因。AD不仅给患者带来巨大的痛苦，给家庭和社会也带来沉重精神压力和医疗、照料负担。2010年全世界用于AD的费用估计为6040亿美元。因此，AD已经成为影响全球的公共健康和社会可持续发展的重大问题。

### （二）发病机制

#### 1. 西医病因病理

AD可分为家族性AD和散发性AD。家族性AD呈常染色体显性遗传，多于65岁前起病，最为常见的是位于21号染色体的淀粉样前体蛋白（amyloid precursor protein，APP）基因、位于14号染色体的早老素1（presenilin 1，PS1）基因及位于1号染色体的早老素2（presenilin 2，PS2）基因突变。携带有APP和PS1基因突变的人群几乎100%会发展为AD，而携带有PS2基因突变的人群，发展为AD的概率约为95%。对于占

90% 以上的散发性 AD。尽管候选基因众多，但目前认为载脂蛋白 E（apolipoprotein E，ApoE）基因最为相关。ApoE4 携带者是散发性 AD 的高危人群，研究显示，携带一个 ApoE4 等位基因的人群，其罹患 AD 的风险约为正常人的 3.2 倍，而携带有两个 ApoE4 等位基因的人群，其罹患 AD 的风险为正常人的 8 ～ 12 倍。有关 AD 的发病机制，现有多种学说，其中影响较广的有 β 淀粉样蛋白（β amyloid，Aβ）瀑布假说（the amyloid cascade hypothesis）。该假说认为，Aβ 的生成与清除失衡是导致神经元变性和痴呆发生的起始事件。家族性 AD 的三种基因突变均可导致 Aβ 的过度生成，是该学说的有力佐证。而唐氏综合征患者因体内多了一个 APP（淀粉样前体蛋白）基因，在早年就出现 Aβ 沉积斑块，也从侧面证明了该学说。另一重要的学说为 tau 蛋白学说，认为过度磷酸化的 tau 蛋白影响了神经元骨架微管蛋白的稳定性，从而导致神经原纤维缠结形成，进而破坏了神经元及突触的正常功能。近年来，也有学者提出了神经血管假说，提出脑血管功能的失常导致神经元细胞功能障碍，并且 Aβ 清除能力下降，导致认知功能损害。除此之外，尚有细胞周期调节蛋白障碍、氧化应激、炎性机制、线粒体功能障碍等多种假说。AD 发病的危险因素有低教育程度、膳食因素、吸烟、女性雌激素水平降低、高血压、高血糖、高胆固醇、高同型半胱氨酸、血管因素等。

**2. 中医病因病机**

现代中医学将阿尔茨海默病归属于"老年性痴呆"范畴，但古代中医学中无"老年性痴呆"的病名，但类似痴呆症状的描述可散见于"呆证""文痴""武痴""善忘""语言颠倒""痴呆""癫病""狂病"等病证。现代中医学家对痴呆病因病机的认识不离虚实两端，本虚标实兼夹多见。虚主要包括肾精亏虚和气血衰少，实则包括痰湿蒙蔽、瘀血痹阻。病机责之肾、肝、心、脾等脏腑功能失调，肾精失充，气血不足，脑髓失养，痰瘀互结，蒙蔽清窍。痴呆之虚，虽广泛累及肾、脾、心、肝诸脏，但肾虚为其根本。肾精亏虚，脑髓不足始终贯穿该病的全过程。

（1）*心主神明，五脏失衡，督脉不调，气机逆乱*

中医藏象理论认为，精神活动是由五脏的正常生理功能所主宰的。《灵枢·本神》将人对外界的认知过程的精神活动，分别归属为五脏所主的生理功能，并将之分别命名为神、魂、魄、意、志，以对应五脏，故五脏又有五神脏之称。若五脏调和，气血旺盛，则精神充沛。反之，五脏功能失调，气血亏虚，气机不畅，则精神恍惚，言语错乱，故《灵枢·本神》云："怵惕思虑者，则伤神。"五脏功能的紊乱都会导致精神活动的失常。《素问·灵兰秘典论》曰："心者，君主之官，神明出焉。"《灵枢·邪客》曰："心者，五脏六腑之大主也，精神之所舍也。"《类经》中也指出："情志之伤，虽五脏各有所属，然求其所由，则无不从心而发。"肾藏精，精血同源以养神。清·陈士铎在《辨证奇闻》中云："肾水资于心，则智慧生生不息；心火资于肾，则智慧亦生生无穷。"李中梓在《医宗必读》中云："心不下交于肾，浊火乱其神明，肾不上交于心，精气伏而不用。火居上则因而生痰，水居下则因而生躁，扰扰纷纷，昏而不宁。故补肾而使之时上，养心使之善下，则神气清明，志意常治，而何健忘之有？"由此可见，痴呆或可由于肾不藏精，心肾不交而不能养神所致。肝藏血，血舍魂。《灵枢·本神》讲："肝悲哀动中则伤魂，魂伤则狂妄不精。"清·陈士泽在《辨证录》中将肝气郁、肝魂伤所导致痴呆的精神行为症状做了很多描述，其中讲道："人有见终日不言语，不饮不食，忽笑忽歌，忽愁忽哭，与之美馔则不受，与之粪秽则无辞；与之衣不服，与之草木之叶则反喜……终日闭户独居，口中喃喃，多不可解；将自己衣服用针密缝，与之饮食，时用时不用，尝数日不食，而不呼饥。"这与目前西医学关于痴呆精神行为症状的描述有一致性。他还否定了世人认为呆病不必治的错误观点，认为呆病"起于肝气之郁，其终也，由于胃气之衰。肝郁则木克土，而痰不能化，胃衰则土制水，而痰不能消。于是痰积于胸中，盘据于心外，使神明不清，而成呆病矣"。拟治法当开郁逐痰，健胃通气，则心地光明，用呆尽散治疗。脾为后天之本，气血生化之源，脾气健运则气血充足以奉心养神，气血亏虚，则神失所养，脾失健运生湿、生痰，蒙蔽清窍而见神志昏蒙、痴呆喜忘。张景岳首次提出"痴呆"名，在《景岳全书》设"癫狂痴呆"专论，详细阐述了痴呆的病因症状："凡平素无痰，而或以郁结，或以不遂，或以思虑，或以疑贰，或以惊恐，而渐致痴呆。言辞颠倒，举动不经，或多汗，或善愁。其证千奇百怪，无所不至。脉必弦或数，或大或小，变易不常。此其逆气在心，或肝胆二经，气有不清而然。"张景岳根据形体强壮、胃气元气之强弱的不同，予以服七福饮、大补元煎等，并指出本病的预后"有可愈者，有不可愈者"。肺藏魄，《灵枢·本神》曰："肺喜乐无极则伤魄，魄伤则狂，狂则意不存人。"《灵枢·天年》曰："八十岁，肺气衰，魄离，故言善误。"由此可见，肺的功能失调也会影响人的精神活动。

（2）脑主神明、肾虚髓空、督脉不调、痰瘀互结

另一种观点认为，脑藏神，脑是人体精神意识思维活动的中枢，主宰人的神志活动。《素问·脉要精微论》指出："头者，精明之府。"《类经》对精明之府的含义做了明

确的解释，认为五脏六腑之精气皆上注于头，以成七窍之用，故为精明之府，鲜明地指出了脑为精神智慧之主宰。《颅囟经》中称："元神在头曰泥丸，总众神也。"说明脑在各种精神活动中居首领地位。孙思邈在《备急千金要方》中强调："头者，人神所注，气血精明，三百六十五络，皆上归于头。"程杏轩在《医述》中引《会心录》曰："盖脑为神脏，谓之泥丸宫，而精髓藏焉。人生精气实于下，则髓满于上，精神内守……脑脏伤，则神志失守。"从生理、病理角度揭示了脑藏神的作用。明·李时珍在《本草纲目》中正式提出"脑为元神之府"，而王宏翰在《医学原始》中曰："人之一身……耳、目、口、鼻之所导入于脑，必以脑先受其象，而觉之，而寄之，而存之也。""脑颅居百体之首，为五官四司所赖，以摄四肢，为运动之德。"把脑的活动和对外界的认知及运动联系了起来。由此可见，脑为神志活动的主宰，主管人精神、思维、记忆、语言、运动、行为活动。所以，脑的功能发挥正常，则精神治，神思敏捷，记忆力强，反之则精神呆滞，意识障碍，思维紊乱，反应迟钝，甚至神志、行为紊乱。脑髓是精神活动的物质基础，脑髓的化生、充养与储藏，与肾中精气密切相关。《灵枢·海论》云："脑为髓之海。"并明确指出："髓海有余，则轻劲多力，自过其度；髓海不足，则脑转耳鸣，胫酸眩冒，目无所见，懈怠安卧。"这说明髓是脑的生理功能的物质基础。脑髓充足，则精神治，反之则不能发挥其主神明的功能，就必然影响人体正常的精神意识活动。《医林改错·脑髓说》认为机灵记性的旺盛或强弱与脑髓的充足与否密切相关，指出："小儿无记性者，脑髓未满。高年无记性者，脑髓渐空。"并强调"脑髓中一时无气，不但无灵机，必死一时；一刻无气，必死一刻"，进一步指出了脑髓是脑功能活动的物质基础，参与精神及生命活动。《灵枢·经脉》云："人始生，先成精，精成而脑髓生。"张锡纯在《医学衷中参西录》中云："脑为髓海……乃聚髓处……究其本源，实由肾中真阴真阳之气，酝酿化合而成……缘督脉上升而贯注于脑。"说明了肾精化生为髓，填充于脑的整个过程。髓是肾精赖命门之火温化的产物，沿督脉上输而充于脑。肾气旺盛，肾精充足，则脑髓充满。除了肾精转化成髓充养于脑，水谷精微之气的补充亦是不可缺少的，"五谷之津液，和合而为膏者，内渗入于骨空，补益脑髓"（《灵枢·五癃津液别》）。肾气衰退，肾精化生不足，则脑失去充养而致髓海不足甚或空虚，导致神机失灵，出现思维缓慢迟钝、健忘、情感障碍、行为紊乱等临床症状，故《素问·灵兰秘典论》曰："肾者，作强之官，技巧出焉。"《医学心悟》中亦云："肾虚则智不足。"充分表明了肾在脑髓充足中的重要地位。

### （三）临床特征

AD 通常隐匿起病，持续进行性发展，主要表现为认知功能减退和非认知性神经精神症状。按照最新分期，AD 包括两个阶段：痴呆前阶段和痴呆阶段。

#### 1. 痴呆前阶段

此阶段分为轻度认知功能障碍发生前期（pre-mild cognitive impairment，pre-MCI）和轻度认知功能障碍期（mild cognitive impairment，MCI）。AD 的 pre-MCI 期没有任何认知障碍的临床表现，或者仅有极轻微的记忆力减退主诉。这个概念目前主要用于临床研究。AD 的 MCI 期，即 AD 源性 MCI，是引起非痴呆性认知损害（cognitive impairment not dementia，IND）的多种原因中的一种，主要表现为记忆力轻度受损，学习和保存新知识的能力下降，其他认知域，如注意力、执行能力、语言能力和视空间能力也可出现轻度受损，但不影响基本日常生活能力，达不到痴呆的程度。

#### 2. 痴呆阶段

此阶段即传统意义上的 AD，此阶段患者认知功能损害导致了日常生活能力下降。根据认知损害的程度，AD 大致可以分为轻、中、重三度。

（1）轻度

轻度的主要表现是记忆障碍。首先出现的是近事记忆减退，常将日常所做的事和常用的一些物品遗忘。随着病情的发展，可出现远期记忆减退，即对发生已久的事情和人物的遗忘。部分患者出现视空间障碍，外出后找不到回家的路，不能精确地临摹立体图。面对生疏和复杂的事物容易出现疲乏、焦虑和消极情绪，还会表现出人格方面的障碍，如不爱清洁、不修边幅、暴躁、易怒、自私多疑。

（2）中度

除记忆障碍继续加重外，还会出现工作、学习新知识和社会接触能力减退，特别是原已掌握的知识和技巧出现明显的衰退；出现逻辑思维、综合分析能力减退，言语重复，计算力下降，明显的视空间障碍，如在家中找不到自己的房间，还可出现失语、失用、失认等；有些患者还可出现癫痫、强直 - 少动综合征。此时，患者常有较明显的行为和精神异常，性格内向的患者变得易激惹、兴奋欣快、言语增多，而原来性格外向的患者则可变得沉默寡言，对任何事情都提不起兴趣，出现明显的人格改变，甚至做出一些丧失羞耻感（如随地大小便等）的行为。

（3）重度

重度的患者除上述各项症状逐渐加重外，还有情感淡漠、哭笑无常、言语能力丧失，以致不能完成日常简单的生活事项如穿衣、进食。终日无语而卧床，与外界（包括亲友）逐渐丧失接触能力。四肢出现强直或屈曲瘫痪、括约肌功能障碍。此外，患者常可并发全身系统疾病的症状，如肺部及尿路感染、压疮及全身性衰竭症状等，最终因并发症而死亡。

## 二、埋线在阿尔茨海默病功能障碍中的应用

### （一）临床处理原则

#### 1. 肝肾亏虚

证候：记忆力减退，健忘，表情呆钝，头昏耳鸣，懒惰思卧，齿枯发焦，腰酸腿软，步履不稳。偏阴虚可伴额红、盗汗，舌质红，少苔，脉细数。偏阳虚伴怕冷、小便不利，舌淡而胖，脉虚弱。

#### 2. 心脾两虚

证候：反应迟钝，善忘，神情呆滞，或不辨方向等，伴头昏沉或头重如裹，嗜卧懒动，神疲倦怠，气短乏力，面色苍白或萎黄，手足不温，纳呆，便溏，舌质淡，苔腻，脉细弱。

#### 3. 痰火扰心

证候：呆滞明显，可伴性格改变，虚烦不得眠，躁扰不安，头晕目眩，手足心热，口气臭秽或口苦口黏，恶心呕吐，痰多黄黏，胸闷痞满，头昏头胀，不寐，大便秘结，舌红苔黄腻，脉滑数。

#### 4. 痰浊蒙窍

证候：记忆力减退，智力衰退，表情呆滞，寡言少语，倦怠嗜卧，头重如裹，或口多涎沫，舌质淡，苔白，脉濡滑。

因此，肝肾阴虚者滋养肝肾；肾阳虚者补肾助阳；心脾两虚应健脾养心，补益气血；痰火扰心应清热解毒，化痰定志；痰浊蒙窍应健脾化痰，豁痰开窍。

### （二）认知功能障碍

**1. 取穴**

神门、丰隆、太溪、足三里。

**2. 操作**

①备线：选择医用 PGA 线 0.5～2cm 若干段备用。

②体位：根据操作需要让患者选择舒适体位，常规为俯卧位、仰卧位或坐位。

③消毒：用碘伏棉球在所取穴位进行常规消毒。

④穿线：根据患者不同穴位处肌肉脂肪层的情况选用不同长度线体，一般腹背部穴位采用 2cm，头面部采用 0.5cm，其他部位采用 1cm 线体。用无菌镊夹持 PGA 线从埋线针管的前端穿入一半。

⑤埋线：采用线体对折埋线法，对所选腧穴进行快速透皮进针，刺入一定深度，行针促使得气，旋转出针，针孔采用消毒棉签按压片刻，防止出血。每 2 周埋线 1 次，3 次为 1 个疗程。

**3. 注意事项**

埋线部位处 24 小时内保持干燥，1 周之内忌食发物（如生葱、生姜、生蒜等辛辣刺激物，鱼、虾、蟹等水产品，牛、羊肉等热性肉），避免机体产生排异反应。

**4. 组方依据**

足三里为足阳明胃经合穴，是补益要穴，有健脾和胃、补虚扶正之功；太溪为肾经原穴，肾主骨生髓，"脑为髓海，乃元阳精气之所聚"，取太溪，有很强的益肾生髓之功效，取足三里、太溪，既能补先天之本，又益后天之虚，此二穴为主穴。神门为心经原穴、输穴，心藏神，主宰人的一切思维活动，具有开窍醒神作用。神门是治疗神志异常的重要穴位，是治疗老年性痴呆的常用腧穴。试验发现，针刺老年性痴呆患者的神门，可明显增强患者大脑皮层功能，多处与认知功能密切相关的区域被激活。丰隆为化痰降浊的要穴，在老年性痴呆的发病过程中，痰浊既为重要的发病因素，又是重要的病理代谢产物。因此，只有痰消浊降，才有利于阳气的升清和脑髓的充养。丰隆与神门配伍，相辅相成。四穴共奏益肾健脾、化痰降浊、开窍醒神、标本兼治之功。

### （三）精神障碍

#### 1. 取穴

主穴：百会、神门、风府、大椎、第 1 胸椎至第 5 腰椎的夹脊穴。

配穴：肝肾阴虚，加太冲、三阴交；心脾两虚，加心俞、足三里；痰浊阻窍，加足三里、丰隆；气滞血瘀，加血海、膈俞。

#### 2. 操作

①备线：选择医用 PGA 线 0.5 ～ 2cm 若干段备用。

②体位：根据操作需要让患者选择舒适体位，常规为俯卧位、仰卧位或坐位。

③消毒：用碘伏棉球在所取穴位进行常规消毒。

④穿线：根据患者不同穴位处肌肉脂肪层的情况选用不同长度线体，一般腹背部穴位采用 2cm，头面部采用 0.5cm，其他部位采用 1cm 线体。用无菌镊夹持 PGA 线从埋线针管的前端穿入一半。

⑤埋线：采用线体对折埋线法，对所选腧穴进行快速透皮进针，刺入一定深度，行针促使得气，旋转出针，针孔采用消毒棉签按压片刻，防止出血。每 2 周埋线 1 次，3 次为 1 个疗程。

#### 3. 注意事项

埋线部位处 24 小时内保持干燥，1 周之内忌食发物（如生葱、生姜、生蒜等辛辣刺激物，鱼、虾、蟹等水产品，牛、羊肉等热性肉），避免机体产生排异反应。

#### 4. 组方依据

老年性痴呆以肾虚髓空为本，以五脏六腑的功能失调、气机逆乱、痰浊瘀血阻窍为标。督脉长于沟通脏腑、经络，有调节五脏六腑、十二经脉的功能，有健脑益髓、调节神志的作用。处方以头颈部督脉腧穴和心经原穴、华佗夹脊穴为主穴，并根据不同证型及兼症选择穴位随症加减，治疗老年性痴呆的精神障碍。

百会：百会为足三阳与督脉的交会点，古称"三阳五会"，督脉、膀胱经、肝经在此入络于脑。百会位于头部颠顶，具开窍醒神之功；百会为督脉要穴，督脉行于脊里，上行入脑，与肝脉交于颠，并从脊里分出，属肾，因此把脑、肾、肝三脏联络起来。针刺此穴可直通脑窍，具有升举阳气、醒脑开窍的功效。

大椎：《黄帝内经太素·寒热》曰："大椎，三阳、督脉之会也。"大椎又名颈百劳，主治五劳七伤、乏力。《内经知要·经络》云："六阳经皆会于督脉之大椎，是为会上。"可见大椎是调节督脉及六阳经经气的要穴，髓海空虚则补之，痰热上盛则泻之。本穴擅长调整癫狂气机厥逆。

风府：《类经·人之四海》曰："脑为髓之海，其输上在于其盖，下在风府。凡骨之有髓，惟脑为最巨，故诸髓皆属于脑，而脑为髓之海。盖，脑盖骨也，即督脉之囟会。"《针灸聚英》曰："百邪所为癫狂病，针有十三穴须认……第六却寻大椎上，入发一寸名鬼枕。"

神门：为心经原穴，治疗神志疾病的要穴之一，有宁心醒神开窍之功用。《类经图翼·经络·手少阴心经穴》记载："神门，主治疟疾心烦……身热面赤，发狂喜笑，遗溺失音健忘。"《玉龙赋》曰："神门治呆痴。"《百症赋》云："神门治发狂奔走。"

华佗夹脊穴：脏腑精气皆沿膀胱经第一侧线输注于背部，督脉沿脊柱正中走行，总督一身之阳气，使脏腑精气上输于脑。夹脊穴位于督脉和膀胱经第一侧线之间，夹脊柱，故夹脊穴能兼调节膀胱经及督脉经气，调节脏腑功能。

其他随症加减穴位：都是根据不同证型和患者治疗过程中出现的兼症进行临时加减。

## （四）吞咽障碍

### 1. 取穴
风池、翳风、颊车、下关、神门、肝俞、脾俞、心俞、肾俞。

### 2. 操作
①备线：选择医用 PGA 线 0.5～2cm 若干段备用。

②体位：根据操作需要让患者选择舒适体位，常规为俯卧位、仰卧位或坐位。

③消毒：用碘伏棉球在所取穴位进行常规消毒。

④穿线：根据患者不同穴位处肌肉脂肪层的情况选用不同长度线体，一般腹背部穴位采用 2cm，头面部采用 0.5cm，其他部位采用 1cm 线体。用无菌镊夹持 PGA 线从埋线针管的前端穿入一半。

⑤埋线：采用线体对折埋线法，对所选腧穴进行快速透皮进针，刺入一定深度，行针促使得气，旋转出针，针孔采用消毒棉签按压片刻，防止出血。每 2 周埋线 1 次，3

次为 1 个疗程。

### 3.注意事项

埋线部位处 24 小时内保持干燥，1 周之内忌食发物（如生葱、生姜、生蒜等辛辣刺激物，鱼、虾、蟹等水产品，牛、羊肉等热性肉），避免机体产生排异反应。

### 4.组方依据

痴呆后吞咽障碍的主因是舌根部附近肌群功能失调，属咽喉之窍气机紊乱。选取翳风、风池、颊车、下关，具有化痰通络、利咽开窍、调整局部气机之功效。从现代医学角度看，该组穴位局部分布于颈部神经、血管及与吞咽相关肌肉。针刺上述穴位可刺激外周神经、感受器，加强局部血液循环；并可促进反射弧形成，进一步加强对中枢神经的反馈调节，促进大脑功能重组及代偿，进而恢复皮层对脑干和皮质脑干束内相关神经核团的控制和调节，再将兴奋传至效应器，促使咽、舌、喉等功能随之调整，利于咽喉部减弱或消失的神经反射重建，恢复吞咽功能。穴位埋线具有针具刺激效应、埋线渗血效应，以及穴位内线体的长久刺激作用，可调整五脏六腑功能，扶正祛邪，达到益精、养血、填髓之功效，利于濡养精髓，改善智能状况。现代医学研究认为，埋线可对神经、穴位及整个中枢神经产生综合刺激作用，加强组织器官活动能力，加快血液循环及淋巴回流，增强局部新陈代谢。背俞穴埋线取肝俞、脾俞、心俞、肾俞。首先，从经络学来看，痴呆后吞咽功能障碍与内脏密切相关，肝经走行咽喉后方上行至颠顶，心经走舌根，脾经连舌本、散舌下，而肾经挟舌体；心、肝、脾、肾四经均循经喉咙与咽，与老年痴呆后吞咽困难的发病直接相关。其次，线体在体内的降解，对穴位呈持续性刺激，通过双向调节作用，能调理、激发脏腑功能，发挥固本培元、调和气血之效，对濡养精髓，调节喉咙和咽部具有重要作用。

## 三、阿尔茨海默病的康复预测

近年来，尽管对于阿尔茨海默病的研究取得了一些进展，包括对病因的理解和治疗方法的探索，但目前仍然无法完全预测该疾病的康复过程或提供确定性的康复结果。

阿尔茨海默病的康复情况受到多种因素的影响，包括患者的年龄、病情的严重程度、基础健康状况、生活方式、治疗方法的选择和疾病的进展速度等。每个患者的具体情况都是独特的，因此康复的预测具有极大的个体差异。

一般来说，阿尔茨海默病的康复过程是一个渐进的过程，而非一蹴而就。通过药物治疗、认知训练、生活方式调整等综合措施，可以延缓疾病的进展，改善患者的认知功能和日常生活能力。然而，由于阿尔茨海默病的病因复杂且不可逆，完全康复的可能性相对较小。

值得注意的是，尽管无法准确预测阿尔茨海默病的康复情况，但早期发现、早期诊断和早期治疗对于延缓疾病的进展和提高患者的生活质量至关重要。因此，对于疑似阿尔茨海默病的患者，建议尽早就医，接受专业的评估和治疗。

此外，随着医学研究的不断深入，未来可能会有更多针对阿尔茨海默病的有效治疗方法问世。

# 第六节　多发性硬化

## 一、概述

### （一）流行病学

多发性硬化（multiple sclerosis，MS）是一种免疫介导的中枢神经系统慢性炎性脱髓鞘性疾病。本病最常累及的部位为脑室周围、近皮质、视神经、脊髓、脑干和小脑。主要临床特点为病灶的空间多发性和时间多发性。

### （二）发病机制

#### 1. 西医学病因

（1）病毒感染与自身免疫反应

MS 的病因及发病机制迄今不明，MS 与儿童期接触的某种环境因素如病毒感染有关，曾有研究者高度怀疑一些病毒如 EB 病毒、人类疱疹病毒 6 型（HHV-6）、麻疹病毒、人嗜 T 淋巴细胞病毒 1 型（human T lymphotropic virus-1，HTLV-1），但从未在 MS 患者脑组织证实或分离出病毒。

目前的资料支持 MS 是自身免疫性疾病。MS 的组织损伤及神经系统症状被认为是直接针对髓鞘抗原的免疫反应所致，如针对自身髓鞘碱性蛋白（myelin basic protein，MBP）产生的免疫攻击，导致中枢神经系统白质髓鞘的脱失，临床上出现各种神经功能的障碍。分子模拟（molecular mimicry）学说认为患者感染的病毒可能与MBP 或髓鞘少突胶质细胞糖蛋白（myelin oligodendrocyte glycoprotein，MOG）存在共同抗原，即病毒氨基酸序列与 MBP、MOG 等神经髓鞘组分的某段多肽氨基酸序列相同或极为相近。由此可推测外界病原体感染机体后，体内激活 T 细胞并生成相应抗体，在攻击外界病原体的同时，其可与神经髓鞘多肽片段发生交叉（免疫）反应，从而导致脱髓鞘病变。

（2）遗传因素

MS 有明显的家族倾向，两同胞可同时罹患，约 15% 的 MS 患者有一个患病的亲属。患者的一级亲属患病风险较一般人群大 12 ~ 15 倍。MS 遗传易感性可能受多数微效基因的相互作用影响，与 6 号染色体组织相容性抗原 HLA-DR 位点相关。

（3）环境因素

MS 发病率随纬度增高而呈增加趋势，离赤道越远，发病率越高，南北半球皆然。这提示日照减少和维生素 D 缺乏可能会增加罹患 MS 的风险。MS 高危国家、地区包括加拿大、冰岛、英国等国家，以及美国北部、北欧、澳洲的塔斯马尼亚岛和新西兰南部，患病率为 40/10 万或更高。赤道国家发病率小于 1/10 万，亚洲和非洲国家发病率较低，约为 5/10 万。我国属于低发病区。

**2. 西医学病理**

（1）机体免疫调节缺陷

以下几个方面的证据表明，MS 可能与自身免疫调节缺陷有关：①典型的 MS 患者脑白质中有单核细胞和淋巴细胞浸润的炎症斑块；②免疫抑制剂和调节剂如干扰素、类固醇、硫唑嘌呤等能改变 MS 的疾病活动度；③人类主要组织相容性复合体区域是参与免疫反应的主要基因区域，MS 的基因学研究发现此处多有异常；④ MS 患者脑脊液中 IgG 含量明显增加，特征性地表现为电泳条带分布的有限异质性（寡克隆带），其强度与组织损伤的程度及淋巴细胞的浸润呈现出相关性。MS 主要引起 T 细胞介导的细胞免疫，髓鞘特异性 CD4$^+$T 细胞在促发 MS 患者自身免疫反应的过程中发挥关键性作用，其分化为 2 种亚群，即辅助性 T 细胞 1 和 T 细胞 2（Th1 和 Th2），Th1 分泌的各种因子辅助细胞免疫，介导细胞毒作用；Th2 分泌的各种因子辅助体液免疫，对 Th1 细胞的增殖呈负反馈效应，二者之间的比例失衡是 MS 发生的重要机制。

（2）轴索损害

近年来，随着核磁共振波谱、免疫组化法等新技术的开发应用，人们对病程长短各异、不同程度神经功能缺损的患者进行研究，发现范围广泛的轴索病变在 MS 病程早期便已经存在，甚至发生在功能障碍出现前，疾病早期轴索损害进展更快，即便进入临床恢复期，轴索损害仍然不可逆转。这可能是导致进行性神经功能缺损的重要原因。Bergers（伯格斯）对 MS 患者 MRI 中 T2 像表现为高信号的病灶进行组织学检查，发现病灶处确实存在轴索的不规则变化，表现为直径明显增大，密度却较正常轴索明显降低，即便是患者外观正常的脑白质，其中的轴索也存在类似的改变。β 淀粉样前体蛋白通过轴索运输，轴索功能正常时，其不会被测出，当轴索某处出现中断时，其将会聚积而被测出。Bitsch（毕奇）应用共焦显微镜技术对 MS 患者病灶中 β 淀粉样前体蛋白进行定量免疫组化分析，发现无论是活动性的还是非活动性的脱髓鞘病灶，抑或是有髓鞘再生的病灶，均存在 β 淀粉样前体蛋白的聚积现象，说明了 MS 不同的病程阶段和不同的部位均存在轴索损害。

（3）趋化因子

趋化因子（chemokine）是能诱导炎症细胞向特定部位聚集和浸润的一种小分子量多肽。研究发现，实验性自身免疫性脑脊髓炎（EAE）急性期的大鼠脑脊液和组织中某些趋化因子的表达明显增多，MS 斑块中的小胶质细胞、血管周围 T 细胞及星形胶质细胞中趋化因子及其受体均呈现高表达，但是在其他神经系统疾病或正常的组织中则无此现象。通过对 EAE 的研究，推测趋化因子可能通过化学趋化作用，与趋化因子受体结合并与内皮细胞表面的黏附分子协同，来降低血脑屏障的防御作用，从而招募和介导多种非特异性和特异性炎症细胞进入脑实质，使脑组织产生脱髓鞘病灶，促进病灶形成和扩大，来影响疾病的进程和病情发展。Simpson（辛普森）等证实，MS 急性期患者脑脊液（CSF）内趋化因子（主要为 IP-10，MCP-1 及 RANTES）水平升高，IP-10 与 CSF 中淋巴细胞计数呈平行关系，RANTES 可趋化 T 细胞和巨噬细胞，可能是 MS 发病中关键性促炎性作用的细胞因子。

（4）黏附因子

MS 的病理学特征为 CNS 的多灶性炎性细胞浸润和脱髓鞘，炎症反应发生时，表达黏附因子的细胞在炎性因子的刺激下活化，表达黏附因子，从而引起免疫细胞靠边、附壁、渗出、聚集，引导免疫细胞进入 CNS，为免疫细胞递呈抗原并传导免疫细胞间的信号，最终激活效应细胞。正常脑组织中很难测到黏附分子，但黏附分子在 MS 脑组织的病灶中表达却增高。Drogan（德洛冈）等的研究显示，确诊患者在复发期，其血清和 CSF 中 sCAM-1、sVAM-1 水平显著增高，CSF 中 sVAM-1 的增高更具有特异性，其数值是判断 MS 患者疾病是否具有活动性的一个敏感指标。

（5）血脑屏障

血脑屏障（blood-brain barrier，BBB）的破坏是 MS 的一个显著特征，尽管目前尚不清楚它是 MS 发病的起始事件还是引起的结果。BBB 是脑组织和血液之间存在的动态界面，对转运及通过的各种物质具有高度选择性，以维持脑组织内环境的稳定。BBB 的结构、功能一旦受损，血液中的免疫活性细胞、活性因子便会进入脑内与抗原分子相结合，引发 CNS 的自身免疫性疾病。CNS 是相对的免疫豁免区，外周的单核细胞、淋巴细胞被激活后，可以表达或分泌多种黏附分子、趋化因子、基质金属蛋白酶来破坏 BBB，从而帮助 T 淋巴细胞、B 淋巴细胞和单核细胞进入 CNS，T 细胞在 CNS 内进一步趋化、激活其他的炎症细胞，而后又会引发一系列复杂的级联免疫反应，形成 MS 典型的髓鞘损伤的病理改变。

（6）雌激素

MS 的性别差异及妊娠期病情的缓解提示雌激素可能参与了 MS 发病的过程。研究表明，雌激素在体液免疫、细胞免疫和抗原呈递调节的过程中均有参与，具有广泛的免疫调节作用。EAE 小鼠模型的 T 细胞、B 细胞、少突胶质细胞、小胶质细胞、巨噬细胞、抗原呈递细胞均有雌激素受体（estrogen receptor，ER）的表达。雌激素是通过与雌激素受体（ER）结合产生具有调节免疫应答功能的细胞因子，激活各级细胞信号转导途径来发挥对 MS 的保护作用的。雌激素还可抑制细胞黏附分子 VCAM-1 的表达，并下调血管内皮细胞产生 CCL19 和 CCL21 类趋化因子，阻止 T 淋巴细胞的黏附，从而减少其浸润到脑实质和脊髓。Lengi（郎氏）等的研究显示，雌激素能减少小鼠体内 Th1 的产生，从而促进其向 Th2 的分化，同时还可以通过增加 DC 表达吲哚胺 2,3- 双加氧酶而发挥作用。张文雁等的研究也证实，雌激素对 EAE 的治疗作用与剂量相关，它能够改变成熟的 CD 4$^+$T 细胞亚群 Th1 和 Th2 细胞之间的比例。

### 3. 中医学病因病机

多发性硬化属于中医"痿证""内障""眩晕""喑痱"等范畴。多数医家认为，本虚标实为本病特征，本虚为先天禀赋不足，肾精亏虚，或正气不足，或后天失养；标实是指内生风、湿、火、痰、瘀。脾肾亏虚、肝肾阴虚是本病的主要病理基础。《素问·通评虚实论》谓"精气夺则虚"。本病源于先天禀赋不足、后天失调，或内伤劳倦、情志刺激，或疾病失治误治，或病后失养，致脾胃受损，肝肾不足累及五脏以致精、气、血亏虚，筋脉失养，髓海空虚，虚则痰、瘀、风、湿、火内生互结，阻滞经络清窍而发为此病。肾为先天之本，为生气之源，为脏腑阴阳之根，肾藏精，精生髓，髓通于脑。脾胃为后天之本，气血化生之源，气机升降出入之枢机。后天得先天则生生不息，先天得后天则化源无穷，其精气灌溉营养五脏六腑和全身，维持正常的生命活动。脾胃虚损，气血生化乏源，先天肾精不足，精不生血，气血亏虚，五脏六腑濡养不足，功能低下。李东垣《脾胃论·脾胃虚实传变论》说："脾胃之气即伤，而元气亦不能充，而诸病之所由生也。"脾胃虚弱，升降枢机不利，则语言不清，吞咽困难；脾虚不能运化水湿，聚湿生痰，痰湿化热，湿热蒙闭清窍，清阳不升，浊阴不降，发为眩晕；脾主肌肉，脾胃虚弱，四肢沉重无力，故痿软不能随用；肾者藏精，主骨生髓，脑为髓之海，先天肾精虚亏，髓海不足，则脑转耳鸣；肾精不足，精不生血，则肝血不足，肝开窍于目，血不养目，神志不充，则发为视瞻；肝主筋，筋脉失养，肢体痉挛，抽搐疼痛。从标实论，肾阴虚，水不涵木，致肝阳上亢而化风，发为风痱；肝阳亢可化火，肝火扰动心神，则心神不宁，少寐多梦；若脾虚不能运化水湿，而聚湿生痰，痰湿化热，湿热蒙闭清窍，清阳不升，浊阴不降，发为眩晕；气虚帅血无力，血行涩滞致瘀，痰、瘀、风、湿、火互结，阻滞脉络清窍而发为此病。

### （三）临床特征

#### 1. 年龄和性别

起病年龄多在 20～40 岁，10 岁以下和 50 岁以上患者少见，男女患病之比约为 1:2。

#### 2. 起病形式

以急性或亚急性起病多见，隐匿起病仅见于少数病例。

#### 3. 发病特点

绝大多数患者在临床上表现为空间和时间多发性。空间多发性是指病变部位的多发，时间多发性是指缓解—复发的病程。少数病例在整个病程中呈现单病灶征象。单相病程多见于以脊髓症状起病的缓慢进展型多发性硬化和临床少见的病势凶险的急性多发性硬化。

### 4. 临床症状和体征

由于多发性硬化患者大脑、脑干、小脑、脊髓可同时或相继受累，故其临床症状和体征多种多样，主要特点如下。

（1）肢体无力

肢体无力最多见，大约 50% 的患者首发症状包括一个或多个肢体无力。运动障碍一般下肢比上肢明显，可为偏瘫、截瘫或四肢瘫，其中以不对称瘫痪最常见。腱反射早期正常，以后可发展为亢进，腹壁反射消失，病理反射阳性。

（2）感觉异常

浅感觉障碍表现为肢体、躯干或面部针刺麻木感，异常的肢体发冷、蚁走感、瘙痒感及尖锐、烧灼样疼痛，以及定位不明确的感觉异常。疼痛感可能与脊髓神经根部的脱髓鞘病灶有关，具有显著特征性。患者亦可有深感觉障碍。

（3）眼部症状

眼部症状常表现为急性视神经炎或球后视神经炎，多为急性起病的单眼视力下降，有时双眼同时受累。眼底检查早期可见视乳头水肿或正常，以后出现视神经萎缩。约 30% 的病例有眼肌麻痹及复视。眼球震颤多为水平性或水平加旋转性。病变侵犯内侧纵束引起核间性眼肌麻痹，侵犯脑桥旁正中网状结构（paramedian pontine reticular formation，PPRF）导致一个半综合征。

（4）共济失调

30% ～ 40% 的患者有不同程度的共济失调，夏科（Charcot）三主征（眼震、意向性震颤和吟诗样语言）仅见于部分晚期多发性硬化患者。

（5）发作性症状

发作性症状是指持续时间短暂，可被特殊因素诱发的感觉或运动异常。发作性的神经功能障碍每次持续数秒至数分钟不等，频繁、过度换气、焦虑或维持肢体某种姿势可诱发，是多发性硬化比较特征性的症状之一。强直痉挛、感觉异常、构音障碍、共济失调、癫痫和疼痛不适是较常见的多发性硬化发作性症状。其中，局限于肢体或面部的强直性痉挛，常伴放射性异常疼痛，亦称痛性痉挛，发作时一般无意识丧失和脑电图异常，被动屈颈时会诱导出刺痛感或闪电样感觉，自颈部沿脊柱扩散至大腿或足部，称为莱尔米特征（Lhermitte sign），是因屈颈时脊髓局部的牵拉力和压力升高、脱髓鞘的脊髓颈段后索受激惹引起。

（6）精神症状

精神症状在多发性硬化患者中较常见，多表现为抑郁、易怒和脾气暴躁，部分患者出现欣快、兴奋，也可表现为淡漠、嗜睡、强哭强笑、反应迟钝、智能低下、重复语言、猜疑和被害妄想等，可出现记忆力减退、注意力损害。

（7）其他症状

膀胱功能障碍是多发性硬化患者的主要痛苦之一，包括尿频、尿急、尿潴留、尿失禁，常与脊髓功能障碍合并出现。此外，男性多发性硬化患者还可出现原发性或继发性性功能障碍。临床孤立综合征（CIS）的定义为首次发生的中枢神经系统脱髓鞘事件所导致的一组临床综合征，临床上既可表现为孤立的视神经炎、脑干脑炎、脊髓炎或某个解剖部位受累后症状体征（通常不包括脑干脑炎以外的其他脑炎），亦可出现多部位同时受累的复合临床表现，常见的有视力下降、肢体麻木、肢体无力、大小便障碍等。病灶特点表现为时间上的孤立，且临床症状持续 24 小时以上。多发性硬化尚可伴有周围神经损害和多种其他自身免疫性疾病，如风湿病、类风湿综合征、干燥综合征、重症肌无力等。多发性硬化合并其他自身免疫性疾病是机体的免疫调节障碍引起多个靶点受累的结果。

## 二、埋线在多发性硬化功能障碍中的应用

### （一）临床处理原则

根据其成因，结合临床特点，多发性硬化可分为湿热浸淫、气虚血瘀、肾阳亏虚、肝肾阴虚等证型。

#### 1. 湿热浸淫

证候：肢体逐渐出现痿软无力，肢体沉重，可兼见微肿、麻木或有发热，胸膈痞闷，小便赤涩热痛，舌质红，舌苔黄或黄腻，脉滑数。

#### 2. 气虚血瘀

证候：四肢痿软，手足麻木不仁，头晕眼花，面色萎黄，唇紫舌青，肢体或有痛点，舌质暗淡或见瘀点瘀斑，脉细涩。

#### 3. 肾阳亏虚

证候：头晕，视物昏花，言语謇涩，双下肢无力，严重者甚至瘫痪，肢体麻木不

仁，小便频数，筋脉拘紧，畏寒肢冷，舌质淡，苔薄白，脉细弱或沉细。

### 4. 肝肾阴虚

证候：视力减退，眩晕耳鸣，手部动作笨拙，肢体软瘫，肢体麻木不仁，口干舌燥，舌质红，苔少而干，脉弦细数。

### 5. 脾胃虚弱

证候：肢体痿软无力日重，食少纳呆，腹胀，便溏，面浮不华，气短，神疲乏力，舌淡，舌体胖大，苔薄白，脉沉细或沉弱。

本病无非外感、内伤两途，初起多有外邪炽盛的表现，反复发作，每致邪去正伤，演变而成肝肾阴亏，肾精不足，髓海空虚之证。治疗上也要从外感与内伤两方面着手，根据不同的证候，或祛邪，或扶正，并以补肾治虚为根本之法。湿热浸淫应清热利湿；气虚血瘀应益气化瘀，活血通络；肾阳亏虚应温补肾阳，填精补髓；肝肾阴虚应滋补肝肾，填精补髓；脾胃虚弱应健脾益气。

## （二）运动功能障碍

### 1. 取穴

肝俞、胆俞、脾俞、胃俞、肾俞、足三里、三阴交、太溪。

### 2. 操作

①备线：选择医用 PGA 线 0.5 ～ 2cm 若干段备用。

②体位：根据操作需要让患者选择舒适体位，常规为俯卧位、仰卧位或坐位。

③消毒：用碘伏棉球在所取穴位进行常规消毒。

④穿线：根据患者不同穴位处肌肉脂肪层的情况选用不同长度线体，一般腹背部穴位采用 2cm，头面部采用 0.5cm，其他部位采用 1cm 线体。用无菌镊夹持 PGA 线从埋线针管的前端穿入一半。

⑤埋线：采用线体对折埋线法，对所选腧穴进行快速透皮进针，刺入一定深度，行针促使得气，旋转出针，针孔采用消毒棉签按压片刻，防止出血。每 2 周埋线 1 次，3 次为 1 个疗程。

### 3. 注意事项

埋线部位处 24 小时内保持干燥，一周之内忌食发物（如生葱、生姜、生蒜等辛辣刺激物，鱼、虾、蟹等水产品，牛、羊肉等热性肉)，避免机体产生排异反应。

### 4. 组方依据

多发性硬化（MS）在中医学中没有相应的病名，按症状分属于不同病证的范畴，如以肢体无力或瘫痪为主者，相当于"痿病"；痛性痉挛发作者，相当于"痉痹"；语言障碍伴有肢体无力或瘫痪者，相当于"喑痱"；走路不稳共济失调者，相当于"骨繇"；以视力障碍为主者，相当于"视瞻昏渺"；视神经萎缩失明者，相当于"青盲"范畴等。目前比较一致的观点认为，MS属痿证中"骨痿"的范畴，《素问·痿论》曰："阳气内伐则热舍于肾，肾者水藏也，今水不胜火，则骨枯而髓虚，故足不任身，发为骨痿。"中医学认为，肝气养筋，肾气养骨，肝衰则筋不能动，肾衰则形体疲极。所以MS其本在肝肾不足，由于肾主骨生髓，故本病的发生与肾的关系密切。故取五脏之背俞穴为主穴，五脏背俞穴为五脏之气输注于背腰部，可通调五脏气机，脏腑气机条达则气血运行正常，四肢百骸得到营养濡润则无痿痹之患，刺激五脏之背俞穴可鼓舞正气，配合足三里、三阴交、太溪，使气血通畅，则诸症自消。

### （三）感觉功能障碍

#### 1. 取穴

肝俞、肾俞、三阴交、太溪、百会。

#### 2. 操作

①备线：选择医用PGA线0.5～2cm若干段备用。

②体位：根据操作需要让患者选择舒适体位，常规为俯卧位、仰卧位或坐位。

③消毒：用碘伏棉球在所取穴位进行常规消毒。

④穿线：根据患者不同穴位处肌肉脂肪层的情况选用不同长度线体，一般腹背部穴位采用2cm，头面部采用0.5cm，其他部位采用1cm线体。用无菌镊夹持PGA线从埋线针管的前端穿入一半。

⑤埋线：采用线体对折埋线法，对所选腧穴进行快速透皮进针，刺入一定深度，行针促使得气，旋转出针，针孔采用消毒棉签按压片刻，防止出血。每2周埋线1次，3次为1个疗程。

#### 3. 注意事项

埋线部位处24小时内保持干燥，一周之内忌食发物（如生葱、生姜、生蒜等辛辣刺激物，鱼、虾、蟹等水产品，牛、羊肉等热性肉），避免机体产生排异反应。

### 4. 组方依据

中医学认为本病的发生是由于肾阴不足，肝失所养，精气不能上荣，气血虚弱，目失所养，而出现视物昏花，甚至失明；肾主骨生髓，脑为髓海，髓海空虚，脑失所养；或阴虚火旺，上扰清空，则出现眩晕；病久肾阳不足，患者出现畏寒肢冷，尿液失禁；肝肾阴血不足，热灼津液或气血亏虚，筋脉失养成痿。治拟滋补肝肾，养血明目，壮骨强筋。故取肝俞、肾俞、三阴交、太溪、百会。

## （四）认知障碍

### 1. 取穴

百会、太溪、内关。

### 2. 操作

①备线：选择医用PGA线0.2～2cm若干段备用。

②体位：根据操作需要让患者选择舒适体位，常规为俯卧位、仰卧位或坐位。

③消毒：用碘伏棉球在所取穴位进行常规消毒。

④穿线：根据患者不同穴位处肌肉脂肪层的情况选用不同长度线体，一般腹背部穴位采用2cm，头面部采用0.5cm，其他部位采用1cm线体。用无菌镊夹持PGA线从埋线针管的前端穿入一半。

⑤埋线：采用线体对折埋线法，对所选腧穴进行快速透皮进针，刺入一定深度，行针促使得气，旋转出针，针孔采用消毒棉签按压片刻，防止出血。每2周埋线1次，3次为1个疗程。

### 3. 注意事项

埋线部位处24小时内保持干燥，一周之内忌食发物（如生葱、生姜、生蒜等辛辣刺激物，鱼、虾、蟹等水产品，牛、羊肉等热性肉），避免机体产生排异反应。

### 4. 组方依据

选督脉百会。百会首载于晋代皇甫谧的《针灸甲乙经·卷三·头直鼻中人发际一寸循督脉却行至风府凡八穴第二》中，云："百会，一名三阳五会，在前顶后一寸五分，顶中央旋毛中，陷可容指，督脉足太阳之会，刺入三分，灸三壮。"《针灸资生经》曰："百会百病皆主。""百会主无心力，忘前失后。"百会是针灸改善认知、记忆力的要穴，具有安神养脑、开窍醒脑等功能。在百会穴的现代研究中，陈文修等通过基于数据挖掘技术的百会古代临床应用分析，筛选出 22 种单穴主治优势病证，其中健忘为其优势治疗病种。黄梓娜等采用 Meta 分析法分析针刺治疗阿尔茨海默病在临床研究中的使用腧穴及归经的规律，发现主穴百会的选用率最高。张虹等检索中华人民共和国成立以来针灸治疗血管性痴呆的临床疗效，发现百会为最常用的穴位之一。由此可见，无论是我国古代医家，还是在现代研究者，都对百会主治与记忆相关的疾病有相同的认识。试验研究发现，百会通督醒脑，针刺百会可改善脑卒中患者的记忆力

选肾经太溪。《灵枢·九针十二原》曰："凡此十二原，主治五脏六腑之有疾者也。"说明太溪可用于肾脏相关疾病的治疗。肾主骨生髓，通于脑，肾精充足，则髓海得以充盈，脑得其养而神思正常，髓海不充，脑失所养。在太溪穴的现代研究中，钟治平等通过脑功能磁共振成像技术，发现针刺太溪主要激活额顶叶与认知功能相关的脑区，其主要脑区为右侧颞上回 BA22，左侧额中回 BA46，左右顶叶中央后回 BA2、BA3，左额叶额下回 BA45，和左顶叶顶下小叶 BA40。于国强等用同样的脑功能磁共振成像技术研究发现，针刺太溪主要激活颞叶与认知功能相关的脑区，分别为右侧颞上回 BA22，颞中回 BA19、BA30、BA39，颞下回 BA38，这些区为针刺太溪穴激活的主要语言功能区，楔前叶 BA7 为针刺太溪激活的高水平认知功能区。太溪为肾经原穴、输穴，肾经与督脉相通，通于脑，在肾中精髓充足的情况下，脑髓得肾髓濡养而充盈，正常发挥其主意识思维活动的功能，同时，肾经络于心，心主神明活动。这是针刺太溪改善认知的中医学基础。

选心包经内关。《灵枢·经脉》曰："手心主之别，名曰内关……取之两筋间也。"内关属手厥阴心包经，为本经络穴，又为八脉交会穴之一，通阴维脉，它沿着经络循行，上系于心包，联络于心系。在内关穴的现代研究中，张贵峰等研究发现，针刺内关可特异性激活左侧海马，而海马是针刺内关治疗 AD 等各种神志性及心脑疾病的中枢基础。付平等通过功能磁共振成像技术研究发现，针刺内关可以明显激活额叶、颞叶、海马等与认知功能相关的脑区。中医基础理论认为心为人身之君主，不得受邪，若外邪侵心，则心包络当先受病，故有心包有"代心受邪"之功能。《灵枢·邪客》曰："心者，五脏六腑之大主也，精神之所舍也……心伤则神去，神去则死矣。"内关为心包经络穴，与人体的精神思维活动有关。

### （五）言语障碍

**1. 取穴**

百会、地仓、颊车、下关；靳三针头针益智四项（四神针、智三针、颞三针、脑三针）；焦氏头针之言语Ⅰ区、言语Ⅱ区、言语Ⅲ区。

**2. 操作**

①备线：选择医用 PGA 线 0.5 ～ 2cm 若干段备用。

②体位：根据操作需要让患者选择舒适体位，常规为俯卧位、仰卧位或坐位。

③消毒：用碘伏棉球在所取穴位进行常规消毒。

④穿线：根据患者不同穴位处肌肉脂肪层的情况选用不同长度线体，一般腹背部穴位采用 2cm，头面部采用 0.5cm，其他部位采用 1cm 线体。用无菌镊夹持 PGA 线从埋线针管的前端穿入一半。

⑤埋线：采用线体对折埋线法，对所选腧穴进行快速透皮进针，刺入一定深度，行针促使得气，旋转出针，针孔采用消毒棉签按压片刻，防止出血。每 2 周埋线 1 次，3 次为 1 个疗程。

**3. 注意事项**

埋线部位处 24 小时内保持干燥，1 周之内忌食发物（如生葱、生姜、生蒜等辛辣刺激物，鱼、虾、蟹等水产品，牛、羊肉等热性肉），避免机体产生排异反应。

**4. 组方依据**

根据传统脏腑经络理论，头为"精明之府"，经络集中，腧穴密布，与脏腑、气血、脑髓密切相关，针刺头穴可疏通经络运行气血，调节阴阳。督脉为"阳脉之海"，"入属于脑"，故选取督脉之百会穴，用之可醒脑开窍，益智调神。地仓、颊车、下关属于局部取穴，调节唇周神经、血管、肌肉。依据现代医学的大脑功能特点，与语言相关的主要脑区为顶叶、额叶和颞叶，其中额叶、颞叶是言语表达及听觉理解区，颞叶背侧皮质和基底节、岛叶与构音计划的形成、听觉反馈及构音调节有密切关系。头针益智四项的健脑益智作用明显，口周诸穴通过改善面部肌肉的力量及张力而对构音障碍作用明显，配合焦氏言语区，诸穴合用，共奏健脑益智、开窍启语之功效。

现代研究发现，头针可反射性地增加大脑相应部位的血流量，促进血液循环，改善缺血状态，并且使处于休眠状态的脑细胞觉醒，提高其摄氧能力，使受损神经元得到修复和再生，从而提高患者的言语功能。

## （六）自主神经功能障碍

### 1. 神经源性膀胱

（1）取穴

中极、关元、天枢、水分、命门、肾俞、次髎、足三里。

（2）操作

①备线：选择医用 PGA 线 0.5～2cm 若干段备用。

②体位：根据操作需要让患者选择舒适体位，常规为俯卧位、仰卧位或坐位。

③消毒：用碘伏棉球在所取穴位进行常规消毒。

④穿线：根据患者不同穴位处肌肉脂肪层的情况选用不同长度线体，一般腹背部穴位采用 2cm，头面部采用 0.5cm，其他部位采用 1cm 线体。用无菌镊夹持 PGA 线从埋线针管的前端穿入一半。

⑤埋线：采用线体对折埋线法，对所选腧穴进行快速透皮进针，刺入一定深度，行针促使得气，旋转出针，针孔采用消毒棉签按压片刻，防止出血。每 2 周埋线 1 次，3 次为 1 个疗程。

（3）注意事项

埋线部位处 24 小时内保持干燥，1 周之内忌食发物（如生葱、生姜、生蒜等辛辣刺激物，鱼、虾、蟹等水产品，牛、羊肉等热性肉），避免机体产生排异反应。

（4）组方依据

多发性硬化神经源性膀胱属中医学"癃闭"范畴。后世医家论治"癃闭"，多从肺、脾、肾论治，肾主水，主纳气，开窍于两阴。此证为肾气受损，阳气虚弱，阳不化阴，膀胱气化无权而致，故取肾俞、足三里补益脾肾。中极为膀胱募穴，针刺此穴有调理下焦、清利湿热之功；针刺关元具有补气固本、行气化湿之效。两穴合用对癃闭有较好的疗效。次髎为膀胱经穴，针之可调理膀胱经气，而且次髎深处为第 2 骶神经后支通过处，深刺能调节腰骶自主神经功能，治疗尿失禁。天枢调节脾胃运化，水分调节输液代谢，命门为局部取穴。诸穴合用使三焦气化有权，膀胱开阖有度，可明显改善膀胱感觉缺失，有利于膀胱排空及膀胱功能平衡状态的建立。

### 2. 疲劳综合征

（1）取穴

百会、足三里、三阴交。

（2）操作

①备线：选择医用 PGA 线 0.5～2cm 若干段备用。

②体位：根据操作需要让患者选择舒适体位，常规为俯卧位、仰卧位或坐位。

③消毒：用碘伏棉球在所取穴位进行常规消毒。

④穿线：根据患者不同穴位处肌肉脂肪层的情况选用不同长度线体，一般腹背部穴位采用 2cm，头面部采用 0.5cm，其他部位采用 1cm 线体。用无菌镊夹持 PGA 线从埋线针管的前端穿入一半。

⑤埋线：采用线体对折埋线法，对所选腧穴进行快速透皮进针，刺入一定深度，行针促使得气，旋转出针，针孔采用消毒棉签按压片刻，防止出血。每 2 周埋线 1 次，3 次为 1 个疗程。

（3）注意事项

埋线部位处 24 小时内保持干燥，1 周之内忌食发物（如生葱、生姜、生蒜等辛辣刺激物，鱼、虾、蟹等水产品，牛、羊肉等热性肉），避免机体产生排异反应。

（4）组方依据

MS 属中医痿证中"骨痿"的范畴，《素问·痿论》云："内伐则热舍于肾，肾者水脏也，今水不胜火，则骨枯而髓虚，故足不任身，发为骨痿。"这与 MS 患者最常见的肢体无力、感觉障碍等临床表现十分切合。肾主骨生髓，脑为髓海，提示本病的发生与肾关系密切。MS 相关疲劳症状在中医学中属于"虚""虚劳""虚损"等范畴。《素问·通评虚实论》曰："精气夺则虚。"疲劳为害，涉及五脏六腑，主要以脾、肝、肾为主，即《素问·示从容论》所言："肝虚、肾虚、脾虚，皆令人体重烦冤。"本病病程经缓解—复发—缓解，正邪斗争，痰瘀搏结日久，病久体虚，缓解期则正气亏损，五脏功能失调，肝脾肾俱虚。百会是奇经八脉之一的督脉上的穴位，MS 主要病变集中在脑和脊髓，督脉入络脑，取督脉上的百会，属于就近局部取穴，可以相对直接地刺激病灶局部。"脑为元神之府"，针刺百会可以醒神开窍，督脉主要负责调节人体的阳气，百会又居于高颠之上，针刺百会有助于调理阳气，益气提升。足三里是足阳明胃经的穴位，是常用的保健穴位，又称长寿穴，胃经为水谷之海，气血生化之源，因此，针刺足三里有健脾和胃、扶正培元之效。三阴交是足太阴脾经的穴位，为足三阴经的交会处，阴气较盛，针刺三阴交，旨在养血滋阴、平肝潜阳。此三穴合用，百会居上，可益气升阳；足三里居中，可化生气血；三阴交居下，可滋阴养血。如此阴阳气血皆和，既可以调理脾胃，培补元气，又可以活血通络，平衡脏腑阴阳。

### 三、多发性硬化的康复预测

由于多发性硬化的病程和临床表现差异较大，因此其康复预测也会因个体差异而有所不同。

首先，多发性硬化的恢复期和预后取决于多种因素，包括疾病的严重程度、类型、发病年龄及患者的整体健康状况等。对于良性多发性硬化的患者，预后通常较好，可能在起病后的较长时间内无明显的功能障碍。然而，恶性多发性硬化的患者，病情可能在相对短的时间内迅速恶化，导致残疾甚至死亡。此外，高龄发病者的预后一般较差。

其次，多发性硬化的恢复过程也受到治疗方式的影响。目前，多发性硬化的治疗方法包括药物治疗、物理治疗、心理治疗及康复锻炼等。合理的治疗方案可以延缓病情的进展，改善患者的生活质量。特别是药物治疗，如甲泼尼龙、奥法妥木单抗等，可以抑制体内的免疫反应，减轻炎症，从而有助于神经功能的恢复。

再者，患者的康复也与其自身的态度和行为有关。积极的心态、良好的作息习惯、充足的睡眠及适度的锻炼都有助于病情的改善。同时，避免过度疲劳、保持情绪稳定、不接触可能加重病情的因素（如高温环境）也是非常重要的。

最后，需要强调的是，尽管多发性硬化是一种可能带来长期影响的疾病，但并非不可治疗。通过科学的治疗和康复方案，许多患者可以实现症状的缓解和功能的恢复。然而，每个人的康复过程都是独特的，因此具体的康复预测需要根据患者的具体情况进行评估。

## 第七节　缺血缺氧性脑病

### 一、概述

#### （一）流行病学

缺血缺氧性脑病（hypoxic-ischemic encephalopathy，HIE）是指由各种原因引起的部

分或完全缺氧、脑血流减少或暂停，致使脑损害而引起的一系列神经精神异常表现的一种综合征。缺血缺氧性脑病是急诊、ICU 和产科新生儿常见的并发症。新生儿 HIE 约 4% 为产时因素所致，如脐带脱垂、产钳分娩等；69% 为产前因素所致，如先兆子痫、病毒感染等。新生儿 HIE 可明显增加新生儿的死亡率。心搏骤停是导致 HIE 的主要原因，随着心肺复苏指南的不断更新，25% ～ 50% 的心搏骤停者可通过心肺复苏获得自主循环，但只有 2% ～ 14% 可以成功出院，主要原因在于继发的急性缺血缺氧性脑病。据报道，院内心搏骤停者心肺复苏后第一天存活率约为 50%，出院存活率却显著下降至 25%。由于大脑对缺血缺氧极其敏感，耐受性差，心肺复苏后即使自主循环恢复，但大部分患者颅脑损伤已经形成。HIE 及其并发症是导致患者不良预后的主要原因。恢复自主循环的患者一部分处于植物状态，另一部分虽意识恢复，但多遗留有不同程度的认知功能减退、癫痫发作或肢体活动障碍。因此，缺血缺氧后遗留的功能障碍的康复才是我们的最终目标。

### （二）发病机制

缺血缺氧性脑病虽可发生于任何年龄段，但在新生儿中最为常见。此处主要讨论新生儿缺血缺氧性脑病的发病机制。

#### 1. 西医学病因

所有引起新生儿窒息的原因都可导致本病，这些原因与胎儿在子宫内所处环境和分娩过程密切相关，大致有以下因素。

（1）孕母因素

①孕母全身性疾病，心、肾疾病，严重贫血和急性传染病等。

②产科疾病如妊娠高血压综合征、前置胎盘、胎盘早剥和胎盘功能不足等。

③孕母吸毒、吸烟或被动吸烟等。

④孕母年龄 ≥ 35 岁或 < 16 岁、多胎等。

（2）分娩因素

①脐带受压、打结、绕颈等。

②手术如高位产钳、臀位抽出术、胎头吸引不顺利等。

③产程中的麻醉、镇痛剂和催产药使用不当。

（3）胎儿因素

①早产儿、小于胎龄儿、巨大儿等。

②各种畸形，如后鼻孔闭锁、肺膨胀不全、先天性心脏病等。

③羊水或胎粪吸入致使呼吸道阻塞。

④宫内感染导致神经系统受损等。

**2. 西医学病理**

（1）脑血流改变

正常新生儿脑血管以舒张和收缩来调节进入脑组织的血流量，当血流量减少时，脑血管舒张，而当血流量增加时，脑血管则收缩，以这种功能保持进入脑组织的血流量相对稳定。当缺氧缺血时，血压波动大，血流量的变化多，但此时脑血管的调节功能却已降低，当血压降低，血流量减少时，脑血管未能及时舒张，形成脑的低灌注，待血压升高，血流量增加时，脑血管又未能及时收缩，转变成高灌注，在这转变过程中最易发生脑水肿和颅内出血，而且低灌注本身也可引起 HIE。

（2）组织生化代谢改变

脑所需的能量来源于葡萄糖的氧化过程，缺氧时无氧糖酵解使糖耗量增加、乳酸堆积，导致低血糖和代谢性酸中毒。ATP 产生减少，细胞膜钠泵、钙泵功能不足，使钠钙离子进入细胞内，钠离子造成细胞源性脑水肿，而钙离子不仅会导致细胞不可逆的损害，还可激活某些受其调节的酶，引起胞浆膜磷脂成分分解，从而进一步破坏脑细胞膜的完整性及通透性。脑缺氧时，ATP 降解，腺苷转变为次黄嘌呤，当血流再灌注时，其提供的氧和次黄嘌呤在黄嘌呤氧化酶作用下可产生氧自由基。脑缺氧时，一些兴奋性氨基酸，如谷氨酸、天冬氨酸在脑脊液中浓度增高，亦可造成钠、钙离子内流，诱发上述生化反应，还可阻断线粒体的氧化磷酸化作用，引起细胞凋亡，神经元上兴奋性氨基酸（EAA）受体密集者易受缺血缺氧损伤。

（3）神经病理学改变

缺血缺氧后可见到脑皮质梗死，丘脑、基底节和间脑等部位深部灰质核坏死，脑干坏死，脑室内出血和白质病变等。

**3. 中医学病因病机**

中医学对新生儿缺血缺氧性脑病（HIE）尚无系统阐述，但对该病的相关论述分散在儿科和妇产科论著中。笔者整理相关的中医文献，认为 HIE 当归属于"胎惊""胎痫""胎搐""胎怯""胎弱""五迟""五软"等范畴。从古代医家对"胎惊""胎痫""胎搐"等病证的描述中，可以总结出该类病证的表现为出生后频频作搐，心神不宁或睡卧不醒，面青，壮热躁烦，啼哭无时，多啼不乳，睛斜目闭，牙关紧闭，撮口缩腮，手足搐搦，腰直身僵，粪青黄水。古代医家从上述病证表现推断其病因病机。

（1）血气不和，热扰心神

《诸病源候论·小儿杂病诸候·养小儿候》载："小儿所以少病痫者，其母怀娠时……若侍御多，血气微，胎养弱，则儿软脆易伤，故多病痫。"

（2）五脏未成，血脉不敛

《备急千金要方·惊痫论》云："新生即痫者，是其五脏不收敛，血气不聚，五脉不流，骨怯不成也，多不全育。"

（3）母有所触，胎内感之

《婴童百问·胎惊风》载："胎惊风者，以胎妇调适乖常、饮酒嗜欲、忿怒惊扑，母有所触，胎必感之，或外挟风邪，有伤于胎，故子乘母气，生下即发也。"

关于"胎怯""胎弱"的描述，如"儿自生下以来，面无精光，肌肉脆薄，大便白水，身无血色，时时哽气多哕，目黑睛少，羸尪多哭……"，认为"胎怯""胎弱"的病因病机是先天胎禀不足，肝肾亏损，后天失养，气血虚弱，正如《小儿卫生总微论方·五气论》载："儿自胎孕以至生成，皆禀五行而分五脏，故自五气以生五态，而各不同……盖母气胎育，有盛衰之虚实，故其子生也，有刚柔之勇怯。又经云：心气虚而语晚，肝气微而行迟，脾气弱而肉瘠，肾气怯而解颅……然五脏之气，禀受殊异，其于怯弱者。""五迟""五软"则是对脑受损后出现的后遗症的描述，"五迟"是立迟、行迟、发迟、齿迟、语迟；"五软"包括头项软、手软、足软、口软、肌肉软。此类病证的病因病机主要是先天禀赋不足，肾气亏虚，如《医宗金鉴·妇科心法要诀》云："小儿五迟之证，多因父母气血虚弱，先天有亏，致儿生下筋骨软弱……要皆肾气不足之故。""五软者……皆因禀受不足，气血不充。"

综上所述，中医学从病因病机等方面对新生儿 HIE 进行了认识，同时认为该病辨证应属标实本虚之证；在治疗原则上，主张急性期镇肝息风、开窍醒脑为主以祛实邪；缓解期为滋补肝肾、填精益智、补益气血等以扶正。

## （三）临床特征

在心肺复苏后生存患者中，神经功能损伤广泛存在。损伤程度主要取决于患者脑缺血缺氧的严重程度、快慢和持续时间。轻者存在认知功能轻度障碍，重者可存在运动和认知功能严重障碍、癫痫发作、肌阵挛、持续植物状态、脑死亡及其他神经功能异常。

### 1. 意识障碍

昏迷是一种持续的深度病理性意识障碍，其特点是两眼闭合不全、不能唤醒、没有睡眠－觉醒周期。昏迷从程度上分为浅昏迷、中度昏迷、深度昏迷。植物状态是一种特殊状态的意识障碍。昏迷与植物状态的区别在于后者能觉醒但无认知，而前者既不能唤醒又无认知。

### 2. 癫痫和肌阵挛

癫痫和肌阵挛在成人心搏骤停后住院期间是常见的。在心肺复苏自主循环恢复后患者中，癫痫、肌阵挛，或两者同时发生的概率为5%～15%，在持续昏迷患者中发生率为10%～40%。心搏骤停后皮质及皮质下结构严重但不全受损在临床上可表现为典型的癫痫现象，包括肌阵挛及癫痫发作。一般来说，心肺复苏后全身癫痫发作较少见，多为局部癫痫发作和肌阵挛状态。

### 3. 认知功能障碍

认知功能障碍包括情感障碍、记忆力障碍，尤其是短期内既往记忆障碍、语言障碍、感觉障碍等。研究表明，HIE患者记忆能力，如空间、文字记忆能力与患者缺血缺氧时间相关，部分患者存在典型的遗忘后遗症。缺血缺氧时间较长的患者可能存在智力、注意力、视觉和判断力下降，严重者可导致痴呆。神经病理学检查发现，记忆障碍与双侧海马区域受损有关，这与海马CA1区域的椎体神经元对缺血缺氧的易感性有关。

### 4. 运动功能障碍

脑缺血缺氧后可导致患者多种运动功能障碍，如肌张力异常、抽搐、震颤、手足综合征、帕金森病、舞蹈病等。放射及病理学研究证实，长时间缺氧可导致基底节神经元损伤，其中壳核病变可导致肌张力障碍；苍白球的主要功能是维持肌张力、身体姿势和协调运动，其病变可导致运动不能－强直综合征。

### 5. 言语及吞咽功能障碍

言语及吞咽功能障碍主要表现为运动型构音障碍，失语相对少见。部分患者同时伴有吞咽障碍。

## 二、埋线在缺血缺氧性脑病功能障碍中的应用

### （一）认知功能障碍

#### 1. 取穴

百会、四神聪、内关、足三里、三阴交、涌泉。

#### 2. 操作

①备线：选择医用 PGA 线 0.5 ～ 2cm 若干段备用。

②体位：根据操作需要让患者选择舒适体位，常规为俯卧位、仰卧位或坐位。

③消毒：用碘伏棉球在所取穴位进行常规消毒。

④穿线：根据患者不同穴位处肌肉脂肪层的情况选用不同长度线体，一般腹背部穴位采用 2cm，头面部采用 0.5cm，其他部位采用 1cm 线体。用无菌镊夹持 PGA 线从埋线针管的前端穿入一半。

⑤埋线：采用线体对折埋线法，对所选腧穴进行快速透皮进针，刺入一定深度，行针促使得气，旋转出针，针孔采用消毒棉签按压片刻，防止出血。每 2 周埋线 1 次，3次为 1 个疗程。

#### 3. 注意事项

埋线部位处 24 小时内保持干燥，一周之内忌食发物（如生葱、生姜、生蒜等辛辣刺激物，鱼、虾、蟹等水产品，牛、羊肉等热性肉），避免机体产生排异反应。

#### 4. 组方依据

中医学认为 HIE 的病位在脑，且与心、肝、脾、肾相关。历代医家素有"病变在脑，首取督脉"之说，因为据《素问·骨空论》中记载："督脉者，起于少腹以下骨中央……上额交颠上，入络脑，还出别下项……夹脊抵腰中，入循膂，络肾……贯脐中央，上贯心……"描述了督脉的循行路线。督脉循行入络脑，和脑有密切关系，并与足太阳膀胱经、足少阴肾经相合，联系心、肾、脊髓；而且督脉与六条阳经交会于大椎，为"阳脉之海"，总督一身之阳，因此督脉又有调节阳经气血的作用。临床报道也证实了针刺督脉穴位可以健脑醒神，减轻颅内压，改善脑组织血氧供给，调整儿茶酚胺含量，使交感神经处于相对稳定状态。故在 HIE 的治疗中应重取督脉经穴以醒脑开窍，振奋阳气。百会位居颠顶部，其深处即为脑之所在；且百会为督脉经穴，可见百会是调节

大脑功能的要穴。四神聪为经外奇穴，位于颠顶部、百会旁，属督脉和足太阳膀胱经所经区域。《太平圣惠方》载："神聪四穴，理头风目眩，狂乱疯痫。"可见四神聪也是治疗脑系疾病和神志病的关键穴。内关属手厥阴心包经，是该经络穴，可治心包经所主治的病证如心、胸疾病和神志病。足三里是足阳明胃经穴位，又为胃经之下合穴，有强壮作用，为保健要穴。《针灸大成》云："足三里主胃中寒……脏气虚惫，真气不足……四肢满，酸痛，目不明……"针灸该穴可调理脾胃、补中益气、通经活络、扶正祛邪等。现代医学研究也证实，针灸足三里穴，可增进食欲，帮助消化；可促进脑细胞功能的恢复，提高大脑皮层细胞的工作能力；还可以改善心功能，增加红细胞、白细胞、血红蛋白和血糖值；提高机体防御疾病的能力等。因此，足三里对 HIE 缓解期尤其适用，可以促进患者各方面的发育。三阴交属足太阴脾经，系足太阴、足厥阴、足少阴三经之会，故能通调三经气血，主治三经病证。HIE 的病位虽在脑，却与肝、脾、肾三脏相关，故选取该穴可起到调理三脏之功能，是治疗 HIE 不可缺少的腧穴。涌泉是足少阴肾经的一个重要穴位，《素问·宣明五气》曰："肾主骨。"《素问·六节藏象论》曰："肾者，主蛰，封藏之本，精之处也，其华在发，其充在骨，为阴中之少阴，通于冬气。"故肾是主管生长发育和生殖的重要脏器，选取该穴可以填精益髓，强壮患儿的筋骨，并能促进患儿的生长发育。

### （二）精神障碍

#### 1. 取穴

百会、四神聪、肾俞。此外，常用特色针法靳三针中的头针部分，即颞三针（耳尖直上 2 寸为第 1 针，在第一针水平向前后各旁开 1 寸为第 2、第 3 针）、智三针（神庭穴位第 1 针、左右两侧本神穴为第 2、第 3 针）和脑三针（脑户穴和左右脑空穴）。

#### 2. 操作

①备线：选择医用 PGA 线 0.5 ～ 2cm 若干段备用。

②体位：根据操作需要让患者选择舒适体位，常规为俯卧位、仰卧位或坐位。

③消毒：用碘伏棉球在所取穴位进行常规消毒。

④穿线：根据患者不同穴位处肌肉脂肪层的情况选用不同长度线体，一般腹背部穴位采用 2cm，头面部采用 0.5cm，其他部位采用 1cm 线体。用无菌镊夹持 PGA 线从埋线针管的前端穿入一半。

⑤埋线：采用线体对折埋线法，对所选腧穴进行快速透皮进针，刺入一定深度，行针促使得气，旋转出针，针孔采用消毒棉签按压片刻，防止出血。每2周埋线1次，3次为1个疗程。

### 3. 注意事项

埋线部位处24小时内保持干燥，一周之内忌食发物（如生葱、生姜、生蒜等辛辣刺激物，鱼、虾、蟹等水产品，牛、羊肉等热性肉），避免机体产生排异反应。

### 4. 组方依据

中医学认为脑为元神之府，头部经脉纵横交错，与全身多条经脉联系密切，元神主宰生命活动，与脏腑活动密切相关，针刺头部穴位，不仅能激发经气、疏通经络，还可通过加强经脉之间的联系，调整内在脏腑气血平衡，对五脏六腑阴阳气血失衡所致的大脑疾病有明显的治疗作用，《灵枢·海论》言："脑为髓之海，其腧上在于其盖。"又言："气在头者，止之于脑。"所以头部为灵机出入的要道，故头针为针刺治疗脑瘫必选之法。诸阳汇聚百会，聪有聪颖之意，顾名思义，与智力相关，百会、四神聪皆在脑部，与神相关，《淮南子·精神训》曰："神者，智之渊。"提出神是智力的源泉和主导。肾俞为膀胱经背俞穴，远离脑府，此乃腧穴远治作用，膀胱经络肾入脑，脑与肾密切相关，肾生髓充脑，涵养元神，神充则智满。颞三针在头颞部，第1针通过足太阳、少阳之会的率谷及手足少阳之会的角孙，第2针通过手足少阳、阳明之会的悬厘及足太阳少阳之会的曲鬓，第3针位于足太阳、少阳之交会的天冲附近，可鼓舞少阳生发之机，疏通肝胆经之气血，平肝柔肝，息风潜阳，改善大脑的血流量，提高智力。智三针包含神庭、本神，均位前额。头是精明之府，诸阳之气皆上于头，故有"脑为元神之府"之称。脑的主要功能为主神志、思维、感情及记忆。神庭属督脉，为治神要穴，是督脉与膀胱经的交会点，两经皆从背部直上入络于脑；庭有庭堂之意；神即脑神。神庭即为机体元神所居之处。故《黄庭中景经》曰："神庭者，脑神之宅，保身之堂。"《黄庭内景经》又曰："神处其中则灵，灵则应，应则保其身。"因此，本穴与神志病有关。本神在足少阳经上，是胆经与阳维脉交会之处。《素问·灵兰秘典论》云："胆者，中正之官，决断出焉。""凡十一脏取决于胆。"本穴位于前额发际旁，内为脑神之居。本穴附近又有头临泣、正营、目窗，均治惊痫等各种跟神明有关的疾病，所以本穴为针灸治神要穴，故命名为"本神"。脑三针即脑户和脑空。脑户是督脉经穴，交于足太阳。《难经》言："督脉者，起于下极之俞，并于脊里，上至风府，入属于脑。"《灵枢·经脉》曰：

"足太阳之脉，起于目内眦，上额交颠……入络脑，还出别下项。"可见，本穴为督脉上通头脑，入脑之门户，同时又是膀胱经由脑透出下行处。故脑户为膀胱经和督脉经气出入脑颅的门户。脑空，其内正当大小脑交界处，位居风池上 1 寸半处，为通脑之孔窍，所以脑三针为调整脑络之气、改善精神障碍的要穴。

### （三）其他障碍

#### 1. 运动功能障碍

（1）取穴

足三里、曲池、合谷、阳陵泉、三阴交。

（2）操作

①备线：选择医用 PGA 线 0.5 ～ 2cm 若干段备用。

②体位：根据操作需要让患者选择舒适体位，常规为俯卧位、仰卧位或坐位。

③消毒：用碘伏棉球在所取穴位进行常规消毒。

④穿线：根据患者不同穴位处肌肉脂肪层的情况选用不同长度线体，一般腹背部穴位采用 2cm，头面部采用 0.5cm，其他部位采用 1cm 线体。用无菌镊夹持 PGA 线从埋线针管的前端穿入一半。

⑤埋线：采用线体对折埋线法，对所选腧穴进行快速透皮进针，刺入一定深度，行针促使得气，旋转出针，针孔采用消毒棉签按压片刻，防止出血。每 2 周埋线 1 次，3 次为 1 个疗程。

（3）注意事项

埋线部位处 24 小时内保持干燥，一周之内忌食发物（如生葱、生姜、生蒜等辛辣刺激物，鱼、虾、蟹等水产品，牛、羊肉等热性肉），避免机体产生排异反应。

（4）组方依据

足三里是机体强身保健穴之一，位于膝关节附近，有舒筋活络、通利关节之功，又属胃经合穴，脾胃互为表里，针刺此穴能健运脾胃，扶正培元，治疗各种虚证。阳陵泉为足少阳经合穴，又属八会穴，筋会阳陵泉，此穴为治疗筋病常用穴，有强筋、舒筋、柔筋之功，善于治疗下肢经脉拘挛症。三阴交于小腿内侧，为脾、肾、肝三经交会点，能通调三脏，滋三脏之阴，调气活血，疏通经络，亦治疗下肢拘挛瘫痪等疾，此三穴共治下肢运动障碍，相得益彰。曲池为大肠经合穴，位处肘关节，是经气通达表里上下的大关，善于清里热，疏经络，利关节，调气血，以治上肢痹证。合谷为大肠经原穴，此经多气多血，其又位居虎口，为调理全身气机之大关，具有较强的活血化瘀、滑利关节、舒筋活络的作用。两穴位居上肢，可共同治疗上肢筋骨肌肉疾病。

## 2. 言语功能障碍

（1）取穴

百会，地仓，颊车，下关，焦氏头针常用语言一、二、三区。

（2）操作

①备线：选择医用 PGA 线 0.5～2cm 若干段备用。

②体位：根据操作需要让患者选择舒适体位，常规为俯卧位、仰卧位或坐位。

③消毒：用碘伏棉球在所取穴位进行常规消毒。

④穿线：根据患者不同穴位处肌肉脂肪层的情况选用不同长度线体，一般腹背部穴位采用 2cm，头面部采用 0.5cm，其他部位采用 1cm 线体。用无菌镊夹持 PGA 线从埋线针管的前端穿入一半。

⑤埋线：采用线体对折埋线法，对所选腧穴进行快速透皮进针，刺入一定深度，行针促使得气，旋转出针，针孔采用消毒棉签按压片刻，防止出血。每 2 周埋线 1 次，3次为 1 个疗程。

（3）注意事项

埋线部位处 24 小时内保持干燥，一周之内忌食发物（如生葱、生姜、生蒜等辛辣刺激物，鱼、虾、蟹等水产品，牛、羊肉等热性肉），避免机体产生排异反应。

（4）组方依据

根据现代解剖学，语言区是大脑皮层语言运动中枢功能定位投射区域，语言、构音或吞咽活动的协调一致受制于脑干网状结构里的运动中枢，发育中的中枢神经系统受损可能导致口周运动障碍，进而出现吞咽困难，构音不清。HIE 患者存在口腔肌肉协调功能障碍，咽喉肌发育不良，吞咽过程受阻，嘴部闭合不紧，与吞咽及发声的有关肌肉运动协调不良。因此头部选穴在改善 HIE 患者吞咽及构音障碍中发挥积极的作用。除了头部运针，还可采用局部施针，针刺地仓、颊车、下关能有效减少唾液分泌过旺，加强咽部括约肌功能。此外，地仓穴位处口轮匝肌，深部有颊肌，有面神经、颊肌神经及眶下神经经过；颊车在咬肌处，布有咬肌神经和面神经下缘支，针刺这两穴位能有效改善面部肌肉运动，恢复口腔开阖功能，使涎液不至于溢出，改善构音障碍。

**【埋线依据】**

丁春华等从动物试验方向对 HIE 进行了探讨，成功地复制了幼鼠 HIE 模型，并在实验中发现，缺血缺氧时幼鼠头部血流量下降，脑组织含水量增多，NO（一氧化氮）及 MDA（丙二醛）水平增高，这提示 HIE 与过量产生 NO 及过氧化损伤有关。NO 可呈神经毒性作用，损伤脑血管内皮的完整性，使其通透性增加，导致脑水肿；NO 的过量生成又可致脑的病理性损伤，干扰脑细胞正常的生理活动。而在对实验动物行"针刺通经健脑"的治疗方法后，发现针刺能够增加新生鼠 HIE 时的脑部血液循环，减轻脑组织水肿，降低 NO 水平，从而阻断上述 NO 对 HIE 幼鼠一系列的损害过程，促进神经细胞功能恢复，为临床针灸治疗 HIE，减少后遗症的发生，提供了现代理论与实验依据。这同时也证实了中医学认为的针刺能够疏通经络、调和气血、开窍脑髓、提高机体免疫力、恢复神经功能传导、促进肢体功能康复这一理论。刘明发等推测针刺治疗 HIE 有效的原因不仅是减少损伤，还可能是针刺促进内源性神经干细胞的增殖、迁移和分化，促进神经再生，从而使功能重建，而实验结果也正好证实了针刺促使损伤后皮质神经干细胞增多的设想。刘锦等取百会、水沟、风府、后溪等为主穴治疗 HIE 患儿 59 例，对照组和治疗组都在基础治疗的前提下，前者只采用高压氧治疗，而后者则采用针刺结合高压氧的治疗方法，结果：治疗组与对照组总有效率分别为 96.97%、73.07%，针刺加高压氧治疗 HIE 优于单用高压氧治疗，主要表现在能缩短疗程，提高治愈率，降低死亡率，并对保护小儿大脑、促进肢体的功能恢复、减少后遗症都起到了积极有效的作用，因此提倡尽早结合针刺治疗。刘晓辉以常规治疗加针刺（取百会、四神聪、印堂、足三里、阳陵泉、通里、曲池等穴位）为治疗组，单用药物为对照组，进行疗效比较，结果：治疗组疗效明显优于对照组，因此也认同早期持续穴位刺激对 HIE 的治疗及预防后遗症的发生有明显的作用。

## 三、缺血缺氧性脑病康复预测

缺血缺氧性脑病（HIE）患者的预后大致分为康复或残疾生存、植物状态、死亡。由于脑组织对缺氧的敏感性不同，灰质较白质敏感，大脑皮质、海马神经元最敏感，其次为纹状体和小脑，脑干运动核的耐受性较高。因此，缺血缺氧的严重程度、持续时间、缺血缺氧至就诊时间不同，由此导致临床症状的严重程度及预后也不尽相同。预后与患者的年龄及身体状况也有关。有高血压或糖尿病病史的患者脑血管自主调节功能较差，在处于缺血缺氧状态时更容易造成缺血缺氧性脑病，脑组织损害也更加严重。有研究显示，缺血缺氧后体内炎症因子、血肌酐、血氧分压等也是影响脑血流动力学的重要因素。在一项有关成人心搏骤停后昏迷的前瞻性研究中，神经元特异性烯醇化酶（NSE）的检测数值在 $1.8 \sim 250 \mu g/L$，范围较大，可预测 64% 的不良神经预后。还有研究显示，S100β 蛋白浓度大于 $25 \mu g/L$ 的 HIE 患者可一直处于昏迷状态。经颅多普勒超声成像技术（TCD）可用于监测成人 HIE 患者早期脑功能损害的严重程度，脑血流速度越快，阻力指数和搏动指数越低，脑功能损伤的发生率越高，脑功能损伤的程度可能越重，预后不良。对于昏迷患者，脑电图（EEG）的异常程度与昏迷患者意识障碍程度有平行关系，并且根据其连续监测的变化，可作为预后判断的重要指标。EEG 级别越高，预后越不好；EEG 级别越低，则预后越好；其中Ⅱ级及以下临床预后最好。此外，Glasgow 昏迷评分、入院时瞳孔对光反射、脑干反应、疼痛刺激反应等对昏迷患者预后的判断有一定的价值。

# 第八节　癫痫

## 一、概述

### （一）流行病学

癫痫（epilepsy）是多种原因引起的脑部神经元高度同步化异常放电所致的临床综合征，临床表现具有发作性、短暂性、重复性和刻板性的特点。异常放电神经元的位置不同及异常放电波及的范围差异，导致患者的发作形式不一，可表现为感觉、运动、意识、精神、行为、自主神经功能障碍或兼有之。临床上每次发作或每种发作的过程称为痫性发作（seizure），一个患者可有一种或数种形式的痫性发作。在癫痫发作中，一组具有相似症状和体征特性所组成的特定癫痫现象统称为癫痫综合征。癫痫是神经系统常见疾病，流行病学资料显示，癫痫的年发病率为（50 ～ 70）/10 万；患病率约为 5‰；死亡率为（1.3 ～ 3.6）/10 万，为一般人群的 2 ～ 3 倍。我国目前有 900 万以上癫痫患者，每年新发癫痫患者 65 万～ 70 万，30% 左右为难治性癫痫，我国的难治性癫痫患者至少有 200 万。

## （二）发病机制

### 1.西医学病因病理

（1）癫痫分类

癫痫不是独立的疾病，而是一组疾病或综合征，引起癫痫的病因非常复杂，根据病因学不同，癫痫可分为三大类。

1）症状性癫痫（symptomatic epilepsy）：由各种明确的中枢神经系统结构损伤或功能异常所致，如脑外伤、脑血管病、脑肿瘤、中枢神经系统感染、寄生虫、遗传代谢性疾病、皮质发育障碍、神经系统变性疾病、药物和毒物等。

2）特发性癫痫（idiopathic epilepsy）：病因不明，未发现脑部有足以引起癫痫发作的结构性损伤或功能异常，可能与遗传因素密切相关，常在某一特定年龄段起病，具有特征性临床及脑电图表现，如伴中央颞区棘波的良性儿童癫痫、家族性颞叶癫痫等。

3）隐源性癫痫（cryptogenic epilepsy）：临床表现提示为症状性癫痫，但现有的检查手段不能发现明确的病因。其占全部癫痫的 60% ～ 70%。

（2）影响癫痫发作的因素

1）年龄：特发性癫痫与年龄密切相关，如婴儿痉挛症在 1 岁内起病，儿童失神癫痫发病高峰在 6 ～ 7 岁，肌阵挛癫痫起病在青春期前后。各年龄段癫痫的常见病因也不同：0 ～ 2 岁多为围生期损伤、先天性疾病和代谢障碍等；2 ～ 12 岁多为急性感染、特发性癫痫、围生期损伤和热性惊厥等；12 ～ 18 岁多为特发性癫痫、颅脑外伤、血管畸形和围生期损伤等；18 ～ 35 岁多为颅脑外伤、脑肿瘤和特发性癫痫等；35 ～ 65 岁多为脑肿瘤、颅脑外伤、脑血管疾病和代谢障碍等；65 岁以后多为脑血管疾病、脑肿瘤、阿尔茨海默病伴发等。

2）遗传因素：可影响癫痫易患性，如儿童失神发作患者的兄弟姐妹在 5 ～ 16 岁有40% 以上出现 3Hz 棘慢波的异常脑电图，但仅 1/4 出现失神发作。症状性癫痫患者的近亲患病率为 15‰，高于普通人群。有报告显示，单卵双胎儿童发生失神和全面强直 – 阵挛的一致率很高。

3）睡眠：癫痫发作与睡眠－觉醒周期有密切关系，如全面强直－阵挛发作常在晨醒后发生；婴儿痉挛症多在醒后和睡前发作；伴中央颞区棘波的良性儿童癫痫多在睡眠中发作等。

4）内环境改变：内分泌失调、电解质紊乱和代谢异常等均可影响神经元放电阈值，导致痫性发作。如少数患者仅在月经期或妊娠早期发作，为月经期癫痫和妊娠性癫痫；疲劳、睡眠缺乏、饥饿、便秘、饮酒、闪光、感情冲动和一过性代谢紊乱等都可导致痫性发作。

（3）发病机制

癫痫的发病机制非常复杂，至今尚未能完全了解其全部机制，但发病的一些重要环节已被探知。

1）痫性放电的起始：神经元异常放电是癫痫发病的电生理基础。正常情况下，神经元自发产生有节律性的电活动，但频率较低。致痫灶神经元的膜电位与正常神经元不同，在每次动作电位之后出现阵发性去极化漂移（paroxysmal depolarization shift，PDS），同时产生高幅高频的棘波放电。神经元异常放电可能是各种病因导致离子通道蛋白和神经递质或调质异常，出现离子通道结构和功能改变，引起离子异常跨膜运动所致。在癫痫发病机制中，对于神经元异常放电的起源需区分两个概念：①癫痫病灶，是癫痫发作的病理基础，指可直接或间接导致痫性放电或癫痫发作的脑组织形态或结构异常，CT或MRI通常可显示病灶，有的需要在显微镜下才能发现；②致痫灶，是脑电图出现一个或数个最明显的痫性放电部位，痫性放电是病灶挤压、局部缺血等导致局部皮质神经元减少和胶质增生所致。研究表明，直接导致癫痫发作的并非癫痫病灶而是致痫灶。单个病灶（如肿瘤、血管畸形等）产生的致痫灶多位于癫痫病灶边缘，广泛癫痫病灶（如颞叶内侧硬化及外伤性瘢痕等）所致的致痫灶常包含在病灶内，有时可在远离癫痫病灶的同侧或对侧脑区。

2）痫性放电的传播：异常高频放电反复通过突触联系和强直后的易化作用诱发周边及远处的神经元同步放电，从而引起异常电位的连续传播。异常放电局限于大脑皮质的某一区域时，表现为部分性发作；若异常放电在局部反馈回路中长期传导，表现为部分性发作持续状态；若异常放电通过电场效应和传导通路，向同侧其他区域甚至一侧半球扩散，表现为Jackson发作；若异常放电不仅波及同侧半球，还可同时扩散到对侧大脑半球，表现为继发性全面性发作；若异常放电的起始部分在丘脑和上脑干，并仅扩及脑干网状结构上行激活系统时，表现为失神发作；若异常放电广泛投射至两侧大脑皮质并使网状脊髓束受到抑制时，表现为全身强直－阵挛发作。

3）痫性放电的终止：目前机制尚未完全明了，可能机制为脑内各层结构的主动抑制作用，即癫痫发作时，癫痫病灶内产生巨大突触后电位，后者激活负反馈机制，使细胞膜长时间处于过度去极化状态，从而抑制异常放电扩散，同时减少癫痫病灶的传入性冲动，促使发作放电的终止。

### 2.中医学病因病机

中医有关癫痫病名的相关记载最早见于长沙马王堆汉墓出土的《五十二病方》，该书称本病为"癫疾"。这表明，早在汉代人们就已认识到癫痫。中医学认为癫痫是一种遗传性疾病，且与精神异常有关。如《素问·病能论》记载："人生而有病癫疾者，病名曰何？安所得之？岐伯曰：病名为胎病，此得之在母腹中时，其母有所大惊，气上而不下，精气并居，故令子发为癫疾也。"故而癫疾又称为胎病，此是从发病原因命名的。《灵枢》认识到癫疾与狂同为精神异常类疾病，隋唐以后，明清以前，癫痫病名较多，其命名多与病因、症状、声形及象术有关，无临床意义。清代名医王清任在《医林改错·脑髓论》中言："痫症，俗名羊羔风，即是元气一时不能上转入脑髓，抽时正是活人死脑袋；活人者，腹中有气，四肢抽搐；死脑袋者，脑髓无气，耳聋，眼天吊如死。有先喊一声而后抽者，因脑先无气，胸中气不知出入，暴向外出也。正抽时，胸中有漉漉之声者，因津液在气管，脑无灵机之气，使津液吐嗽，津液逗留在气管，故有此声。抽后头疼昏睡者，气虽转入于脑，尚未足也。"王清任认识到癫痫与元气虚、脑髓瘀血有关，这与现代医学的先天遗传、后天脑部受伤致痫完全吻合。本病经中医辨证论治及西医抗癫痫药物治疗，约 1/3 病例可完全控制，80% 有效，约 20% 为难治性癫痫。对癫痫持续状态应紧急抢救。本病的发生，大多由七情失调、先天因素、脑部外伤、饮食不节、劳累过度，或患他病之后，脏腑失调，痰浊阻滞，气机逆乱，风阳内动所致，而尤以痰邪作祟最为重要。

（1）七情失调

七情失调主要责于惊恐。由于突受大惊大恐，气机逆乱，进而损伤脏腑，肝肾受损，则易致阴不敛阳而生热生风。脾胃受损，则易致精微不布，痰浊内聚，经久失调，一遇诱因，痰浊或随气逆，或随火炎，或随风动，蒙闭心神清窍，是以痫证作矣。小儿脏腑娇嫩，元气未充，神气怯弱，或素蕴风痰，更易因惊恐而发生本病。

（2）先天因素

痫病之始于幼年者，与先天因素有密切关系，所谓"病从胎气而得之"，前人多责之于"在母腹中时，其母有所大惊"。若母体突受惊恐，一则导致气机逆乱，二则导致精伤而肾亏，所谓"恐则精却"。母体精气之耗伤，必使胎儿发育异常，出生后，遂易发生痫病。

（3）脑部外伤

由于跌仆撞击，或出生时难产，均能导致颅脑受伤，使神志逆乱，昏不知人，气血瘀阻，则络脉不和，肢体抽搐，遂发痫证。此外，或因六淫之邪所干，或因饮食失调，或患他病之后，均可致脏腑受损，积痰内伏，一遇劳作过度，生活起居失于调摄，遂致气机逆乱而触动积痰，痰浊上扰，闭塞心窍，壅塞经络，发为痫病。

综上所述，本病以头颅神机受损为本，脏腑功能失调为标，而先天遗传与后天所伤是两大致病因素。本病概由痰、火、瘀为内风触动，致气血逆乱，清窍蒙蔽，故发病。其脏气不平，阴阳偏胜，神机受累，元神失控是病机的关键所在。

## （三）临床特征

癫痫临床表现丰富多样，但都具有如下共同特征：①发作性，即症状突然发生，持续一段时间后迅速恢复，间歇期正常；②短暂性，即发作持续时间非常短，通常为数秒钟或数分钟，除癫痫持续状态外，很少超过半小时；③重复性，即第1次发作后，经过不同间隔时间会有第2次或更多次的发作；④刻板性，指每次发作的临床表现几乎一致。

### 1. 部分性发作（partial seizure）

部分性发作是指源于大脑半球局部神经元的异常放电，包括单纯部分性发作、复杂部分性发作、部分性发作继发全面性发作3类。前者为局限性发放，无意识障碍，后两者放电从局部扩展到双侧脑部，出现意识障碍。

（1）单纯部分性发作（simple partial seizure）

发作时程短，一般不超过1分钟，发作起始与结束均较突然，无意识障碍，可分为以下4型。

1）部分运动性发作：表现为身体某一局部发生不自主抽动，多见于一侧眼睑、口角、手指或足趾，也可波及一侧面部或肢体，病灶多在中央前回及附近，常见以下几种发作形式。①Jackson发作：异常运动从局部开始，沿大脑皮质运动区移动，临床表现为抽搐自手指—腕部—前臂—肘—肩—口角—面部逐渐发展，称为 Jackson 发作；严重部分运动性发作患者发作后可留下短暂性（半小时至 36 小时内消除）肢体瘫痪，称为托德（Todd）麻痹。②旋转性发作：表现为双眼突然向一侧偏斜，继之头部不自主同向转动，伴有身体的扭转，但很少超过 180°，部分患者过度旋转可引起跌倒，出现继发性全面性发作。③姿势性发作：表现为发作性一侧上肢外展、肘部屈曲、头向同侧扭转、眼睛注视着同侧。④发音性发作：表现为不自主重复发作前的单音或单词，偶可有语言抑制。

2）部分感觉性发作：躯体感觉性发作常表现为一侧肢体麻木感和针刺感，多发生在口角、舌、手指或足趾，病灶多在中央后回躯体感觉区；特殊感觉性发作可表现为视觉性（如闪光或黑矇等）、听觉性、嗅觉性和味觉性；眩晕性发作表现为坠落感、飘动感、水平或垂直运动感等。

3）自主神经性发作：出现面部苍白或潮红、多汗、立毛、瞳孔散大、呕吐、腹痛、肠鸣、烦渴和欲排尿感等。病灶多位于岛叶、丘脑及周围（边缘系统），易扩散出现意识障碍，成为复杂部分性发作的一部分。

4）精神性发作：可表现为各种类型的记忆障碍（如似曾相识、似不相识、强迫思维、快速回顾往事）、情感障碍（无名恐惧、忧郁、欣快、愤怒）、错觉（视物变形、变大、变小，声音变强或变弱）、复杂幻觉等。病灶位于边缘系统。精神性发作虽可单独出现，但常为复杂部分性发作的先兆，也可继发全面性强直－阵挛发作。

（2）复杂部分性发作（complex partial seizure，CPS）

复杂部分性发作占成人癫痫发作的 50% 以上，也称为精神运动性发作，病灶多在颞叶，故又称为颞叶癫痫，也可见于额叶、嗅皮质等部位。复杂性部分发作由于起源、扩散途径及速度不同，临床表现有较大差异，主要分以下类型。

1）仅表现为意识障碍：一般表现为意识模糊，意识丧失较少见。由于发作中可有精神性或精神感觉性成分存在，意识障碍常被掩盖，表现类似失神。成人失神几乎毫无例外是复杂部分性发作，但在小儿应注意与失神性发作鉴别。

2）表现为意识障碍和自动症：经典的复杂部分性发作可从先兆开始，先兆是痫性发作出现意识丧失前的部分，患者对此保留意识，以上腹部异常感觉最常见，也可出现情感（恐惧）、认知（似曾相识）和感觉性（嗅幻觉）症状，随后出现意识障碍、呆视和动作停止。发作通常持续 1～3 分钟。自动症（automatisms）是指在癫痫发作过程中或发作后意识模糊状态下出现的具有一定协调性和适应性的无意识活动。自动症均在意识障碍的基础上发生，伴有遗忘。自动症可表现为反复咂嘴，噘嘴，咀嚼，舔舌、牙，吞咽（口、消化道自动症）；或反复搓手、拂面，不断地穿衣、脱衣、解衣扣、摸索衣服（手足自动症）；也可表现为游走，奔跑，无目的地开门、关门、乘车、上船；还可出现自言自语、叫喊、唱歌（语言自动症）或机械重复原来的动作。自动症并非复杂部分性发作所特有，在其他发作（如失神发作）或发作后意识障碍情况下也可出现。自动症出现的机制可能为高级控制功能解除，原始自动行为的释放。意识障碍严重程度、持续时间和脑低级功能相对完整等满足了自动行为出现的条件，临床上以复杂部分性发作自动症最常见。

3）表现为意识障碍与运动症状：复杂部分性发作可表现为开始即出现意识障碍和各种运动症状，特别在睡眠中发生，可能与放电扩散较快有关。运动症状可为局灶性或不对称强直、阵挛和变异性肌张力动作，各种特殊姿势（如击剑样动作）等，也可为不同运动症状的组合或先后出现，与放电起源部位及扩散过程累及区域有关。

（3）部分性发作继发全面性发作

单纯部分性发作可发展为复杂部分性发作，单纯或复杂部分性发作均可泛化为全面性强直 – 阵挛发作。

## 2. 全面性发作（generalized seizure）

全面性发作最初的症状和脑电图提示发作起源于双侧脑部，患者多在发作初期就有意识丧失。

（1）全面强直 – 阵挛发作（generalized tonic-clonic seizure，GTCS）

意识丧失、双侧强直后出现阵挛是此型发作的主要临床特征，可由部分性发作演变而来，也可在疾病开始即表现为全面强直 – 阵挛发作。此型早期出现意识丧失、跌倒，随后的发作分为 3 期。

1）强直期：表现为全身骨骼肌持续性收缩。眼肌收缩出现眼睑上牵、眼球上翻或凝视；咀嚼肌收缩出现张口，随后猛烈闭合，可咬伤舌尖；喉肌和呼吸肌强直性收缩致患者尖叫一声，呼吸停止；颈部和躯干肌肉的强直性收缩致颈和躯干先屈曲，后反张；上肢由上举后旋转为内收旋前，下肢先屈曲后猛烈伸直，持续 10 ～ 20 秒钟后进入阵挛期。

2）阵挛期：肌肉交替性收缩与松弛，呈一张一弛交替性抽动，阵挛频率逐渐变慢，松弛时间逐渐延长，本期可持续 30 ～ 60 秒或更长。在一次剧烈阵挛后，发作停止，进入发作后期。以上两期均可发生舌咬伤，并伴呼吸停止、血压升高、心率加快、瞳孔散大、光反射消失、唾液和其他分泌物增多；巴宾斯基征可为阳性。

3）发作后期：此期尚有短暂阵挛，以面肌和咬肌为主，导致牙关紧闭，可发生舌咬伤。本期全身肌肉松弛，括约肌松弛，尿液自行流出可发生尿失禁。呼吸首先恢复，随后瞳孔、血压、心率渐至正常。肌张力松弛，意识逐渐恢复。从发作到意识恢复历时5～15分钟。醒后患者常感头痛、全身酸痛、嗜睡，部分患者有意识模糊，此时强行约束患者可能发生伤人和自伤。

GTCS典型脑电图改变：强直期开始逐渐增强的10次/秒棘波样节律，然后频率不断降低，波幅不断增高，阵挛期弥漫性慢波伴间歇性棘波，痉挛后期呈明显脑电抑制，发作时间越长，抑制越明显。

（2）强直性发作（tonic seizure）

强直性发作多见于弥漫性脑损害的儿童，睡眠中发作较多，表现为与强直-阵挛发作中强直期相似的全身骨骼肌强直性收缩，常伴有明显的自主神经症状，如面色苍白等。如发作时患者处于站立位可剧烈摔倒。发作持续数秒至数十秒。典型发作期EEG为暴发性多棘波。

（3）阵挛性发作（clonic seizure）

阵挛性发作几乎都发生在婴幼儿，特征是重复阵挛性抽动伴意识丧失，之前无强直期。双侧对称或某一肢体为主的抽动，幅度、频率和分布多变，为婴儿发作的特征，持续1分钟至数分钟。EEG缺乏特异性，可见快活动、慢波及不规则棘慢波等。

（4）失神发作（absence seizure）

失神发作分典型失神发作和不典型失神发作，临床表现、脑电图背景活动及发作期改变、预后等均有较大差异。

1）典型失神发作：儿童期起病，青春期前停止发作。特征性表现是突然短暂的（5～10秒）意识丧失和正在进行的动作中断，双眼茫然凝视，呼之不应，可伴简单自动性动作，如擦鼻、咀嚼、吞咽等，或伴失张力如手中持物坠落或轻微阵挛，一般不会跌倒，事后对发作全无记忆，每日可发作数次至数百次。发作后立即清醒，无明显不适，可继续先前活动。醒后不能回忆。发作时EEG呈双侧对称3Hz棘慢综合波。

2）不典型失神发作：起始和终止均较典型失神缓慢，除意识丧失外，常伴肌张力降低，偶有肌阵挛。EEG显示较慢的（2～2.5Hz）不规则棘慢波或尖慢波，背景活动异常，多见于有弥漫性脑损害患儿，预后较差。

（5）肌阵挛发作（myoclonic seizure）

肌阵挛发作表现为快速、短暂、触电样肌肉收缩，可遍及全身，也可限于某个肌群或某个肢体，常成簇发生，声、光等刺激可诱发。肌阵挛发作可见于任何年龄，常见于预后较好的特发性癫痫患者，如婴儿良性肌阵挛性癫痫；也可见于罕见的遗传性神经病变及弥漫性脑损害。发作期典型 EEG 改变为多棘慢波。

（6）失张力发作（atonic seizure）

失张力发作是姿势性张力丧失所致。部分或全身肌肉张力突然降低导致垂颈（点头）、张口、肢体下垂（持物坠落）或躯干失张力跌倒或猝倒发作，持续数秒至 1 分钟，时间短者意识障碍可不明显，发作后立即清醒和站起。EEG 示多棘慢波或低电位活动。

**3. 2001 年国际抗癫痫联盟（ILAE）新提出的几种经过临床验证的癫痫发作类型**

（1）痴笑发作

Gascon（加斯干）和 Lombroso（龙布隆索）在 1971 年提出痴笑性癫痫的诊断标准：没有诱因的、刻板的、反复发作的痴笑，常伴有其他癫痫表现，发作期和发作间期 EEG 有痫样放电，无其他疾病能解释这种发作性痴笑。痴笑是这种发作的主要特点，也可以哭为主要临床表现。患者对药物耐药，如为合并的发作可能治疗有效。

（2）持续性先兆

ILAE 在新癫痫分类中把持续性先兆作为癫痫一种亚型，也将其视为部分感觉性癫痫的同义词。从临床观点看，持续性先兆可分为 4 种亚型：躯体感觉（如波及躯干、头部及四肢的感觉迟钝等）；特殊感觉（如视觉、听觉、嗅觉、平衡觉及味觉）；自主神经症状明显的持续性先兆；表现为精神症状的持续性先兆。

## 二、埋线在癫痫中的应用

### （一）临床处理原则

辨证要点：①辨病情轻重：判断本病之轻重取决于两个方面，一是病发持续时间之长短，一般持续时间长则病重，短则病轻；二是发作间隔时间之久暂，即间隔时间久则病轻，短暂则病重。其临床表现的轻重与痰结之浅深和正气之盛衰密切相关。②辨证候虚实：痫病之风痰闭阻、痰火扰神属实，而心脾两虚、肝肾阴虚属虚。发作期多实或实中夹虚，休止期多虚或虚中夹实。阳痫发作多实，阴痫发作多虚。

### 1. 肝风夹痰

证候：发病急骤，发作前常有头昏、眩晕、胸闷、乏力等症。发则突然跌倒，神志不清，抽搐吐涎，或有尖叫与二便失禁等；也有仅为短暂的神志不清，或精神恍惚而无抽搐；双目发呆，茫然所失，说话中断，持物落地，舌苔白腻，脉多弦滑。

### 2. 痰热内闭

证候：平素情绪急躁，心烦失眠，口臭便秘，发作时猝然昏仆抽搐、吐涎或有叫吼，不省人事，牙关紧闭，两目上视，四肢抽搐，气粗痰鸣，身热，舌红，苔黄腻，脉弦滑数。

### 3. 心脾素虚

证候：平素失眠多梦，心悸气短，头晕健忘，口苦咽干；发作时精神昏乱或无故游走，喃喃自语，或欣快发怒，不识他人；或昏仆无知、历时短暂，抽搐或呈短暂神志丧失，停止活动，舌质淡，苔薄，脉细或细数。

### 4. 肝肾阴虚

证候：痫证频发日久，腰膝酸软，神思恍惚，头晕目眩，两目干涩，面色晦暗，耳轮焦枯不泽，健忘失眠，便干，舌红，脉细数。

### 5. 脾胃气虚

证候：神疲乏力，面色不华，纳差、便溏或恶心呕吐，昏倒抽搐轻浅，但口吐清涎量多，间歇期有纳少神疲、痰多便溏，舌淡，苔薄腻，脉濡。

### 6. 瘀血内阻

证候：平素头晕头痛，痛有定处，常有单侧肢体抽搐，或一侧面部抽动，多继发于颅脑外伤、产伤、颅内感染性疾患后遗，或先天脑发育不全，舌质暗红或有瘀斑，苔薄白，脉涩或紧。

因此，肝风夹痰应息风涤痰，开窍醒神；痰热内闭应清热化痰，开窍醒神；心脾素虚应健脾化痰，养心安神；肝肾阴虚应滋补肝肾，息风止痉；脾胃气虚应健脾化痰，和胃降逆；瘀血内阻应活血化瘀，息风止痉。

## （二）埋线治疗

### 1. 取穴

主穴：大椎、腰奇、天枢、膻中、间使、百会、头维、三阴交、丰隆、心俞、肝俞、脾俞。

配穴：肝风夹痰，加支沟、三阳络；痰热内闭，加安眠、神门；心脾素虚，加足三里、血海；肝肾阴虚，加太溪、肾俞；脾胃气虚，加脾俞、胃俞；瘀血内阻，加太冲、血海。

### 2. 操作

①备线：选择医用 PGA 线 0.5 ～ 2cm 若干段备用。

②体位：根据操作需要让患者选择舒适体位，常规为俯卧位、仰卧位或坐位。

③消毒：用碘伏棉球在所取穴位进行常规消毒。

④穿线：根据患者不同穴位处肌肉脂肪层的情况选用不同长度线体，一般腹背部穴位采用 2cm，头面部采用 0.5cm，其他部位采用 1cm 线体。用无菌镊夹持 PGA 线从埋线针管的前端穿入一半。

⑤埋线：采用线体对折埋线法，对所选腧穴进行快速透皮进针，刺入一定深度，行针促使得气，旋转出针，针孔采用消毒棉签按压片刻，防止出血。每 2 周埋线 1 次，3 次为 1 个疗程。

### 3. 注意事项

埋线部位处 24 小水内保持干燥，一周之内忌食发物（如生葱、生姜、生蒜等辛辣刺激物，鱼、虾、蟹等水产品，牛、羊肉等热性肉），避免机体产生排异反应。

### 4. 组方依据

中医学对癫痫的病因病机研究颇多，认为癫痫之所以形成，与七情失调、劳累、饮食、先天因素，或他病后，脏腑功能失调，气乱痰阻，风阳内扰有关。痰邪贯穿该病的始终。发病初期，痰聚气逆，闭阻清窍，肝风内动，痰火炽盛等，以实证为主，若日久不愈，损伤正气，损伤心、脾、肝、肾，加以痰瘀凝结胶固，表现虚实夹杂。本病病位在脑，与心、肝、脾、肾有密切关系，但主要在于心、肝、脾。在治疗上，以通调督任、调理阴阳、健脾祛痰、调和气血、理气降逆、调补心肝脾为主进行辨证加减。

经络辨证取穴："治风先治血，血行风自灭。""风证多在阳经。"督脉并于脊里，上至风府，络脑，贯心属肾，且为阳脉之海，总督一身阳气，督脉经气不通，势必造成阴阳平衡失调，清阳不升，导致癫痫发病，《素问·骨空论》曰："督脉为病，脊强反折。"百会位于颠顶，百会深处即为脑之所在，与脑密切联系，且百会为百脉之宗，具有益气升阳、填髓充脑、开窍醒脑的作用；大椎属于督脉，为手足三阳、督脉之会；腰奇也位于督脉循行之处，为治疗癫痫的奇穴、要穴；三者上下相应，针刺得当，可振奋一身阳经之气，使督脉之气得以疏调，上下贯通，脑髓得以充足，从而达到开窍通闭、醒神回苏之功效。阳明经乃多气多血之经，头维是阳维脉与足少阳胆经及足阳明胃经三经脉的交会穴，对头部及四肢的阳气具有较好的保护作用，能镇痉止痛，通络活血，明目清脑，为治疗湿邪内浸的头部腧穴。天枢正好为人身中间位置，就如天地交合之际，是升清降浊之枢纽，有疏调肠腑、活血理气、化湿和中的作用。丰隆为胃经的络穴，联络表里二经，通脾胃二经，既可健胃，又可运脾，为化痰要穴，故化痰必是首选。足太阴脾经具有统率三阴的作用，是多血少气之经，其阴气最盛，三阴交位于三阴之关，能调节多个脏腑的功能。

脏腑气血辨证取穴："心者，君主之官，神明出焉。"心包为心之外卫，病邪犯心，往往首先侵犯心包，亦即心包能够代心受邪，间使属于手厥阴心包经的经穴，且通过与三焦经互为表里的特性，能协助心主神志、主血脉的功能，其别名为鬼路，为扁鹊十三鬼穴之一，有调心神等作用；背俞穴乃五脏六腑之精气输注于体表的部位，是调节脏腑功能、振奋人体正气之要穴。孙思邈提出："若脊背反张，则取大椎以及诸腧穴。"《景岳全书》说："癫痫为病……专在心经，以及肝胆二脏。"肝主筋、主疏泄，心主神明，胆者将军之官，决断出焉。三者主疏泄，疏利胆汁，调和脾胃，共调神志，因此配肝俞、脾俞、心俞，具有协调脏腑功能的作用。膻中为任脉穴，是心包络经气聚集处，又是宗气聚会的穴位，能够活血理气通络，作为理气降逆化痰的要穴，可宽胸理气。诸穴相配，气血相合，则阴阳调和。

取穴重调脾胃：脾胃功能失调为痰病形成的主要病因病机，《素问·病能论》首开神志异常之症从调理脾胃为治的先河。《寓意草》载："脾气者，人身健运之阳气，如天之有日也。阴凝四塞者，日失其所……理脾则如烈日当空，痰浊阴凝自散。"主张治痰以治脾为本，顺气为先。脾胃虚弱则化源不足，清气无以上充，导致脑之真气不足，故足阳明胃经与足太阴脾经之穴可共奏调理脾胃之功，以足阳明胃经头维、天枢、丰隆健脾祛湿化痰，脾俞、三阴交调和气血、扶正培元以治其本。

## 【埋线依据】

埋线治疗癫痫的机制主要是通过线体在穴内的生化反应及物理变化，以产生刺激能量和信息，通过经络传入体内，并把穴位局部身体组织损伤后的组织疗法效应和作用效应通过神经－体液来调整脏腑功能状态。通过针具与异体蛋白在穴内产生的刺激，产生"通经脉，调气血"和"制其神，令气易行"的作用，调整脏腑阴阳之不足，以达到"阴平阳秘"的平衡点，以《内经》"深纳而久留之，以治顽疾"的指导思想进行治疗。此外，埋线可在大脑皮层建立新的兴奋灶，从而对病灶产生一种良性诱导，缓解病灶的放电，起不同程度的抑制性作用，使高级神经系统的功能得到一定恢复，达到消除疾病的目的。韩德雄以膀胱经和督脉的腧穴为主，采用羊肠线进行穴位埋线治疗，配合该病的经验效穴大椎、阳陵泉、丰隆、心俞等，以息风止痉、化痰降气、交通阴阳、协调脏腑，使之恢复到"阴平阳秘"的状态，对于治疗癫痫全面发作疗效明确；王洪飞等对 632 位原发性癫痫患者进行微创埋线术，与西药治疗进行对比，微创埋线组治愈率为77.01%，高于西药组的 70.03%，两法疗效有显著差别；王瑞恒等用穴位植线疗法对原发性癫痫 80 例进行治疗，有效率为 75%；符冰将癫痫患者分成治疗组和对照组，分别予以穴位埋植和毫针针刺，结果：治疗组疗效优于对照组。埋线疗法具有操作方便、无不良反应、疗程相对短、经济实惠的优点。

### 三、癫痫的康复预测

癫痫的康复预测涉及多个因素，包括患者的起病年龄、癫痫类型、治疗时机和方法、遗传因素及心理状态等。

首先，起病年龄是一个重要的影响因素。一般来说，起病年龄越小，癫痫的预后可能越差。例如，新生儿及婴儿期发生的癫痫，往往与脑结构的病变有关，因此预后可能相对较差。而儿童期、少年期及青年期的原发性全身大发作，由于其病因相对单一，预后通常较好。

其次，癫痫的类型也会影响康复预测。良性自限性疾病如良性新生儿家族性惊厥、良性部分性发作等，其发作频率少且可自发缓解，预后通常较好。而一些特定的癫痫综合征，如婴儿痉挛和林－戈（Lennox-Gastaut）综合征，由于其具有耐药性，可能仅能减轻而不能完全抑制发作，因此预后可能不佳。

此外，治疗时机和方法也至关重要。越早开始治疗，癫痫的控制效果可能越好，预后也相应较好。同时，合理的治疗方案也是影响预后的重要因素。一些癫痫类型可能通过合理的药物治疗或手术治疗达到无发作状态，而有些则需要长期甚至终身服用抗癫痫药物。

遗传因素也是影响癫痫康复预测的一个方面。部分癫痫患者有家族遗传史，这种遗传因素可能在一定程度上影响疾病的病程和预后。

最后，患者的心理状态也不容忽视。癫痫患者的心理状态可能直接影响他们的康复进程。积极的心态、良好的情绪及有效的心理干预都可能有助于改善预后。

# 第九节　面神经炎

## 一、概述

面神经炎是以口、眼向一侧歪斜（口眼㖞斜）为主要表现的病证（又被称作面神经麻痹、面神经瘫痪、周围性面瘫）。本病在西医学上是指茎乳孔内面神经急性非特异性非化脓性炎症，从而导致面神经麻痹引起周围性面瘫，最常见于贝尔麻痹。本病的病因并未完全被阐明，发病机制可能系病毒感染、受寒和自主神经不稳定引起局部神经营养血管痉挛，导致神经缺血、水肿、脱髓鞘，甚至轴突变性等。面神经炎的发生常与正气不足、经脉失于濡养、风寒或风热乘虚而入等因素有关。本病病位在面部，与少阳、阳明经筋相关。基本病机是血气痹阻，经筋功能失调。发病后可导致额纹消失、鼻唇沟变浅、眼裂变大、口角下垂等。

### （一）流行病学

面神经炎无特定高发年龄段，在各个年龄段均有可能出现，但随着年龄的增长而有上升的趋势，男女发病率大致相同，不受地区影响，但多见于长期熬夜者、素体虚弱者、酗酒者等。如有合并高血压、糖尿病、高脂血症等因素，则患此病的概率增加。近年来，因人们的生活工作压力增大，熬夜、劳累的人群占比增加，面神经炎的发病人数有增多和年轻化的趋势。

### （二）发病机制

#### 1. 西医学病因病理

西医学中面神经炎的病因并不明确，有神经缺血学说、免疫学说、感染学说、遗传学说等。每种学说都只能获得一部分学者的认可。下面对其中几种比较受认可的学说做一下简单介绍。

（1）神经缺血学说

神经缺血学说认为，患者在受到寒冷的刺激后，引起了血管的运动神经反射，使得营养神经的血管出现痉挛并且收缩，引起神经缺血、水肿，继而受到密闭管腔的压力，这时神经功能发生障碍不能支配面部肌肉而出现面肌瘫痪。

（2）感染学说

该学说根据贝尔面瘫患者有时伴有的咽痛、发热、鼻塞、口唇疱疹等病毒感染的症状，从而认为病毒与贝尔面瘫之间存在联系。学者通过观察发现，流感病毒、带状疱疹病毒、单纯疱疹病毒等病毒与贝尔面瘫的发生密切相关。在不断的深入研究中，有学者从面瘫患者的面神经外膜中分离出了病毒，如 Mulkens（穆肯斯）从一位贝尔面瘫患者的面神经外膜中分离出了单纯疱疹病毒。此类进展有利地支持了该学说。

（3）免疫学说

该学说从贝尔面瘫患者多在疲劳和受凉时患病出发，由此推测患者的免疫力下降尤其是一过性的免疫缺陷可能是导致周围性面瘫的主要病因。但也有学者认为，贝尔面瘫的表现是患者由于自身免疫反应导致的。通过激素治疗贝尔面瘫时，部分患者会出现反复发作的趋势，并且出现病毒感染的一些前驱症状。从这一趋同于自身免疫疾病特点的表现出发，学者认为贝尔面瘫可能与自身免疫反应有关。

### 2.中医学病因病机

关于面神经炎的病因病机的求索，中医学早在《内经》就已对其进行了较为详细的描述。《灵枢·经筋》中记载："足阳明之筋，起于中三指……其支者，从颊结于耳前……引缺盆及颊，卒口僻，急者目不合，热则筋弛纵，目不开。颊筋有寒，则急引颊移口，有热则筋弛纵缓不胜收，故僻。"从中可见，《内经》中认为寒、热外邪是导致口眼㖞斜的主要原因。火热、寒凉侵袭面部经筋，使得经筋阻滞，气血不行，所以筋肉失养，故发为口眼㖞斜。其论述的主要为面神经炎病因中的外因。此后的不少医家在看待面神经炎的问题上与前人持相同的观点，认同《内经》中外因致病的观点。隋代的巢元方在《诸病源候论·风病诸候·风口㖞候》中载："风邪入于足阴阳、手太阳之经，遇寒则筋急引颊，故使口㖞僻，言语不正，而目不能平视。"宋代的《圣济总录·风口㖞》中载："论曰：足阳明脉循颊车，手太阳脉循上颊。二经俱受风寒气，筋急引颊，引人口㖞斜，言语不正，目不能平视。"也有认为内因致病的医家，如明代的吴昆在《医方考·中风门》中载："口眼㖞斜，面部之气不顺也。"认为面神经炎的主要病因是面部精气不畅。

随着中医学理论不断发展完善，大多数的医家认为，面神经炎是由内因、外因两方面共同作用的结果。《金匮要略·中风历节病脉证并治》载："脉络空虚，贼邪不泻，或左或右，邪气反缓，正气即急，正气引邪，喝僻不遂。"其论述的是脉络空虚是其内因，邪气侵袭是其外因。面神经炎的病因病机是本体虚弱时，外感风邪，因脉络空虚，卫气不足，以致营气无法濡养面部，面部气血运行失调，从而筋肉不收，发为面瘫。

### （三）临床特征

面神经炎主要以口眼喝斜为临床表现。具体表现为患者额纹不对称，患侧的额纹可能变浅消失，患侧眼睑闭合不全，患侧眉毛相对于健侧低。患者会出现患侧鼻唇沟变浅，双侧鼻唇沟不对称，双唇无法完全闭合。同时还可能出现患者味觉、听觉及泪腺的异常。一般情况下，面神经炎初起的 7 天内为急性期，该阶段一般选取保守疗法且有继续进展的可能。发病 1 周后到 1 个月内为恢复期，在该阶段内，大部分患者可以通过西医的药物治疗及中医针刺手法治疗达到良好的恢复效果。在患病的 3 个月到半年以上的阶段为后遗症期，在该阶段内，患者仍有完全恢复的可能，亦可能出现面肌痉挛等症状。

面神经炎的临床症状需与中枢性面瘫鉴别。中枢性面瘫临床可见对侧眼睑以下的表情肌瘫痪，但患者皱眉、提眉、闭眼不受影响。额纹两侧无不同，眉毛高度相同。且味觉、听觉及听力无明显改变。中枢性面瘫常伴有同侧肢体瘫痪或运动障碍、巴宾斯基征阳性等。

## 二、埋线在面神经炎功能障碍中的应用

### （一）面部运动功能障碍

埋线疗法能长效、良性地刺激患侧面神经，来达到改善神经周围微循环的目的，调整局部气血运行，加速被麻痹部分的功能恢复。

功能障碍取穴主要以足阳明胃经、足少阳胆经、手阳明大肠经、足太阳膀胱经、手少阳三焦经及经外奇穴为主。《灵枢·根结》云："太阳为开，阳明为阖，少阳为枢……故痿疾者，取之阳明。"且"阳明多气多血"，故以阳明经为主，补益气血，行气活血通

络。可取地仓配颊车、太阳、阳白、迎香、颧髎、丝竹空、攒竹配鱼腰、双侧合谷。

### （二）面部感觉障碍

面部埋线疗法能很大程度上改善面部神经炎引起的泪腺分泌异常，味觉、听觉异常敏感等问题，让患者的生活质量得到改善。在蝶腭神经节点（颧弓下缘，下颌骨乙状切迹内，髁突与冠突之间略下方 1～2cm 处）与星状神经节点（第 6 颈椎横突前结节略下方处）处埋线，可以刺激这两处神经节点达到减轻患者面部感觉障碍的目的。

### （三）面神经炎后遗症

面神经炎的后遗症是指患病病程超过 3 个月，患者仍未痊愈的情况。出现此种情况可能是患者面神经炎病情严重或治疗不及时或治疗不当，抑或患者本身气血虚弱，导致病邪入里，气血阻滞，经筋因经脉阻滞而迟迟麻痹不收。面瘫后遗症的患者可能会出现面肌痉挛、面肌联合运动、鳄鱼泪症候群、面肌纤维性痉挛等临床症状，并且面神经炎的表情肌瘫痪、鼻唇沟变浅、口角下垂等症状可能留存。埋线疗法可以补益患者本身，激活气血，化瘀通络，促进患者面部肌肉功能的恢复。治疗时取手足阳明经穴位为主，穴位为攒竹、太阳、颧髎、迎香、下关、颊车、合谷，可适当加星状神经节。

案例：李某，女，65 岁。曾被诊为周围性面瘫，发病次日即给予西医强的松片药物治疗和针灸治疗，病程已经 3 月余，因效果不理想而转院治疗。诊见：左侧口眼㖞斜；检查时嘴角向右偏，左侧鼻唇沟变浅，左眼闭合不全，鼓腮左侧漏气，左眼裂约 1cm，伸舌居中，左侧面部有轻度肿胀，左耳后乳突区轻压痛，大便溏，睡眠欠佳，脉濡弱，舌淡胖，苔稍腻。诊断为面瘫后遗症。拟活血祛风、通经活络治疗。因患者只有周末才有时间针灸治疗，故接受穴位埋线治疗。结合该患者为年老体虚、病情迁延而致后遗症，舌脉也表现有明显的气血不足，适合长效埋线治疗，局部埋线时须兼顾调养气血固本，整体治疗。处方：左侧阳白、攒竹、太阳、迎香、下关、颊车、地仓，右侧合谷，双侧足三里，关元。每 2 周 1 次。共经 5 次治疗，患者口眼㖞斜消失，检查双侧面部对称，左侧额纹及鼻唇沟正常，左眼闭合完全，左侧面部表情肌活动正常，系痊愈。

### 三、面神经炎的康复预测

面神经炎病情的轻重、治疗策略的有效性、患者的身体状况及康复训练的坚持程度，都是影响最终康复效果的关键要素。

首先，轻度面神经炎患者，如仅表现为面部轻微不适或功能受限，往往能够较快恢复。而对于重症患者，如出现完全性面瘫，恢复过程可能更为漫长且复杂。

其次，治疗策略的合理性对于康复预测至关重要。面神经炎的治疗方案需根据具体病因制订，如抗病毒、营养神经等。同时，结合物理治疗、针灸等辅助手段，有助于加速康复进程。

此外，患者的身体状况也是影响康复预测的重要因素。年龄、基础疾病及生活习惯等都可能影响面神经炎的恢复。年轻、体质好的患者往往恢复较快，而老年人或存在其他健康问题的患者，如糖尿病等，可能需要更长时间。

# 第十节　周围神经损伤

## 一、概述

### （一）流行病学

周围神经（peripheral nerve）是指除嗅神经、视神经以外的脑神经和脊神经、自主神经及其神经节。周围神经损伤（peripheral nerve injury，PNI）是由各种病因引起的周围神经系统结构或者功能损害的疾病总称。周围神经从功能上分为感觉传入和运动传出两部分。前者由脊神经后根、后根神经节、远端感觉神经传入纤维及脑感觉神经组成，后者则由脊髓前角及侧角发出的脊神经前根和远端运动纤维及由脑干运动核发出的脑神经构成，终止于肌纤维。自主神经由交感和副交感神经组成，周围部分包括内脏运动（传出）和内脏感觉（传入）神经，调节内脏、血管、平滑肌及腺体的活动和分泌。周围神经纤维可分为有髓鞘和无髓鞘两种。有髓神经纤维轴索外包绕的髓鞘由施万细胞（Schwann cell）构成，两段髓鞘之间的无髓鞘部分为每个细胞髓鞘形成的节段性结构，称为郎飞结（Ranvier node）。髓鞘起绝缘作用，并使神经冲动在郎飞结间呈跳跃性快速传导。无髓纤维则是数个轴突包裹在一个施万细胞内，没有髓鞘包绕，神经冲动沿着神经纤维表面传导，速度较慢。脑神经和脊神经的运动和深感觉纤维多属有髓神经纤维，而痛温觉和自主神经多为无髓神经纤维。周围神经有神经束膜及神经外膜保护，膜滋养动脉发出丰富的交通支，神经束膜和毛细血管内皮紧密连接使血管内大分子不易渗出毛细血管，构成血－神经屏障。但神经根和神经节处无此屏障，为某些免疫性或中毒性疾病易侵犯此处的原因。

### （二）发病机制

#### 1. 西医学病因病理

周围神经损伤病因复杂，可能与营养代谢、药物及中毒、血管炎、肿瘤、遗传、外伤或机械压迫等原因相关。它们选择性地损伤周围神经的不同部位，导致相应的临床表现。由于疾病病因、受累范围及病程不同，周围神经损伤的分类标准尚未统一，单一分类方法很难涵盖所有病种。其可分为遗传性和获得性，后者按病因又分为营养缺乏和代谢性、中毒性、感染性、免疫相关性、缺血性、副肿瘤性、机械外伤性等；根据其损害的病理改变，可将其分为主质性神经病（病变原发于轴突和神经纤维）和间质性神经病（病变位于包绕神经纤维的神经束膜及神经外膜）；按照临床病程，可将其分为急性、亚急性、慢性、复发性和进行性神经病等；按照累及的神经分布形式，可将其分为单神经病、多发性单神经病、多发性神经病等；按照症状，可将其分为感觉性、运动性、混合性、自主神经性等种类；按照病变的解剖部位，可将其分为神经根病、神经丛病和神经干病。

#### 2. 中医学病因病机

周围神经损伤多归属于中医学"痹"和"痿"的范畴。周围神经损伤的临床表现虽多种多样，但从现代医学理论上看，无外乎运动障碍、感觉障碍、自主神经障碍及一些并发症等。而中医学对任何疾病的认识均是先从该病的临床表现着手，再进行辨证。因此，古人将周围神经损伤所表现出来的以肢体、关节疼痛、酸楚、麻木、重着及活动障碍为主要临床表现的疾病往往归结为"痹证"；对以肢体筋脉弛缓、手足痿软无力、肌肉萎缩为主要表现的疾病往往归入"痿证"的范畴。痹证与痿证的区别在于是否疼痛，痹证是以疼痛为主要临床特征，痿证是以四肢痿弱无力而无疼痛为特点。周围神经损伤的临床症状较复杂，通常早期是以四肢末梢疼痛、麻木为主的感觉障碍，后期则开始出现肌肉萎缩，故早期当属于"痹证"范畴，晚期当属于"痿证"范畴。痹的病名最早见于《内经》。《素问·痹论》指出："风寒湿三气杂至，合而为痹，其风气盛者为行痹，寒气盛者为痛痹，湿气盛者为着痹也。"这是对痹证病因分类进行的最早的论述。在《素问·痹论》中，岐伯曾说："痛者，寒气多也，有寒故痛也。其不痛不仁者，痛久入深，荣卫之行涩，经络时疏，故不通（'通'应作'痛'）。"有关痿证的论述亦首见于《内经》。《素问·痿论》是讨论痿证的专篇，该篇论述了痿证的病因、病机、证候分类及证治大法，指出痿证的主要原因是内热津伤、宗筋失润以致痿软弛缓，发为痿证，治疗上提出了"治痿独取阳明"的重要法则，至今仍是临床治疗痿证的重要原则之一。以后历代医家对痿证的认识虽屡有争议，但大致以《内经》中所述为主。

（1）痹证

痹证的发生是由于风寒湿热之邪，侵袭肢体经络，引起气血运行不畅，经络痹阻，或痰浊瘀血，阻于经隧，深入关节筋脉，皆可发病。同时痹证的发生与体质因素、气候条件、生活环境等都有密切关系。

1）外邪侵袭：感受风寒湿热之邪，其中以风邪为主，常夹杂他邪伤人，如风寒、风湿、风热，或风寒湿、风湿热等多邪杂感。由于居处、劳动环境寒冷潮湿，如坐卧湿地，涉水冒雨，或长期水下作业，或出入于冷库，或阴雨潮湿季节，感受寒湿之邪，痹阻经络，气血运行不畅而发病。若外感风热，与湿相并，或风寒湿痹，郁久化热，亦可痹阻经络，关节为患。

2）正气不足：劳累过度，耗伤正气，卫外不固，或劳后汗出当风，或汗后用冷水淋浴，外邪乘虚入侵，或素体虚弱，平时缺少体育锻炼，或病后、产后气血不足，腠理空虚，外邪乘虚而入。正如《济生方·痹》所云："皆因体虚，腠理空疏，受风寒湿气而成痹也。"痹病的发生是由于正气不足，腠理不密，卫外不固，复感外邪。若阳气不足，则风寒湿邪易于侵袭，表现为风寒湿痹；若阳气偏盛，阴血不足，内有蕴热，热与风湿相搏，或寒郁化热，则表现为风湿热痹。

（2）痿证

痿病形成的原因颇为复杂，正如《证治准绳·痿》言："五劳、五志、六淫尽得成五脏之热，以为痿也。"外感湿热、温毒，情志内伤，饮食劳倦，药毒所伤，先天不足，久病房劳，跌打损伤等，均可致使五脏受损，精津不足，气血亏耗，肌肉筋脉失养而发病。

1）感受温毒：外感温热毒邪，上犯于肺，或病后邪热未尽，耗灼肺津，津伤失布，五脏失濡，五体失养而痿弱不用。此即《素问·痿论》"五脏因肺热叶焦，发为痿躄"之谓也。

2）湿热浸淫：外感湿热之邪，或久处湿地，或涉水冒雨，感受湿邪，积渐不去，郁而化热，或过食肥甘辛辣，嗜酒过度，损伤脾运，湿热内生，湿热浸淫经脉，气血运行受阻，筋脉肌肉失养而成痿病。正如《张氏医通·痿》所说："痿证……大都起于阳明湿热，内蕴不清，则肺受热乘而日槁，脾受湿淫而日溢，遂成上枯下湿之候。"

3）脾胃虚弱：素体脾胃虚弱，或饮食不节，或药毒所伤，或思虑劳倦，或久病中气受损，脾胃纳化失常，导致气血津液生化乏源，无以濡养五脏、四肢、筋脉、肌肉，发为痿病。

4）肝肾亏损：先天禀赋不足，或久病损肾，或房劳过度，或劳役太过伤肾，或情志失调，五志之火耗灼阴精，均可致肝肾亏损，精血虚耗，筋脉肌肉失养，肢体痿弱不用。此外，亦可因肺燥、脾虚、湿热久羁转化而致，由于真脏亏损，病多沉重深痼。

5）痰瘀阻络：外伤跌仆，瘀血阻络，或久病入络，湿聚成痰，痰瘀互结，或脾虚不运，痰湿内生，壅塞经络，血行不畅，滞缓为瘀，痰瘀互结，阻滞经脉，肢体筋脉失于气血荣养而成痿。

### （三）分类及临床特征

#### 1. 临床特征

周围神经损伤有许多特有的症状和体征，感觉障碍主要表现为感觉缺失、感觉异常、疼痛、感觉性共济失调；运动障碍包括运动神经刺激（异常兴奋）和麻痹症状。运动神经刺激症状主要表现为肌束震颤、肌纤维颤搐、痛性痉挛等，而肌力减退或丧失、肌萎缩则属于运动神经麻痹症状。另外，周围神经损伤患者常伴有腱反射减弱或消失。自主神经受损常表现为无汗、竖毛障碍及直立性低血压，严重者可出现无泪、无涎、阳痿及膀胱直肠功能障碍等。

#### 2. 分类

（1）传统分类

传统上把周围神经损伤分为神经痛与神经炎两大类。

1）神经痛（neuralgia）：以受累的感觉神经分布区发生剧痛为主要特征，而神经的传导功能正常，神经的实质无明显的变化，即没有感觉及运动障碍，例如原发性三叉神经痛、原发性坐骨神经痛。

2）神经炎（neuritis）：过去在临床上任何原因所引起的周围神经损害统称为神经炎，包括感染、外伤、中毒、压迫、缺血和代谢障碍等。周围神经有变性的病理改变，但并非都属于炎症性病理改变，所以神经炎应该称为神经病（neuropathy），但习惯上仍沿用神经炎。另外，临床上有一些疾病是属于真正的炎症性病理性改变，称为间质性神经炎。神经内膜及外膜发生真正的炎症改变，轴索及髓鞘的改变则是继发性的，多见于感染引起的神经炎或继发于血管损害的如结缔组织疾病的神经炎或变性病等，如淀粉样变神经炎等。

（2）按受损神经数目分类

通常按受损神经的多少，将周围神经损伤分为 3 种。

1）单神经病：指任何单个神经的损害，临床症状和体征完全符合该神经支配的范围，多由局部原因引起。①外伤、挫裂伤、牵引伤、不适当部位注射引起；②压迫：肿瘤、椎间盘脱出、机械压迫如石膏固定等；③局部感染：带状疱疹、白喉感染；④某些重金属中毒，虽不是局部原因，但也可以造成单神经损害。

2）多数性单神经病：同时或先后两个或两个以上的，通常是单独的而非相邻的周围神经干的损害。病变的早期先从单神经病开始，其后数目逐渐增加，使其变为多数性单神经病的表现，如果周围神经广泛受累，则与多数性神经病很难区分。病因多为全身性疾病，如代谢障碍、营养缺乏、结缔组织疾病、全身感染、中毒及免疫功能障碍、慢性炎症性脱髓鞘性复发性神经根神经病等。从单神经病到多数性神经病的进程意味着其病变的多灶性及不规则分布。

3）多发性神经病：指分布广泛的、双侧对称性四肢远端的神经病，表现为四肢手套袜套型感觉障碍、下运动神经损害及自主神经功能障碍。其通常由全身性、弥漫性因素作用于周围神经引起，如中毒、营养缺乏、代谢障碍、感染、遗传等。

（3）按损害部位分类

1）神经根炎：如吉兰 – 巴雷综合征。

2）神经节炎：如面神经膝状神经节病毒感染所引起的亨特综合征。

3）神经丛炎：如臂丛神经炎。

4）神经干炎：如尺神经炎、正中神经炎、桡神经炎等。

5）末梢神经炎：如多发性神经病。

（4）按病因分类

如果疾病的原因明确且有其特征的，就以病因命名，如听神经瘤、桡骨骨折合并桡神经损伤等。目前国内较完整的分类主要按病因分为九大类。

1）遗传性（先天性）周围神经病

①神经性肌萎缩症 [ 腓骨肌萎缩症（Charcot-Marie-Tooth 病）]。

②肥大性周围神经病 [ 如腓骨肌萎缩性共济失调（Roussy-Levy 综合征）、Charcot-Marie-Tooth 病肥大型 ]。

③遗传性肥大性间质性神经病。

④遗传性多神经炎共济失调。

⑤遗传性感觉神经病。

⑥淀粉样周围神经病。

⑦白质营养不良性神经病 [ 异染型（硫脂性脂质沉积病）、球样体型（半乳糖磷脂酰胺沉积病）]。

⑧遗传性卟啉症性神经病。

⑨无 α 脂蛋白血症性神经病。

⑩无 β 脂蛋白血症性神经病。

⑪α 半乳糖苷酶缺乏性神经病。

⑫多发性神经纤维瘤病。

⑬先天性多发性关节弯曲（挛缩）症（神经病型）。

⑭其他。

2）外伤性、嵌压性周围神经病

①面神经损伤：面神经麻痹（贝尔麻痹、茎乳孔处面神经受压）、面肌痉挛（一侧面肌痉挛）。

②臂丛神经损伤：上臂丛神经麻痹（埃尔布麻痹）、下臂丛神经麻痹（克隆普克麻痹）。

③胸出口综合征。

④腕管综合征。

⑤肘管综合征。

⑥桡神经螺旋沟综合征。

⑦坐骨神经骨盆出口综合征。

⑧腓总神经麻痹。

⑨胫后神经麻痹。

⑩其他。

3）炎症性周围神经病（感染性、过敏性或感染后神经病）

①麻风性间质性神经炎。

②结节病性神经病。

③感染性多发性神经病（吉兰－巴雷综合征）。

④慢性再发性炎性神经病。

⑤其他。

4）代谢性周围神经病

①营养缺乏性多发性神经病：B 族维生素缺乏性神经病、酒精中毒性神经病、吸收不良营养缺乏性神经病。

②糖尿病性周围神经病。

③尿毒症性周围神经病（肾功能不全性神经病）。

④肝病性周围神经病。

⑤其他。

5）中毒性周围神经病

①药物中毒性神经病。

②细菌毒素性神经病。

③中毒性（职业、工业中毒性）周围神经病。

6）缺血性、血管炎性或周围血管阻塞性神经病

①结节性多动脉炎伴多发性神经病或单神经病。

②系统性红斑狼疮伴多发性神经病。

③类风湿关节炎伴多发性神经病或单神经病。

④巨细胞性动脉炎伴多发性神经病或单神经病。

⑤硬皮病伴多发性神经病。

⑥糖尿病缺血性单神经病或多发性单神经病。

⑦其他。

7）恶性病性周围神经病

①癌性神经病。

②淋巴瘤性神经病（网状细胞瘤性神经病）。

③多发性骨髓瘤性神经病。

④单克隆 γ 神经病（异常球蛋白血症伴发神经病）。

8）周围神经肿瘤。

9）其他。

## 二、埋线在周围神经损伤分期康复中的应用

### （一）急性期

中医学对任何疾病的认识均是先从该病的临床表现着手，再进行辨证。因此，古人将周围神经损伤所表现出来的以肢体、关节疼痛、酸楚、麻木、重着及活动障碍为主要表现的疾病往往归结为痹证；对以肢体筋脉弛缓、手足痿软无力、肌肉萎缩为主要表现的周围神经损伤往往归入痿证。由此可见，周围神经损伤急性期多归属于痹证。治疗应疏经活络，通痹止痛。取穴以阿是穴为主，肩部加肩髃、肩髎、肩贞、臑俞；肘部加曲池、天井、尺泽、少海；腕部加阳池、外关、阳溪、腕骨；脊背部加大杼、身柱、腰阳关、夹脊；髋部加环跳、巨髎、秩边、髀关；膝部加血海、梁丘、膝眼、阳陵泉；踝部加申脉、照海、昆仑、丘墟。行痹配膈俞、血海；痛痹配肾俞、关元；着痹配阴陵泉、足三里；热痹配大椎。另可根据痹痛部位循经远部取穴。全方以病痛局部取穴及循经选穴为主，可疏通经络气血，使营卫调和而风寒湿热等邪无所依附，经络通畅，痹痛遂解，达到"通则不痛"之目的。

### （二）恢复期

周围神经损伤恢复期多表现为肢体软弱无力，甚则肌肉萎缩或瘫痪，属于"痿证"的范畴。治疗应调和气血，濡养筋肉。取手足阳明经穴和相应夹脊穴为主。上肢取肩髃、曲池、合谷、胸夹脊穴；下肢取髀关、足三里、阳陵泉、三阴交、腰夹脊穴。肺热津伤配鱼际、尺泽；湿热浸淫配阴陵泉、中极；脾胃虚弱配脾俞、胃俞；肝肾亏虚配肝

俞、肾俞；脉络瘀阻配膈俞、血海。因阳明经多气多血，选上、下肢阳明经穴位，可疏通经络，调理气血，取"治痿独取阳明"之意；夹脊穴位于督脉之旁，可调脏腑阴阳，通行气血；阳陵泉乃筋之会穴，能通调诸筋；三阴交可健脾、补肝、益肾，以达强筋壮骨之目的。

### 三、埋线在周围神经损伤功能障碍中的应用

#### （一）运动功能障碍

**1. 取穴**

主穴：内关、尺泽、委中、三阴交、损伤神经周围夹脊穴。

配穴：肝肾阴虚者，加用肝俞、肾俞；气血瘀滞者，加用足三里、气海、血海；痰瘀阻络者，加天突、中脘、丰隆。

**2. 操作**

①备线：选择医用 PGA 线 0.5～2cm 若干段备用。

②体位：根据操作需要让患者选择舒适体位，常规为俯卧位、仰卧位或坐位。

③消毒：用碘伏棉球在所取穴位进行常规消毒。

④穿线：根据患者不同穴位处肌肉脂肪层的情况选用不同长度线体，一般腹背部穴位采用 2cm，头面部采用 0.5cm，其他部位采用 1cm 线体。用无菌镊夹持 PGA 线从埋线针管的前端穿入一半。

⑤埋线：采用线体对折埋线法，对所选腧穴进行快速透皮进针，刺入一定深度，行针促使得气，旋转出针，针孔采用消毒棉签按压片刻，防止出血。每 2 周埋线 1 次，3 次为 1 个疗程。

**3. 注意事项**

埋线部位处 24 小时内保持干燥，1 周之内忌食发物（如生葱、生姜、生蒜等辛辣刺激物，鱼、虾、蟹等水产品，牛、羊肉等热性肉），避免机体产生排异反应。

**4. 组方依据**

内关、尺泽、委中、三阴交为主穴，属于局部取穴，具有疏通经络、改善肢体运动功能的功效。根据患者的中医证候表现，判断其证候分型，证属肝肾亏虚者，加肝俞、肾俞补益肝肾；证属络脉空虚、气血瘀滞者，加用足三里、气海、血海益气活血，化瘀

通络；证属痰瘀阻络者，可加天突、中脘、丰隆健脾化痰。损伤神经周围夹脊穴可双向调节神经症状。诸穴合用，共奏活血通络、调和气血、濡养筋肉之效。

### （二）感觉功能障碍

#### 1. 取穴

肾俞、关元、脾俞、足三里、肩髃、血海、曲池、尺泽、阳陵泉、丰隆。

#### 2. 操作

①备线：选择医用 PGA 线 0.5 ～ 2cm 若干段备用。

②体位：根据操作需要让患者选择舒适体位，常规为俯卧位、仰卧位或坐位。

③消毒：用碘伏棉球在所取穴位进行常规消毒。

④穿线：根据患者不同穴位处肌肉脂肪层的情况选用不同长度线体，一般腹背部穴位采用 2cm，头面部采用 0.5cm，其他部位采用 1cm 线体。用无菌镊夹持 PGA 线从埋线针管的前端穿入一半。

⑤埋线：采用线体对折埋线法，对所选腧穴进行快速透皮进针，刺入一定深度，行针促使得气，旋转出针，针孔采用消毒棉签按压片刻，防止出血。每 2 周埋线 1 次，3 次为 1 个疗程。

#### 3. 注意事项

埋线部位处 24 小时内保持干燥，一周之内忌食发物（如生葱、生姜、生蒜等辛辣刺激物，鱼、虾、蟹等水产品，牛、羊肉等热性肉），避免机体产生排异反应。

#### 4. 组方依据

肾俞、关元可益肾填精，培补元气，以固先天之本；脾俞、足三里可调补脾胃、补益气血，以护后天之本；肾俞、脾俞均为十二背俞穴之一，《类经》云："十二俞皆通于脏气。"由此可见，背俞穴乃脏腑之精气输注于体表的部位，为调整脏腑气血阴阳、振奋人体正气之要穴。肾俞、脾俞分布于背腰部膀胱经，所处位置与肾脏、脾脏的位置基本对应，刺之，可沟通表里内外，调节肾、脾二脏功能。肩髃、血海、曲池、尺泽、阳陵泉、丰隆为局部取穴，行气活血，祛痰除湿，通络止痹。上述诸穴合用体现了标本兼治、扶正祛邪的治则，可激发人体正气，鼓舞气血运行，达到祛瘀活血、化痰通络之效。

## 【埋线依据】

### 1. 针刺对神经元和轴突再生的影响

周围神经受到挤压和切割伤后，神经纤维损伤处断端变性，髓鞘被破坏，崩溃成碎屑状；远端轴突发生瓦勒变性，轴突内细胞骨架崩溃，出现部分膨胀和狭窄，发生颗粒状分解，轴浆内颗粒状物质堆积，轴突出现肿胀、断裂、溶解；若损伤处靠近神经元，则可能引起神经元凋亡。研究表明，针刺能减少髓鞘脱落，防止轴突崩解，保护受损神经元。张西翠等制备家兔坐骨神经 Sunderland（善德尔兰德）Ⅱ～Ⅲ度损伤模型，通过检测针刺治疗后各组家兔损伤侧坐骨神经组织中髓鞘碱性蛋白（myelin basic protein，MBP）含量变化，表明针刺可能通过减少神经纤维髓鞘的脱落而促使损伤的坐骨神经修复。髓鞘和轴突崩解与 MBP 及其抗体表达密切相关，电针可以降低坐骨神经损伤大鼠 MBP 及其抗体表达，促进神经营养因子 3（neurotrophins-3，NT-3）的释放，抑制神经细胞凋亡。神经生长导向因子及相关蛋白等参与轴突再生长环节，不同的物质对轴突新芽向远侧延伸，与断端轴突实现对合，并准确支配相应的靶器官有不同的影响。Hoang（候昂）等人通过电针环跳和阳陵泉治疗坐骨神经损伤大鼠研究表明，电针对坐骨神经轴突再生、感觉功能恢复有明显效果。杜旭等研究表明，电针能明显增强坐骨神经损伤大鼠损伤处和相应脊髓节段（$L_4 \sim L_6$）神经轴突导向因子 Slit-1 及其 mRNA 的表达，而 Slit-1 蛋白及轴突导向受体蛋白 Robo-2 受体的表达是引起神经细胞迁移和神经纤维（轴突生长）投射中重要的导向因子，Slit-1 蛋白与 Robo-2 受体相结合，通过浓度梯度来指导神经细胞的迁移，引导神经轴突生长锥向正确的方向延伸。

### 2. 针刺对神经再生微环境的影响

正常周围神经的结构和功能维持周围神经微环境的稳定；周围神经损伤急性期，神经可能因缺血、缺氧、神经水肿、血管通透性增强等原因导致神经髓鞘和轴突崩解、神经纤维变性坏死、神经运动功能丧失等。神经损伤修复相关微环境发生新的变化，包括细胞、细胞外基质、弥散因子等因素，诸如巨噬细胞、Schwann 细胞、炎性反应因子、黏附因子、神经生长因子。Cha（查氏）等人制作大鼠坐骨神经损伤模型，经电针治疗 2 周后，外周神经和脊髓背根神经节细胞因子白细胞介素 1β、白细胞介素 6 和肿瘤坏死因子 α 表达水平明显降低，表明电针可降低神经损伤后升高的促炎细胞因子的水平。Xu（徐氏）等人研究表明，电刺激能促进神经修复，延迟模型大鼠的损伤神经轴突再生，该有效时间距离神经延迟修复时间被认为少于 1 个月。该机制可能涉及神经生长因子表达与远端神经轴突再生的微环境。He（何氏）等人比较电针督脉穴位和经络局部穴位促进周围神经损伤后神经功能修复效果的研究表明，针刺督脉穴位对神经损伤局部微环境改善作用明显，同时可加强外周和中枢神经系统之间连续性。

## 四、周围神经损伤的康复预测

对周围神经损伤的康复产生影响的关键因素包括：损伤程度和类型，损伤程度越严重，康复所需的时间和努力通常也会越大。不同类型的损伤，如牵拉伤、切割伤或压迫性损伤，其恢复机制和速度也会有所不同。受损神经的位置，某些位置的神经损伤可能比其他位置更容易恢复，因为不同部位的神经再生能力和可塑性存在差异。患者的年龄和整体健康状况，年轻且整体健康状况良好的患者通常比年长或健康状况较差的患者有更好的恢复潜力。早期、恰当的治疗，如手术修复和药物治疗，可以显著提高康复效果。康复治疗方案，包括物理疗法、运动疗法和职业疗法等，也对康复结果产生重要影响。患者的积极参与和合作对于康复过程至关重要。坚持康复锻炼和保持良好的心态有助于提高康复效果。如果存在并发症或继发性损害，如关节挛缩或废用综合征，康复过程可能会更加复杂和漫长。

## 第八章

# 埋线在神经康复中常见症状的应用

穴位埋线疗法是在严格消毒条件下使用埋线针平刺将羊肠线等埋线材料埋入所选穴位中并持续一段时间，其间羊肠线等埋线材料会在体内发生软化、液化并被吸收等一系列变化，在此过程中，穴位埋线疗法对机体相应经络及腧穴产生较长时间的刺激，从而起到治疗疾病的作用。穴位埋线疗法集多种方法、多种效应于一体，整个过程不但包含了西医的羊肠线液化、吸收过程中产生的化学刺激，还包括了中医的刺血、留针（埋线）、穴位封闭、针刺及机体组织损伤等多种刺激效应，具有操作简便、疗效显著、创伤较小、不良反应小、患者依从性好等优点，弥补了一般针刺治疗作用时间短、疗效不持久、疗效不易巩固的缺点，既可以延长每次治疗间隔时间，患者无须频繁往来于医院，又可以减少患者服药的剂量及频率，减轻药物不良反应，满足现代人快节奏、高质量的生活要求，充分体现了《灵枢·终始》所言"久病者，邪气入深，刺此病者，深内而久留之"的中医治则思想。随着穴位埋线疗法在临床应用得越来越广泛，中医药对其研究越加深入，且积累了较丰富的经验和文献资料。因此，本章节针对穴位埋线在神经康复中的常见症状进行阐述，主要包括慢性疼痛、痉挛、眩晕、神经源性膀胱、睡眠障碍五大板块，以便更好地指导临床，为临床工作者提供参考。

## 第一节 慢性疼痛

### 一、概述

2020 年国际疼痛学会将疼痛新定义为一种与实际或潜在的组织损伤相关的不愉快的感觉和情绪情感体验，或与此相似的经历。新定义同时给出了 6 条附加说明：①疼痛始终是一种主观体验，同时又不同程度地受到生物学、心理学及社会环境等多方面因素的影响；②疼痛与伤害性感受不同，纯粹生物学意义上的感觉神经元和神经通路的活动并不代表疼痛；③人们可以通过生活经验和体验学习、感知疼痛并认识疼痛的实际意义；④个体对自身疼痛的主诉应该予以接受并尊重；⑤疼痛通常是一种适应性和保护性感受，但疼痛同时也可对身体功能、心理健康和社会功能产生不利影响；⑥语言描述仅是表达疼痛的方式之一，语言交流障碍并不代表一个人或动物不存在疼痛感受。

### （一）疼痛分类

#### 1. 按疼痛所在的躯体部位分类

根据疼痛所在的躯体部位，疼痛可分为头痛、颌面部痛、颈部痛、肩及上肢痛、胸痛、腹痛、腰及骶部痛、下肢痛、盆部痛、肛门及会阴痛等。每个部位的疼痛又包含各种疼痛性疾病或综合征。若根据疼痛部位的组织器官、系统分类，疼痛可分为3类。一是躯体痛，如原发性头痛、肩周炎、膝关节炎等，疼痛部位在浅部或较浅部，多为局部性，疼痛剧烈，定位清楚；二是内脏痛，如胆绞痛、肾绞痛、胃痛等，为深部痛，疼痛定位不准确，可呈隐痛、胀痛、牵拉痛或绞痛；三是中枢痛，如脑出血、脑肿瘤、脊髓空洞症等引起的疼痛。

#### 2. 按疼痛的性质分类

（1）刺痛

刺痛又称第一痛、锐痛或快痛，其痛刺激冲动是经外周神经中的A纤维传入中枢的。痛觉主观体验的特点是定位明确，痛觉产生迅速，消失也快，常伴有受刺激的肢体出现保护性反射且无明显情绪反应。

（2）灼痛

灼痛又称第二痛、慢痛或钝痛，其痛觉信号是经外周神经中的C纤维传入的。其主观体验的特点是定位不明确，往往难以忍受。痛觉形成慢，消失也慢。痛可反射地引起同一脊髓节段所支配的横纹肌紧张性强直，并多伴有心血管和呼吸系统的变化，以及带有强烈的感情色彩。

上述两种类型的痛觉，合称双重痛觉，即痛觉的双重性。

（3）酸痛

酸痛又称第三痛，其痛觉冲动经外周神经中的 A 纤维和 C 纤维传入。其主观体验的特点是痛觉难以描述，感觉定位差，很难确定痛源部位。痛觉产生时常伴有内脏和躯体反应，以及较强的情绪反应。

### 3. 按疼痛的原因分类

（1）伤害性疼痛

此类疼痛有明显的机械性创伤、物理性损伤、扭挫闪伤等病史，创伤后突然发生疼痛，疼痛较剧烈，多随时间的推移而减轻。

（2）病理性疼痛

此类疼痛包括炎性疼痛和内源性疼痛。炎性疼痛是生物源性炎症和化学源性炎症引起的疼痛。内源性疼痛指机体内环境紊乱所致的疼痛，包括血运源性疼痛、免疫源性疼痛、内分泌源性疼痛、代谢性疾病源性疼痛、神经源性疼痛、肿瘤性疼痛、心源性疼痛。

### 4. 按疼痛的持续时间分类

按疼痛持续时间，疼痛可分为急性痛和慢性痛。急性痛的持续时间小于 6 个月，慢性痛持续时间大于 6 个月。

### （二）疼痛评定

疼痛评定指在疼痛治疗前及过程中利用一定的方法测定和评价患者的疼痛强度及性质等。疼痛评定的目的是准确判断疼痛部位、强度、特性、发展过程，明确疼痛的原因；确定疼痛对运动功能、日常生活等的影响；为选择正确的治疗方法提供依据。最实用可行的疼痛评定方法是量化疼痛评估。疼痛评定是疼痛治疗的第一步，准确及时的疼痛评定可以给临床治疗提供必要的指导和帮助，是疼痛治疗不可缺少的一步。缓解疼痛可以帮助患者提高生活质量，重获战胜疾病的信心。评定前，医者需向患者解释疼痛评定的表述方法和使用方法，告诉患者准确地评估自己的疼痛是帮助医务人员了解其疼痛程度的关键，并采取相应措施以消除或减轻疼痛，以求得患者的配合，利于评估控制疼痛的效果。疼痛的评定方法多种多样，具体的操作、适用人群也不尽相同。测量疼痛的方法总的来说包括 3 种：自述评估法、行为测评法和生理生化测评法。自述评估法是临床工作中疼痛评定的首选方法，常用的自述评估法如下。

### 1. 视觉模拟评分法

视觉模拟评分法（VAS）也称直观类比标度法，是最常用的疼痛评定工具。国内临床上通常采用中华医学会疼痛学分会监制的 VAS 卡。该卡中心刻有数字的 10cm 长线上有可滑动的游标，两端分别表示"无痛"（0）和"最剧烈的疼痛"（10）。评定时，患者面对无刻度的一面，将游标放在当时最能代表疼痛程度的部位；医生面对有刻度的一面，疼痛评定时，用直尺量出疼痛强度数值及疼痛强度评分。

### 2. 数字分级评分法

数字分级评分法（NRS）是患者用 0 ~ 10 这 11 个数字描述疼痛强度，数字越大，疼痛程度越严重。此法类似 VAS 法。NRS 具有较高信度与效度，易于记录，适用于文化程度相对较高的患者。但 NRS 的刻度较为抽象，在临床工作中向患者解释 NBS 的使用方法比较困难，故不适于文化程度低或文盲患者。

### 3. 面部表情量表法

面部表情量表法（FRS）是 1990 年开始用于临床评估的。其用小儿易于理解的 6 种面部表情，从微笑、悲伤、痛苦至哭泣的图画来表达疼痛程度。疼痛评估时要求患者选择一张最能表达其疼痛的脸谱。此法最初用于儿童的疼痛评估，但实践证明，此法适合任何年龄，主要适合于 7 岁以上的没有特定文化背景的患者。此法简单、直观，易于掌握，不需要任何附加设备，特别适用于急性疼痛者、老年人、儿童、文化程度低者、表达能力丧失者及认知功能障碍者。

### 4. 口述分级评分法

（1）五点口述分级评分（VRS-5）

VRS-5 是根据疼痛对生活质量的影响程度而做出的具体分级，每个分级都有对疼痛的描述，客观地反映了患者疼痛的程度，也易于被医务人员和患者理解。该法具体分为 0 级、1 级、2 级、3 级、4 级、5 级 6 个等级。该法的词语易于理解，可随口表达，沟通方便，满足患者的心理需求，但受主观因素影响大，也不适合语言表达障碍的患者。具体分级如下。

0 级：无痛。

1 级：轻度疼痛，能忍受，能正常生活、睡眠。

2 级：中度疼痛，稍影响睡眠，需用止痛药。

3 级：重度疼痛，影响睡眠，需用麻醉止痛药。

4 级：剧烈疼痛，影响睡眠较重，伴有其他症状。

5 级：无法忍受，严重影响睡眠，伴有其他症状。

（2）四点口述分级评分（VRS-4）

VRS-4 将疼痛分为 0 度、1 度、2 度、3 度，分别代表无疼痛、轻度痛、中度痛、严重痛 4 种程度。VRS-4 与 NRS 相对应：疼痛分数 0 分为无痛，1～4 分为轻度痛，5～6 分为中度痛，而 7～10 分为重度痛。此法最简便，但受患者文化水平的影响。

### 5. 压力测痛

医者向疼痛的区域施予外力，观察受试者的反应，根据压力的强度和患者的反应程度来判断疼痛的程度。压力的强度可以用压力测痛计来检测，给予一定量的压力直至受试者出现疼痛反应和不可耐受的疼痛时，测定的值分别为痛阈和耐痛阈。此法适用于肌肉骨骼系统的疼痛评定，禁用于伴末梢神经炎的糖尿病患者、因凝血系统疾病易发生出血倾向的患者。

### 6. 45 躯体表面积评分法

45 躯体表面积评分法是将人体表面分成 45 个区域并编号，让患者用不同的颜色将疼痛的部位在相应的区域上标明的评定方法，主要用于评定疼痛的部位、程度及范围。评分标准：涂盖一区为 1 分（每区无论涂盖大小，即便是涂盖了一个区的一小部分也评为 1 分），未涂处为 0 分，总评分表示疼痛的区域。不同颜色或不同符号表示疼痛的不同强度；无色或"—"表示无痛；黄色或"○"表示轻度疼痛；红色或"□"表示中度疼痛；黑色或"△"表示重度疼痛。最后计算疼痛区域占整个体表面积的百分比。

### 7. 疼痛问卷表

疼痛问卷表是根据疼痛的生理感受、情感因素和认识成分等多方面因素设计而成，因此能较准确地评定疼痛的强度与性质。常用的疼痛问卷表包括以下几种。① McGill 问卷表（MPQ）：为一种多因素疼痛调查评分方法。它的设计较为精密，重点观察疼痛及其性质、特点、强度和伴随状态，以及疼痛治疗后患者所经历的各种复合因素及其相互关系。MPQ 采用的是调查表形式，附有 78 个词，分为 4 个组 20 个亚类，包括从时间、空间压力、热和其他性质等方面来描述疼痛的感觉特性的词（1～10 组）；从紧张、恐惧和自主性质等方面描述疼痛的情感特性的词（11～15 组）；描述受试者全部疼痛过程总强度的评价词（16 组）和非特异性类 4 类（17～20 组）。②简化的 McGill 疼痛问卷表（SF-MPQ）。③简明疼痛问卷表（BPQ）。

### （三）疼痛行为测定法

由于疼痛对人体的生理心理都造成一定的影响，所以疼痛患者常表现出一些行为和举止的改变，主要有以下几个方面。①反射性疼痛行为，如惊恐、呻吟、叹气；②自发反应，为躲避或减轻疼痛而产生的主动行为，如跛行、抚摸疼痛部位、护卫身体某些部位或区域，将身体固定在某种特殊姿势等；③功能限制和功能障碍，如静止不动、过多的躺卧等被动行为；④患者服药的态度和频率改变；⑤希望引起别人注意的举动；⑥睡眠习惯的改变。疼痛行为的测定可用来评估与疼痛过程相伴的客观行为，尤其适用于婴儿、缺乏语言表达能力的儿童，以及语言表达能力差的成人或意识不清、不能进行有目的交流的患者。在这些情况下，行为测定可提供重要信息。常用的疼痛行为测定法有以下几种。

#### 1. 六点行为评分法

六点行为评分法（BRS-6）将疼痛分为6级，每级1分，从无疼痛（0分）到剧烈疼痛（5分）。

0分：无疼痛。

1分：有痛，但易被忽视。

2分：有痛，无法忽视，但不影响日常生活。

3分：有痛，无法忽视，干扰注意力。

4分：有痛，无法忽视，所有日常生活均受影响，但能完成基本生理需求，如进食等。

5分：存在剧烈疼痛，无法忽视，需要休息或卧床休息。

#### 2. 疼痛日记评分法

疼痛日记评分法（PDS）由患者、患者亲属或护士记录每天各时间段（每4小时或2小时、1小时或0.5小时）与疼痛有关的活动，其活动方式为坐位、行走、卧位。在疼痛日记表内注明某时间段内某种活动方式、使用的药物名称和剂量疼痛强度（用0～10的数字量级表示）、睡眠过程［按无疼痛计分（0分）］。本法适用于需连续记录的疼痛相关信息：疼痛持续时间、发作频率、严重程度、疼痛对日常生活的影响和药物用法等，因此便于发现患者行为与疼痛、疼痛与药物用量之间的关系等，适用于癌性疼痛患者的镇痛治疗。

### 3. 生理生化测法

疼痛常伴有显著的生理变化，尤其是在损伤或伤害性刺激是急性的时候，疼痛的生理相关性可用来阐明产生疼痛的机制。疼痛时常测定的相关生理指标是心率、血压、皮肤的电活动、肌电图和皮层诱发电位。尽管疼痛发作和这些生理指标变化最初高度相关，但许多指标随疼痛的持续而恢复。

## 二、埋线治疗慢性疼痛

### （一）三叉神经痛

三叉神经痛是（trigeminal neuralgia，TN）是最常见的颅神经痛，是在面部三叉神经分布区内反复发作的、短暂的、剧烈的闪电样疼痛的病证，又称为痛性抽搐。平均年患病率为（4.5～28.9）/10万。本病多发生于40岁以上年龄组，随年龄的增长，发病率增加，女性多于男性，大多为单侧性，少数为双侧性。单侧发病的患者中，以右侧发病较多，且多见于第3支和（或）第2支受累。其发病机制尚未阐明，目前主要包括神经血管压迫学说、遗传学说、癫痫学说、骨性压迫学说。

流行病学数据发现，TN与多发性硬化的关系密切；部分研究认为，TN与性别有一定的关系，总体上女性患病率更高，可能与女性激素水平有关，但如果对寿命因素进行校正后发现这种相关性显著降低；少数研究认为，TN也可能与高血压和中风有关。TN是一种常见的、复杂的面部疼痛综合征，尽管抗癫痫药物和MVD（显微血管减压术）治疗TN具有很好的疗效，但仍有超过50%的患者会出现疼痛复发，且慢性疼痛会严重影响患者的生活质量。因此，对于TN应采用个性化的多模态治疗方法，以期望达到最为理想的治疗效果。

### 1. 临床症状

1）疼痛呈短暂、重复性剧痛爆发。患者常描述疼痛为闪电样、电灼样、针刺样、刀割样或撕裂样疼痛，并用一个特征样动作（如握紧的拳头突然打开）来表现疼痛的发生和扩展。

2）疼痛呈局限性。①多为一侧性，且右侧多见。疼痛多由某一支开始，可逐渐扩散到两支或三支受累。单支疼痛以第3支最多见，第2支次之，第1支最少见。两支同时疼痛的，以第2、第3支同时发生者最多见。同时影响三支者甚少见。②少数两侧面部疼痛者多为一侧先发，或一侧疼痛较重，经治疗疼痛消失后，对侧随之加重。

3）疼痛常有"扳机点"，即在痛侧三叉神经分布区内某一处，如嘴唇、口角、鼻翼、颊部、牙齿、牙龈、舌前等部位特别敏感，稍加触动就会引发疼痛，这些敏感区称为"扳机点"。

4）疼痛发作常无预兆，骤然发作。

5）疼痛可在无明显诱因的情况下发生，但也经常被非疼痛性触觉所激发，如咀嚼、呵欠、说话（第3支）、洗脸、刷牙、触摸（第2支）、梳头（第1支），甚至微风迎面激发疼痛。所以，很多患者因此而不敢洗脸、刷牙、吃东西，导致口腔、面部卫生状态极差，全身营养不良，局部皮肤粗糙，甚至局部肌肉萎缩。有的患者因怕触发疼痛而保持某一个姿势不动。

6）疼痛呈短暂性。每次发作持续数秒或1～2分钟，骤然停止。发作间隔期如常人，但随着疾病的持续，发作间歇期会逐渐缩短，发作日益频繁。

**2. 埋线治疗**

主穴：下关。

配穴：第1支选攒竹透鱼腰、阳白透鱼腰；第2支选迎香透四白、迎香透颧髎；第3支选大迎透夹承浆、颊车透大迎。

每次均选主穴加一配穴。

操作：用PGA或PGLA线体对折旋转埋线法，或者胶原蛋白线注线法。对初诊患者采用卧位，手法宜轻，以免引起晕针。每2周治疗1次，3次为1个疗程。

### （二）神经性头痛

神经性头痛是由血管收缩功能障碍和某些体液物质代谢素所引起的一种发作性疾病，包括紧张性头痛、功能性头痛及血管神经性头痛，源于头部肌肉紧张收缩。本病发作时头部呈紧束或压迫样，有沉重感，常为跳扯痛，吸烟、饮酒过度时会加剧。

**1. 临床症状**

神经性头痛主要指紧张性头痛、功能性头痛及血管神经性头痛，多由精神紧张、生气引起，主要症状为持续性的头部闷痛、压迫感、沉重感，有的患者自诉为头部有"紧箍"感。大部分患者为两侧头痛，多为两颞侧、后枕部及头顶部或全头部痛。头痛性质为钝痛、胀痛、压迫感、麻木感和束带样紧箍感。患者头痛的时间要多于不痛的时间，甚至全天头痛。激动、生气、失眠、焦虑或忧郁等因素常使头痛加剧，还有一部分患者，不仅具有肌紧张性头痛的特点，还有血管性头痛的临床表现，主诉双颞侧搏动性头痛。这种既有紧张性头痛又有血管性头痛的临床表现，称为混合型头痛。患者多伴有头晕、烦躁易怒、焦虑不安、心慌、气短、恐惧、耳鸣、失眠多梦、腰酸背痛、颈部僵硬等症状，部分患者在颈枕两侧或两颞侧有明显的压痛点。

### 2. 埋线治疗

主穴：三阳络、合谷。

配穴：①一侧头痛，伴心烦郁怒，加同侧太冲；伴胸闷、恶心，加同侧丰隆；伴心悸、失眠，配同侧足三里。②全头痛，伴心烦郁怒，加双侧太冲；伴胸闷、恶心，加双侧丰隆；伴心悸、失眠，加双侧足三里。③面色晦暗，加阿是穴。

操作：用 PGA 或 PGLA 线体对折旋转埋线法，或者胶原蛋白线注线法。两穴位交替使用，每 2 周治疗 1 次，3 次为 1 个疗程。

### （三）偏头痛

偏头痛是反复发作的一种搏动性头痛。发作前常有闪光、视物模糊、肢体麻木等先兆，数分钟至 1 小时出现一侧头部一跳一跳的疼痛，并逐渐加剧，直到出现恶心、呕吐后，疼痛才会有所好转，在安静、黑暗环境中或睡眠后头痛缓解。患者在头痛发生前或发作时可伴有神经、精神功能障碍。同时，它是一种可逐步恶化的疾病，发病频率通常越来越高。研究显示，偏头痛患者比一般人群更容易发生大脑局部损伤，进而引发中风。其偏头痛的次数越多，大脑受损伤的区域会越大。流行病学研究表明，全世界偏头痛的患病率为 10% ～ 18%。

偏头痛的诊断并不困难，有长期反复发作的头痛史，间歇期一切正常，体检正常，有偏头痛家族史，即可确诊。动静脉畸形也可伴发偏头痛，应做头颅 CT 扫描或脑血管造影明确诊断。复杂型偏头痛常由器质性疾病引起，应做神经影像学检查。枕叶或颞叶肿瘤初期亦可出现视野缺损或其他视觉症状，但随着病情的进展最终可出现颅内压增高症状。老年人颞枕部头痛需排除颞动脉炎，颞浅动脉或枕动脉增粗如绳索状，搏动明显减弱或消失，动脉活检可见特征的多核巨细胞浸润。

### 1. 临床症状

（1）无先兆偏头痛

无先兆偏头痛也称普通偏头痛，是最常见的类型，约占偏头痛的 80%，相对于有先兆的偏头痛，缺乏典型先兆，常为双侧颞部及眶周疼痛，可为搏动性。头痛反复发作，伴呕吐。头痛持续时间较长，可达数日，疼痛持续时伴颈肌收缩，可使症状复杂化。发作时常有头皮触痛，呕吐偶可使头痛终止。本型偏头痛常与月经有明显的关系。与有先兆偏头痛相比，无先兆偏头痛具有更高的发作频率，可严重影响患者的工作和生活，常需要频繁应用止痛药治疗。

（2）伴有先兆偏头痛

伴有先兆偏头痛也称典型偏头痛，占偏头痛的 15% ～ 18%，患者多有家族史，典型病例发病过程分为 3 期。

1）先兆期：发作前出现短暂的先兆，最常见的如视觉先兆（闪光、闪烁的锯齿形线条、暗点、黑矇和偏盲等），还可有视物变形和物体颜色改变等。其次为躯体感觉先兆，如一侧肢体或面部麻木、感觉异常等，以及运动先兆如轻偏瘫等，但相对少见。先兆可持续数分钟至 1 小时。

2）头痛期：在先兆同时或随后出现一侧颞部或眶后搏动性头痛。约 2/3 的患者为单侧，1/3 为双侧或两侧交替，也可表现为全头痛、单侧或双侧额部头痛及不常见的枕部头痛等。头痛常从额部、颞部及眶后部开始，向半侧或全头部扩散。典型的有颞浅动脉明显搏动感，常伴有恶心、呕吐、畏光或畏声、易激惹、气味恐怖及疲劳感等。患者喜欢静卧于暗室，睡眠后减轻。头痛持续 2 ～ 10 小时，少数可达 1 ～ 2 天，儿童持续 2 ～ 8 小时。每周、每月或数月均可发作，发作次数不等。发作间歇期多无症状。

3）头痛后期：头痛消退后患者常表现为疲劳、无力和食欲差等，1 ～ 2 日好转。

### 2. 埋线治疗

主穴：颈夹脊、三阳络、太阳、风池、百会、阿是穴。

操作：用 PGA 或 PGLA 线体对折旋转埋线法，或者胶原蛋白线注线法。每 2 周治疗 1 次，3 次为 1 个疗程。

### 三、其他治疗方法

针刺治疗慢性疼痛在临床上被广泛应用。针刺的神经传导通路与机体痛觉传导通路基本相似，对周围神经和中枢神经均有一定的影响，这可能是针刺缓解疼痛的一种调节机制。针刺能激发神经元活性，改善周围神经的病理变化，增加神经元之间的突触传递，修复受损的周围神经以缓解疼痛。此外，应用针刺或加用电针治疗痛症，能改善大脑内与疼痛相关各功能区之间的联系，对镇痛起到一定的中枢调控作用。研究中还发现，针刺能减少病变区炎性反应和细胞凋亡，增加细胞自噬和血管调节因子的表达。这些反应之间常存在一定的相互作用，共同缓解机体疼痛症状。然而，临床中针刺手法及辅助方法众多，治疗选取的相关穴位各异，需根据疾病定位、定性后，选择最优组合方式。

## 第二节　痉挛

### 一、概述

中医学在长期的临证过程中，对面肌痉挛病因病机的认识还未统一，有各自独到的见解，形成了百家争鸣的局面，目前多数研究主要从风、痰、虚、瘀 4 种病理因素，以及从肝胃二经、肝风内动等不同角度解释面肌痉挛的发病。但总的来说，其病因可概括为外邪侵袭、内风窜动、情志内伤等几类。主要病机为风胜则动，因情志失调，肝郁气滞，郁而化火，肝风内动，或是阴血亏虚，无以濡养筋脉，虚风内动，或因风寒热邪外袭，扰动筋脉；也可因热邪亢盛，伤于营阴，筋失濡润，出现面肌拘挛抽搐。本病与肝、脾、胃密切相关，病性有虚有实。根据面肌痉挛的病因病机，中药治疗方面不离祛风通络、息风化痰、补益肝肾等。而埋线在痉挛性疾病中的应用广泛，疗效显著。

### 二、埋线治疗痉挛

#### （一）面肌痉挛

面肌痉挛（HFS）又称面肌抽搐，为一种半侧面部不自主抽搐的病证。抽搐呈阵发性且不规则，程度不等，可因疲倦、精神紧张及自主运动等而加重。本病起病多从眼轮匝肌开始，然后涉及整个面部。本病多在中年后发生，常见于女性。本病病因不明，西医学对此尚缺乏特效的治法。目前一般采用对症治疗，但效果均欠理想。中医治疗一般建议采用综合疗法。

### 1. 临床症状

面肌痉挛，即面部一侧抽搐（个别人出现双侧痉挛），精神越紧张、激动，痉挛越严重。痉挛多从一侧下眼睑开始，之后逐渐扩散至面部，甚至颈部肌肉。痉挛初期为间歇性，逐渐频繁，特别是在情绪紧张、疲劳等情况时面肌抽搐明显。抽搐严重时可引起面部疼痛，影响视觉、言语和睡眠，症状可有数天至数月的发作间期。在体格检查方面，除可见一侧面部肌肉阵发性不自主抽动外，无其他异常发现。由于面肌痉挛的初期症状为眼睑跳动，一般不会引起人们的重视，经过一段时间病灶形成，发展成为面肌痉挛，连动到嘴角，严重者连带颈部。面肌痉挛可以分为两种，一种是原发性面肌痉挛，另一种是面瘫后遗症产生的面肌痉挛。两种类型可以从症状表现上区分。原发性的面肌痉挛在静止状态下也可发生，痉挛数分钟后缓解，不受控制；面瘫后遗症产生的面肌痉挛只在做眨眼、抬眉等动作时产生。

### 2. 埋线治疗

主穴：①翳风、下关透止痉2、太阳透止痉4、后溪；②四白透止痉1、大迎透止痉3、足三里、外关。

注：止痉1在睛明和四白的连线与承泣向鼻方向水平线的交点上；止痉2在下关和听会连线的中点；止痉3在地仓与大迎连线的中点；止痉4在丝竹空与太阳连线的中点。

操作：用PGA或PGLA线体对折旋转埋线法，或者胶原蛋白线注线法。两组穴位交替使用，每2周治疗1次，3次为1个疗程。

### （二）支气管痉挛

支气管痉挛（bronchospasm）为支气管平滑肌（ASM）痉挛性收缩，其发生机制主要包括气道炎症性机制、神经受体机制和免疫机制等，一般多为上呼吸道感染或其反复感染导致气管（支气管）黏膜病变，从而对外界刺激敏感而发生咳喘、呼吸困难等。此外，某些过敏原、神经刺激因素都有可能引起支气管痉挛。因此，寻找导致支气管痉挛的原发病至关重要，针对病因治疗，同时对症解除支气管痉挛，缓解咳喘、呼吸困难症状。

### 1. 临床症状

支气管痉挛发生时，大多以呼吸功能受限为主要表现。但根据受限程度不同，会表现出咳喘、呼吸困难、昏迷等严重程度不同的症状，还会出现较为明显的哮鸣音。临床主要典型症状为呼吸困难、咳喘、哮鸣音，因氧气供给不足，患者同时可伴有头晕、头痛、恶心、呕吐、四肢无力、血压下降、意识模糊、昏迷等症状。

### 2. 埋线治疗

主穴：水突、定喘、肺俞、足三里、膻中。

操作：水突埋线时左手食指、中指将颈总动脉与气管分开，下压触及第 6 颈椎横突前结节，线在针尖处被压成对折，右手持注射针头直刺，到达第 6 颈椎横突前结节时有明显抵抗感，右手向下快速突破，退针 2mm，右手持针保持不动，左手指轻轻抬起，右手旋转并退出针体，出针后将线埋于皮下。其余采用套管针埋线法，选用 7 号套管针，4-0 医用羊肠线，术前于拟操作穴位局部皮肤外涂利多卡因软膏麻醉 1 小时后，局部皮肤常规消毒，采用套管针埋线法，将长 0.2 ～ 0.3cm 的医用羊肠线埋植在穴位的肌层；出针后用无菌干棉签按压针孔约 1 分钟，观察无出血后给予创可贴覆盖。每半个月埋线1 次，共治疗 3 个月。


### （三）膈肌痉挛

膈肌痉挛指患者膈肌受到刺激之后，出现膈肌过分的痉挛、抽动，阵发性痉挛或不自主突然收缩，随后声门突然关闭，引起气体的内流受阻，发出特征性的声音。而顽固性呃逆指呃逆频繁，其持续时间超过 72 小时，症状顽固且常规治疗无效。顽固性呃逆可严重影响患者正常的饮食、休息和工作学习，给患者带来极大痛苦。本病属于中医学"呃逆"范畴，古代称为"哕"，俗称"打嗝"。

### 1. 临床症状

临床主要表现为频繁呃逆，不受意识控制，部分患者晚上睡觉时也会呃逆。严重者还会出现恶心、呕吐、腹痛、腹胀等表现。

### 2. 埋线治疗

主穴：双侧攒竹、双侧内关、中脘、膻中、双侧足三里、膈俞。

配穴：胃寒积滞加建里、胃俞；胃火上逆加内庭、厉兑；胃阴不足加三阴交、胃俞；脾胃阳虚加脾俞、胃俞；肝气郁滞加太冲、期门。

操作：打开埋线包，戴乳胶手套，将羊肠线剪成 1～2cm 若干段。穴位局部常规消毒，埋线处铺洞巾，用镊子将羊肠线从一次性埋线针前端穿入，后端接针芯，操作者一手食指、中指绷紧进针部位皮肤，另一手持针刺入穴位，出现针感后，边推针芯边退针管，将羊肠线埋入穴位的皮下组织或肌层内。退针后用消毒棉签按压针孔片刻，再用创可贴覆盖针孔。2 天后进行疗效评价。

### （四）胃痉挛

胃痉挛（gastrospasm）即胃部肌肉抽搐，使胃呈现出一种强烈收缩状态，多由神经功能性异常导致，亦可因胃器质性疾病引起。病因多与外感、饮水、情志、遗传、药物等因素有关。本病属于中医学"胃痛""胃痞"等范畴。

#### 1. 临床症状

临床主要表现为上腹部疼痛，患者常屈上肢或以拳重按胃部，以缓解疼痛。疼痛甚者往往向左胸部、左肩胛部、背部放射，或伴有恶心、呕吐，甚则颜面苍白、手足厥冷、冷汗直流，乃至不省人事。约经数分钟，或数小时因嗳气或呕吐而缓解。痛止后，健康如常。1 日发作数次，或数日、数月发作 1 次。

#### 2. 埋线治疗

主穴：①寒热错杂，取双侧肝俞、双侧脾俞、中脘、天枢、双侧足三里。②肝胃不和，取肝俞透脾俞、胃俞透三焦俞、足三里、阴陵泉、中都。③脾胃湿热，取肝俞透胆俞，脾俞透胃俞、三焦俞，上脘透中脘、下脘，梁门透关门，天枢，足三里，阴陵泉等。④脾胃虚寒，取肝俞透胆俞、脾俞透胃俞、肾俞透命门、上脘透中脘等。

操作：常规消毒后，用 7 号注射针针头作为套管，2 寸长毫针剪去针尖作针芯，将羊肠线 1.5cm 放入针头内，后接针芯，右手持针，刺入所需深度，当出现针感后左手推针芯，同时右手退针管，将羊肠线埋植在穴位的皮下组织或肌层内。用消毒干棉球按压针孔片刻，再用创可贴覆盖针孔。每周治疗 1 次。

### （五）肠痉挛

肠痉挛（enterospasm）又称肠绞痛，是由于肠壁平滑肌强烈收缩而引起的阵发性腹痛，是小儿急性腹痛中常见的临床症状之一。本病多由外感、饮食、情志等因素所致，属于中医学"腹痛"范畴。

### 1. 临床症状

临床表现为突然发作的阵发性腹痛，部位以脐周为主，疼痛轻重不等，反复发作，可自愈。缓解时腹软、无包块、无压痛及其他病理体征。

### 2. 埋线治疗

主穴：胃俞、脾俞、足三里、上巨虚、中脘。

配穴：临证加减。

操作：常规消毒上述穴位部位皮肤后，取一次性埋线针，将针芯退出，在针管前段放置 3-0 号可吸收外科缝线，长度约为 2cm，刺入所选穴位，有针感出现后，推针芯，将针管取出，将可吸收线植入穴位肌层或皮下组织，用消毒干棉球按压针孔止血，无菌敷料固定，叮嘱患者治疗后 24 小时内针孔不能沾水。14 天治疗 1 次。

### （六）脊髓损伤后肌痉挛

肌痉挛是脊髓损伤（SCI）患者常见的并发症之一，是一种以肌张力增高为特征的运动障碍，并伴有腱反射亢进。脊髓损伤的高致残率、高耗费、低死亡率给家庭、社会带来沉重负担，因此脊髓损伤后肌痉挛的早预防、早治疗已成为脊髓损伤康复治疗的重点。

主穴：项颞前斜线、大椎、身柱、脊中、至阳、筋缩；上肢取肩髃、曲池、手三里、合谷；下肢取环跳、伏兔、足三里、阳陵泉、绝骨、三阴交；八髎、中极。

操作：常规消毒穴位处皮肤，用 7 号埋线针带 0 号经络疏通蛋白线（3cm），快速进针得气后将线送入皮下肌肉层中，以患者有明显胀感且能耐受为度，出针后用创可贴覆盖创口，24 小时内禁沾水。每次维持 2 周，4 次为 1 个疗程。

## 三、其他治疗方法

### 1. 中药内服

古今各大医家认为，根据肌痉挛的病因病机，在中药治疗方面不离祛风通络、息风化痰、补益肝肾等，近年来中药内服治疗面肌痉挛的临床研究也逐年增多。

### 2. 毫针刺

肌痉挛多由外邪袭络、肝火内动、热盛动风、阴虚风动等所致，应用针刺治疗可祛外风、息内风，调理失衡的脏腑。

### 3. 火针

火针治疗肌痉挛具有息风止痉、活血行气的功效，能达到濡养肌肤和改善血液循环的目的，缓解肌肉痉挛，但同时具有刺激量大、患者不易耐受等不足之处。

### 4. 电针

电针疗法是在针刺的基础上加用电刺激，二者同时作用于穴位，不仅可以提高针刺疗效，还能扩大针灸的治疗范围，且能客观地控制刺激量，呈双向性生理调节性反应。

### 5. 穴位注射

穴位注射治疗肌痉挛多选用以营养神经为主要作用的药物，在产生针刺作用的同时，又具有药物的特异性作用，可使药物刺激穴位，并以经络为介质，将药物运送到病变部位，起到药与穴的共同作用，对肌痉挛有缓解效果。

# 第三节　眩晕

## 一、概述

眩晕是目眩和头晕的总称，以眼花、视物不清和昏暗发黑为眩；以视物旋转，或如天旋地转不能站立为晕，因两者常同时并见，故称眩晕。西医学认为，眩晕是自身因前庭系统等病变所致的一种机体对空间定向的运动、平衡或空间位置性幻觉。主要症状为患者感受自身或外界物体的运动性幻觉，如旋转、升降和倾斜等。体征为平衡障碍、眼球震颤、指物偏向等。眩晕可分为真性眩晕和假性眩晕。真性眩晕是由眼、本体觉或前庭系统疾病引起的，有明显的外物或自身旋转感。假性眩晕多由全身系统性疾病引起，如心血管疾病、脑血管疾病、贫血、尿毒症、药物中毒、内分泌疾病及神经官能症等几乎都有轻重不等的头晕症状，患者感觉"飘飘荡荡"，没有明确转动感。眩晕作为临床常见症状多发于青壮年，男性多于女性。

## （一）相关解剖

前庭神经为躯体传入纤维，前庭神经元胞体为双极神经元，位于内耳道前庭神经节内，其周围支纤维终止于迷路（半规管、球囊、椭圆囊）特殊感觉上皮的毛细胞。中枢支纤维走行在共同神经干，与面神经和中间神经伴行，通过内耳道入颅，经脑桥小脑角在桥延交界处入脑干。

### （二）西医病因及分类

人体的平衡和机体对空间的定向认知功能是在中枢神经系统的控制下，由前庭系统、本体感觉系统和视觉系统互相作用来完成的。其中，前庭系统在维持机体平衡中起主导作用。同时，前庭系统病变也是直接导致眩晕的最主要因素。其主要致病机制有血管源性和神经源性两种，致使内耳庭系统缺血、缺氧，膜迷路水肿，内淋巴系统压力增高，内耳末梢神经功能紊乱。前庭病变包括周围神经疾病如良性阵发性的眩晕、梅尼埃病、急性迷路炎及听神经瘤等；中枢神经疾病如多发性硬化症、后循环缺血、中枢神经抑制药物不良反应等。全身性疾病如贫血、血液高凝状态、心功能不全、低血压、高血压、中毒及神经功能失调等均可导致客观上的平衡障碍和主观上的眩晕感觉。眩晕的发生有多种因素，可因病因不同而异。根据病因，眩晕可分为周围性眩晕（耳性眩晕）、中枢性眩晕（脑性眩晕）和全身疾病性眩晕、眼源性眩晕、神经精神性眩晕。

#### 1.周围性眩晕

周围性眩晕指内耳前庭至前庭神经颅外段之间的病变所引起的眩晕。

（1）梅尼埃病：由于内耳的淋巴代谢失调、淋巴液分泌过多或吸收障碍，引起内耳膜迷路积水，亦有人认为是变态反应、B族维生素缺乏等因素所致。

（2）迷路炎：常由中耳病变（表皮样瘤、炎症性肉芽组织等）直接破坏迷路的骨壁引起，少数是炎症经血行或淋巴扩散所致。

（3）前庭神经元炎：前庭神经元发生炎性病变所致。

（4）药物中毒：由于对药物敏感，内耳前庭或耳蜗受损。

（5）位置性眩晕：由头部所处某一位置所致。

（6）晕动病：乘坐车、船或飞机时，内耳迷路受到机械性刺激，引起前庭功能紊乱。

#### 2.中枢性眩晕

中枢性眩晕指小脑、大脑等病变所引起的眩晕。

（1）颅内血管性疾病：见于脑动脉粥样硬化、椎基底动脉供血不足、锁骨下动脉盗血综合征、延髓外侧综合征、高血压脑病和小脑或脑干出血等。

（2）内占性病变：见于听神经瘤、小脑肿瘤、第四脑室肿瘤和其他部位肿瘤。

（3）颅内感染性疾病：见于颅后凹蛛网膜炎、小脑脓肿等。

（4）颅内脱髓鞘疾病及变性疾病：见于多发性硬化和延髓空洞症。

（5）癫痫。

（6）其他：如脑震荡、脑挫伤及脑寄生虫病等。

### 3. 全身疾病性眩晕

（1）心血管疾病：见于高血压、低血压、心律失常（阵发性心动过速、房室传导阻滞等）、病态窦房结综合征、心脏瓣膜病、心肌缺血、颈动脉窦综合征、主动脉弓综合征等。

（2）血液病：见于各种原因所致的贫血、出血等。

（3）中毒性疾病：见于急性发热性感染、尿毒症、重症肝炎、重症糖尿病等。

### 4. 眼源性眩晕

（1）眼病：见于先天性视力减退、屈光不正、眼肌麻痹、青光眼、视网膜色素变性等。

（2）屏幕性眩晕：看电影、看电视、用电脑时间过长和（或）眼睛距离屏幕过近均可引起眩晕。

### 5. 神经精神性眩晕

神经精神性眩晕见于神经官能症、围绝经期综合征、抑郁症等。

### （三）中医病因病机

眩晕的病因主要有情志、饮食、体虚年高、跌仆外伤等。病之本为阴阳失调，病之标为内生之风、痰、瘀血。其病位在肝、肾。其病性有虚实两端，属虚者居多，如阴虚易肝风内动，血虚则脑失所养，精亏则髓海不足，均可导致眩晕。属实者多见于痰浊壅遏，或化火上蒙，而形成眩晕。

### 1. 病因

（1）情志不遂

忧郁恼怒太过，肝失条达，肝气郁结，气郁化火，肝阴耗伤，风阳易动，上扰头目，发为眩晕。正如《类证治裁·眩晕》所言："良由肝胆乃风木之脏，相火内寄，其性主动主升；或由身心过动，或由情志郁勃，或由地气上腾，或由冬藏不密，或由高年肾液已衰，水不涵木，以致目昏耳鸣，震眩不定。"

（2）年高肾亏

肾为先天之本，主藏精生髓，脑为髓之海。若年高肾精亏虚，髓海不足，无以充盈于脑，或体虚多病，损伤肾精肾气，或房劳过度，阴精亏虚，均可导致髓海空虚，发为眩晕。如《灵枢·海论》言："髓海不足，则脑转耳鸣，胫酸眩冒，目无所见，懈怠安卧。"如肾阴素亏，水不涵木，肝阳上亢，肝风内动，亦可发为眩晕。

（3）病后体虚

脾胃为后天之本，气血生化之源。若久病体虚，脾胃虚弱，或失血之后，耗伤气血，或饮食不节，忧思劳倦，均可导致气血两虚。气虚则清阳不升，血虚则清窍失养，故而发为眩晕。《景岳全书·眩晕》言："原病之由，有气虚者，乃清气不能上升，或亡阳而致，当升阳补气；有血虚者，乃因亡血过多，阳无所附而然，当益阴补血，此皆不足之证也。"

（4）饮食不节

嗜酒无度，过食肥甘，损伤脾胃，以致健运失司，水湿内停，积聚生痰，痰阻中焦，清阳不升，头窍失养，故发为眩晕。

（5）跌仆损伤，瘀血内阻

跌仆坠损，头脑外伤，瘀血停留，阻滞经脉，而致气血不能上荣于头目，故眩晕时作。

### 2.病机

眩晕之病因虽有上述多种，但其基本病理变化，不外虚实两端。虚者为髓海不足，或气血亏虚，清窍失养；实者为风、火、痰、瘀扰乱清空。本病的病位在于头窍，其病变脏腑与肝、脾、肾三脏相关。肝乃风木之脏，其性主动主升，若肝肾阴亏，水不涵木，阴不维阳，阳亢于上，或气火暴升，上扰头目，则发为眩晕。脾为后天之本、气血生化之源，若脾胃虚弱，气血亏虚，清窍失养，或脾失健运，痰浊中阻，或风阳夹痰，上扰清空，均可发为眩晕。肾主骨生髓，脑为髓海，肾精亏虚，髓海失充，亦可发为眩晕。眩晕的病机以虚者居多，气虚血亏、髓海空虚、肝肾不足所导致的眩晕多属虚证；因痰浊中阻、瘀血阻络、肝阳上亢所导致的眩晕属实证。风、火、痰、瘀是眩晕的常见病理因素，在眩晕的病变过程中，各个证候之间相互兼夹或转化。如脾胃虚弱、气血亏虚而生眩晕，而脾虚又可聚湿生痰，二者相互影响，临床上可以表现为气血亏虚兼有痰湿中阻的证候。如痰湿中阻，郁久化热，形成痰火为患，甚至火盛伤阴，形成阴亏于下、痰火上蒙的复杂局面。再如肾精不足，本属阴虚，若阴损及阳，或精不化气，可以转为肾阳不足或阴阳两虚之证。此外，风阳每夹有痰火，肾虚可以导致肝旺，久病入络形成瘀血，故临床常形成虚实夹杂之证候。若中年以上，阴虚阳亢，风阳上扰，往往有中风晕厥的可能。

### （四）证候分类

#### 1. 风阳上扰

证候：眩晕耳鸣，头痛且胀，易怒，失眠多梦，或面红目赤，口苦，舌红，苔黄，脉弦滑。

#### 2. 痰浊上蒙

证候：头重如裹，视物旋转，胸闷作恶，呕吐痰涎，苔白腻，脉弦滑。

#### 3. 气血亏虚

证候：头晕目眩，面色淡白，神倦乏力，心悸少寐，舌淡，苔薄白，脉弱。

#### 4. 肝肾阴虚

证候：眩晕久发不已，视力减退，少寐健忘，心烦口干，耳鸣，神倦乏力，腰酸膝软，舌红，苔薄，脉弦细。

## 二、埋线治疗眩晕

眩晕治疗的核心是病因治疗，如耳石症、高血压、前庭功能异常等导致的眩晕，需要采用手法复位、药物或手术等方式治疗。在病因治疗的同时，也需要采取措施缓解眩晕的症状，如使用止晕药物，以减少患者的痛苦和不适感。穴位埋线疗法在眩晕治疗中具有一定的应用前景。它不仅能改善眩晕症状，还能提高患者的生活质量。然而，值得注意的是，穴位埋线疗法虽然对眩晕有一定的治疗效果，但并非所有眩晕患者都适用此方法。在采用此疗法之前，需要进行详细的诊断，确保患者符合适应证，并排除其他严重疾病或精神因素引起的眩晕。

#### 1. 临床症状

眩晕主要表现为眩晕、头痛、失眠及一系列的情绪和身体不适症状，可能伴有恶心和呕吐、头痛。此外，患者还可能出现失眠现象、急躁易怒、口干舌燥、耳鸣等。

### 2. 埋线治疗

治法：滋阴潜阳，平肝息风，运脾化痰。

主穴：曲池、丰隆、降压沟、太冲、太溪。

配穴：肝俞、脾俞、足三里、内关、三阴交。

加减：风阳上扰加太阳、风池；痰浊上蒙加阴陵泉；气血亏虚加中脘、关元；肝肾阴虚加肾俞、三阴交；头晕加太阳、印堂、后溪；失眠加安眠穴、神门。

### 3. 操作方法

穴位常规消毒，取利多卡因注射液 5mL（0.1g）、地塞米松注射液 1mL（2mg）混合，局部麻醉，每处穴位注射 0.5 ～ 1mL，药物注射完后，将所选的生物蛋白线装入所对应的一次性埋线针中，将生物蛋白线埋入穴位，退针后消毒，外敷创可贴。每次选 5 ～ 8 个穴位，半个月埋线 1 次，1 个月为 1 个疗程。

### 4. 注意事项

（1）埋线治疗本病效果较好，但应分辨标本缓急。眩晕急重者，先治其标；眩晕较轻或发作间歇期，注意求因治本。

（2）为明确诊断，在治疗的同时应测血压，查血红蛋白、红细胞计数及心电图、电测听、脑干诱发电位、眼震电图及颈椎 X 光片等。如需要还应做 CT、核磁共振检查。

（3）眩晕发作时，令患者闭目安卧（或坐位），以手指按压印堂、太阳等穴，使头面部经气疏畅，眩晕症状可减轻。

（4）痰浊上蒙者应以清淡食物为主，少食油腻厚味之品，以免助湿生痰，酿热生风，也应避免辛辣食品，戒除烟酒，以防风阳升散之虞。

## 三、其他治疗方法

### 1. 头针疗法

选顶中线，沿头皮刺入，快速捻转，每日 1 次，每次留针 30 分钟。

### 2. 耳针疗法

选肾上腺、皮质下、额。肝阳上亢者，加肝、胆；痰湿中阻者，加脾；气血两虚者，加脾、胃；肾精亏虚者，加肾、脑。毫针刺或用王不留行籽贴压。

## 第四节　神经源性膀胱

### 一、概述

神经源性膀胱又称神经源性下尿路功能障碍（neurogenic lower urinary tract dysfunction），是由于神经控制机制紊乱而导致的膀胱和（或）尿道功能障碍，在具备神经病变的前提下才能诊断。目前尚缺乏大样本的神经源性膀胱的流行病学研究。根据神经病变的部位及程度不同，神经源性膀胱有不同的临床表现。神经源性膀胱的下尿路症状分为储尿期症状和排尿（后）期症状两类：储尿期症状有尿频、尿急、夜尿、急迫性尿失禁、压力性尿失禁及混合性尿失禁；排尿（后）期症状有尿流缓慢和（或）中断、排尿踌躇、排尿困难、终末尿滴沥、膀胱排空不全。膀胱过度活动症是一组以尿急症状为特征的症候群，常伴有尿频和夜尿，伴或不伴有急迫性尿失禁，没有尿路感染或其他明确的病理改变，尿动力学上常表现为逼尿肌过度活动。神经源性膀胱可导致尿路感染、膀胱输尿管反流、肾盂积水、尿路结石、肾功能衰竭等多种尿路损害。与不伴尿路功能障碍的神经系统疾病患者相比，神经源性膀胱患者的生活质量明显下降，且抑郁症的发生率显著升高。所有可能累及储尿和排尿生理调节过程的神经系统的损伤和病变，都有可能影响膀胱和尿道功能，进而出现储尿和（或）排尿功能障碍。

#### （一）常见致病因素

##### 1. 脑干以上神经系统因素

脑血管意外可引起各种类型的下尿路功能障碍，症状与病变的严重程度及病情演变相关。最常见的尿路功能障碍为尿失禁，37% ～ 90% 的脑血管意外患者可出现尿失禁。脑瘫及帕金森病患者常引起排尿功能障碍。

##### 2. 脊髓损伤

脊髓创伤、血管病变、肿瘤等多种因素均可造成脊髓损伤而导致神经源性膀胱，70% ～ 84% 的脊髓损伤患者可发生下尿路功能障碍。因泌尿系统并发症导致死亡占脊髓损伤患者死因的 13% 左右。50% ～ 90% 的多发性硬化患者伴有神经源性膀胱，最常见的尿动力学问题为逼尿肌过度活跃出现尿频和尿急等储尿功能障碍。此外，大约有40%的腰椎间盘疾病患者伴有尿动力学检查异常，最常见的是逼尿肌无反射，也可见逼尿肌活动性降低或者过度活跃，最常见的症状为尿潴留。

### 3. 周围神经系统因素

糖尿病神经源性膀胱是糖尿病引起的泌尿系统的慢性并发症，占糖尿病患者的25%～85%，常表现为膀胱感觉减退、膀胱容积增加、逼尿肌收缩功能下降。多种神经系统的感染性疾病，如带状疱疹、人类免疫缺陷病毒感染均可导致神经源性膀胱。盆腔手术术后并发神经源性膀胱较为常见，如根治性子宫全切术、直肠癌根治切除术、前列腺癌根治术等。此外，脊髓麻醉也会导致神经源性膀胱。

### （二）神经源性膀胱分类

目前尚无理想统一的神经源性膀胱分类方法，国际尿控协会基于尿动力学结果针对储尿期和排尿期功能提出分类系统：①储尿期根据膀胱功能（主要是逼尿肌活动性）、膀胱感觉、膀胱容量、膀胱顺应性和尿道功能进行分类；②排尿期根据膀胱功能（主要是逼尿肌收缩性）、尿道功能（有无梗阻、逼尿肌和括约肌是否协同）进行分类。该分类较好地反映膀胱尿道的功能及临床症状，但没有反映上尿路的状态。

## 二、埋线治疗神经源性膀胱

神经源性膀胱治疗的首要目标是预防膀胱输尿管反流、肾盂积水等造成的肾功能损害。肾积水会使肾盂内压力增高，压迫肾实质，导致肾实质缺血，影响肾功能，严重时会出现肾功能的衰竭。神经源性膀胱治疗的次要目标是增加膀胱顺应性，减少残余尿量。神经源性膀胱的治疗应遵循从无创、微创再到有创的循序渐进原则，治疗后定期、终身随访，病情进展时及时调整治疗方案。

### （一）脑卒中后尿失禁

#### 1. 临床症状

尿失禁是脑卒中后的常见并发症之一，调查显示其发生率为35%～70%，多见于疾病的恢复期，发病机制多为脑组织的损伤影响了排尿高级中枢与下位排尿中枢之间的联系，产生尿液控制障碍，常见于卒中后的恢复期。也有学者认为还存在两种情况：①膀胱功能正常时，可能与患者存在认知障碍和语言缺失有关；②卒中后并发神经疾病或药物致使神经反射减弱和充溢性尿失禁。患者由于尿频、尿急、尿失禁等不适感，心理负担重，使其远离社会生活，不利于卒中后的康复锻炼。穴位埋线在脑卒中后尿失禁的治疗中疗效确切。

### 2. 埋线治疗

主穴：肾俞、膀胱俞、次髎、中髎，均为双侧。

操作：穴位常规消毒，将长度为 2cm 的胶原蛋白线穿入一次性埋线针具，操作时患者俯卧位，先将针具刺入穴位，得气后用针芯固定胶原蛋白线在穴位内，快速将针具退出皮下，检查针孔无线头暴露后，将针芯退出，贴创可贴保护针孔。治疗期间适当按压加强刺激量，每周 1 次，共治疗 4 次。

### （二）压力性尿失禁

压力性尿失禁（stress urinary incontinence，SUI）指患者腹压增高时具有不受自身控制的尿液漏出现象。

### 1. 临床症状

压力性尿失禁的主要表现是腹压增加时，能观测到尿液不自主地从尿道流出。尿动力学检查发现，该病患者膀胱处于充盈状态时，腹压增加而无逼尿肌收缩的情况下出现不随意漏尿。其发病率较高，中国成年女性患病率高达 18.9%，50～59 岁 SUI 患病率最高，为 28.0%。该病会导致患者的生活质量明显降低，给患者心理造成极大的负担。

### 2. 埋线治疗

主穴：中极、关元、双侧足三里、双侧三阴交、双侧肾俞、双侧膀胱俞，每次取穴 2～4 个。

操作：操作期间需严格依据无菌操作进行，术者应对手部进行消毒，对患者埋线穴位和周围皮肤使用 2% 的碘酒和酒精进行消毒，将备用线剪为 2cm 长度，将其穿入套管针中，刺入腧穴，待患者出现酸、麻等感觉后，固定针芯，拔除针管，将备用线埋入穴位中，出针后使用创可贴保护针孔，避免患者出现感染情况。每隔 10 天 1 次，1 个月为 1 个疗程。

### （三）围绝经期压力性尿失禁

围绝经期压力性尿失禁是腹压增加，压力经腹壁传到膀胱，膀胱内压力出现无收缩性升高，超过膀胱颈部和尿道括约肌产生的尿道闭合压，导致尿液漏出。本病发生的常见原因有盆腔器官脱垂、尿道上皮萎缩，常给患者带来一系列社会、精神、家庭、职业、体力和性生活方面的困扰，生活质量受到明显损害。西医学主要采用药物、电刺激、磁场刺激、手术等方法进行治疗。常用的药物有肾上腺素能激动剂和雌激素等，均能取得一定疗效，但药物不良反应大，远期疗效不佳。穴位埋线治疗本病具有一定优势。

#### 1. 临床症状

咳嗽或者打喷嚏、腹压增高时会出现不自主的尿液从尿道外渗口渗漏症状。

#### 2. 埋线治疗

主穴：双侧脾俞、双侧肾俞。

操作：常规皮肤消毒，将 0 号医用羊肠线剪成 1cm 等长线段置于酒精中浸泡 30 分钟备用，取羊肠线穿进 7 号注射针头内，将针头刺入穴位，直刺约 30mm，提插得气后，用针芯抵住羊肠线，缓缓退出针管，将羊肠线留在穴内，敷无菌棉球以胶布固定。每周 1 次，2 周为 1 个疗程，共 2 个疗程。

### （四）脊髓损伤后神经源性膀胱

神经源性膀胱是脊髓损伤后最常见的临床并发症，其引起的尿路感染、肾积水等并发症严重影响了患者的预后。西医治疗脊髓损伤后神经源性膀胱主要使用营养神经药物、清洁间歇导尿、膀胱功能训练等手段，有一定疗效。近年来，临床运用中药、针灸、穴位埋线等特色疗法干预本病，对于改善膀胱残余尿量、逼尿肌压力、最大尿流率等疗效显著。

#### 1. 临床症状

尿频、尿急、尿不畅或尿潴留、尿失禁。会阴部感觉异常，可伴随大便失禁等直肠症状。

#### 2. 埋线治疗

主穴：双侧肾俞、双侧膀胱俞、中极、关元。

操作：选取 7 号埋线针，3 号 PGLA 可吸收性外科缝线。患者先取仰卧位，后取俯卧位。穴位处常规消毒、铺巾，术者左手拇指定点并按压固定皮肤，右手拇指、食指持穿有 PGLA 可吸收性外科缝线的埋线针，右手中指及无名指指端支于操作点旁，将埋线针快速刺入皮肤，缓慢推进到达有效深度，将埋线针旋转 360°，然后缓慢退出埋线针，用无菌干棉球按压针孔止血。贴医用创可贴 24 小时，防止感染。每 10 天治疗 1 次，治疗 90 天后观察疗效。

## 三、其他治疗方法

### （一）保守治疗方法

#### 1. 手法辅助排尿

手法辅助排尿包括扳机点排尿、Crede 手法排尿、Valsalva 排尿。由于辅助排尿可导致膀胱压力超过安全范围，故实施辅助排尿前必须通过影像尿流动力学明确上尿路功能状态。目前不推荐常规使用此类方法。

#### 2. 康复训练

膀胱行为训练、盆底肌肉锻炼、盆底生物反馈是临床常用方法。

（1）膀胱行为训练：常作为其他治疗方法的辅助，包括定时排尿和提示性排尿。①定时排尿，指在规定时间间隔内排尿，是针对大容量、感觉减退膀胱（糖尿病神经源性膀胱）的首选训练方法，适用于认知或运动障碍导致尿失禁的患者；②提示性排尿，由他人协助完成，适用于认知功能良好，但高度依赖他人的患者。

（2）盆底肌肉锻炼：主要包括凯格尔训练和阴道重力锥训练等。这些训练方法可以增强盆底肌与括约肌力量，从而改善尿失禁，抑制逼尿肌过度活动。

（3）盆底生物反馈：可结合其他盆底锻炼方法开展，应用生物反馈来指导训练盆底肌，可以加强盆底肌张力和控制能力。

#### 3. 导尿治疗

间歇导尿可协助膀胱排空，实现膀胱间歇性充盈与排空，有助于膀胱反射的恢复，是神经源性膀胱的常规治疗方法。间歇导尿适用于逼尿肌活动低下，或收缩力减弱，或逼尿肌过度活动被控制后存在排空障碍的患者。个体化评估制订的导尿频率、无创的导尿操作技术及合适的导尿材料是间歇导尿的关键。虽然间歇导尿对于神经源性膀胱患者近期和远期的安全性已得到证实（证据水平 A 级），但仍可导致尿道损伤、泌尿系统感染等并发症。对于神经源性膀胱患者而言，神经系统疾病急性期短期留置尿管是安全的。但相对于间歇导尿，长期留置尿管导致的尿道损伤、尿路感染等并发症显著增加。耻骨上膀胱造瘘为不得不长期留置尿管的患者提供了一种新的选择，它可以避免尿道损伤，减少泌尿系统的并发症，提高患者生存质量。

### 4. 药物治疗

抗胆碱能药物是治疗神经源性逼尿肌过度活跃的一线药物，它可以稳定逼尿肌，增加膀胱顺应性，但会导致残余尿量增加，因此需要配合间歇导尿排空膀胱。目前临床上常用的抗胆碱能药物有托特罗定、索利那新、奥昔布宁、曲司氯铵、丙哌唯林等。

### 5. 其他保守治疗方法

针灸疗法具有易于操作、痛苦小的优点，可改善神经源性下尿路功能障碍。

## （二）手术疗法

神经源性膀胱手术治疗方法主要有重建储尿功能术式、增加尿道控尿能力术式等。

### 1. 重建储尿功能术式

实施重建储尿功能术式可以扩大膀胱容量，改善膀胱壁顺应性，降低上尿路损害的风险，主要包括 A 型肉毒毒素膀胱壁注射术、逼尿肌切除术、肠道膀胱扩大术 3 种术式，术式的选择要遵循循序渐进的原则。神经源性膀胱过度活动经保守治疗无效，但膀胱壁尚未纤维化的患者可首选 A 型肉毒毒素膀胱壁注射术。A 型肉毒毒素是治疗顽固性特发性或神经性逼尿肌过度活动的有效药物。多项随机对照试验表明，A 型肉毒毒素注射对扩大膀胱容量、改善尿失禁有显著作用，尿潴留和尿路感染等注射治疗的不良反应也主要局限于下尿路。经过常规药物或 A 型肉毒毒素注射治疗无效的神经源性逼尿肌过度活跃患者，可选择自体膀胱扩大术。若膀胱壁已经发生严重纤维化或膀胱挛缩、膀胱顺应性极差、合并重度膀胱输尿管反流的患者，则首选肠道膀胱扩大术。

### 2. 增加尿道控尿能力术式

增加尿道控尿能力术式的适应证为因尿道括约肌功能缺陷或括约肌去神经支配导致的尿失禁，尿道填充剂注射术、尿道吊带术、人工尿道括约肌植入术可提高尿道控尿能力，但任何增加尿道控尿能力的术式都会相应地增加排尿阻力。

逼尿肌成形术可以将腹直肌、背阔肌转位，利用腹直肌或背阔肌收缩及腹压增高的力量协助排尿。此外，尿道外括约肌切断术、膀胱颈切开术及 A 型肉毒毒素尿道括约肌注射术可通过降低尿道阻力而改善膀胱排空能力，因此，适用于逼尿肌 - 尿道括约肌协同失调所致的排尿障碍。

### （三）骶神经调节术（sacral neuromodulation，SNM）

SNM 是一种治疗排尿功能障碍的新方法，其作用机制尚不清楚，有学者认为可能是传入通路的刺激和抑制信号在盆腔器官、骶神经细胞和中枢神经系统之间双向传递的平衡。

#### 1. 骶神经电刺激的适应证及禁忌证

骶神经调节术主要通过电刺激来治疗特发性难治性下尿路功能障碍，疗效已得到广泛认可。进行骶神经电刺激必须具备 2 个条件，一是患者的骶髓 - 盆腔副交感神经传出通路完整，二是膀胱未发生纤维化，具有较好的收缩功能。该术式目前主要应用于急迫性尿失禁、严重的尿急 - 尿频综合征和无膀胱出口梗阻的原发性尿潴留患者。SNM 也可改善大便失禁，治疗盆腔慢性疼痛。SNM 不适合有植入部位皮肤感染和凝血功能障碍或正在接受抗凝治疗的患者，它还会受到心脏起搏器、超声设备、磁共振成像等设备的影响。SNM 对于部分神经源性膀胱也有治疗作用，但美国 FDA（食品药品监督管理局）尚未将神经源性膀胱列入常规适应证。

#### 2. 骶神经电刺激手术方法

目前 SNM 使用的是一种电压驱动式、不可充电的设备，由于电池损耗，每 3～5 年需行 1 次电池替换手术。目前临床广泛使用电刺激装置永久植入的方法，称为 Interstim 疗法。该方法分两个阶段进行，第一阶段是测试阶段，将永久性电极穿刺植入神经孔，进行体外电刺激，通过排尿日记、残余尿量和症状改善程度评估疗效，测试时间通常为 1～2 周，如患者主观症状及客观观察指标改善 50% 以上，则视为测试成功，可进入第二阶段，即电刺激发生器的永久植入术，将永久性刺激器植入臀部外上象限并与永久电极相连接。对于体外测试获得良好效果的神经源性膀胱的患者应积极行刺激器永久植入术，一些患者虽然不能完全改善储尿与排尿功能，但在储尿功能改善后可配合间歇导尿排空膀胱。

#### 3. 骶神经电刺激的疗效

越来越多的证据表明，SNM 治疗下尿路功能障碍具备安全性和有效性。Kessler（凯斯勒）等对 357 例因多发性硬化、帕金森病、脑血管意外、脊髓损伤和其他神经源性原因导致下尿路症状而接受 SNM 的患者进行了荟萃分析。该分析纳入 26 项独立研究，结果表明，试验阶段的成功率为 68%，永久性神经调节的成功率为 92%，测试阶段和永久 SNM 植入器不良事件的发生率分别为 0% 和 24%。在一项为期 8 年的前瞻性观察中，Peters（彼得斯）等证实了 SNM 对神经源性膀胱过度活跃的疗效，神经源性膀胱功能障碍患者在骶神经调节治疗后的获益情况与无神经系统疾病患者的获益情况相似。

### 4. 骶神经电刺激的并发症

SNM 的主要并发症有电极植入部位疼痛、感染、腿部疼痛或麻木、电极移位、电极被包裹纤维化等，但这些并发症的发生率较低。许多手术切口部位的并发症可行保守治疗，无须再次进行手术。

### 5. 骶神经电刺激存在的问题及展望

自从获得美国 FDA 的批准，SNM 已成为治疗下尿路功能障碍公认的干预方法。目前限制其推广的主要因素是较高的手术费用，可能再次手术继发不良事件。新兴的经皮胫神经刺激是一种侵入性相对较小、花费相对低的神经调节方法，在一些试验中也显示了其有效性。然而，经皮胫神经刺激的疗效仅在刺激后的短时间内维持，患者需要每周进行 1 次胫骨神经刺激，是一种侵入性较小但效果较差的替代方法。以往 MRI 检查曾被视为 SNM 的禁忌证，而由某公司制造的 r-SNM 系统，其安全性和有效性与不可充电使用的 SNM 系统相似，并且可用于 1.5T 和 3.0T MRI 检查。目前，国内外对骶神经电刺激治疗神经源性膀胱的文献报道有限，缺乏大样本随机对照试验，是神经源性膀胱患者的三线治疗方案，但骶神经调节作为一种微创、可动态调节的治疗方式，为患者在保守治疗和开放性手术之间提供了一种全新的选择。

神经源性膀胱涵盖因中枢和周围神经系统导致的各种类型的膀胱及尿道功能障碍。病因、病理、临床表现复杂多样，因此，为患者选择合适的、个体化的治疗方式和管理策略是改善患者膀胱症状的关键。保守治疗是神经源性膀胱的初始治疗方法，治疗失败或无效后可尝试侵入性治疗方式。无论采用何种治疗方案，治疗后都应该定期、终生随访，并根据患者症状及尿动力学检查结果及时调整治疗策略。近年来，国内外学者在神经桥接、干细胞移植、生物工程等膀胱尿道功能障碍治疗的多个领域取得了进展，为神经源性膀胱患者带来了希望。今后在神经源性膀胱的治疗上，应该把研究重心放在能够恢复或接近正常生理控尿机制的治疗方式上，尽量避免破坏性手术，最大限度地利用和发挥下尿路残存功能，保护上尿路，提高患者生存质量。

# 第五节　睡眠障碍

## 一、概述

睡眠障碍（sleep disorder）指睡眠－觉醒过程中表现出来的各种功能障碍。睡眠质量下降是本病患者常见的主诉。"睡眠障碍"一词在睡眠专科医生、相关专科医生（包括心理科医生、精神科医生和神经内科医生）、其他专科医生及一般大众眼中有着不同的含义。如在睡眠专科医生看来，所有与睡眠－觉醒有关的问题都属于睡眠障碍，这一点从他们常用的国际睡眠障碍分类标准中可以明显看出；在心理科、精神科和神经内科医生看来，常见的睡眠障碍主要包括4大类：睡眠的发动与维持困难（失眠）、白天过度睡眠（嗜睡）、24小时睡眠－觉醒周期紊乱（睡眠－觉醒节律障碍）、睡眠中的异常活动和行为（睡行症、夜惊、梦魇）；对于其他专科医生而言，睡眠障碍的种类就更加局限，如对呼吸科和耳鼻喉科医生来说，最常见的可能就只是与呼吸相关睡眠疾病；而对一般大众而言，睡眠障碍也许只意味着失眠。睡眠障碍是老年人常见的症状之一，长期反复睡眠障碍会影响老年人原发病的治疗和康复，加重或诱发某些躯体疾病，是威胁老年人身心健康的重要因素。睡眠障碍对人体健康的严重危害已引起国内外学者的高度关注，成为临床研究的重点和热点。研究显示，高达38.2%的中国城市居民存在着不同程度的失眠症状，高于发达国家的失眠发生率。而高原地区的发病率更高，如西藏拉萨，睡眠障碍发生率达42.20%。另外，有研究显示，睡眠和觉醒节律紊乱与老年痴呆和认知能力下降具有相关性。睡眠与认知功能和学习能力有着潜在的联系并且参与突触的可塑性，越来越多的证据表明，睡眠的微小结构改变与认知功能下降有关。此外，睡眠质量的下降与脑脊液促食素的增加和认知水平的下降有关。甚至在认知正常的人群中，睡眠改变可能不仅只是神经退化环境下的一个附带现象，也可能是神经退化过程的一个致病机制，这表明睡眠的缺少和改变与淀粉样蛋白的增加有关。

### （一）睡眠障碍发病机制

睡眠障碍的病因众多，生理－心理因素、遗传基因、机体素质、环境条件、社会人际关系、精神刺激、躯体疾患、精神疾病、药物不良反应等都可引起睡眠障碍。这些原因能导致脑内睡眠中枢部位及功能发生异常，或由此导致神经生化改变，促使睡眠结构和进程出现紊乱。睡眠障碍的发病机制更为复杂，至今仍有许多未完全明了，现主要有以下几种影响因素。

#### 1. 体液因素

体液学说主要涉及神经内分泌免疫网络对睡眠的影响，包括神经递质、激素、免疫因子等。这些物质在中枢特定部位或结构的调控下，通过系列神经生化的作用，释放（抑制）或分泌入体液，参与机体内环境稳定，维持睡眠－觉醒的正常运行。研究发现，如脑中双侧蓝斑核 2/3 区域遭受损坏，则脑内去甲肾上腺素（NE）含量明显下降，快波睡眠丧失，易醒、早醒，出现睡眠障碍。同 NE 一样，5-羟色胺（5-HT）主要参与抑郁、焦虑及睡眠障碍等协同作用，如卒中或在脑损伤、脑缺氧情况下，5-HT 可在损伤区或缺血区聚积，致使睡眠－觉醒周期发生异常，出现与情绪、行为、睡眠障碍等表现。有学者认为，乙酰胆碱能功能亢进和肾上腺素能功能低下，是导致失眠或多眠的发病机制之一。激素的分泌（如垂体的促肾上腺皮质激素、促甲状腺激素、促性腺激素、生长激素、泌乳素、甲状腺激素、性激素等）具有脉冲节律性特点，并受多种因素的影响，因此它们的失调可导致睡眠－觉醒异常。下丘脑－垂体－肾上腺皮质（HPA）轴激素参与睡眠障碍的发生、发展已为公认，而其又与神经递质功能失调有关，现仍认为脑内网状结构系统与下丘脑之间的神经传递障碍是失眠、睡眠过多及快速动眼睡眠（REM）行为障碍的重要发病机制之一。卒中后患者发生"睡眠倒错"现象在临床上并不少见，其中与促黑激素分泌失调有关。对下丘脑视交叉上核的动物毁损试验，也得出了类似结果，一些卒中后抑郁患者睡眠障碍可能与此密切相关。除此之外，人的免疫功能在睡眠中会发生规律性变化，影响其相关的免疫物质有淋巴细胞、自然杀伤细胞及多种免疫因子等，现已明确应激性睡眠障碍所致的免疫功能异常除 HPA 轴激素参与外，还受交感－肾上腺髓质轴的调节。研究发现，中枢神经系统某些神经元和神经胶质细胞能产生细胞因子和补体等免疫因子，而神经递质与这些因子关系密切，也参与睡眠机制调节。

### 2. 睡眠中枢因素

睡眠中枢学说包括睡眠的神经解剖结构、睡眠－觉醒的神经调控机制等。目前关于下丘脑后部为觉醒中枢、前部为睡眠中枢的观点有重要研究进展。新的理论认为，睡眠与觉醒系由中枢神经内相互如链状结构连接的系统组织调控，其中若有少数部位损害，也不会产生持久的睡眠－觉醒状态紊乱，因为其环路中有性质相类似的神经元可以代偿。许多实验证明，下丘脑的视前区（POA）损伤可使动物睡眠显著减少，故 POA 现被认为是与睡眠有关的桥脑与中脑交界部的重要结构，其内的传导纤维及网状结构的背外侧被盖核和脚间被盖核也被认为是启动 REMS 的关键。若 POA 受到损伤，即可发生睡眠－觉醒障碍，如快速眼动睡眠行为异常、梦魇、睡瘫症、睡眠相关性痛性勃起等。与促 REM 系统相反的是其抑制系统，包括蓝斑的 NE 能神经元、脑干中缝核的 5-HT 能神经元和下丘脑的组织胺能神经元。一旦其正反馈环路遭到异常刺激或破坏，促觉醒系统的调节也将发生障碍。

### 3. 昼夜节律周期因素

昼夜节律周期学说认为，人体昼夜节律周期若被破坏，如生物钟调节失衡等，则不可避免地会影响睡眠－觉醒规律，造成睡眠障碍。其中时差变化综合征、倒班工作睡眠障碍、睡眠－觉醒节律紊乱等，便是常见之病。更为严重的是睡眠剥夺，如果强行改变睡眠昼夜节律，将睡眠剥夺，其直接的后果是出现思睡或嗜睡，并对中枢神经系统、自主神经系统、神经生化、免疫功能、分子生物学方面造成严重的影响，甚至危及生命。

### 4. 遗传因素

遗传学说近年备受关注，随着分子生物学及遗传学的发展，睡眠障碍与遗传、基因之间的关系越来越密切。以色列和日本学者在 2000 年亚洲睡眠医学研讨会上提出，基因掌控哺乳动物的睡眠，并影响脑内神经递质和激素的变化。研究表明，几种睡眠障碍与遗传、基因之间存在明显的关联，如发作性睡病与人类白细胞抗原及 hypocretin 基因缺乏有关，致死性家族性失眠症患者有朊蛋白（PrP）基因（PRNP）的突变，睡后原因不明的猝死或与 LQTS 基因异常有关等。

### 5. 睡眠环境因素

睡眠障碍与睡眠环境如强光、噪声、温度异常密切相关，较差的睡眠环境是引起睡眠障碍的直接原因之一。噪声会引起体内儿茶酚胺分泌量增加；长期居住在嘈杂或室温不合的环境中，可导致大脑兴奋灶增强，加重睡眠障碍。躯体疾病导致睡眠障碍，原因多来自两个方面，一是由于疾病本身症状或体征的折磨；二是疾病损害了与睡眠有关的中枢特定部位，使神经内分泌免疫网络、颅内血液循环失衡；加之家庭、社会、病后心理、病区环境、医护关系等诸多因素导致心理平衡障碍影响睡眠。

### 6. 精神因素

精神因素性睡眠障碍的发病机制有多个方面，如剧烈生活事件刺激造成的睡眠障碍，研究最多的是 NE 系统。试验观察表明，此类患者夜间尿 NE 代谢产物水平明显高于白天，提示其睡眠紊乱与夜间中枢 NE 活动增加有关。参与此类疾病的另一机制为下丘脑 – 垂体 – 肾上腺皮质轴激素的变化，如促肾上腺皮质激素释放因子（CRF）及糖皮质类固醇增加等。CRF 可直接作用于蓝斑而促进 NE 系统，使机体呈高警觉状态。心理性失眠可因失眠而过分紧张，造成心理负担，以致日后形成失眠神经症或失眠恐惧症，使心理睡眠障碍经久不愈。精神疾病包括神经症、精神分裂症及某些人格障碍等。其睡眠障碍的机制复杂，如有人认为，精神分裂症 REM 潜伏期缩短与胆碱能过度敏感有关。Benson（本森）等发现，患此病者的脑室大小比例与非快速眼动睡眠（NREM）第 3、第 4 期睡眠成正比，提示脑形态异常是其共同病因。抑郁症睡眠维持障碍、早醒与精神运动性激越是同时存在的，提示抑郁症患者中枢神经系统的唤醒作用增强，其生物学改变与 NE 及 CRF 活性过度等明显相关。强迫症主要以反复出现的强迫性思维和（或）强迫性动作为临床特征。多数研究证实，前额功能活动、中枢神经递质异常、5-HT 功能和多巴胺功能异常假说被认为是本病的发病机制。

### 7. 药物因素

药物引起的睡眠障碍多为中枢兴奋剂或抑制剂所致，失眠、多眠、睡眠中的异常体验或行为是其主要临床表现。目前认为其机制是凡能影响中枢神经递质、激素、肽类等改变，使睡眠 – 觉醒规律发生变化的药物，均可能引起药源性睡眠障碍。

### （二）睡眠障碍分类

#### 1. 常用睡眠障碍的分类标准

睡眠障碍的分类参考三大标准：《国际睡眠障碍分类（第 3 版）》（ICSD–3）、《精神障碍诊断与统计手册（第 5 版）》（DSM–5）和《国际疾病分类（第 10 版）》（ICD–10）。三种标准在结构和内容上明显不同，尤其是较早的版本之间，如 1995 年 Saletu（撒乐图）对一年内睡眠中心同一批睡眠障碍患者采用三种诊断系统分类，结果根据 ICD，最常见的是非器质性失眠症（46%）；根据 DSM，最常见的是基于其他精神疾病的失眠（46%）；根据 ICSD，最常见的是与焦虑有关的睡眠障碍（30%）。但 2013 年的 DSM-5 版本和 2014 年 ICSD-3 版本均能看出尽量提高一致性的趋势。

（1）国际睡眠障碍分类（第 3 版）

该标准为 2014 年美国睡眠医学会（AASM）发布的第 3 版睡眠障碍分类。该标准将睡眠障碍分为 7 大类：失眠障碍（insomnia）、睡眠相关呼吸障碍（sleep related breathing disorders）、中枢性过度嗜睡障碍（central disorders of hypersomnolence）、昼夜节律睡眠 – 觉醒障碍（circadian rhythm sleep-wake disorders）、异态睡眠（parasomnias）、睡眠相关运动障碍（sleep related movement disorders）、其他睡眠障碍（other sleep disorder），并于文末另外附加两大类，①躯体或神经相关性睡眠障碍；② ICD-10 编码的物质滥用性睡眠障碍。

（2）精神障碍诊断与统计手册（第 5 版）

该手册于 2013 年由美国精神医学学会（APA）发布。该版本将睡眠障碍更名为睡眠 – 觉醒障碍（sleep-awake disorder），并包括 8 大类：失眠障碍（insomnia disorder）、过度嗜睡障碍（hypersomnolence disorder）、发作性睡病（narcolepsy）、与呼吸相关的睡眠障碍（breathing-related sleep disorders）、昼夜节律睡眠 – 觉醒障碍（circadian rhythm sleep-wake disorders）、异常睡眠（parasomnias）、物质或药物所致的睡眠障碍（substance/medication-induced sleep disorder）和其他睡眠障碍。

（3）国际疾病分类（第 10 版）

该标准为 WHO 颁布的疾病诊断标准。睡眠障碍主要列于第五章（精神与行为障碍分类 F）和第六章（神经系统疾病 G）中，第五章将非器质性睡眠障碍（F51）分为 8 类：非器质性失眠症（F51.0）、非器质性嗜睡症（F51.1）、非器质性睡眠 – 觉醒节律障碍（F51.2）、睡行症（夜游症）（F51.3）、睡惊症（夜惊症）（F51.4）、梦魇（F51.5）、其他非器质性睡眠障碍（F51.8）、待分类非器质性睡眠障碍（F51.9）。第六章将睡眠障碍（G47）分为 7 类：入睡和维持睡眠障碍（失眠）（G47.0）、过度睡眠障碍（嗜睡）（G47.1）、睡眠 – 觉醒节律障碍（G47.2）、睡眠 – 呼吸暂停（G47.3）、发作性睡病和猝倒症（G47.4）、其他睡眠障碍（G47.8）、待分类睡眠障碍（G47.9）。

由此可见，三个标准关于睡障碍的分类大体一致。总体而言，因针对使用人群的差异，ICSD-3 的分类最为详细，涵盖更为广泛。但在一些亚型的划分上，三者有所不同，如 ICSD-3 设有睡眠相关运动障碍分类，不安腿综合征即包括在其中。但在 DSM-5 中，不安腿综合征列于异常睡眠（parasomnias）中。ICD-10 中将睡行症、梦惊症、梦魇作为主要分类列出，而这些疾病在 DSM-5 和 ICSD-3 中均为异态睡眠的亚型。又如发作性睡病，在 ICSD-3 中为中枢性过度嗜睡障碍的亚型，DSM-5 将其单独列出，而 ICD-10 则将其列于神经系统疾病中。

### （三）失眠的定义

失眠指尽管有合适的睡眠机会和睡眠环境，依然对睡眠时间和（或）质量感到不满足，并且影响日间社会功能的一种主观体验。主要表现为入睡困难（入睡潜伏期超过 30 分钟）、睡眠维持障碍（整夜觉醒次数 ≥ 2 次）、早醒、睡眠质量下降和总睡眠时间减少（通常少于 6.5 小时），同时伴有日间功能障碍。失眠引起的日间功能障碍主要包括疲劳、情绪低落或激惹、躯体不适、认知障碍等。失眠根据病程分为短期失眠（病程 < 3 个月）和慢性失眠（病程 ≥ 3 个月）。有些患者失眠症状反复出现，应按照每次出现失眠持续的时间来判定是否属于慢性失眠。失眠是一种主观体验，不应单纯依靠睡眠时间来判断是否存在失眠。部分人群虽然睡眠时间较短（如短睡眠者），但没有主观睡眠质量下降，也不存在日间功能损害，因此不能视为失眠。失眠在中医学中称为不寐，是由心神失养或心神不安所致，以经常不能获得正常睡眠为特征的一类病证。主要表现为睡眠时间、深度的不足，轻者入睡困难，或醒后不能再寐，重则彻夜不寐。在失眠的人群中，尤以中年人失眠最为严重，因社会竞争激烈、生活节奏快、心理压力大，处于社会工作中的各类工作人员均会受到影响，故而影响睡眠质量。失眠使人精力不足，精神萎靡，注意力不集中，情绪低沉，并影响到人的学习和工作。长期失眠会使人感受能力降低，记忆力减退，思维灵活性降低。失眠对人的心理影响程度取决于失眠患者的心理状态和对失眠的认识态度。有些人虽然患有严重的失眠，但精神状态很正常，有些人即使偶尔失眠，却可导致头昏脑涨，精神萎靡，无精打采。

### （四）失眠的病因

#### 1.西医病因病理

引起失眠原因有多种，常见的有以下几种。

##### （1）心理因素

心理因素占慢性失眠患者的 65%。生活和工作中的各种不愉快事件会造成焦虑、抑郁、紧张情绪，引起失眠。另外失眠患者常对健康要求过高，过分关注健康问题，也会造成失眠。心理因素可以引起失眠，反过来，失眠又能影响到人的心理。在心理因素中，还有一些心理误区值得注意，最主要的就是害怕心理，许多慢性失眠患者都有这种感觉，即将要睡觉或晚上一上床就担心今天是否能睡好，或是尽力让自己很快入睡，但事与愿违，越想睡越不入睡，越不入睡越着急，如此形成恶性循环。

（2）环境因素

环境嘈杂、空气污浊、居住环境拥挤或睡眠环境突然改变均可导致失眠。

（3）睡眠节律的改变

夜班和白班频繁变动等引起生物钟节奏变化会导致失眠。

（4）生理因素

饥饿、疲劳、性兴奋等会导致失眠。

（5）药物和食物因素

酒精、咖啡、茶叶、药物依赖或戒断症状会导致失眠。

（6）精神因素

各类精神疾病大多伴有睡眠障碍，失眠可以是精神症状的一部分。

### 2. 中医病因病机

失眠属于中医学"不寐"的范畴。不寐在《内经》称为"不得卧""目不瞑"，被认为是邪气客于脏腑，卫气行于阳，不能入阴所致。《素问·逆调论》记载有"胃不和则卧不安"。东汉张仲景《伤寒论》及《金匮要略》中将其病因分为外感和内伤两类，提出"虚劳虚烦不得眠"的论述，至今临床仍有应用价值。《景岳全书·不寐》中将不寐病机概括为有邪、无邪两种类型。即"不寐证虽病有不一，然唯知邪正二字则尽之矣。盖寐本乎阴，神其主也，神安则寐，神不安则不寐。其所以不安者，一由邪气之扰，一由营气之不足耳。有邪者多实证，无邪者皆虚证"。在治疗上则提出"有邪而不寐者，去其邪而神自安也"。明·李中梓结合自己的临床经验对不寐证的病因及治疗提出了卓有见识的论述："不寐之故，大约有五：一曰气虚，六君子汤加酸枣仁、黄芪；一曰阴虚，血少心烦，酸枣仁一两，生地黄五钱，米二合，煮粥食之；一曰痰滞，温胆汤加南星、酸枣仁、雄黄末；一曰水停，轻者六君子汤加菖蒲、远志、苍术，重者控涎丹；一曰胃不和，橘红、甘草、石斛、茯苓、半夏、神曲、山楂之类。大端虽五，虚实寒热，互有不齐，神而明之，存乎其人耳。"失眠的病因虽多，但其病理变化总属阳盛阴衰，阴阳失交。一为阴虚不能纳阳，二为阳盛不得入于阴。其病位主要在心，与肝、脾、肾密切相关。

（1）肝气不舒

中医学认为肝主情志，如果经常情绪不佳，容易生气、憋气，就会导致肝气不舒，影响气机，导致气滞血瘀，心神不宁，不得安睡。

（2）胃气不和，夜卧不安

中医学认为"胃不合则卧不安"，如果饮食不节，比如暴饮暴食，或者睡前过度进食，就会使肠胃受伤、消化不良，影响睡眠。

（3）心肾不交

如果患者处于一种身体虚弱或者久病不愈的状态，就会耗伤肾阴，导致心肾不交。而心主神志，如果心火亢盛就会影响睡眠。

（4）思虑劳倦太过，伤及心脾

中医学认为，脾胃为心血之源，如果思虑劳倦太过，脾胃受损，就会造成气血不足，导致心神不宁而失眠。

### （五）失眠的诊断

#### 1. 慢性失眠的诊断标准

诊断慢性失眠必须同时符合以下 1）～ 6）项标准。

1）存在以下一种或者多种睡眠异常症状（患者自述，或者照料者观察到）：①入睡困难；②睡眠维持困难；③比期望的起床时间更早醒来；④在适当的时间不愿意上床睡觉。

2）存在以下一种或者多种与失眠相关的日间症状（患者自述，或者照料者观察到）：①疲劳或全身不适感；②注意力不集中或记忆障碍；③社交、家庭、职业或学业等功能损害；④情绪易烦躁或易激动；⑤日间思睡；⑥行为问题（比如多动、冲动或攻击性）；⑦精力和体力下降；⑧易发生错误与事故；⑨过度关注睡眠问题或对睡眠质量不满意。

3）睡眠异常症状和相关的日间症状不能单纯用没有合适的睡眠时间或不恰当的睡眠环境来解释。

4）睡眠异常症状和相关的日间症状至少每周出现 3 次。

5）睡眠异常症状和相关的日间症状持续至少 3 个月。

6）睡眠和觉醒困难不能被其他类型的睡眠障碍更好地解释。

### 2. 短期失眠的诊断标准

符合慢性失眠 1）～ 3）、6）条标准，但病程不足 3 个月和（或）相关症状出现的频率未达到每周 3 次。

### 3. 鉴别诊断

失眠需要与精神障碍、躯体疾病、药物或物质滥用，以及其他类型的睡眠障碍相鉴别。需要鉴别的其他睡眠障碍类型包括呼吸相关性睡眠障碍、不安腿综合征、周期性肢体运动障碍、昼夜节律失调性睡眠 – 觉醒障碍（CRSWDs）、环境性睡眠困难、睡眠不足综合征、短睡眠者等。此外，还应根据可以确定的精神或躯体障碍给予相应的诊断。

## 二、埋线治疗睡眠障碍

### 1. 临床症状

睡眠障碍最常见的临床症状是失眠。失眠可能表现为入睡困难，即躺在床上长时间无法进入睡眠状态；也可能表现为睡眠质量差，即使入睡但感觉睡眠很浅，容易醒来；或者早醒，即比预期的时间更早醒来且难以再次入睡。

有些患者可能会经历睡眠中的异常感觉或行为。例如，夜间易惊醒，即在睡眠中突然醒来，可能伴随着心跳加速、出汗等生理反应。此外，还有可能出现梦游、睡眠呻吟等异态睡眠现象。这些异常感觉和行为可能会对患者及同睡者造成困扰，甚至影响睡眠质量。白天的精神状态可能也会受到影响。患者可能会感到困倦、乏力，注意力不集中，记忆力减退，甚至可能出现情绪异常，如焦虑、烦躁等。这些症状会进一步影响患者的日常生活和工作效率。

还有一些其他的临床症状可能与睡眠障碍相关。例如，患者可能会出现体感上的疼痛，如头痛、偏头痛或全身肌肉酸痛；也可能会有胃肠道不适的症状，如恶心、呕吐、腹泻等。这些症状虽然不是睡眠障碍的直接表现，但可能与睡眠障碍相互影响，共同影响患者的身心健康。

### 2. 埋线治疗

主穴：星状神经节、安眠（风池和翳风连线的中点）。

配穴：百会、神庭、四神聪。心脾两虚，加心俞、脾俞、三阴交；肝火旺盛，加行间、神门；阴虚火旺，加大陵、太溪；心肾不交，加神门、三阴交、心俞、肾俞、太溪；脾胃不和，加神门、三阴交、胃俞、足三里；肝阳上扰，加神门、三阴交、肝俞、太冲；心胆虚怯，加神门、三阴交、心俞、胆俞、行间、阳陵泉；痰热内扰，加丰隆、内庭。

操作：①星状神经节埋线（参见手卡指压式星状神经节埋线术）。②其余穴位用PGA 或 PGLA 线体对折旋转埋线法，或者胶原蛋白线注线法。每 2 周治疗 1 次，3 次为1 个疗程。

## 三、其他治疗方法

### 1. 睡眠卫生教育

大部分失眠患者存在不良睡眠习惯，破坏了正常的睡眠模式，形成了对睡眠的错误概念，从而导致失眠。睡眠卫生教育主要是帮助失眠患者认识不良睡眠习惯及其在失眠发生与发展中的重要作用，重塑有助于睡眠的行为习惯。睡眠卫生教育的主要内容如下。

①睡前 4 ～ 6 小时内避免接触咖啡、浓茶或香烟等兴奋性物质。

②睡前不要饮酒，特别是不能利用酒精帮助入睡。

③每日规律安排适度的体育锻炼，睡前 3 ～ 4 小时内应避免剧烈运动。

④睡前不宜暴饮暴食或进食不易消化的食物。

⑤睡前 1 小时内不做容易引起兴奋的脑力劳动或观看容易引起兴奋的书刊和影视节目。

⑥卧室环境应安静、舒适，保持适宜的光线及温度。

⑦保持规律的作息时间。

保持良好的睡眠卫生是消除失眠的前提条件，但是单纯依靠睡眠卫生教育治疗失眠是不够的。

### 2. 放松训练

应激、紧张和焦虑是诱发失眠的常见因素，放松训练可以缓解这些因素带来的不良效应，已经成为治疗失眠最常用的非药物疗法。其目的是降低卧床时的警觉性及减少夜间觉醒。减少觉醒和促进夜间睡眠的技巧训练，主要包括渐进性肌肉放松、指导性想象和腹式呼吸训练。放松训练的初期应在专业人员指导下进行，环境要求整洁、安静，患者接受放松训练后应坚持每天练习 2 ～ 3 次。

### 3. 刺激控制疗法

刺激控制疗法是一套行为干预措施，目的是改善睡眠环境与睡眠倾向（睡意）之间的相互作用，恢复卧床作为诱导睡眠信号的功能，消除由于卧床后迟迟不能入睡而产生的床与觉醒、焦虑等不良后果之间的消极联系，使患者易于入睡，重建睡眠－觉醒生物节律。刺激控制疗法具体内容如下。

①只在有睡意时才上床。

②如果卧床 20 分钟不能入睡，应起床离开卧室，可从事一些简单活动，等有睡意时再返回卧室睡觉。

③不要在床上做与睡眠无关的活动，如进食、看电视、听收音机及思考复杂问题等。

④不管何时入睡，应保持规律的起床时间。

⑤避免日间小睡。

### 4. 睡眠限制疗法

睡眠限制疗法通过缩短卧床清醒的时间，增加入睡驱动能力以提高睡眠效率，具体内容如下。

①减少卧床时间以使其和实际睡眠时间相符，在睡眠效率维持 85% 以上至少 1 周的情况下，可增加 15 ～ 20 分钟的卧床时间。

②当睡眠效率低于 80% 时，则减少 15 ～ 20 分钟的卧床时间。

③当睡眠效率在 80% ～ 85%，则保持卧床时间不变。

④可以有不超过半小时的规律的午睡，避免日间小睡，并保持规律的起床时间。

### 5. 认知治疗

失眠患者常对失眠本身感到恐惧，过分关注失眠的不良后果，常在临近睡眠时感到紧张，担心睡不好。这些负性情绪使失眠症状进一步恶化，失眠的加重又反过来影响患者的情绪，形成恶性循环。认知治疗目的就是改变患者对失眠的认知偏差，改变对于睡眠问题的非理性信念和态度。认知行为疗法的基本内容如下。

①保持合理的睡眠期望，不要把所有的问题都归咎于失眠。

②保持自然入睡，避免过度主观的入睡意图（强行要求自己入睡）。

③不要过分关注睡眠，不要因为一晚没睡好就产生挫败感，培养对失眠影响的耐受性。

### 6. 药物治疗

临床实践中所应用的具有催眠作用的药物种类繁多。药物治疗的关键在于把握获益与风险的平衡，同时要兼顾药物获取的容易程度、经济负担及患者主观意愿上的依从性。选择干预药物时需要考虑症状的针对性、既往用药反应、患者一般状况、与当前用药的相互作用、药物不良反应及其他的现患疾病。需要注意，部分药物说明书中的主要适应证并不适用于失眠的治疗，比如某些抗抑郁剂和镇静类抗精神病药物，但是这些药物具备治疗失眠的临床证据，可以参照推荐意见进行个体化的治疗。临床治疗失眠的药物，主要包括苯二氮䓬类受体激动剂（benzodiazepine receptor agonists，BZRAs）、褪黑素受体激动剂、食欲素受体拮抗剂和具有催眠效应的抗抑郁药物。处方药加巴喷丁、喹硫平、奥氮平治疗失眠的临床证据薄弱，不推荐作为失眠治疗的常规用药。抗组胺药物（如苯海拉明）、普通褪黑素及缬草提取物等非处方药虽然具有催眠作用，但是现有的临床研究证据有限，不宜作为治疗普通成人失眠的常规用药。酒精（乙醇）不能用于治疗失眠。

### 7. 其他中医疗法

（1）针刺治疗

选用照海、神门、申脉、安眠、四神聪。每日 1 次，每次留针 30 分钟。

（2）耳针

取心、肾、肝、脾、胆、神门、皮质下、交感。毫针刺法或压丸法。

（3）皮肤针

取印堂、百会、安眠、心俞、肝俞、脾俞、肾俞。叩刺至局部皮肤潮红为度。

（4）中药治疗

选用酸枣仁汤，酸枣仁 10g，知母 10g，川芎 6g，茯苓 6g，甘草 3g。

附篇 肌骨超声结合埋线应用

FU
PIAN

# 第九章

# 肌骨超声概论

## 第一节　超声仪器与成像

超声仪器的一个主要组成部分为探头，探头通过电缆与仪器的其他部分包括图像屏幕或显示器和计算机处理系统相连接。检查时，将探头放置于皮肤上，确定所要检查的结构与切面。超声检查的特点：利用声波进行成像而不是电离辐射。超声成像的主要原理为探头晶片的压电效应可使电信号和声能量相互转换。超声仪器将电信号发送至探头，探头将电信号转化为声波。通过探头与皮肤之间的耦合剂，声波可传至软组织内。声波进入软组织遇到各组织之间的界面后，一些声波返回至皮肤表面和探头内，继而转化为电信号而用于超声成像。当界面两侧的软组织声阻抗差别较大时，声波反射而产生较亮的回声，回声强度与声阻抗差成正比。如声波垂直于所检查物体的表面，其反射的声波要强于不垂直时。除了反射，声波还可以被吸收及在软组织界面间发生折射。探头频率较高或组织黏度较大时，声波的吸收会增多。超声成像时一个重要的参数为探头的频率，频率的大小决定图像的质量。探头的频率为所产生声波的频率，单位为兆赫兹（MHz）。探头的频率越高，图像的分辨率越高。然而，由于声束被组织吸收，频率高时，声束的穿透力就会下降。相反，探头频率较低时，可显示较深的组织结构，但图像的分辨率相对减低。

超声探头可分为线阵探头和凸阵探头。线阵探头的声波发射时呈平行线状。此种发射方式非常适合肌骨系统中呈多条线状排列结构的超声检查，如肌腱，可避免伪像。有时也应用凸阵探头。凸阵探头对于较深的组织可增加显示视野。小的足印线阵探头可用来检查手部、踝部、足部，因为过大探头有时难以很好地与检查部位的皮肤相接触。超声仪器的体积、功率、分辨率和价格因仪器不同而不同，这些因素相互关联。例如，超声仪器约 3ft×3ft×4ft（1ft=30.48cm）大小时，其功率往往较大，常有许多成像功能，可支持多个探头，包括能产生高分辨率图像的高频探头。小的便携式超声仪器应用较方便，其体积有的甚至比笔记本电脑还小。尽管这些便携式超声仪器的价格比大的超声仪器便宜，但其图像分辨率和临床应用也会略逊一筹。目前已有手持式超声设备，但其探头选择较为局限。随着技术的发展，这些设备之间的差别逐渐缩小，表现为便携式超声仪器的功能越来越强大，而大型超声设备的体积逐渐变小。因此，选择超声仪器时要考虑仪器的应用方法、可检查的部位、仪器的便携性和超声仪器的功能。

# 第二节　超声检查方法

超声检查时，检查者将探头放置于所检查结构的皮肤表面。局部要涂足够的超声耦合剂，以使声束能很好地从探头传至软组织内，并从软组织内反射回探头以转化为超声图像。相对于耦合垫，笔者更倾向在局部应用较厚的耦合剂。耦合剂液性指数较大时，由于易流动而不宜固定在检查部位。一般用检查者的优势手拿探头，探头放在拇指和其余手指之间，探头的底部接近手的尺侧。检查时，注意要用小指或手掌根部稳定探头，以维持探头在皮肤上适当的压力，并避免探头晃动，还可细微调整探头的位置。从探头发射的声束聚焦在相对于探头短轴的位置，因此每次侧动探头的范围仅为1mm。描述扫查过程中探头移动的术语有多种。头尾倾斜指探头在其长轴的角度变化，左右倾斜指探头向左右两侧的角度变化。做此两种动作时，探头的位置并未发生变化，改变的只是其角度。

移动探头指将探头移到一个新的位置并保持垂直于皮肤。扫查指保持手部姿势稳定，而将探头从一侧滑向另一侧，如同扫地动作。至于工效学，恰当的超声检查方法可以减轻操作者的疲劳和职业性劳损。检查时，持探头的手可放置于患者检查部位处以减轻该侧手臂的疲劳。另外，检查时持探头的手要低于同侧的肩部，并使肘部靠近身体，这样可减轻肩部的疲劳。检查者的座椅高度要适中，最好带有轮子和靠背，这样能利于移动并增加舒适度。超声显示屏应在患者的附近，使操作者可同时看到显示屏和患者，以减少检查者头部或颈部的转动。

肌骨超声检查同磁共振成像（MRI）检查相似，有3个基本的步骤。第1个步骤是依据局部解剖学知识，对所检查结构进行长轴切面和短轴切面检查。对骨性标志结构的识别有利于方位的确定。第2个步骤是消除伪像，超声检查中特指各向异性伪像。当显示位于骨质浅侧的软组织结构时，如声束方向垂直于骨表面，则深部的骨质可呈强回声，边界清晰，此时可提示骨质浅侧的软组织会出现各向异性伪像。第3个步骤是对病变性质的确定。前2个步骤都利用了骨性结构识别局部的解剖结构，检查切面及判断声束是否垂直以避免各向异性伪像。

## 第三节　超声声像图特征

超声检查时，在检查部位涂适量的耦合剂，将探头放置在耦合剂上，此时超声显示屏上可出现矩形图像（当所用探头为线阵探头时）。图像的顶端为邻近探头的浅层软组织，图像的下方代表深层组织。为了更好地理解超声图像，可以把声束当作一个切面自探头沿其长轴向深方延伸。

超声图像就是这样一个切面。图像的左侧和右侧代表探头的两端，可通过超声仪器上的左右翻转按钮或旋转探头180°进行左右互换。显示所检查结构的长轴切面时，通常将该结构的近侧显示在图的左侧，将其远侧显示在图像的右侧。检查时注意调整各种参数以优化图像的质量及增加图像的分辨率和清晰度。

第1个步骤为选择适当的探头和探头频率。高频率（10MHz以上）超声探头可用于浅表结构的检查，而低频率超声探头则用于深部结构的检查。肌骨超声检查常用线阵探头，但检查位置较深的部位如髋部时，可应用凸阵探头。选择探头并将探头放置在患者检查部位后，接下来要调整检查的深度，可通过调整仪器上的按钮实现。调整深度的目的为显示所检查的结构，并使其位于显示屏的中部。接下来，如超声仪器有聚焦功能，可调整声束的聚焦部位，聚焦点通常显示在超声图像的一侧，以光标或其他符号表示。对检查感兴趣区，使用的聚焦点数量不宜过多，因增加聚焦点会降低帧频。调整聚焦时，要将聚焦点放置在所检查结构的深度以增大分辨率。有些超声仪器为宽带聚焦，则不需要移动聚焦位置。最后，可通过仪器上的按钮调整增益以增大或减小图像上回声的亮度，图像的亮度也与检查室内光线的亮度有关。恰当地调整增益可使正常软组织结构的声像图特征得以清晰显示。

声束传播到探头下方的软组织内并被反射回探头后即可产生超声图像。在两侧软组织声阻抗差较大的界面处，较多的声波被返回，导致图像上的回声较亮，被称为"强回声"，如骨与软组织之间的界面。此界面深方由于声影的产生而完全呈黑色，因为声束无法穿过此界面。图像上无回声的区域称为"无回声"，而较弱回声的区域称为"低回声"。如一个结构的回声与邻近组织相似，则称为"等回声"。

## 第四节　正常结构的声像图特征

正常的肌骨组织在超声上有特征性的表现。正常肌腱呈高回声，内部呈纤维状结构。仔细观察，肌腱内部的线状纤维状结构代表腱内膜，其内含有结缔组织、弹性纤维、神经末梢、血管和淋巴管。肌腱长轴切面检查时，肌腱纤维可显示呈连续状。长轴切面上，常规将肌腱近端显示在图像的左侧，而肌腱的远侧显示在图像的右侧。短轴切面上，正常肌腱纤维呈短线状高回声。正常肌肉组织呈相对低回声。仔细观察，于低回声的肌肉组织内可见纤细的纤维分隔（肌束膜）呈高回声。肌束膜包绕低回声的肌纤维束。骨表面或钙化常呈强回声，后方可见声影；如骨表面较平滑，其后方有时可见混响伪像。骨关节面表面的透明软骨呈低回声且较均匀，而纤维软骨，如髋关节和肩关节的盂唇、膝关节半月板，可呈高回声。韧带可呈高回声、分层状结构，且较肌腱结构更为致密。韧带常位于两个骨之间。当韧带周围为高回声的皮下脂肪组织时，韧带可呈相对低回声，但当显示韧带长轴切面且声束垂直于韧带时，韧带可呈致密的高回声。正常周围神经内部呈束状结构，其内的神经纤维束呈低回声，神经束膜由于为结缔组织而呈高回声。较粗周围神经的周围常可见高回声的脂肪组织。短轴切面上，周围神经显示为蜂窝状或斑点状回声而易于识别。由于周围神经内部呈高回声和低回声混杂的结构，其超声表现可随周围组织回声的不同而不同。例如，正中神经在前臂时，由于被低回声的肌肉组织所包绕而呈相对高回声；相反，其在远侧腕管内时，由于被周围高回声的肌腱所包绕而呈相对低回声。表皮和真皮一起呈高回声，而皮下组织内可见低回声的脂肪组织和高回声的纤维分隔。

## 第五节　超声伪像

肌骨超声检查中常会出现一些超声伪像，应注意识别。其中一个伪像为各向异性伪像。检查肌腱时，如声束垂直于肌腱，则可显示肌腱特有的纤维状高回声特征。但如声束相对肌腱长轴略微倾斜，即使是 2°～ 3° 的角度，肌腱特征性的超声表现也可消失。倾斜角度越大，肌腱回声越低。一个组织的特征如可以随着声束方向的不同而发生改变，该组织即为各向异性。这种各向异性伪像可以发生于纤维状组织中，如肌腱和韧带，肌肉也可受一定程度的影响。由于异常的肌腱和韧带可显示为低回声，因此，在超声检查过程中，一定要使声束垂直于所要检查的肌腱或韧带，以避免各向异性伪像的发生。检查形态弯曲的结构时，如冈上肌腱远段，应随时调整探头的位置以避免出现各向异性伪像所导致的肌腱回声减低。肌腱和韧带的长轴切面和短轴切面均可出现各向异性伪像，其发生是由于声束与所检查结构长轴之间不垂直。因此，为消除各向异性伪像，探头可在肌腱或韧带的长轴切面上进行上下倾斜以变化角度。在长轴切面上，探头可做头尾倾斜动作；在短轴切面上，探头可左右倾斜。

各向异性伪像虽然为一种超声伪像，但可以利用该伪像对肌腱和韧带进行识别，尤其是当肌腱或韧带周围为高回声的软组织时，如踝部和腕部。对肌腱进行短轴切面检查时，侧动探头时肌腱可由于各向异性伪像而呈低回声，而周围脂肪组织回声则不会发生变化，以此对肌腱进行识别。一旦确认为肌腱，检查时要避免各向异性伪像以免误认为病变。各向异性伪像还可以用来识别一些韧带，如踝部的韧带，这些韧带的周围常为高回声的脂肪组织。另外，当肌腱由于各向异性伪像而呈低回声时，肌腱内的钙化可显示得更清楚。进行介入性超声操作时，穿刺针可由于不垂直于声束而显示不清，此为穿刺针的各向异性伪像。

另一重要伪像为声影，其发生是由于声束被反射、吸收或折射，超声上表现为自界面向深处延伸的无回声区。声影可发生在骨或钙化灶、一些异物和气体的后方。曲率半径较小的结构或较粗糙的结构后方可产生清晰的声影，而曲率半径较大的结构或较光滑的结构后方则产生不清晰的声影（由于合并混响回声）。折射声影也可见于某些结构的边缘，如异物或跟腱、髌腱的断裂端。

还有一种伪像称为后方回声增强，可见于液体的后方，以及一些实性软组织肿瘤的后方，如周围神经鞘瘤和色素沉着绒毛结节性滑膜炎（腱鞘巨细胞瘤）。在液体和这些肿瘤中，由于声束相对于周围组织衰减较少，其后方的软组织回声相对增高。

肌骨超声检查中，还有一种伪像称为后方混响伪像，可发生于表面较为平滑的结构后方，如金属或骨的后方。此种情况下，声束可在探头和平滑的表面之间来回反射，导致该结构后方产生一系列线状反射回声。如这些系列回声较为连续，则称为"振铃"伪像，有时可见于金属的后方。这些混响伪像发生在金属的后方，因而不影响超声对金属浅侧软组织的显示。与后方混响有关的为彗星尾征，如软组织内气体所致的彗星尾征，显示为界面后方较短范围且逐渐变窄的亮回声。

还有一种伪像称为声束宽度伪像，又称部分容积效应，发生于声束相对于所显示结构较宽时。如显示较小的结石时，由于声束相对较宽而结石后方的声影显示不明显。此现象可通过移动聚焦区域至感兴趣区消除。

## 第六节　其他超声检查技术

还有一些超声仪器也具有检查和诊断的功能。其中一种为空间复合成像技术。不同于常规超声，空间复合成像技术从不同的角度进行成像，将信息整合在一幅图像上，这样就提高了对组织切面的识别，但它具有平滑效果，且由于图像为复合而成，更易受移动影响。应注意的一点为空间复合成像有可能消除异物所产生的超声伪像而使异物不易显示。

另外一种超声技术为组织谐波成像技术。常规超声通过接受基波或发射波频率的声波而成像，而组织谐波成像则利用声束在组织传播过程中产生的谐波进行成像，既可提高超声对深部组织的显示能力，又可提高超声对关节和肌腱表面的显示能力。谐波成像还可清晰显示软组织肿块的边界或局部充填液体的肌腱撕裂部位。应用该项技术时应注意，常规超声时肌腱病病变处为低回声，谐波成像时，病变回声更低，可呈无回声而类似肌腱撕裂。

有些超声仪器还具有超声成像扩展功能，可在实时扫查过程中将所扫查的图像进行连续成像，因而可显示整条肌肉自其起点至止点的范围，也有助于测量较大的病变（如肿瘤或肌腱撕裂）及显示病变全貌。有的仪器无扩展成像功能，但有双幅显示功能，可将两幅图像同时显示在显示屏上而增大显示范围。

还有一些较新的超声技术，其在肌骨超声的临床应用价值还有待于进一步研究。其中一项为三维超声技术，需要获取三维的信息（通过机械扫查或手动扫查），最终可实现图像在任何切面的重建。此项技术已被用于肩袖撕裂的评估和对软组织体积（如肿瘤或增生滑膜的体积）的测量。

另一种技术为融合成像，为将实时超声图像叠加在 CT 或 MRI 上，可用于骶髂关节注射时引导穿刺针进针。最后一项技术为弹性超声，可用于评估组织的弹性特征。弹性超声成像技术包括 3 种，分别为按压式弹性超声（利用手工按压）、剪切波弹性超声（利用具有方向性的剪切波）和瞬时弹性超声（利用短的脉冲波）。在按压式弹性超声成像技术中，按压组织导致组织应变或移位：组织较硬时移位较小，超声上显示为蓝色；而组织较软时移位较大，超声上显示为红色。在肌骨超声中，正常肌腱显示为蓝色，而肌腱内的肌腱病变区域，如跟腱或肘部伸肌总腱内的肌腱病变区域则显示为红色。可利用剪切波弹性超声技术和瞬时弹性超声技术，测量剪切波速度以评估组织的弹性。其优点为操作者依赖性较小和可提供定性和定量的信息。

# 第七节　彩色和能量多普勒技术

多数超声仪器具有彩色和能量多普勒功能，有的仪器还有频谱分析功能。彩色和能量多普勒技术利用了多普勒效应，即物体的频率在朝向或背离某一参考点时其频率会发生改变以获取血流的信息。彩色血流成像技术对血流进行彩色编码并叠加在灰阶超声图像上。通常将朝向探头的血流设置为红色，背离探头的血流设置为蓝色。脉冲多普勒或双功多普勒可显示超声图像及血流频谱。多普勒成像时仪器参数的调节非常重要。减小感兴趣区的宽度和增加帧频有助于血流的显示。若要纠正混叠现象（血流的频率高于所显示频率的高限时，可导致频率测量的错误），可通过增加脉冲重复频率、减小超声频率或增加声束与血流之间的角度来实现。

能量多普勒为彩色多普勒超声的另一种技术，与常规彩色多普勒比较，可更敏感地显示血流（敏感显示小血管和低速血流）。但不同的超声仪器，其显示血流的敏感性会存在差异。与常规彩色多普勒超声不同，能量多普勒超声上的血流只有一种颜色，与血流的方向无关。能量多普勒对探头的移动非常敏感，因而易产生闪烁伪像。

多普勒超声检查时，应注意调整彩色增益，因增益过高时可出现伪像，而增益过低时可导致假阴性。能量多普勒成像时，调节背景颜色（无灰阶显像）使最低水平的背景色均匀一致而几乎无稍高水平颜色出现。彩色或能量多普勒成像时，血流信号增多见于组织的血流灌注增加、炎症和新生血管生成时。检查软组织时，彩色或能量多普勒超声可用于确定无回声的管状结构是否为血管及其内是否有血流信号。对于肿瘤性病变，增多的血流信号可能提示瘤内新生血管生成，有时可提示为恶性肿瘤。肿瘤内如无血流显示，常倾向良性，而恶性肿瘤常显示增多的血流信号和不规则的血管，但这些征象并不特异。

浅表淋巴结、良性肿大淋巴结常无血流或表现为淋巴门处的血流，而恶性肿大淋巴结则多为斑点状、周边型或混合型血流。彩色多普勒或能量多普勒超声也有助于鉴别混杂性积液与肿块或滑膜炎：混杂性积液内无血流信号，而肿瘤或滑膜内常可见血流信号增加。炎性关节炎经过治疗，如彩色多普勒和能量多普勒超声显示其内的血流信号减少，可提示治疗有效。超声引导下埋线时可应用彩色多普勒超声以避免损伤主要的大血管。

## 第十章

# 肌骨超声基本病理改变

## 第一节　肌肉和肌腱损伤

肌肉和肌腱损伤可分为急性和慢性。急性损伤多为直接撞击伤、肌肉在收缩状态时的拉伤或穿透伤。

急性肌肉损伤在临床上可分为 I 级（肌纤维未见明显断裂）、II 级（肌纤维部分断裂或中度断裂，肌力降低）、III 级（肌纤维完全断裂）。超声图像上，肌肉挫伤和出血急性期显示为高回声。过量和高强度的肌肉活动后，肌肉可出现暂时水肿而导致超声上表现为弥漫回声增高改变，称为迟发性肌肉酸痛（delayed onset muscle soreness）。肌肉撕裂表现为肌内异常低回声或混合回声、肌肉缺损。完全撕裂的一个重要征象为肌肉或肌腱回缩，在肌肉主动收缩或被动移动时较为明显。血肿在后期其回声逐渐减低，但常表现为不均质的混杂回声。软组织内血肿在吸收过程中，自周边可逐渐缩小，回声增高，有时可残留无回声的积液或血清肿。髋部可发生一种脱袖性损伤，导致皮下与肌层之间出血，此病变称为 Morel-Lavall ée 病变。如瘢痕组织形成，则病变呈高回声。如形成异位骨化则病变在超声上表现为强回声，后方伴声影。肌肉损伤区有时可发生骨化，称为骨化性肌炎，超声可较 X 线检查更早发现其内的矿化。CT 检查可显示骨化性肌炎的特征性改变，即病变周边矿化，而超声由于受病灶声影的影响而显示受限。肌肉或其支配神经的陈旧性损伤，可导致肌肉萎缩，超声上显示为肌肉回声增高、体积减小。

肌肉被直接撞击损伤时，病变多位于肌腹，常可见血肿和肌纤维不同程度的断裂。而处于收缩状态的肌肉受到牵拉损伤时，病变多位于肌 - 腱移行处，且多发生于跨越两个关节的肌肉，如大腿的腘绳肌和腓肠肌的内侧头。检查肌 - 腱移行处损伤时，应考虑肌肉的内部结构。如肌肉结构为单羽状（如腓肠肌内侧头），肌 - 腱移行处的损伤位于肌肉的周边。如肌肉结构为环羽状或双羽状（如股直肌的斜头），损伤可位于其远端的

肌 – 腱移行处或由于中心腱撕裂而位于肌腹内。肌 – 腱移行处损伤由于出血和积液可显示为不同的回声，与损伤的时期和纤维断裂的程度有关。被动活动关节或主动收缩肌肉时，如在损伤部位显示断端回缩，则提示为完全断裂。在儿童急性肌腱损伤时，有时可发生肌腱止点处的撕脱骨折，骨折处显示为强回声，后方有时可见声影。

对于穿透伤或割裂伤，急性肌肉和肌腱的损伤可发生于任何部位，可根据查体的阳性体征指导超声检查的部位。肌肉和肌腱损伤还可以分为部分撕裂或完全撕裂。动态超声检查有助于两者的鉴别，因肢体活动时完全断裂所致的断端回缩会更明显。穿透伤时，如气体进入损伤部位，可增加超声检查的难度，因气体显示为强回声，其后方可见不均质的声影。除肌肉肌腱损伤外，穿透伤还可累及骨与周围神经。

慢性肌肉和肌腱损伤多为劳损所致，肌腱常可发生退行性改变和撕裂。研究显示，病变肌腱内可见嗜酸性、纤维性或黏液性退变，而无急性炎症，因此用"肌腱病（tendinosis）"而不是用"肌腱炎（tendonitis）"这个名词。超声图像上，肌腱病显示为肌腱肿胀、回声减低，但无肌腱纤维断裂。有些肌腱发生肌腱病时，于彩色多普勒超声或能量多普勒超声可见血流信号增加，如髌腱、跟腱和肘外侧伸肌总腱。病变内血流信号增加并不是炎症所致，而代表新生血管形成。肌腱病可进展至肌腱部分撕裂或全层撕裂。慢性肌肉和肌腱损伤后如继发撕裂，可导致肌肉萎缩，超声图像上显示为肌肉回声增高、体积减小。外科手术后，如骨内固定物或螺钉移位而突出至骨皮质外，可导致邻近肌腱损伤。超声可用于此类病变的诊断，因金属内置物后方所致的伪像并不影响超声对其浅侧软组织的显示。另外，在活动关节或肌肉收缩时进行动态超声检查，有助于判断肌腱是否在某个体位与金属内置物有异常接触。

## 第二节　骨损伤

正常骨表面平滑且呈高回声，后方可见声影，如垂直于声束，有时可见混响伪像。急性骨折的特征性改变为骨皮质连续性中断，有时可见错位畸形。

骨折附近有时可见出血，呈混杂回声。应力骨折，如跖骨应力骨折，起初可显示为骨邻近区域的局限性低回声区，继而进展至骨折的错位畸形或形成高回声的骨痂。探头加压可导致局部疼痛。患者也常会主诉局部疼痛。超声对某一部位进行系统检查结束后，应注意询问患者的疼痛部位，此疼痛部位有可能为患者的病变所在位置。

其他骨损伤包括韧带和肌腱附着处的撕脱骨折。此时，于受累肌腱或韧带的一端可见强回声的骨折片，后方有不同程度的声影。髋板的不对称增宽和不规则伴周围组织回声减低，且伴有局部压痛，常提示髋板损伤。尽管超声能很敏感地显示累及骨表面的病变，但超声表现常无特异性而无法做出明确诊断。超声图像上，应注意鉴别骨损伤与其他病变如骨赘所致的骨不规则改变。骨赘常发生于滑膜关节的周缘，局部无压痛，而骨折则显示为骨皮质的错位畸形。常需要进行 X 线检查以帮助鉴别。

在很多情况下，如超声显示骨折，则骨折的诊断确定无疑。在临床上，当 X 线检查结果为"阴性"时，常需要进行超声检查以排除软组织和关节病变。尤其是在足踝部，骨性结构相互重叠使 X 线检查诊断骨折有时较为困难。另外，肱骨近端的肱骨大结节骨折受患者体位或拍片技术的影响，有时在 X 线检查时也会漏诊。研究显示，超声在诊断肋骨骨折方面优于 X 线检查。骨折在愈合过程中，早期呈低回声的骨痂可逐渐演变为较硬的高回声骨痂，并连接骨折的断端或错位畸形处。在肢体延长治疗过程中，超声显示新骨形成要早于 X 线检查。研究显示，超声可用于诊断胫骨骨折连锁钉固定后的骨不连。超声显示骨折愈合要早于 X 线检查；如仅显示强回声的骨钉，则提示无骨痂覆盖。超声检查的另一优势为可显示未骨化的结构，如儿童肱骨远端的骨骺、胸前部的肋软骨。

# 第三节　感染

软组织感染的影像学表现与感染扩散途径有关。如在成人，感染多由于穿透伤或皮肤溃疡而发生，从而导致软组织感染或蜂窝织炎，其在超声上有多种表现。

急性期，蜂窝织炎表现为皮下组织增厚、回声增高。后期，可见分支状低回声或无回声区相互连通，并使软组织变形，有时可见血流信号增加。这些分支状区域可进一步形成脓液，继而融合为较大的脓腔，此时可行超声引导下穿刺抽液治疗。但在耐甲氧西林金黄色葡萄球菌感染时，超声引导下穿刺抽吸并不是很有效。检查蜂窝织炎时，如在深筋膜周围可见无回声的积液和气体（气体显示为强回声灶，后方伴彗星尾征或声影），则提示为坏死性筋膜炎。超声对皮下脂肪组织回声增高的鉴别诊断，除急性蜂窝织炎外，还包括脂肪坏死。脂肪坏死常为局灶性，有时为多发病灶，物理检查常无感染表现。

　　脓肿在超声上可有多种表现，但主要表现为边界清楚的不均质低回声积液，后方可见回声增高，彩色或能量多普勒超声于周边可见血流信号增加。有时可见较厚的脓肿壁，其回声偏高，壁内可见丰富的血流信号。有时也可见到软组织内的气体。少数情况下，相对于邻近软组织，脓肿可呈等回声或高回声，导致很难判断其内是否为脓肿。但通过以下征象，如病变后方回声增高、探头加压时，其内回声可见移动或转动，则可判断病变内为液体成分。增加对可疑脓肿区的检查深度和扫查视野，有助于对脓肿后方回声增高征象的显示。有些感染可发生于术后，可位于金属内置物旁。超声可较好地评价此类感染，因为金属内置物所产生的混响伪像位于金属的后方，并不影响超声对金属浅侧软组织的显示。软组织感染有时可累及滑囊，导致滑囊内出现混杂性积液和滑囊炎，有时还可见气体，其在超声上显示为强回声，后方伴彗星尾征。与软组织内脓肿不同，滑囊内积液一般边界较清，且发生于某一个特定滑囊所在位置。如软组织内感染邻近骨组织，则应考虑骨髓炎的存在。如出现骨侵蚀或骨破坏所致的骨不规则改变，则应考虑骨髓炎，但常需要进一步行 MRI 检查以全面判断感染的范围。

　　感染的另一途径为血源性，可表现为肌肉组织感染、化脓性关节炎或骨髓炎，多见于儿童、静脉吸毒者或脓毒血症患者。在相应临床背景下，如发现关节隐窝扩张、内有积液，应怀疑化脓性关节炎，其积液在超声上可呈无回声至高回声，有时可见滑膜增生，呈低回声或等回声。仅根据积液的回声强度或有无血流信号，常无法判断有无感染，因此需要进一步行超声引导下穿刺抽吸。如扩张的关节隐窝内不是无回声，则应鉴别其内为混杂性积液还是滑膜增生。如探头加压后，关节隐窝可被压缩，其内回声可见移动征象，彩色或能量多普勒超声于其内未见血流信号，则提示关节隐窝内为混杂性积液而不是滑膜增生。此时常很难预测关节腔内积液能否被抽出，因此如发现关节隐窝扩张而临床又怀疑感染，则应行超声引导下积液穿刺抽吸。如未能抽出积液，可进行关节腔灌洗然后抽吸。关节腔抽吸时可于超声引导下进入关节腔内，并避免穿刺针经过浅侧的蜂窝织炎组织。如需要在 X 线引导下进行穿刺，则需要首先用超声评估局部软组织有无病变，以避免穿刺针经过浅侧的脓肿或感染的滑囊而污染深方的关节腔。

　　化脓性关节炎伴滑膜增生时，如发现邻近骨皮质不连续或不规则，则提示骨侵蚀性病变和骨髓炎的可能。超声很难鉴别感染所致的关节炎、滑膜炎与其他炎性病变如类风湿关节炎。如果是儿童，血源性感染可直接累及骨。此时，超声有时可显示骨膜下脓肿。不同于成人，儿童的骨膜附着较疏松。

# 第四节　关节炎

前面所描述的为软组织和骨的感染病变。然而，炎症也可以为非感染性病变所致。其他炎性病变，如类风湿关节炎，也可导致关节异常表现（积液、滑膜增生或骨侵蚀性病变），并与感染所致的关节异常表现类似。根据病变所累及的范围和患者的临床表现可帮助进行鉴别诊断。感染性病变多发生在一个部位。因此，在考虑系统性炎症性关节炎所致的单发病变前，一定要排除感染性病变。

## 一、类风湿关节炎

类风湿关节炎的超声特征为滑膜增生和骨侵蚀性病变。超声可用于疾病的早期诊断、治疗疗效的评价，还可以进行超声引导下穿刺注射或抽吸。滑膜增生表现为关节内或关节隐窝内相对于皮下脂肪组织的低回声区，或少数情况下呈等回声或高回声，无明显压缩性。

滑膜增生也可累及其他滑膜腔隙，如滑囊或腱鞘。彩色或能量多普勒超声有时可见血流信号，此与滑膜的炎症是否处于活动期有关。检查增生滑膜内的血流情况时，应注意探头不要加压，以免压闭或减弱血流。关节的滑膜增生可见于腕关节的背侧隐窝、掌指关节与指间关节的掌侧和背侧关节隐窝、跖趾关节与趾间关节足底侧和背侧关节隐窝。在诊断类风湿关节炎所致的滑膜增生时，超声与 MRI 的价值相似。然而，少许的滑膜增生对于疾病的诊断不具有特异性，因其常见于无症状的腕关节内。

骨侵蚀性病变在超声上表现为两个相互垂直切面上的骨皮质连续性中断。此类骨侵蚀性病变开始于关节的周边区域，此处骨质无关节软骨覆盖而直接显露在关节腔内的炎性病变下。超声可敏感显示骨皮质病变，但对于骨侵蚀性病变，特异性不高。研究显示，超声诊断骨侵蚀性病变的假阳性率为 29%。检查时如发现关节内滑膜增生病变直接覆盖骨皮质不规则改变处，则增加了骨侵蚀性病变的可能性。诊断时，除考虑病变的分布特征外，还应考虑放射学检查结果和患者的临床表现，如类风湿关节炎常累及手部的掌指关节（特别是第 2 指）、足部的跖趾关节（特别是第 5 趾）及腕关节（特别是尺骨远端）。类风湿结节在超声图像上多表现为低回声结节。

## 二、痛风

痛风时，超声可显示关节腔内积液（有时可见尿酸盐晶体）、骨侵蚀性病变和痛风石。扩张的关节腔内可为无回声或不均质回声，尤其当积液内存在晶体、痛风石和滑膜增生时。另外，晶体沉积在关节软骨表面时（尿酸盐结冰现象）可呈强回声，又称双线征。此超声表现需要与正常呈线状强回声的透明软骨界面征象相鉴别，后者仅见于声束垂直于软骨表面时，且厚度均匀。软骨双线征也不同于软骨钙化时的超声表现。软骨钙化病变时，钙化灶位于软骨内部而不是位于其表面，如焦磷酸钙沉积症。典型的尿酸盐痛风石可表现为无定形但边界清晰的高回声结节，周边可见低回声的炎性晕环。痛风石有时可伴有邻近骨皮质侵蚀病变，尤其在第1跖骨远端的内侧面。病变还可累及肌腱与腱鞘。其他常见痛风石的部位为肘部的尺骨鹰嘴区域、膝部的髌腱和腘肌腱。

## 三、骨性关节炎

骨性关节炎的特征为软骨缺失和骨赘形成，常发生于关节易损区域的特定部位。与其他关节炎如类风湿关节炎相比，骨性关节炎的滑膜增生常为继发性，且程度相对较轻，滑膜内血流不丰富。超声可用于检查骨性关节炎的病理变化，尤其是较易检查的周围关节。骨赘显示为受累关节周边区域的骨性突起，其边界清楚。有时关节腔内可见积液。骨性关节炎常见的发病部位为第1掌指关节、第1腕掌关节及肩锁关节。第1跖趾关节腔内积液和肩锁关节受累时常无明显临床症状，为亚临床期骨性关节炎。骨性关节炎时，有时还可见关节腔内滑膜增生，多呈低回声，无压缩性，此征象也可见于无症状的关节如手部的指间关节。另外，彩色或能量多普勒超声显示滑膜内血流信号增多并不常见，且滑膜增生并不一定与患者的临床表现相关。

## 第五节　肌炎与糖尿病性肌坏死

炎性肌炎，如多发性肌炎，于超声图像上显示为高回声病变，彩色或能量多普勒超声于其内有时可见血流信号增多。病变后期可见肌肉萎缩改变，即肌肉回声增高和体积减小。结节病也可累及肌肉组织，其中结节型结节病可导致低回声的肿块或结节形成。在检查大腿或小腿部的炎性或感染病变时，应注意鉴别的一种疾病为糖尿病性肌坏死。此类病变受累肌肉组织可导致肿胀、回声减低，但其内仍可见高回声的纤维脂肪分隔或肌外膜存在，此特征有助于排除软组织脓肿或肿瘤。有时还可见筋膜下积液。糖尿病性肌坏死最常累及大腿或小腿的肌肉组织，有时可为双侧，患者常有长期的糖尿病病史，且实验室检查无感染证据。

# 第六节　软组织内异物

超声引导下的埋线技术重要的一个优势就是利用埋线针具在超声声像上显示为异物影响，以此可以确定进针位置、深度等。

超声上，所有的异物均呈强回声，但有些有机物或植物异物随着在体内时间的延长，回声可减低。当声束垂直于异物表面时，异物表面的回声可较强而易于显示。因此检查时，除在异物进入皮肤处进行检查外，还要从不同角度检查病变处软组织，以使声束垂直于异物表面，从而消除各向异性伪像而有利于对异物的显示。检查时，有时需要在局部涂较厚的耦合剂，以使探头悬浮在皮肤上，这样可避免遗漏浅表位置的异物，并有助于调整声束的方向。

软组织异物在以下情况时较易显示：异物周围出现炎症反应或异物后方可见伪像。异物周围有时可见低回声晕，其内有时可见血流信号增加，可为出血、肉芽肿组织形成或脓肿所致，其在超声上显示晕环征象，周边低回声为异物反应，内部为强回声的异物。一些异物，如金属，异物反应可较轻微。

异物后方伪像的出现主要依赖于其表面的特性，而不是其内部构成。如异物的表面较为平滑，如玻璃，超声可显示后方混响伪像；异物如表面不规则且曲面半径较小，常导致后方声影。很多异物可以同时有声影和混响伪像。

因此，超声检查时一定要注意对异物后方软组织区域的显示，有助于对异物后方伪像的显示。空间复合超声成像技术可以使图像平滑，因而有可能改善超声对异物及其伪像的显示。超声可准确识别和定位软组织内异物，尤其是对 X 线检查不显影的异物更具有优势，如木刺或塑料等异物。所有的玻璃如足够大且不与邻近骨性结构重叠、投射方法恰当，则可在 X 线上显示。超声在诊断软组织异物时，应注意与软组织内气体相鉴别。软组织内气体可由既往试图移除异物的操作所致，少见情况下由感染所致，其表现有时与异物类似，但常无异物的典型声像图特征。

超声还可检查异物的并发症，如邻近部位的腱鞘炎、骨膜炎和脓肿。对于异物取出术，术前超声可用于准确标记异物表面的皮肤，引导放置导丝，或直接在超声引导下行异物取出。慢性异物反应的超声表现有时可类似软组织肿块。

## 第七节　周围神经卡压

周围神经在某些特定解剖学部位易受卡压，尤其是当神经经过一个由骨性结构、韧带或纤维带所形成的狭窄空间时。上肢周围神经易出现卡压的部位：正中神经在腕管内（腕管综合征）、尺神经在腕尺管内（腕尺管综合征）、尺神经在肘部的肘管内（肘管综合征）、桡神经深支在旋后肌水平（骨间后神经卡压综合征或旋后肌综合征）；下肢周围神经卡压的部位：胫神经在踝部（踝管综合征）、足底趾总神经在足部远端（Morton 神经瘤）。这些神经卡压的共同特征为受累神经在卡压部位受压变细而其近侧神经发生肿胀和回声减低，探头加压时常可引发患者的症状。检查病变神经所支配肌肉有无失神经支配改变和肌肉萎缩，可提供周围神经慢性卡压的间接征象，其在超声上表现为受累肌肉的回声增高。充分了解周围神经的解剖和易受压部位是正确诊断的基础。

## 第八节　软组织肿块

某些软组织肿块的病因可根据解剖学位置、物理检查、患者的病史和年龄进行判断，但很多肿块在超声上无特异表现。超声检查的主要作用为鉴别囊性与实性，并可在超声引导下进行穿刺活检以明确诊断。超声在评估皮下软组织肿块时具有重要的作用，可提高诊断的准确性。

## 一、脂肪瘤

软组织脂肪瘤可见于身体的各个部位，有时可为多发，但以肩部、上肢、躯干和后背多见。软组织脂肪瘤可位于皮下脂肪层、肌层或组织间隙。脂肪瘤位于皮下组织时，常表现为均质的、等回声或稍高回声的椭圆形肿块，彩色或能量多普勒超声于其内未见明显血流信号或仅见少许血流信号。其质地较软，探头加压可变形。如发现任何可疑临床征象，如伴有疼痛或肿块逐渐增大，则建议做 MRI 检查以进一步明确诊断。当脂肪瘤位于肌层时，其表现特异性不高，但回声相对较高。对于位置较深的或位于肌内的脂肪瘤，超声检查常难以确定其性质，临床上也难以评估，因此常需做 MRI 检查以进一步明确肿块的性质。脂肪瘤在超声上可以表现为不同的回声，这与其内脂肪组织和结缔组织的含量有关，也与周围组织的回声有关。例如，均匀的脂肪组织团呈低回声；当脂肪瘤内纤维组织成分增多时，由于反射界面增多，脂肪瘤的回声会增高。另外，脂肪瘤如在皮下脂肪组织内呈等回声，但在肌层内会呈相对高回声。在超声上，如皮下脂肪瘤相对周围组织呈等回声，则有时不易被超声清晰显示。因此，超声检查时，一定要结合物理查体结果，在查体发现肿物的部位进行超声检查，或将打开的纸夹或其他类似标志物放于所触及肿物的周边，然后对肿物进行检查。

超声诊断皮下脂肪瘤的敏感度和特异度分别为 88% 和 99%。结合临床表现，超声有时可对脂肪瘤做出明确诊断。但如肿块逐渐增大或伴有疼痛，因超声难以鉴别脂肪瘤与分化良好的脂肪肉瘤，则需要行 MRI 或组织学检查以明确诊断。低度恶性分化良好的脂肪肉瘤可有不同的超声表现，但多呈高回声，与其内以脂肪成分为主但含有多少不等的其他组织有关。高度恶性或分化差的脂肪肉瘤，同其他肉瘤相似，表现为以低回声为主的肿块，且不均匀。如在皮下脂肪组织内显示一小的高回声团块，还应考虑其他诊断。其中一种可能的诊断为血管脂肪瘤，为脂肪瘤的血管变异或错构瘤，可为多发。皮下脂肪坏死（可见于脂膜炎或发生于创伤后）可有多种表现，有时可显示为一局灶性的高回声肿块或结节。隆凸性皮肤纤维肉瘤有时可显示为低回声或少数情况下为高回声的皮下肿块。高回声的隆凸性皮肤纤维肉瘤由于显示与皮肤接触面较宽、边界不清、血流信号增加等特征而不同于脂肪瘤的超声表现。

## 二、周围神经肿瘤

如一实性软组织肿瘤与周围神经相延续，则可诊断为周围神经鞘膜肿瘤。超声由于分辨率较高，常用于显示肿瘤是否与神经相延续。超声上，周围神经鞘膜肿瘤可呈低回声，内部回声较均匀，常为圆形或椭圆形，边界清楚，其后方可见回声增高，有时易被误认为混杂性囊肿。但彩色或能量多普勒超声于其内可见血流信号，提示该肿瘤为实性。探头在肿瘤上加压时，常可引发患者的神经症状。

尽管超声鉴别神经鞘瘤和神经纤维瘤较为困难，但单发的周围神经鞘膜肿瘤，如相对于周围神经呈偏心性分布，则提示为神经鞘瘤，而神经纤维瘤常位于神经的中心部。可提示周围神经鞘膜肿瘤为神经纤维瘤的 3 个超声特征如下：分叶形态、乏血供和梭形形态。此外，神经纤维瘤有时可表现为靶环征，即中心部为高回声的纤维组织，而周边为低回声的黏液变性组织，为良性神经鞘膜肿瘤的特征之一。神经纤维瘤可分为 3 种类型：局灶性、丛状和弥漫性。丛状神经纤维瘤可表现为"虫袋状"，而弥漫性神经纤维瘤表现为皮下组织弥漫性回声增高伴多发小管状低回声，常发生于头颈部和躯干部位。周围神经鞘瘤有时内部可见囊性区域和钙化（可见于病期较长的神经鞘瘤）。超声在鉴别良性周围神经鞘膜肿瘤和恶性周围神经鞘膜肿瘤方面较为困难，后者的超声表现与其他软组织恶性肿瘤相似。

## 三、血管病变

根据临床和组织学改变，软组织血管病变可分为血管性肿瘤和血管畸形。儿童期常见的血管性肿瘤为婴儿型血管瘤，其在多数患儿可自行消失。血管畸形可进一步分为低血流量型（毛细血管型、静脉型、淋巴型或混合型）和高血流量型（动静脉瘘和动静脉畸形）。尽管存在上面的分类方法，但我们常把发生于成人的局限性、边界清楚的肌内血管病变也称为血管瘤，并根据其内部的主要血管成分进一步分类。

超声上，婴儿型血管瘤超声表现为混杂的高 – 低回声团块，内部无明显或有很少的管状结构，但彩色或能量多普勒超声于其内可见增多的血流信号。肌内血管畸形可表现为不同的回声，可为低回声、等回声或高回声，常侵及软组织。其内部的无回声或低回声管道于彩色或能量多普勒超声上可显示血流信号，但有时由于血流速度较慢而较难显示。探头加压可使管腔内血流速度加速而有助于对其内血流的显示。肿瘤内的高回声区域为血管结构、脂肪组织和邻近软组织之间的界面回声所致。肿瘤内有时还可见静脉石，其呈局灶性高回声，后方伴声影，为血栓机化时形成的营养不良性钙化。超声检查血管病变时，如发现异常血管结构，但无相关的软组织肿块，则可提示血管畸形，如动静脉畸形表现为杂乱分布的血管。婴儿型血管瘤和动静脉畸形，内部的血管密度要高于其他血管畸形病变。诊断时，应注意鉴别前面所述的这些血管病变的特征与非特异性新生血管结构及恶性软组织肿瘤内的营养不良性钙化。X线检查显示特征性静脉石有助于鉴别诊断，但有时还需要行经皮穿刺活检以明确诊断。

### 四、腱鞘囊肿

腱鞘囊肿在超声上有多种表现，最常见的为低回声或无回声结节，呈多房或多叶状，无压缩性，有时表现为混杂性囊肿。小的腱鞘囊肿多为低回声，其后方回声增高可不太明显。囊肿的多房表现可见于腱鞘囊肿和纤维软骨旁囊肿（半月板囊肿和盂唇旁囊肿），可根据多房囊肿的解剖学部位进行鉴别。如囊肿与纤维软骨相连，则提示为半月板囊肿或盂唇旁囊肿。如囊肿位于舟月韧带的浅侧、腕部桡动脉旁（此为常见部位）、踝部的跗骨窦或髌下脂肪垫内、膝部腓肠肌腱起点处，则提示为腱鞘囊肿。腱鞘囊肿还可表现为单房性囊肿，可发生于腕部、手部、足踝部的肌腱周围。与滑囊积液不同，此类单房性腱鞘囊肿常无压缩性，且不位于某一特定滑囊的位置。如对腱鞘囊肿进行穿刺抽吸，需用一较粗的穿刺针，因其内液体为高黏度的胶冻状液体。

### 五、淋巴结

正常淋巴结显示为椭圆形结节，中心部为高回声的淋巴门，周围为低回声的皮质。中心部的高回声并不是脂肪组织所致，而是淋巴窦和淋巴管的界面回声所致。周边低回声的皮质在不同的淋巴结，厚度可不同，但在同一个淋巴结内，其厚度应均匀一致。彩色或能量多普勒超声于正常淋巴结内如显示血流信号，应呈淋巴门型。随着年龄增长和反复的炎症反应，淋巴结周边的皮质可变薄，而中心部回声增高，但其范围可缩小或增大。淋巴结增生时，其体积可增大，但仍保持前面所述的正常淋巴结的声像图特征。恶性淋巴结时（原发性或转移性），高回声的淋巴门结构可变窄或消失，而周边的低回声皮质可增厚或变得不对称，淋巴结可失去其椭圆形表现而呈圆形，彩色或能量多普勒超声显示淋巴结内的血流不均匀，呈混合型或周围型。尽管目前还应用淋巴结大小指标判断淋巴结是否肿大，但不能仅依赖一个大小指标进行诊断，而应该根据淋巴结的声像图特征判断淋巴结是否有早期恶性表现，还应考虑患者的病史。异常淋巴结后方常可见回声增高。

第十一章

# 肌骨超声在康复中的应用

随着社会经济的不断发展，人们对运动的重视程度越来越高，因此，人体肌肉骨骼的损伤疾病也越来越常见，肌骨组织的康复也成为治疗中的关键环节。传统上，对于肌肉组织损伤性病变，主要应用 X 线进行首要诊断，但 X 线片显示软组织分辨率低，限制其应用。CT 对肌肉软组织结构的分辨显示亦欠佳。相比之下，MRI 适用于评价肌肉骨骼相关病变，在诊断肌肉骨骼疾病上是临床比较倚重的影像学检查，但其不能实时动态检查。另外，价格的因素也限制了 MRI 在肌肉病变诊断中的应用。高频超声检查具有无射线损害、无创、价廉、短期内可重复检查、实时成像及软组织分辨率高等优势，可广泛应用于肌骨组织的损伤病变中，评估其损伤程度及恢复情况。实践证明，高频超声能清晰地显示软组织层次关系及内部结构，识别肌肉、肌腱、韧带、神经等组织病变，还能从任意方向及角度观察病变与周围组织的关系，以获取病变的全方位信息。传统超声成像技术主要依靠二维、彩色多普勒超声及频谱多普勒超声进行检查，但随着科学技术的不断发展，超声技术同样得到迅速的发展。目前与超声有关的各项新技术，如超声造影成像、超声弹性成像（ultrasound elastography，UE）、超声三维血管成像、介入性超声（interventional ultrasound）、超声微血管成像（super micro-vascular imaging，SMI）、超声微血管血流指数成像等，均可以应用到肌肉骨骼相关损伤康复中。

## 第一节　肌骨超声在康复疾病诊断中的应用

### 一、偏瘫肩痛的诊断

偏瘫肩痛在脑卒中患者中的发生率较高，其对患者康复训练、功能恢复和生存质量都有很大影响。偏瘫肩痛常见的软组织损伤类型包括肩袖损伤、肱二头肌长头肌腱病、肩峰下 – 三角肌下滑囊病变、肩关节半脱位和粘连性关节囊炎等。超声可根据其表现做出相应诊断。肌骨超声对偏瘫肩痛病因诊断及诊治起到了重要作用。

## 二、肌肉损伤评估

当肌肉组织发生病理性改变时，其组织内会因损伤原因发生相应的病理改变，如炎症细胞侵入、炎性渗出、出血、坏死液化及修复后的纤维组织增生。这些病理改变均可导致肌肉组织质地的相应变化。因此肌骨超声诊断肌肉损伤具有明显优势，能清晰显示肌肉软组织层次关系及内部结构，包括病变范围、部位、形态、边缘、内部回声、肌纤维有无断裂，识别肌肉、关节、韧带、肌腱等软组织病变，动态观察病变与周围组织的关系，精确评估和诊断病变。超声对肌肉断裂及血肿诊断可靠，对大范围、已液化的血肿可引导穿刺治疗，动态观察疗效，为肌肉损伤康复提供影像依据。

UE 具有提供实时客观测量肌肉硬度以鉴别正常及异常肌肉组织的能力，不仅可以辅助急、慢性肌肉损伤性疾病的诊断，评价神经肌肉系统或肌肉骨骼系统疾病的介入治疗结果，还可以有效预测神经肌肉及骨骼肌肉系统疾病的功能预后。其在物理医学与康复医学中的应用受到了广泛关注。例如，应用 UE 测量脑瘫患儿肌肉痉挛治疗效果，对肌肉特定区域进行定向引导，观察婴幼儿先天性肌性斜颈患者干预治疗的效果，以及检测肌筋膜疼痛症肌肉疼痛触发点的治疗疗效。

# 第二节　肌骨超声及新技术在中医康复中的疗效评估

## 一、针灸

在针灸临床中，腧穴的准确定位对提高临床疗效十分重要。以往在取穴时，由于患者个体差异及操作者自身因素，难以做到精准定位，而应用 CT、MRI 等只能进行静态定位。目前，高频超声已用于对腧穴的实时定位及针灸理论的探索。有研究运用剪切波弹性成像（SWE）对针刺足三里前后局部肌肉硬度变化进行测定，以穴位区域有酸、麻、胀感为得气标准，发现进针前与得气时比较，得气时肌肉硬度明显升高，可能是由于针尖的机械刺激使不同感受器兴奋，神经冲动经中枢逐步传导至效应装置，引起肌肉收缩。

## 二、按摩

按摩是常用的补充与替代医学疗法之一，广泛应用于康复医学、中医学及运动医学领域。但是，以往对按摩疗法疗效的评估多限于主观评价，缺乏客观指标评估。用SWE评估按摩疗法对改善长时间工作造成肌肉僵硬的疗效，结果发现较静息状态相比，上午工作4小时后，颈肩部肌肉硬度明显升高；经有经验的中医科医生用手法对受试者进行按摩放松后，立即对同一位置肌肉进行超声弹性测量，发现肌肉硬度明显降低。这表明按摩疗法对改善肌肉状态、放松疲劳具有即时疗效，为按摩疗法的应用提供了客观依据。

## 第三节　肌骨介入超声在神经康复的应用

介入超声是在实时超声引导下对病变组织进行穿刺活检、抽吸治疗、注药及各种消融等的技术。对于临床常见的关节腔积液，实时超声引导下穿刺抽吸，既安全又有效，在缓解病变的同时，也减少了盲穿过程中所引起的各种并发症。同时，还可以在抽吸液体后进行注药治疗，达到对病变部位直接治疗的目的。

对于临床上常见的各种关节、筋膜室、肌腱、韧带、神经组织等的治疗，实时超声引导下的诊断及治疗均可以提供很好的辅助功能，在解决临床病痛的同时，也达到了减少并发症的目的，对其病变的早期康复具有很大的意义。

## 第四节　超声引导下疼痛治疗技术

### 一、超声引导下阻滞基本操作

传统阻滞根据体表标志进行定位穿刺。近年来，超声、放射等影像学引导手段逐步引入阻滞治疗，尤其是超声，凭借其便捷、有效、无放射性等优势，越来越多地应用到临床实践。超声引导使穿刺全程可视化，在降低穿刺风险的同时，提高了穿刺的精确度，提高了阻滞的有效性，极大地推动了阻滞治疗的应用。理论上，对于凡经体表穿刺能够到达的人体各部位的疼痛性疾病，均可采用阻滞治疗，而超声引导几乎可以用于所有的穿刺操作。以下对疼痛科常用的超声引导下阻滞技术进行简单介绍，有时声像图不一定能发现阻滞部位解剖结构异常，但是阻滞治疗可以有效地帮助我们确认病变所在，因而，阻滞治疗兼有明确诊断的作用。

### 二、星状神经节阻滞

对于血管性或交感神经原因导致的持续性头痛、上肢疼痛，星状神经节（stellate ganglion）阻滞是一种常用的介入治疗方法。传统的盲穿可能会造成一些并发症，如膈神经阻滞、局麻药注入硬膜外或蛛网膜下腔、甲状腺腺体的刺破、大血管损伤、血肿形成、药物误注入血管等。超声可以观察到星状神经节区域的相关解剖结构，包括颈动脉、颈内静脉、椎动脉、甲状腺及食管等。超声引导与盲穿的比较性研究表明，超声引导穿刺所需的局麻药剂量小、阻滞起效时间快，并且可降低并发症的发生率。

### 三、肩胛上神经阻滞

肩胛上神经阻滞一般用于慢性肩部疼痛的患者，特别是针对粘连性关节滑囊炎及重症类风湿关节炎的慢性疼痛。与传统的关节内类固醇注射相比，超声引导下神经阻滞的效果更为显著。超声引导下肩胛上神经的阻滞也越来越多地用于术中或是术后的疼痛控制，肩胛上神经阻滞可以单独进行或是联合臂丛神经阻滞，这也被称为肩关节阻滞。

肩胛上神经阻滞可以凭操作者经验盲穿，或使用神经刺激器辅助穿刺，还可以在 X 线透视、CT 或超声等影像学方法引导下进行。阻滞部位大多选择肩胛上切迹处，肩胛上神经与肩胛上动、静脉伴行通过该切迹，由于肩胛上横韧带跨过该切迹，因而该处也是神经易受卡压的部位，超声图像中可见目标神经位于斜方肌、冈上肌深面。

## 第五节　肌骨超声在吞咽功能障碍康复的应用

吞咽功能障碍是神经康复中最常见的功能障碍之一。资料显示，在脑血管疾病中有 22%～65% 的患者会发生吞咽障碍，而在周围神经疾病及重症肌无力等神经科疾病中也经常伴有吞咽功能障碍，在各种疾病中如果并发吞咽功能障碍，则预示病情预后不良，因为吞咽功能障碍常增加发生窒息、肺部感染、营养不良等并发症的危险，从而延长住院时间，增加死亡率。

## 一、正常吞咽动作的神经传导机制

吞咽动作的神经控制由 3 部分构成：①传入传出通路，包括第Ⅰ、Ⅱ、Ⅴ、Ⅶ、Ⅸ、Ⅹ和Ⅻ对颅神经的感觉传入和运动传出通路；②脑干吞咽中枢，主要协调吞咽反射功能；③皮质高级中枢，对自主中枢有启动和控制的作用。吞咽动作可分为随意期和不随意期两个阶段。随意期包括准备期和口腔期，此期患者可以随意支配唇、舌和颜面部位肌肉的运动。当食团运行至舌的根部，激发吞咽反射后，即进入不随意期，咽喉肌的运动、食管的蠕动均不能由人的意识自由支配。随意期和不随意期的神经支配是有差别的。

### 1. 随意期吞咽动作的神经支配

大脑皮质的吞咽中枢位于大脑前外侧皮质或运动区的皮质外侧，或中央前回最下部和颞下回后部，其作用在于启动吞咽和控制口咽阶段，同时与皮质下中枢共同调节延髓吞咽中枢的吞咽模式，通过调节延髓中枢的阈下兴奋来调节其功能。

舌咽神经、迷走神经和副神经均起自疑核。舌咽神经的运动纤维起自延髓的疑核上段，从延髓腹外侧出脑，在颈静脉孔出颅，发出纤维支配茎突咽肌。迷走神经的运动纤维起自疑核中部，紧贴舌咽神经下方穿出延髓，支配软腭肌肉、咽部肌肉及全部喉肌。

副神经起自延髓和脊髓两个部分，多数纤维起自脊髓，少数从延髓疑核下端发出，在迷走神经下方出延髓，加入副神经，构成副神经的迷走神经根，经颈静脉孔出颅，支配软腭、咽喉部的肌肉。

### 2. 不随意期吞咽动作的神经支配

不随意期吞咽动作主要指吞咽反射，该反射的控制主要由脑干吞咽中枢来完成。脑干吞咽中枢又称中枢模式发生器，操纵、管理吞咽反射动作。在脑干吞咽中枢有 2 个对称存在的区域，①背侧区，是由孤束核及其周围网状结构构成的；②腹侧区，是由疑核及其周围网状结构构成的。在脑干吞咽中枢的双侧神经纤维交叉紧密相连（抑制对侧运动神经元），以保证吞咽动作的协调完成。吞咽过程的咽部和食管阶段都可由脑干吞咽中枢的单侧控制、协调来完成，由该中枢支配同侧吞咽肌和对侧部分括约肌。总之，吞咽反射动作是一个有效刺激激发的模式化顺序运动的过程，由自主神经系统控制。

## 二、超声检查评估吞咽功能

美国医用超声学会在 1993 年发表的关于诊断安全性的正式声明反映了目前学术界对超声安全性的基本观点。同时至今没有任何医学报告证明，目前常规的超声设备所用的超声剂量对患者或医务人员会产生确定的生物作用。在吞咽过程中的口腔期、咽部期，可以借助超声仪器的超声波探头进行仔细的观察，并能够在显示器上清楚地看到口腔软组织的结构和运动过程，而且也能够仔细地观察到舌、舌骨和喉部的运动情况，同时还能对吞咽食物的传送情况及食物残留情况进行定性分析。1983 年，Shawker（肖克）等首次报道用 B 超探测舌运动。1984 年，Shawker 又用 B 超研究舌和口腔底部的软组织解剖，证实正常人舌的肌肉和口腔底部软组织的运动能够用超声成像显示，并用超声仪器开始研究吞咽过程中舌、舌骨及喉部肌肉的运动。现阶段，肌骨超声已广泛应用于吞咽功能障碍患者在吞咽时的舌骨运动特点、喉咽部咽壁肌运动幅度的观察，用于评价真性球麻痹与假性球麻痹吞咽障碍的声像学改变，发现异常的舌骨运动的特点及喉咽部咽壁肌运动幅度。

## 三、吞咽超声检查的方法

患者取坐位，双眼水平注视前方，患者家属固定患者头部，将超声探头放置于患者颌下，探头取矢状位。患者闭嘴保持舌部静止，调整探头位置，在显示器上能清楚地看到舌面及舌骨，测量舌骨与下颌骨的距离；嘱患者饮水 30mL 后，动态观察患者舌骨运动与下颌骨的距离。然后调整探头位置及方向，将探头置于下颌与喉结之间的凹陷中，探头仍处于矢状位，探头与颈部约呈 75°，并能在显示器充分显示舌骨；再次嘱患者饮水 30mL，超声观察患者舌骨后方喉咽部咽壁肌的运动幅度。

## 四、超声检查注意事项

①患者的颌下超声探头与皮肤接触区尽可能多涂耦合剂，保证探头与皮肤紧密接触以确保超声成像质量。

②将颌下的探头位置进行调整，放置于下颌骨内侧缘与舌下面之间的凹陷之中，探头与下颌垂直，并尽量将超声波束处在舌的中部，以能显示舌骨及下颌骨为标准。

③注意保证受试者头部处于解剖位，不能因为探头顶住下颌部而后仰。

④测试时受试者不能说话，以免影响超声成像。

⑤测量舌骨与下颌骨距离时，以舌骨前缘为起点，测量到下颌骨内侧缘的垂直距离。

⑥在观察咽壁肌运动幅度时，以舌骨后缘为参照查看咽壁肌运动幅度，测量咽壁肌运动幅度时以咽壁肌内侧缘为标准。

整个吞咽过程是在唇、舌、腭、咽、喉、食管等各部分肌肉、神经的密切协同下进行的。吞咽是一个复杂的过程，多方面的因素都会影响到吞咽。通过超声检查饮水过程中舌骨运动，以及在饮水过程中喉咽的咽壁肌收缩的变化范围，可以算出舌骨运动在吞咽过程中正常的运动幅度，以及饮水后咽壁肌运动幅度的活动范围。通过喉咽部咽壁肌收缩的变化评估咽壁肌有无受损及受损程度等。

埋线治疗吞咽障碍所选取的穴位中，一些穴位在神经、血管附近，定位需要特别精准，在超声引导下行埋线治疗可以做到精准定位，同时可以对治疗效果及时评估，便捷、安全、有效。

# 参考文献

[1] 崔瑾，杨孝芳. 穴位埋线疗法 [M]. 北京：中国中医药出版社，2002.

[2] 温木生，魏光祥. 实用穴位埋线疗法 [M]. 北京：中国医药科技出版社，1991.

[3] 马立昌，单顺. 微创穴位埋线疗法 [M]. 石家庄：河北科学技术出版社，2008.

[4] 马立昌. 微创穴位埋线实用技术 [M]. 北京：中国医药科技出版社，2011.

[5] 宋学军，樊碧发，万有，等. 国际疼痛学会新版疼痛定义修订简析 [J]. 中国疼痛医学杂志，2020，26（9）：641-644.

[6] 陈雪丽，贾晓丽，陈峥. 对标疼痛新定义，浅谈慢性疼痛管理的现状和未来 [J]. 华西医学，2022，37（8）：1253-1256.

[7] 张鹏，李雁鹏，吴惠涓，等. 中国成人失眠诊断与治疗指南（2017版）[J]. 中华神经科杂志，2018，51（5）：324-335.

[8] 罗慧，王强，赵娟，等. 神经源性膀胱的诊治进展 [J]. 中华物理医学与康复杂志，2022，44（7）：654-658.

[9] 高和.《国际睡眠障碍分类》（第三版）慢性失眠障碍的诊断标准 [J]. 世界睡眠医学杂志，2018，5（5）：555-557.

[10] 谌剑飞. 睡眠障碍的现代病因病机探索 [J]. 中国中西医结合杂志，2012，32（2）：151-152.

[11] 姚晓兵，帕茹克·鲁提夫拉，马忠. 穴位埋线疗法临床研究进展 [J]. 新疆中医药，2017，35（1）：115-118.

[12] 罗惠芝. 穴位埋线配合隔姜灸治疗更年期漏尿的临床研究 [D]. 广州：广州中医药大学，2009.

[13] 魏溪芳，马静. 穴位埋线治疗顽固性呃逆40例 [J]. 中国民间疗法，2016，24（6）：24-25.

[14] 徐芳. 穴位埋线＋电刺激生物反馈疗法治疗女性压力性尿失禁的临床研究 [J]. 智慧健康，2020，6（17）：148-149.

[15] 逄静，尹洪娜，夏昆鹏，等.俞募配穴穴位埋线疗法对脊髓损伤后神经源性膀胱患者膀胱功能恢复的影响——附 31 例临床资料 [J].江苏中医药，2021，53（11）：31-34.

[16] 刘培慧，刘佳妹，孙晓红.原发性三叉神经痛的发病机制及治疗进展 [J].山西医药杂志，2015，44（12）：1373-1376.

[17] 黄河，梁妮，钟洁.埋线治疗卒中后尿失禁临床观察 30 例 [J].中医临床研究，2020，12（32）：63-65.

[18] 于生元，万琪，王伟，等.偏头痛非药物防治中国专家共识 [J].神经损伤与功能重建，2021，16（1）：1-5.

[19] 王武庆，付蓉，毕国荣，等.血管源性头晕 / 眩晕诊疗中国专家共识 [J].中国神经免疫学和神经病学杂志，2020，27（4）：253-260.

[20] 许能贵，胡玲.经络腧穴学 [M].北京：人民卫生出版社，2016.

[21] 杨才德，高敬辉，刘文韬.埋线针刀治疗学 [M].北京：中国中医药出版社，2018.

[22] Michael Rubin，Joseph E Safd，Frank H Netter.奈特简明神经解剖图谱 [M].上海：上海科学技术出版社，2020.

[23] 杨朝义.董氏奇穴针灸学 [M].北京：中国中医药出版社，2018.

[24] 庄礼兴.靳三针疗法流派临床经验全图解 [M].北京：人民卫生出版社，2017.

[25] 丁文龙，刘学政.系统解剖学 [M].9 版.北京：人民卫生出版社，2018.

[26] 贾建平，陈生弟.神经病学 [M].9 版.北京：人民卫生出版社，2018.

[27] 邵水金.人体解剖学 [M].10 版.北京：中国中医药出版社，2016.

[28] 王建枝，钱睿哲.病理生理学 [M].9 版.北京：人民卫生出版社，2018.

[29] 步宏，李一雷.病理学 [M].9 版.北京：人民卫生出版社，2018.

[30] 黄晓琳，燕铁斌.康复医学 [M].6 版.北京：人民卫生出版社，2018.

[31] 王茂斌.神经康复学 [M].人民卫生出版社，2009.

[32] 葛均波，徐永健，王辰.内科学 [M].9 版.北京：人民卫生出版社，2018.

[33] 万学红，卢雪峰.诊断学 [M].9 版.北京：人民卫生出版社，2018.

[34] 陈金水.中医学 [M].9 版.北京：人民卫生出版社，2018.

[35] 张伯礼，吴勉华.中医内科学 [M].10 版.北京：中国中医药出版社，2017.

[36] 倪伟 . 内科学 [M].10 版 . 北京：中国中医药出版社，2016.

[37] 孙忠人 . 神经定位诊断学 [M].10 版 . 北京：中国中医药出版社，2017.

[38] 高树中，杨骏 . 针灸治疗学 [M].10 版 . 北京：中国中医药出版社，2016.

[39] 张宏 . 康复医学 [M].10 版 . 北京：中国中医药出版社，2017.

[40] 杨才德 . 埋线针刀百问百答 [M]. 北京：中医古籍出版社，2015.

[41] 杨才德，雒成林 . 穴位埋线治百病 [M]. 北京：中国中医药出版社，2016.

[42] 庞继光 . 针刀基础与临床 [M]. 北京：海天出版社，1999.

[43] 宋晓磊，冯晓东 . 穴位埋线治疗脑卒中后肌张力障碍临床研究 [J]. 中医学报，2011，26（12）：1533–1534.

[44] 杨本喻，毕世元，许斐，等 . 穴位埋线治疗中风偏瘫 100 例疗效分析 [J]. 中国针灸，1994，（5）：31–33，59.

[45] 龙显武 . 针刺治疗中风后遗症体会 [J]. 成都中医学院学报，1994，17（3）：46–48.

[46] 许瀚 . 头针、体针加穴位埋线治疗中风偏瘫 65 例 [J]. 安徽中医学院学报，1996，15（4）：43–44.

[47] 黄维中，宁华英 . 穴位埋线治疗中风恢复期 50 例疗效观察 [J]. 遵义医学院学报，1996，19（34）：272–273.

[48] 焦伟，范军铭 . 头穴埋线为主治疗中风后失语症 317 例 [J]. 辽宁中医杂志，1999，26（5）：230.

[49] 郭秀丽 . 百会穴埋线为主治疗中风后失语症 116 例临床疗效观察 [J]. 中国医药学报，2001，16（3）：78.

[50] 王伟华 . 主客原络配穴法针刺治疗中风后言语功能障碍疗效观察 [J]. 上海针灸杂志，2012，（31）：6.

[51] 马立昌，单顺，张金霞 . 微创穴位埋线实用技术 [M]. 北京：中国医药科技出版社，2011.

[52] 安微 . 头部穴位埋线治疗帕金森病的临床疗效观察 [D]. 哈尔滨：黑龙江中医药大学，2019.

[53] 杨才德，雒成林 . 穴位埋线疗法 [M]. 北京：中国中医药出版社，2015.

[54] 付平，贾建平，王敏 . 针刺神门穴对阿尔茨海默病患者脑功能磁共振成像的影

响 [J]. 中国临床康复，2005，9（1）：120–121.

[55] 陈文修，张永臣，张春晓，等. 基于数据挖掘技术的百会穴古代临床应用分析 [J]. 江西中医药，2014，45（6）：27–31.

[56] 黄梓娜，黄泳，卢阳佳，等. 针灸治疗阿尔茨海默病取穴规律研究 [J]. 中国中医基础医学杂志，2010，16（9）：805–807.

[57] 张虹，朱蔓佳，杨玉龙. 针灸治疗血管性痴呆常用治法的循证医学评价 [J]. 中国临床康复，2005，（9）：173.

[58] Han X, Zhao X, Lu M, et al.Electroacupuncture ameliorates learning and memory via activation of the CREB signaling pathway in the hippo–campus to attenuate apoptosis after cerebral hypoperfusion[J].Evid Based Complement Alternat Med，2013，14（13）：115–122.

[59] 国海东，邵水金，朱晶，等. 电针对阿尔茨海默病大鼠学习记忆力改善及海马神经元损伤保护的作用及机制 [J]. 上海针灸杂志，2012，31（9）：682–685.

[60] 林志诚，杨珊莉，薛偕华，等. 针刺百会穴改善脑卒中患者记忆力的中枢机制 [J]. 中国康复理论与实践，2015，21（2）：184–188.

[61] 钟治平，林文宇，吴珊珊，等. 针刺太溪穴丘墟穴的脑功能磁共振成像研究 [J]. 山西医药杂志，2011，40（3）：233–235.

[62] 于国强，李晓陵，王丰，等. 针刺太溪穴脑功能磁共振成像研究 [J]. 针灸临床杂志，2013，29（3）：51–53.

[63] 张贵锋，赖新生，黄泳，等. 针刺内关穴与非穴的 fMRI 脑功能成像研究 [J]. 辽宁中医杂志，2009，32（5）：810–812.

[64] 付平，贾建平，闵宝权. 针刺内关穴对阿尔茨海默病脑功能磁共振成像的影响 [J]. 中华神经科杂志，2005，38（2）：118–119.

[65] 郑路. 针刺治疗急性硬脑膜下血肿术后持续性植物状态 [J]. 中国针灸，2005，25（2）：84.

[66] 丁春华，刘焕荣，张少丹，等. 针灸治疗幼鼠缺血缺氧性脑病的实验研究 [J]. 中国应用生理学杂志，2005，21（4）：400–401.

[67] 刘明发，庄明华，骆健明. 针刺对新生鼠缺血缺氧性脑损伤皮质 Nestin 表达的影响 [J]. 中华物理医学与康复杂志，2006，25（7）：437–440.

[68] 刘锦，郭峰. 针刺结合高压氧治疗小儿缺血缺氧性脑病疗效观察 [J]. 上海针灸杂

志，2006，25（5）：18–19.

[69] 刘晓辉.早期穴位刺激对改善新生儿缺氧缺血性脑病预后的观察 [J].新中医，2003，35（9）：37–38.

[70] 韩德雄.穴位埋线治疗全面发作型癫痫 85 例疗效观察 [J].针灸临床杂志，2008，24（6）：35–36.

[71] 王洪飞，周家利，马华朝，等.神经调控治疗特发性癫痫疗效分析 [J].中医药临床杂志，2012，24（11）：1050.

[72] 王瑞恒，张改梅.穴位植线治疗原发性癫病 80 例 [J].山西中医，1994，10（6）：36.

[73] 符冰，李红.辨证取穴药线埋植治疗癫痫的临床研究 [J].甘肃中医，2004，17（9）：1–3.

[74] 张西翠，王瑞辉，屈红艳.针刺对家兔坐骨神经痛处 MBP 变化的影响 [J].陕西中医学院学报，2011，34（5）：65–66.

[75] 于跃，吴剑聪，李小琴，等.电针影响坐骨神经损伤大鼠脊髓前角神经营养因子 –3 表达的研究 [J].环球中医药，2014，7（4）：262–265.

[76] Hoang N S，Sar C，Valmier J，et al.Electro–acupuncture on functional peripheral never regeneration in mice：a behavioural study[J].BMC Comlement Altern Med，2012，12（1）：141.

[77] 杜旭，王瑞辉，王孟林，等.电针对坐骨神经损伤大鼠神经生长导向因子 Slit–1 的影响 [J].中国中医基础医学杂志，2014，20（3）：368–371.

[78] 刘媛，王莉，龙在云，等.不同年龄大鼠坐骨神经损伤后脊髓中神经生长导向因子 Slit–1 及 Robo–2 受体的表达 [J].中国临床神经科学，2014，22（1）：1–5.

[79]Cha M，Nam T S，Kwak Y，et al.Changes in cytokine expression after electroacupuncture in neutopathic rats[J].Evid Based Complement Alternat Med，2012，（2012）：1–6.

[80] Xu C，Kou Y，Zhang P，et al.Electrical stimulation promotes regeneration of defective peripheral nerves after delayed repair interval lasting under one mouth[J].PLoS One，2014，9（9）：e105045.

[81] He G H，Ruan J W，Zeng Y S，et al.Improvement in acupoint selection for

acupuncture of nerves surrounding the injury site：electroacupuncture with Governor Vessel with local meridian acupoints[J].Neural Regen Res，2015，10（1）：128–135.

[82] Jon A.Jacboson. 肌骨超声必读 [M]. 北京：科学出版社，2021.

[83] 朱家安，邱逦，郭瑞军，等 . 肌骨超声诊断学 [M]. 北京：人民卫生出版社，2018.